"十二五"普通高等教育本科国家级规划教材

国家卫生健康委员会"十四五"规划教材

全 国 高 等 学 校 教 材

供八年制及"5+3"一体化临床医学等专业用

人体寄生虫学

Human Parasitology

第4版

主　　审	诸欣平	
主　　编	吴忠道　刘佩梅	
副 主 编	陈建平　苏　川　刘文琪	

数 字 主 审	吴忠道
数 字 主 编	刘文琪
数字副主编	吴　瑜　陈　琳

人民卫生出版社
·北京·

图书在版编目（CIP）数据

人体寄生虫学/吴忠道，刘佩梅主编．—4版．—
北京：人民卫生出版社，2023.8
全国高等学校八年制及"5+3"一体化临床医学专业
第四轮规划教材
ISBN 978-7-117-34840-9

Ⅰ．①人… Ⅱ．①吴…②刘… Ⅲ．①医学－寄生虫
学－高等学校－教材 Ⅳ．①R38

中国国家版本馆 CIP 数据核字（2023）第 097529 号

| 人卫智网 | www.ipmph.com | 医学教育、学术、考试、健康，购书智慧智能综合服务平台 |
| 人卫官网 | www.pmph.com | 人卫官方资讯发布平台 |

人体寄生虫学
Renti Jishengchongxue
第 4 版

主　　编：吴忠道　　刘佩梅
出版发行：人民卫生出版社（中继线 010-59780011）
地　　址：北京市朝阳区潘家园南里 19 号
邮　　编：100021
E - mail：pmph @ pmph.com
购书热线：010-59787592　010-59787584　010-65264830
印　　刷：鸿博睿特（天津）印刷科技有限公司
经　　销：新华书店
开　　本：850×1168　1/16　　印张：26　　插页：4
字　　数：769 千字
版　　次：2005 年 8 月第 1 版　　2023 年 8 月第 4 版
印　　次：2023 年 8 月第 1 次印刷
标准书号：ISBN 978-7-117-34840-9
定　　价：98.00 元

打击盗版举报电话：**010-59787491**　**E-mail：WQ @ pmph.com**
质量问题联系电话：**010-59787234**　**E-mail：zhiliang @ pmph.com**
数字融合服务电话：**4001118166**　**E-mail：zengzhi @ pmph.com**

编　委

数字编委

（数字编委详见二维码）

数字编委名单

融合教材阅读使用说明

融合教材即通过二维码等现代化信息技术,将纸书内容与数字资源融为一体的新形态教材。本套教材以融合教材形式出版,每本教材均配有特色的数字内容,读者在阅读纸书的同时,通过扫描书中的二维码,即可免费获取线上数字资源和相应的平台服务。

本教材包含以下数字资源类型

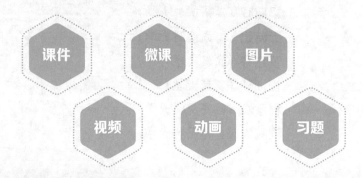

本教材特色资源展示

获取数字资源步骤

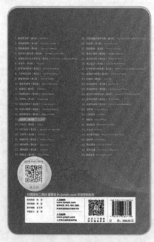

①扫描教材封底二维码(箭头所示),激活获得授权。

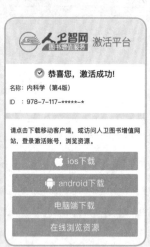

②下载 APP 和电脑客户端。

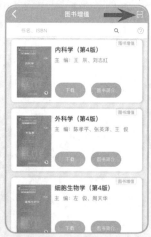

③使用 APP 扫码功能(箭头所示),扫描书中二维码浏览资源。

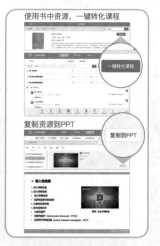

④认证教师后,通过电脑客户端使用书中资源快速创建课程,或将资源复制到 PPT 中教学使用。

APP 及平台使用客服热线   400-111-8166

读者信息反馈方式

欢迎登录"人卫e教"平台官网"medu.pmph.com",在首页注册登录(也可使用已有人卫平台账号直接登录),即可通过输入书名、书号或主编姓名等关键字,查询我社已出版教材,并可对该教材进行读者反馈、图书纠错、撰写书评以及分享资源等。

全国高等学校八年制及"5+3"一体化临床医学专业
第四轮规划教材　修订说明

为贯彻落实党的二十大精神,培养服务健康中国战略的复合型、创新型卓越拔尖医学人才,人卫社在传承20余年长学制临床医学专业规划教材基础上,启动新一轮规划教材的再版修订。

21世纪伊始,人卫社在教育部、卫生部的领导和支持下,在吴阶平、裘法祖、吴孟超、陈灏珠、刘德培等院士和知名专家亲切关怀下,在全国高等医药教材建设研究会统筹规划与指导下,组织编写了全国首套适用于临床医学专业七年制的规划教材,探索长学制规划教材编写"新""深""精"的创新模式。

2004年,为深入贯彻《教育部 国务院学位委员会关于增加八年制医学教育(医学博士学位)试办学校的通知》(教高函〔2004〕9号)文件精神,人卫社率先启动编写八年制教材,并借鉴七年制教材编写经验,力争达到"更新""更深""更精"。第一轮教材共计32种,2005年出版;第二轮教材增加到37种,2010年出版;第三轮教材更新调整为38种,2015年出版。第三轮教材有28种被评为"十二五"普通高等教育本科国家级规划教材,《眼科学》(第3版)荣获首届全国教材建设奖全国优秀教材二等奖。

2020年9月,国务院办公厅印发《关于加快医学教育创新发展的指导意见》(国办发〔2020〕34号),提出要继续深化医教协同,进一步推进新医科建设、推动新时代医学教育创新发展,人卫社启动了第四轮长学制规划教材的修订。为了适应新时代,仍以八年制临床医学专业学生为主体,同时兼顾"5+3"一体化教学改革与发展的需要。

第四轮长学制规划教材秉承"精品育精英"的编写目标,主要特点如下:

1. 教材建设工作始终坚持以习近平新时代中国特色社会主义思想为指导,落实立德树人根本任务,并将《习近平新时代中国特色社会主义思想进课程教材指南》落实到教材中,统筹设计,系统安排,促进课程教材思政,体现党和国家意志,进一步提升课程教材铸魂育人价值。

2. 在国家卫生健康委员会、教育部的领导和支持下,由全国高等医药教材建设研究学组规划,全国高等学校八年制及"5+3"一体化临床医学专业第四届教材评审委员会审定,院士专家把关,全国医学院校知名教授编写,人民卫生出版社高质量出版。

3. 根据教育部临床长学制培养目标、国家卫生健康委员会行业要求、社会用人需求,在全国进行科学调研的基础上,借鉴国内外医学人才培养模式和教材建设经验,充分研究论证本专业人才素质要求、学科体系构成、课程体系设计和教材体系规划后,科学进行的,坚持"精品战略,质量第一",在注重"三基""五性"的基础上,强调"三高""三严",为八年制培养目标,即培养高素质、高水平、富有临床实践和科学创新能力的医学博士服务。

4. 教材编写修订工作从九个方面对内容作了更新：国家对高等教育提出的新要求；科技发展的趋势；医学发展趋势和健康的需求；医学精英教育的需求；思维模式的转变；以人为本的精神；继承发展的要求；统筹兼顾的要求；标准规范的要求。

5. 教材编写修订工作适应教学改革需要，完善学科体系建设，本轮新增《法医学》《口腔医学》《中医学》《康复医学》《卫生法》《全科医学概论》《麻醉学》《急诊医学》《医患沟通》《重症医学》。

6. 教材编写修订工作继续加强"立体化""数字化"建设。编写各学科配套教材"学习指导及习题集""实验指导/实习指导"。通过二维码实现纸数融合，提供有教学课件、习题、课程思政、中英文微课，以及视频案例精析（临床案例、手术案例、科研案例）、操作视频/动画、AR模型、高清彩图、扩展阅读等资源。

全国高等学校八年制及"5+3"一体化临床医学专业第四轮规划教材，均为国家卫生健康委员会"十四五"规划教材，以全国高等学校临床医学专业八年制及"5+3"一体化师生为主要目标读者，并可作为研究生、住院医师等相关人员的参考用书。

全套教材共48种，将于2023年12月陆续出版发行，数字内容也将同步上线。希望得到读者批评反馈。

全国高等学校八年制及"5+3"一体化临床医学专业第四轮规划教材　序言

"青出于蓝而胜于蓝",新一轮青绿色的八年制临床医学教材出版了。手捧佳作,爱不释手,欣喜之余,感慨千百位科学家兼教育家大量心血和智慧倾注于此,万千名医学生将汲取丰富营养而茁壮成长,亿万个家庭解除病痛而健康受益,这不仅是知识的传授,更是精神的传承、使命的延续。

经过二十余年使用,三次修订改版,八年制临床医学教材得到了师生们的普遍认可,在广大读者中有口皆碑。这套教材将医学科学向纵深发展且多学科交叉渗透融于一体,同时切合了"环境 - 社会 - 心理 - 工程 - 生物"新的医学模式,秉持"更新、更深、更精"的编写追求,开展立体化建设、数字化建设以及体现中国特色的思政建设,服务于新时代我国复合型高层次医学人才的培养。

在本轮修订期间,我们党团结带领全国各族人民,进行了一场惊心动魄的抗疫大战,创造了人类同疾病斗争史上又一个英勇壮举!让我不由得想起毛主席《送瘟神二首》序言:"读六月三十日人民日报,余江县消灭了血吸虫,浮想联翩,夜不能寐,微风拂煦,旭日临窗,遥望南天,欣然命笔。"人民利益高于一切,把人民群众生命安全和身体健康挂在心头。我们要把伟大抗疫精神、祖国优秀文化传统融会于我们的教材里。

第四轮修订,我们编写队伍努力做到以下九个方面:

1. 符合国家对高等教育的新要求。全面贯彻党的教育方针,落实立德树人根本任务,培养德智体美劳全面发展的社会主义建设者和接班人。加强教材建设,推进思想政治教育一体化建设。

2. 符合医学发展趋势和健康需求。依照《"健康中国 2030"规划纲要》,把健康中国建设落实到医学教育中,促进深入开展健康中国行动和爱国卫生运动,倡导文明健康生活方式。

3. 符合思维模式转变。二十一世纪是宏观文明与微观文明并进的世纪,而且是生命科学的世纪。系统生物学为生命科学的发展提供原始驱动力,学科交叉渗透综合为发展趋势。

4. 符合医药科技发展趋势。生物医学呈现系统整合/转型态势,酝酿新突破。基础与临床结合,转化医学成为热点。环境与健康关系的研究不断深入。中医药学守正创新成为国际社会共同的关注。

5. 符合医学精英教育的需求。恪守"精英出精品,精品育精英"的编写理念,保证"三高""三基""五性"的修订原则。强调人文和自然科学素养、科研素养、临床医学实践能力、自我发展能力和发展潜力以及正确的职业价值观。

6. 符合与时俱进的需求。新增十门学科教材。编写团队保持权威性、代表性和广泛性。编写内容上落实国家政策、紧随学科发展,拥抱科技进步、发挥融合优势,体现我国临床长学制办学经验和成果。

7. 符合以人为本的精神。以八年制临床医学学生为中心，努力做到优化文字：逻辑清晰，详略有方，重点突出，文字正确；优化图片：图文吻合，直观生动；优化表格：知识归纳，易懂易记；优化数字内容：网络拓展，多媒体表现。

8. 符合统筹兼顾的需求。注意不同专业、不同层次教材的区别与联系，加强学科间交叉内容协调。加强人文科学和社会科学教育内容。处理好主干教材与配套教材、数字资源的关系。

9. 符合标准规范的要求。教材编写符合《普通高等学校教材管理办法》等相关文件要求，教材内容符合国家标准，尽最大限度减少知识性错误，减少语法、标点符号等错误。

最后，衷心感谢全国一大批优秀的教学、科研和临床一线的教授们，你们继承和发扬了老一辈医学教育家优秀传统，以严谨治学的科学态度和无私奉献的敬业精神，积极参与第四轮教材的修订和建设工作。希望全国广大医药院校师生在使用过程中能够多提宝贵意见，反馈使用信息，以便这套教材能够与时俱进，历久弥新。

愿读者由此书山拾级，会当智海扬帆！

是为序。

中国工程院院士
中国医学科学院原院长　刘德培
北京协和医学院原院长
二〇二三年三月

主审简介

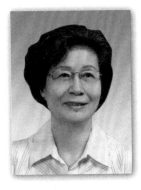

诸欣平

　　首都医科大学二级教授、博士研究生导师，病原生物学系主任，北京市病原生物学重点学科寄生虫学方向带头人。中国动物学会寄生虫学专业委员会副主任委员、国际旋毛虫病委员会（ICT）委员、《寄生虫与医学昆虫学报》副主编。获"北京市突出贡献专家""北京市高等学校教学名师""北京市优秀教师"和"北京市人民教师提名奖"等荣誉称号。享受国务院政府特殊津贴。

　　从事教学 36 年，是北京市级精品课程《人体寄生虫学》课程负责人。长期致力于寄生虫致病机制及其免疫逃避机制、宿主抗感染免疫预防等研究。主持完成国家自然科学基金、国家科技重大专项（分题）和美国中华医学基金会等多项课题。在国内外专业期刊发表论文 100 余篇，其中以第一作者或责任作者发表 SCI 论文 40 余篇，以第一发明人获国家发明专利授权 10 项，获北京市科学技术进步二等奖等省部级奖 2 项。担任普通高等教育本科国家级规划教材《人体寄生虫学》第 8 版、第 9 版主编，其中第 9 版获 2021 年首届全国优秀教材二等奖、北京高校优质本科教材奖。担任"十二五"全国高等学校八年制临床医学专业规划教材《人体寄生虫学》（第 3 版）第二主编，国家医学教育题库《人体寄生虫学》学科主编。主编专业英文教材 Medical Parasitology。

主编简介

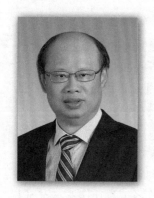

吴忠道

医学博士,中山大学中山医学院二级教授、博士研究生导师。现任教育部医学人文素养与全科医学教学指导委员会委员、国家原子能机构核技术(昆虫不育)研发中心主任、广东省媒介生物防控工程技术研究中心主任,兼任中华预防医学会医学寄生虫分会副主任委员、广东省寄生虫学会理事长、广东省转化医学学会副理事长、《中国寄生虫学与寄生虫病杂志》副主编、《热带医学杂志》常务副主编等学术职务。曾任中山大学中山医学院副院长和中山医学院党委书记。

研究工作主要涉及寄生虫感染免疫及外来媒介生物防控的关键技术研究等。作为课题负责人或项目负责人,先后承担了32项国家和省部级科研项目,包括国家重点基础研究发展计划(973计划)(课题负责人)和国家重点研发计划项目(项目牵头人)等。发表SCI收录论文100余篇,合作主编英文专著2部、主编教材4部。作为第一完成人获得中国高校自然科学奖二等奖(1项)、广东省科技进步奖三等奖(1项)和广东省高等教育教学成果奖一等奖(2项);牵头负责的《人体寄生虫学》被评为教育部首批课程思政示范课程。获得卫生部地方病防治跨世纪科技优秀人才、广东省医学领军人才、国务院政府特殊津贴专家、宝钢优秀教师和广东省教学名师等荣誉称号。

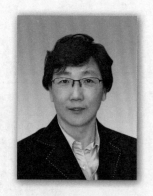

刘佩梅

天津市教学名师,天津医科大学基础医学院教授,博士研究生导师,天津医科大学病原生物学系副主任,首任天津医科大学国家级基础医学实验教学示范中心主任,天津医科大学临床医学院院长。天津市线上一流课程负责人、天津医科大学线下一流课程负责人、天津市护理学一流特色专业负责人。教育部临床医学专业认证专家组成员、教育部临床医学专业认证秘书处工作组成员、天津市人民政府第七届兼职督学。

承担本科教学37年,教学管理工作20年。主编教材8部,副主编教材7部,参编教材3部。主持完成天津市教学改革项目4项,获国家及省部级教学成果奖8项;主持完成国家级、天津市科研项目2项,以主要完成人参加国家级及天津市科研课题4项。在国内外学术期刊发表教学与科研论文40余篇。

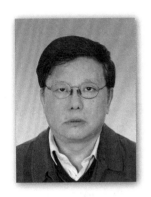

陈建平

医学博士,四川大学华西基础医学与法医学院感染免疫中心主任、教授、博士研究生导师。任中华医学会热带病与寄生虫学分会常务委员,中国动物学会原生动物学分会常务理事,中华预防医学会医学寄生虫分会委员,四川省免疫学会副理事长。

负责并完成国家自然科学基金项目4项,国家级、省部级及校级项目10项。发表学术论文90余篇,其中SCI论文30余篇。获1998年国家科技进步三等奖和1997年卫生部科技进步奖二等奖。2001年评为四川省有突出贡献科技专家,2003年评为四川省卫生厅学术和技术带头人,2018年评为四川省学术和技术带头人。主编《人体寄生虫学》和《人体寄生虫学图谱》,主译《临床微生物学手册》,副主编和参编统编教材18部。

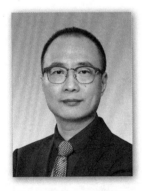

苏 川

医学博士,南京医科大学病原生物学系教授,基础医学院院长,江苏省现代病原生物学重点实验室主任。中华预防医学会医学寄生虫分会第六届副主任委员。《中国寄生虫学与寄生虫病杂志》副主编。

从事人体寄生虫学教学工作26年。主要从事寄生虫病的防治基础研究,主持国家自然科学基金重点项目和面上项目、国家"863计划"重大专项、科技部重点研发计划课题等。共发表论文200余篇,其中以通讯作者在 PLoS Pathogens、EMBO J、Nature Communications、Aging cell、Eur J Immunol、PLoS NTD、Vaccine、Microbes Infect 等杂志发表SCI论文多篇。研究成果共获得省部级奖4项,授权国家发明专利4项。普通高等教育本科国家级规划教材《人体寄生虫学》第8版、第9版第二主编,副主编"十二五"全国高等学校八年制临床医学专业规划教材《人体寄生虫学》(第3版)。获教育部高等学校科学研究优秀成果奖(自然科学奖)二等奖,国家级教学成果奖二等奖,江苏省教学成果奖特等奖和二等奖。

副主编简介

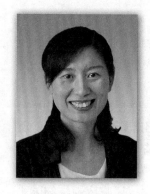

刘文琪

华中科技大学同济医学院病原生物学系教授,常务副主任。现任中华预防医学会医学寄生虫分会常务委员;中国动物学会寄生虫学分会理事;湖北省预防医学会寄生虫学专业委员会主任委员;武汉市预防医学会寄生虫学专业委员会主任委员;湖北省血吸虫病专家咨询委员会委员。

主要从事寄生虫-宿主相互作用驱动的免疫调节网络及血吸虫病肝脏病理等方面的研究工作,先后主持多项国家"863计划"及国家自然科学基金课题,发表20余篇SCI论文。从事寄生虫学教学工作20余年,同时担任本校教师发展中心的主讲教师。参编国家规划教材8部,主持国家一流课程2门,获省级教学成果奖2项。2007年教育部"新世纪优秀人才"支持计划入选者,荣获2014年获宝钢优秀教师奖。

前　言

"寄生虫学"是做好未来医学职业准备不可缺少的医学课程之一。

作为供 8 年制及 "5+3" 一体化临床医学专业学生的必读教材,自 2005 年第 1 版问世以来,《人体寄生虫学》教材已经历了两次再版,每版都紧跟学科的发展,与时俱进,不断修改、充实和完善,深受长学制临床医学专业院校师生的欢迎。

为适应我国医学教育改革的新形势、新要求,在全国高等学校八年制临床医学专业教材评审委员会和人民卫生出版社的指导与组织下,组建了本教材第 4 版编写团队,并于 2021 年 7 月正式启动了编写工作。本版教材依旧延续第 3 版体例进行编排,保持了教材的科学性、系统性、基础性、前沿性和实用性的编写特点,充分兼顾人体寄生虫学作为病原学课程的生物学和医学学科特性,精选核心知识,充实包括寄生虫基因组等在内的最新发展内容,适当调整全书的框架,使之能更加体现学科的发展现状;在教材的总论和各论中,突出我国在寄生虫病防治上所取得的巨大成就及疾病防治的"中国方案",是课程思政融入教材建设的有益尝试;同时对第 3 版教材中存在的讹误进行了勘误,并更新了各种寄生虫病最新的疫情数据。

编写 8 年制及 "5+3" 一体化临床医学专业规划教材是一项光荣的任务,参加本教材编写的各位老师都深感责任重大,故都全力以赴地投入编写工作,为此付出了巨大心血。作为主编,我们谨向各位副主编、编委再次表示衷心的感谢和崇高的敬意。主审诸欣平教授不辞辛苦、逐字逐句地对稿件进行审阅和修改,令人敬佩。在编写过程中,中山大学教务处和中山医学院积极支持本教材的编写工作;温州医科大学医学教务处和基础医学院对本书编委会的召开给予了大力支持;大连医科大学崔昱教授专程赴广州协助书稿校对工作,大连医科大学秦元华副教授、中山大学附属第三医院林炳亮教授、江苏省寄生虫病防治研究所曹俊研究员、华南农业大学肖立华教授、厦门大学袁晶教授、江西省寄生虫病防治研究所林丹丹研究员等专家提供了许多宝贵的资料和修改建议;中山大学中山医学院的孙希副教授协助进行图片的处理,研究生徐美依宁承担了大量的编务工作。在此,一并致以衷心的感谢。

由于受编写水平的限制和时间上的仓促,本版教材难免存在不足与错漏之处,故恳请同行专家及广大师生在使用本书过程中不吝指正,以便更新时加以修正。

吴忠道　刘佩梅

2023 年 6 月

目 录

第一篇 总 论

第四篇　医学节肢动物学

第五篇　寄生虫病实验诊断技术及抗寄生虫药物

第一篇
总 论

第一章

引　言

【学习要点】

1. 人体寄生虫学的发展简史。
2. 寄生虫病对人类健康的危害和对社会经济发展的影响。
3. 我国寄生虫病防治取得的成就和疫情现状。
4. 寄生虫病防治研究面临的挑战和对策。

第一节　人体寄生虫学及发展简史

寄生虫病是人类最早认识的疾病之一。据文献考证,古埃及的埃伯斯文稿和我国古代医书《黄帝内经》中已经有不少关于寄生虫和寄生虫病的记载。

一、学科的形成

1681 年,列文虎克(Leeuwenhoek)用自制的单式显微镜,在自己的粪便中发现了蓝氏贾第鞭毛虫,这是人类历史上第一个被发现的致病性原虫。随着显微镜技术的发展和应用,各种寄生虫被不断发现,由此寄生虫学开始萌芽。1684 年,被称为"寄生虫学之父"的意大利内科医生弗朗切斯科·雷迪(Francesco Redi)出版了第一部寄生虫学著作 *Os-servazioni informi*,*agli the animali viventi che si*,*trovanonegli animali viventi*,并描述了巨颈绦虫幼虫和肝片形吸虫的结构。实验观察促进了人们对寄生虫致病性的深入认识。19 世纪后期至 20 世纪中叶,以病因查找、形态描述和生活史发现为主要内容的寄生虫学研究广泛开展,许多重要发现在这一时期完成,如华支睾吸虫形态的描述、班氏丝虫通过蚊媒传播的发现等,寄生虫学开始逐渐形成自己的学科理论和体系,并将原虫学、蠕虫学和昆虫学纳入寄生虫学的范畴。1902 年,罗纳德·罗斯(Ronald Ross)因发现按蚊传播疟原虫获第二届诺贝尔生理学或医学奖;1907 年,夏尔·路易·阿方斯·拉韦朗(Charles Louis Alphonse Laveran)因对原生动物(疟原虫)的研究与发现获第七届诺贝尔生理学或医学奖。

20 世纪上叶,寄生虫学仍以经典的形态特征分类和生活史探索等内容为研究重点,对许多寄生虫生活史的认识在此阶段基本完成,并逐渐形成了寄生虫学这门独立学科,寄生虫学得到了进一步发展,人体寄生虫学也被列入了大多数医学院校医学本科生或研究生必修课程。

二、学科的发展

20 世纪中叶,随着实验技术的发展,进一步促进了以实验寄生虫学为主要内容的学科发展。在寄生虫的虫株分离、代谢过程、驱虫药物的发现及作用机制等方面取得众多重要成果。20 世纪 70 年代以后,随着生物化学和免疫学新理论和新技术在寄生虫学领域的广泛应用,促进了寄生虫学向分子水平的发展,并为生命科学的发展作出了重要贡献,如 RNA 编辑现象的发现等。进入 20 世纪 90 年代后,由于分子生物学、分子免疫学、基因组学、蛋白质组学以及生物信息学技术的不断应用,使得分子寄生虫学的学科范围不断扩大,并成为寄生虫学研究的前沿领域,对寄生现象的认识也进一步深入。随着多个重要人体寄生虫全基因组测序与解析的完成,从系统生物学和大数据角度深化了人们对寄生虫及寄生关系的本质理解,也为寻找并利用寄生虫与宿主在基因或蛋白质水平上的差别,研发新型抗寄生虫药物和疫苗,进行寄生虫种株的鉴定,获得有诊断意义的分子靶标提供了更多科学依据或技术对策。寄生虫基因组研究的发展标志着寄生虫学已进入现代寄生虫学时代。近年,像果蝇、秀丽隐杆线虫和斑马鱼等模式生物一样,寄生虫在生命科学与医学研究中的独特作用已受到关注;利用蠕虫作为自身免疫性疾病治疗的试验研究结果提示,寄生虫感染免疫有可能会成为免疫学的前沿科学问题之一。

三、中国人体寄生虫学的学科发展

早在 19 世纪中叶,在中国的外国传教士和医生如 Patrick Manson 对丝虫(filaria)、卫氏并殖吸虫(*Paragonimus westermani*)、旋毛形线虫(*Trichinella spiralis*)、日本裂体吸虫(*Schistosoma japonicum*)、布氏姜片吸虫(*Fasciolopsis buski*)和华支睾吸虫(*Clonorchis sinensis*)等寄生虫进行了调查工作。此后,颜福庆(1882—1970)、洪式闾(1894—1955)、姚永政(1901—1985)、冯兰洲(1903—1972)、陈心陶(1904—1977)和钟惠澜(1901—1987)等科学家在寄生虫学方面做出了大量开创性的工作,奠定了我国人体寄生虫学的学科基础。至 1949 年,我国人体寄生虫记录累计达 64 种。新中国成立后,我国寄生虫学学科建设得到高度重视。从 20 世纪 50 年代开始,在中国共产党的领导和各级人民政府的大力支持下,高等医学院校普遍创建了人体寄生虫学教研室或寄生虫学研究所,并建立了国家级、省级甚至市县一级的寄生虫病防治研究机构,组织开展了大规模的全国性流行病学调查,进行了必要的基础研究和应用技术研究,推进了从试点到全面的防治实践,成功控制或消除了多种重大寄生虫病,为保护人民群众身体健康、推进国家医疗卫生事业建设作出了巨大贡献,也在全球树立了中国特色社会主义的良好形象。经世界卫生组织审核认定,2007 年宣布中国消除了丝虫病;2021 年宣布中国消除了疟疾。我国还制订了 2030 年根除血吸虫病的规划。

我国寄生虫病防治的成功经验,不仅有力地促进了我国人体寄生虫学学科的发展,也受到国际社会和学术界的广泛认可,为世界热带病防控提供了中国方案和中国经验。近 20 多年来,我国在日本裂体吸虫、华支睾吸虫、旋毛形线虫、广州管圆线虫、带绦虫等重要寄生虫基因组研究方面取得了重要进展,为现代寄生虫学的发展作出了重要贡献。中国科学家屠呦呦因在抗疟疾药物青蒿素研发过程中的突出贡献而获得 2015 年诺贝尔生理学或医学奖。

第二节　寄生虫病对人类的危害

一、对人类健康的影响

由寄生虫感染引起的寄生虫病是人类常见病和多发病,严重威胁人类健康。据报道,寄生人体的蠕虫有 300 余种、原虫 70 余种,其中 20 余种引起常见人体寄生虫病。在世界范围内,疟疾(malaria)、血吸虫病(schistosomiasis)、淋巴丝虫病(filariasis)、盘尾丝虫病(onchocerciasis)、利什曼病(leishmaniasis)、非洲锥虫病(African trypanosomiasis)和土源性蠕虫病(geohelminthiasis)等寄生虫病仍广泛流行,受感染威胁的人数众多(表 1-1-1),也是导致发展中国家儿童死亡和严重疾病负担的主要原因之一,寄生虫病仍是全球性重大公共卫生问题。WHO 最新资料显示,疟疾主要流行于非洲、美洲、亚洲和欧洲的 87 个国家,受威胁人数达 33 亿;WHO 发布的 2021 年《世界疟疾报告》显示:2020年全球疟疾预计病例 2.41 亿例,较 2019 年增加了 1 400 万;预计死亡病例 62.7 万人,较 2019 年增加了 6.9 万。全球 90% 以上的疟疾病例来自非洲地区。血吸虫病仍流行于非洲、美洲、亚洲的 78 个国家,受威胁人数达 2.29 亿。淋巴丝虫病流行于非洲、亚洲和大洋洲的 49 个国家,受威胁人数达 8.93亿;盘尾丝虫病流行于非洲的 31 个国家,受威胁人数达 2 090 万。内脏利什曼病流行于非洲、美洲和亚洲的 10 个国家,2018 年报告新发病例 3 万;皮肤利什曼病流行于非洲、美洲、亚洲和欧洲的 10

个国家,2018 年报告新发病例 100 万。非洲锥虫病流行于非洲的 36 个国家,受威胁人数达 0.65 亿,2018 年报告病例 977 人。美洲锥虫病主要在南美洲流行,但近年来其威胁已扩大到美国。土源性蠕虫病在 123 个国家仍然广泛流行,全球约有 15 亿人感染。

其他寄生虫病对人类健康的危害也不容忽视。例如溶组织内阿米巴(*Entamoeba histoltica*)和蓝氏贾第鞭毛虫(*Giardia lamblia*)感染可引起严重的感染性腹泻,带绦虫感染引起的猪囊虫病(cysticercosis cellulosae)可引起癫痫发作,粪类圆线虫感染引起的粪类圆线虫病(strongyloidiasis)可造成患者死亡,华支睾吸虫及后睾吸虫是胆管癌发生的重要生物致癌因子。

在发达国家,寄生虫病的流行虽不像发展中国家那样严重,但与当地生活习惯或行为方式,特别是与国际旅行有关的寄生虫感染(病)也不少见。例如阴道毛滴虫(*Trichomonas vaginalis*)感染在美国和英国较常见;近年来,在美国多地还发生由环孢子虫(*Cyclospora cayetanensis*)引起的腹泻病暴发流行,美洲锥虫病(Chagas disease)患者也呈逐年增加的趋势;贾第虫病、隐孢子虫病属水传播寄生虫病,也称“旅游者腹泻”,在东欧和美国也经常发生。人体免疫缺陷病毒(human immunodeficiency virus,HIV)感染者及艾滋病(AIDS)患者常继发弓形虫病(toxoplasmosis)和隐孢子虫病(cryptosporidiosis)等机会致病性寄生虫病(opportunistic parasitosis),这些机会致病性寄生虫病往往是 AIDS 患者合并症及死亡的主要原因。此外,因器官移植而长期使用免疫抑制剂、癌症化疗患者、长期慢性病患者、经常使用激素者等也常感染机会致病寄生虫。

二、对社会经济发展的影响

寄生虫病不仅降低患者的健康水平,影响生存质量,减少家庭经济收入,而且会给社会带来巨大损失。即使感染者进入慢性期,寄生虫对人体组织器官的损害也足以使患者丧失部分或全部劳动力,如晚期血吸虫病和晚期丝虫病患者。寄生虫感染也造成个体生命质量下降,在某些外观有明显体征的患者,如晚期丝虫病或血吸虫病患者,由于残疾或畸形,心理和社会活动甚至就业均受到影响。寄生虫的感染还影响优生优育及人口素质,如孕妇感染弓形虫后会造成流产或胎儿畸形。

疾病负担(burden of disease)是指疾病、伤残(disability)和过早死亡(premature death)对整个社会经济及健康的压力。疾病负担亦称病伤负担,包括病伤的流行病学负担和病伤的经济负担。目前,常采用“失能调整生命年”(disability-adjusted life years,DALYs)来评价疾病负担。DALYs 的概念始现于 20 世纪 90 年代,它与“质量调整生命年”(quality-adjusted life years,QALYs)相对应。用 DALYs表示寄生虫病的疾病负担,目的在于能更准确反映寄生虫病对健康损害程度及对社会经济的影响,以利于采取有效措施减少疾病负担。DALYs 越大表示该病对健康损害及生存质量影响越大。从全球范围来看,寄生虫病所致的疾病负担不容忽视(表 1-1-1)。

许多人体寄生虫病还是人畜共患病,寄生虫不但使人致病,也常使畜牧业遭受重大损失,如日本血吸虫病、旋毛虫病、包虫病、囊虫病、弓形虫病、肉孢子虫病等。

从全球范围来看,寄生虫病仍然是欠发达或发展中国家的主要疾病。例如大多数血吸虫患者分布在非洲,90% 疟疾患者生活于非洲撒哈拉沙漠周边地区,疟疾也是当地 5 岁以下儿童死亡的主要原因。然而,许多发展中国家的社会经济发展水平相对落后,再加上受到新冠疫情的严重影响,疟疾、血吸虫病等寄生虫病的防控受到很大的冲击,投入明显减少,许多防控计划无法落实或处于停滞状态。因此,寄生虫病对世界经济发展以及社会稳定的影响仍然是严重而深远的。

联合国开发计划署/世界银行/世界卫生组织热带病培训研究特别规划署(UNDP/World Bank/WHO Special Programme for Research and Training in Tropical Diseases,TDR)曾倡议加强对 10 种主要热带病进行防治,除麻风病(leprosy)、登革热(dengue fever)和结核病(tuberculosis)外,其余 7 种都是寄生虫病,包括疟疾、血吸虫病、淋巴丝虫病、盘尾丝虫病、利什曼病、非洲锥虫病和美洲锥虫病。2000年 9 月,联合国发布了“千年宣言”(The Millennium Declaration),制定了到 2015 年实现消除贫困、饥饿和疾病的 8 项发展目标,其中第 6 项目标是“防治艾滋病、疟疾和其他疾病”。2016 年,联合国《2030

NOTES

表 1-1-1　全球因寄生虫病（感染）所致疾病负担比较

疾病名	DALYs/万人年			
	1990	2010	2017	2019
热带疾病和疟疾	103 808	108 739	62 300	62 903.8
疟疾	69 138	82 685	45 000	46 437.8
美洲锥虫	584	546	232	275.4
利什曼病	5 877	3 317	774	696.7
非洲锥虫	2 034	560	79	82.6
血吸虫	2 125	3 309	1 430	1 638.1
囊虫病	514	503	1 610	1 373.1
棘球绦虫病	152	144	100	122.4
淋巴丝虫病	2 368	2 775	1 360	1 628.6
盘尾丝虫病	512	494	1 340	1 230.4
肠道线虫病	9 008	5 184	1 920	1 973.3
其中:蛔虫病	4 217	1 315	861	753.9
鞭虫病	857	638	213	235.5
钩虫病	3 934	3 231	845	983.8
食源性吸虫病	2 394	1 875	1 870	780.1
阿米巴病	3 577	2 237	—	—
隐孢子虫病	18 897	8 372	—	—

年可持续发展议程》再次提出"到 2030 年,消除艾滋病、结核病、疟疾和被忽视的热带疾病等流行病,抗击肝炎、水传播疾病和其他传染病"。因此,加速寄生虫病防治进程,对于实现全球可持续发展目标（sustainable development goals）具有重要的意义。

　　由于 HIV/AIDS、结核病和疟疾已经引起世界的广泛关注,而对其他严重的热带传染疾病的关注相对较少,这些疾病便被列为"被忽视的热带病"（neglected tropical diseases,NTD）。最早提出重点防治的 NTD 为 7 种,即:蛔虫病、钩虫病、鞭虫病、淋巴丝虫病、血吸虫病、盘尾丝虫病、沙眼;以后调整为 13 种:将蛔虫病、钩虫病和鞭虫病并为 1 种,即土源性蠕虫病,增加利什曼病、非洲锥虫病、南美锥虫病、龙线虫病、登革热/登革出血热、麻风、地方性密螺旋体病（雅司,地方性梅毒）、布如里（Buruli）溃疡等。美国国际开发署（USAID）病种增加至 14 种（加上霍乱/流行性腹泻病）。而 WHO 官方网站则在这些疾病种类的基础上将片形吸虫病和蛇咬中毒列入 NTD。以后又扩展到 20 种,增加梅毒、钩虫病、粪类圆线虫病、食源性吸虫病、囊虫病和疥疮。这些病种中,共涉及 15 种寄生虫病及虫媒病。2007 年 WHO 发表的"2008—2015 全球抗击被忽视的热带病"中还列入了包虫病、狂犬病、炭疽、布鲁氏菌病和日本乙型脑炎。2009 年柳叶刀（Lancet）杂志列出 23 种体内和体外被忽视的寄生虫病,除上述列出的病种外,尚有弓首蛔虫病（toxocariasis）及幼虫移行症（larva migrans）、罗阿丝虫病（loaiasis）、阿米巴病（amoebiasis）、贾第鞭毛虫病（giardiasis）、结肠小袋纤毛虫病（balantidiasis）、疥疮（scabies）、蝇蛆病（myiasis）、潜蚤病（tungiasis）等。2020 年 WHO 发表的"结束忽视以实现可持续发展目标:2021—2030 年被忽视的热带病路线图"中还列入了菌丝体瘤、着色芽生菌病以及其他深部真菌病。

NOTES

第三节　我国寄生虫病的防治成就与现状

一、防治成就

我国疆域辽阔,大部分地区处于温带和亚热带,自然条件极其复杂,跨古北界及东洋界两大植物和动物区系,动植物种类繁多,已发现的人体寄生虫多达 239 种,曾经是寄生虫病流行最严重的国家之一,特别在广大农村,寄生虫病一直是危害人民身体健康的重要疾病。新中国成立后,我国政府高度重视寄生虫病的防治工作。1956 年颁布的《1956 到 1967 年全国农业发展纲要(草案)》就提出要消灭对我国人民健康危害的"五大寄生虫病":血吸虫病、疟疾、丝虫病、黑热病和钩虫病。1989 年 2 月 21 日,经第七届全国人民代表大会第六次会议通过,2004 年 8 月 28 日第十届全国人民代表大会常务委员会第十一次会议修订的《中华人民共和国传染病防治法》,将阿米巴性痢疾、血吸虫病、疟疾列为乙类传染病,黑热病、包虫病、丝虫病列为丙类传染病。近年来,我国政府还先后制订了《中国消除疟疾行动计划(2010—2020 年)》《全国包虫病等重点寄生虫病防治规划(2016—2020 年)》《地方病防治专项三年攻坚行动方案(2018—2020 年)》《"十三五"全国血吸虫病防治规划》和《"健康中国 2030"规划纲要》,进一步推进了我国寄生虫病防治工作的全面开展。

经过半个多世纪努力,我国已经消除了丝虫病和疟疾,钩虫病、黑热病、血吸虫病和包虫病的流行也得到有效控制。①丝虫病曾在我国 14 个省、自治区、直辖市的 864 个县流行,受威胁人口 3.3 亿,新中国成立初期患者约 3 000 万。经过科学的防治,1994 年实现全国基本消灭丝虫病,2006 年在全国实现了阻断丝虫病传播目标,2007 年 WHO 给予认定。我国确立的以消灭传染源为主导的防治丝虫病策略和大面积应用乙胺嗪(海群生)经验已由 WHO 推荐给全球流行丝虫病国家和地区。②20 世纪 50 年代,全国有疟疾流行的县(市)1 829 个,发病人数约 3 000 万。经过有效防治,至 2020 年,全国(大陆地区)已连续 4 年无本土原发蚊传疟疾病例报告,达到了消除疟疾的目标,2021 年 WHO 给予认定。③日本血吸虫病曾广泛流行于我国长江流域以及以南地区的 12 个省、自治区、直辖市的 433 个县,累计感染者 1 160 万,生活在血吸虫病流行区人口约占全国总人口 1/5。经过近 60 多年的努力,截至 2020 年底,全国 12 个血吸虫病流行省(自治区、直辖市)中,上海、浙江、福建、广东、广西等 5 个省(自治区、直辖市)继续巩固血吸虫病消除成果,四川、江苏省维持传播阻断标准,云南、湖北、安徽、江西、湖南等 5 个省维持传播控制标准。我国的血吸虫病防治已经进入消除阶段,计划 2030 年实现消除血吸虫病的目标。④黑热病在新中国成立初期约有患者 53 万,分布在长江以北 16 个省 650 个县(市)。至 1958 年,我国宣布基本消灭黑热病。⑤钩虫病曾经是我国南方地区流行广泛的土源性寄生虫病,据 20 世纪 70 年代调查估计,全国钩虫感染人数约为 1 亿,部分地区人群感染率高达 96.20%。经过积极防治,至第三次全国寄生虫病调查(2014—2016 年),全国人群钩虫感染率为 2.62%,较第一次全国调查(17.166%)减少了 84.74%。⑥包虫病主要流行于我国西部农牧区的 350 个县,受威胁人口约 5 000 万,高原地区人群包虫病平均患病率为 1.20%,局部高达 12% 以上。自 20 世纪 80 年代起,我国陆续开展了一系列的防治试点工作和国际合作项目。2010 年,国家制订了《防治包虫病行动计划(2010—2015 年)》,中央财政通过转移支付安排了专项防治经费,各地加大了防治力度,大批患者得到及时发现和有效治疗,疫情得到不同程度的控制。

随着爱国卫生运动和重点人群的化疗等措施广泛开展,人群肠道寄生感染率逐年明显下降。1988—1992 年,我国开展了第一次人体寄生虫病分布调查(重点是肠道寄生虫)。2001—2004 年开展了第二次全国人体重要寄生虫病现状调查。两次调查结果显示,人体蠕虫总感染率分别为 55.27% 和 21.38%。2006—2009 年,全国建立了 22 个土源性寄生虫病防治示范区,开展综合防治,结果显示,土源性寄生虫感染率明显下降。2014—2016 年开展了第三次全国人体重点寄生虫病现状调查,共检出感染虫种 34 种,其中蠕虫 23 种,原虫 11 种。本次调查发现,重点寄生虫(加权)感染率为 5.96%,蠕

NOTES

虫(标化)感染率为3.41%,与第一次调查结果(55.27%)和第二次调查(21.38%)相比,分别下降了93.83%和84.05%;肠道原虫感染率为0.79%,与第一次调查结果(10.32%)相比下降了92.34%。

我国寄生虫病防治的成功经验,彰显了社会主义制度的优越性。在实现全国或大范围内控制或消除寄生虫病方面,我们坚持预防为主和"依法防治、科学防治、因地制宜"原则,形成了具有中国特色的学术成果和防治理论,提炼出了"政府重视、科学规划、因地制宜、分类指导、综合防治"的"中国经验",为提高中国人民的健康水平和构建人类卫生健康共同体作出了积极贡献。

二、流行现状

我国在寄生虫病控制方面虽然取得了巨大成绩,但我国是一个人口大国,各地的经济发展水平也不平衡,加上许多人体寄生虫病是人畜共患病或自然疫源性疾病,防治难度很大。近年来,一些已被控制的寄生虫病疫情出现了回升或复燃,食源性寄生虫病和机会性寄生虫病的发病人数还呈现增多的趋势。

根据第三次全国寄生虫分布调查,重点寄生虫加权感染率为5.96%,推算感染人数约为3 859万。其中蠕虫加权感染率为5.10%,肠道原虫加权感染率为0.99%,推算感染人数约为642万;土源性线虫加权感染率为4.49%,推算感染人数约为2 912万;3~6岁儿童蛲虫感染率为3.43%,推算感染人数约为155万;带绦虫加权感染率为0.06%,推算感染人数约为37万。全国华支睾吸虫加权感染率为0.47%,推算感染人数约为598万;农村华支睾吸虫加权感染率为0.23%,推算感染人数约为152万;城镇华支睾吸虫加权感染率为0.71%,推算感染人数约为446万。重点寄生虫感染流行呈明显区域性分布,土源性线虫中、高度流行区主要分布在四川、海南、贵州、云南、重庆、广西、广东和江西等省(自治区、直辖市)。华支睾吸虫流行区主要集中在广东、广西、黑龙江和吉林等省(自治区);带绦虫感染仍然主要分布在西藏;3~6岁儿童蛲虫高感染地区主要集中在海南、江西、广东、广西、贵州和重庆等省(自治区、直辖市)。50%以上的肠道原虫感染者集中分布在西藏、贵州和广西等西部省(自治区)。我国农村地区重点寄生虫感染人数仍然较多,防控任务仍然艰巨。

我国血吸虫病疫情仍处低度流行水平,防治仍面临较大挑战。2020年,全国尚存晚期血吸虫病患者29 517例;血清学检测5 263 082人,阳性率1.58%;病原学检查273 712人,阳性3人,其中急性血吸虫病病例1例。在局部疫区,作为保虫宿主的野生动物广泛存在,成为当地血吸虫病自然疫源性传播的主要传染源;湖沼型疫区的钉螺分布面积广、滋生环境复杂,钉螺控制难度较大,导致血吸虫病传播风险仍然存在,急性患者时有发生。需要注意的是国外血吸虫病患者的输入和曼氏血吸虫中间宿主藁杆双脐螺已入侵华南地区,我国存在输入性血吸虫病流行的潜在风险。因此,我国要实现消除血吸虫病的目标仍然面临挑战。

2021年全国累计报告疟疾病例799例,较2020年(1 085例)下降了26.4%;其中境外输入性病例798例。在检出的病例中,间日疟182例(占22.8%)、恶性疟390例(占48.8%)、三日疟31例(占3.9%)、卵形疟187例(占23.4%)和混合感染9例(占1.1%)。31个省(自治区、直辖市)均有病例报告,报告病例数位居前5位的省、直辖市依次为广东、云南、上海、四川和浙江,合计报告疟疾病例480例(占60.1%)。全国共报告疟疾死亡病例3例。我国已经连续5年无本土原发蚊传疟疾病例报告,应继续加强输入性疟疾和边境疟疾的监测,防止疟疾输入再传播,减少死亡风险,巩固消除疟疾成果。

包虫病是内蒙古、吉林、青海、甘肃、新疆、西藏等西北部12省(区)最严重的寄生虫病,受威胁人口达7 000万,部分乡镇的感染率高达14.99%,需要进一步加强防治。肝吸虫病是我国最常见的食源性寄生虫病,估计感染数598万,部分地区的人群感染率较高,如2012年湖南省祁县调查了3 761人,粪检阳性率为18.96%,常吃生鱼人群的阳性率高达91.33%。

2007年,WHO确认中国已消除丝虫病,但传播媒介蚊媒仍广泛存在,因此监测仍不能放松。黑热病基本消灭已有50多年,但每年均有数百例报道,对当地居民健康和西部地区开发与经济发展仍是一大威胁。其自然疫源地的分布和保虫宿主仍待查清,防治措施也需进一步完善。

近年来,一些新出现的食源性寄生虫病病例报道增多,如广州管圆线虫、异尖线虫、棘颚口线虫、阔节裂头绦虫、喉兽比翼线虫和舌形虫感染等。隐孢子虫和弓形虫是重要的机会致病原虫,是引起肿瘤患者或免疫低下患者出现腹泻或脑炎症状的主要病原体之一。由于缺乏有效的早期诊断技术或被忽视,这些寄生虫病患者经常被误诊。

流动人口的增多、宠物的饲养、国际交流的频繁等也给我国寄生虫病防治带来了许多新问题。例如,输入性罗阿丝虫病(loaiasis)、曼氏血吸虫病(schistosomiasis mansoni)、埃及血吸虫病(schistosomiasis haematobia)等在我国已有许多病例报道,广东省深圳等地已发现曼氏血吸虫中间宿主藁杆双脐螺(*Biomphalaria straminea*)的输入和扩散。1999年,丹东市居民因腌吃从国外进口的中华绒螯蟹而导致623人感染肺吸虫。2014年,在境外务工人员中,发现了我国首例输入性非洲锥虫病病例。

因此,在相当长时间里,寄生虫病防治仍然是一个不容忽视的公共卫生问题。继续加强寄生虫病防治,对于健康中国战略目标的实现具有重要意义。

第四节　寄生虫病防治研究面临的问题与对策

一、加强防治研究,促进理论与技术创新

寄生虫病仍然是包括中国在内发展中国家的主要公共卫生问题,要充分认识其防治的复杂性和长期性。

在20世纪50—60年代,随着新的抗寄生虫药和DDT等杀虫药的问世,像疟疾这样的世界性广泛流行的寄生虫病,曾一度被较好得到控制,有些人甚至乐观地认为寄生虫病和以昆虫为媒介的传染病的控制乃至消灭为期不远,但事实并非如此。虽然在世界范围内已投入大量的人力、物力、财力进行大规模防治及研究,但效果并不理想。除个别地区的某些寄生虫病得到控制外,绝大多数地区寄生虫病流行态势总的来说并未得到根本的改观,一些危害较大的寄生虫病如疟疾、血吸虫病、锥虫病等受威胁的人群及感染的高危人群并没有减少。目前,已有不少寄生虫及媒介昆虫的药物抗性株出现。全世界已有90种蚊虫对一种以上杀虫剂产生抗性,其中有10种对拟除虫菊酯产生抗药性。我国主要蚊虫,如淡色库蚊、致乏库蚊、三带喙库蚊、中华按蚊、白纹伊蚊和埃及伊蚊,家蝇、德国小蠊等都产生不同程度的抗药性。抗性产生后可能通过遗传物质传给下一代,这就增加了寄生虫病化学治疗及媒介化学防制的困难。

疟疾是当前全球关注的重大公共卫生问题之一,仅2018年全球估计疟疾病例达2.28亿例,约93%的病例和91%的疟疾死亡发生在非洲区域。受新冠疫情影响,一些国家暂停了药浸蚊帐和室内滞留喷洒活动,疟疾病例或死亡数将会上升。非洲是我国输入性疟疾病例的主要来源地。在国内具有疟疾传播条件的地区,需继续高质量严格落实消除疟疾的“1-3-7”规范(见第二篇第三章第三节),防止疟疾输入继发传播的发生。

在开展寄生虫病防控工作的过程中,例如现场调查及干预、接触粪样、接触人群中的无症状感染者等环节,可能产生感染相关寄生虫的风险。为了有效防范风险,现场调查前、调查及干预过程、样品运送和检测过程中均需要采取相应的防控措施,特别要注意生物安全风险评估。

因此,需要增加投入、加强应用基础和转化研究,充分利用现代生物技术的研究成果,特别是组学、基因编辑和系统生物学技术等,不断深化对寄生虫与宿主相互作用本质的认识,为寄生虫病防治对策提供新的理论依据及技术支撑。

二、加强风险评估、建立预警机制

人类活动范围扩大、与动物接触频繁,有可能将原来与人类没有关系或极少接触的寄生虫从自然界带入人群,造成新寄生虫病的流行。随着经济发展和经济全球一体化,交通贸易、旅游业的迅速发

展,人类交往频繁,使得本来在国外流行的寄生虫病病原或媒介输入本国;人员大量流动、城市化建设、水利工程建设等也给寄生虫病控制带来严重问题,如埃及阿斯旺水坝的建造,血吸虫病在坝区出现流行和扩散。全球变暖,带来新的降雨格局,使得原先不适合媒介生存的环境变成其孳生地,昆虫生活区域扩大,例如,由于气温的限制,伊蚊历来只能生活在海拔 1 000m 以下地区,但近年来由于气温升高,南美一些国家在 1 350m 及 2 220m 高处也出现该蚊,从而扩大了登革热流行的地区分布;温度升高也可能使虫媒体内的寄生虫繁殖、发育加快,使发病季节提前和延长,最终导致某些虫媒病的流行。气候变暖也可能使中间宿主螺蛳获得孳生的条件,从而造成诸如血吸虫病等由螺蛳为中间宿主的寄生虫病的流行。人类离不开动物性食品,但很多肉类、水产品等食物携带有寄生虫病原体。由于食品多样化及不良饮食习惯,造成病原体进入人体,引起食源性寄生虫病(food-borne parasitosis)。近年来报道食源性寄生虫病种类不断增加,有时甚至引起严重的公共卫生事件,例如生食用福寿螺制作的菜肴存在感染广州管圆线虫风险,21 世纪初在我国多个城市曾先后发生过多起群体突发广州管圆线虫病事件,对我国食品安全敲响了警钟。

　　2007 年世界卫生报告发表会上,世界卫生组织前总干事陈冯富珍指出:人类在地球上的生存方式发生了深刻改变,疾病谱的形势也在变化。人口增加、开发荒地、城市化进程迅速、农业密集、环境降级,这些都打破了生物世界的平衡。这些也都为寄生虫病流行创造了有利条件。新发和再现的传染病屡有报道,1976 年以来经确认的新出现引起腹泻或顽固性腹泻的寄生虫有:1976 年报道的微小隐孢子虫(*Cryptosporidium parvum*),1985 年报道的比氏肠孢虫(*Helicobacter pytori*),1986 年报道的卡耶塔那环孢子虫(*Cyclospora cayetanensis*);1991 年和 1993 年报道的引起弥漫性疾病隶属微孢子目的何氏脑胞内原虫(*Encephalitozoon hellem*)、兔脑胞内原虫(*Encephalitozoon cuniculi*);1991 年报道的引起非典型巴贝西病的巴贝西虫新种(New species of *Babesia*);1993 年报道经食物传播的拟裸茎吸虫病的病原体徐氏拟裸茎吸虫(*Gymnophalloides seoi*);1996 年 Lederberg 从世界角度列举出 20 种再现的传染病,属于寄生虫病的有 6 种:疟疾、血吸虫病、囊尾蚴病、棘阿米巴病、内脏利什曼病、弓形虫病;另外 3 种是登革热、黄热病和鼠疫等虫媒病。1999 年 Binder 等人提出 21 世纪新出现的成为全球性威胁的传染病中,属寄生虫病的有隐孢子虫病、广州管圆线虫病、巴贝虫病等。世界卫生组织《2007 年世界卫生报告——构建安全未来:21 世纪全球公共卫生安全》称新型传染病出现的速度是历史空前的,以每年 1~2 种的惊人速度出现,新出现的传染病也包括寄生虫病在内。世界卫生组织《2017—2030 年全球病媒控制对策》号召各国改善公共卫生媒介的学科建设和能力建设,明确国家研究议程,加强部门内部和部门之间的协调,加强社区对媒介控制的参与度,加强检测系统和被证明有效的新干预措施。所有这些都表明,需要加强对新发和再现寄生虫病的风险评估、建立相应的预警机制。

　　对寄生虫感染(病)的控制,是一项涉及面很广的系统工程。既与医学科学进步有关,也包括经济发展、文化素质提高、卫生宣传教育的普及、政府行为及资金投入、协调人与自然关系等多种因素,这诸多因素的改善与协调需要长期不懈努力才能显效。随着全球一体化进程的加深和"一带一路"建设的推进,在人口流动增加、国际贸易和旅游业快速发展、环境急剧变化等因素的影响下,复杂的寄生关系所造成的寄生虫病流行特征和规律的变化,及其所带来的公共卫生危机事件时有发生,寄生虫病对人类生命安全的威胁并没有消除。因此,寄生虫病防治仍是一项长期而艰巨的任务,任重而道远。我们要以确保人民生命安全与健康为导向,认真总结我国寄生虫病防治的成功经验,坚持预防为主的原则,积极应用 One Health(全健康/同一健康)理念,创新寄生虫病防治新策略和关键技术,促进我国和全球消除寄生虫病进程,为构建人类卫生健康共同体作出贡献。

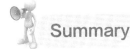

Summary

Human parasitology is the science of the relationships between parasites and their hosts, consisting of medical protozoology, medical helminthology and medical arthropodology. Microscope technology promotes the discovery of parasites. Human parasitology has established a complete system of disciplines relied on the rapid development of medical theory and technology. Parasitosis is a common and multiple disease, and threatens the human health and socioeconomic development. The control of parasitic diseases has gained remarkable achievements in China, while it's still an arduous task. The prevention and control of food—borne and imported parasitic diseases should be laid emphasis on. Furthermore, we should strengthen scientific and technological innovation, establish risk assessments and early warning mechanisms, and thus accelerate the control process of parasitic diseases.

思考题

1. 试述寄生虫病的危害性。
2. 我国寄生虫病防治经验对健康中国建设有什么意义？
3. 为什么说控制与消灭寄生虫病是一项长期而艰巨的任务？

（吴忠道　吕志跃）

第二章

寄生虫生物学

【学习要点】

1. 人体寄生虫学相关的基本概念。
2. 寄生虫的生活史及其宿主类型。
3. 寄生虫演化过程中寄生虫与宿主对立与统一的辩证关系。
4. 寄生虫基因组。
5. 寄生虫的营养与代谢。
6. 寄生虫学的分类依据与命名原则。

第一节　寄生关系及其演化

一、寄生关系

自然界有了生物以后,就存在生物与生物之间的关系。随着生物的进化这种关系也在不断演化。为了寻求食物或逃避敌害,生物与生物之间逐渐形成了各种错综复杂的关系。在千差万别的生物关系中,两种生物共同生活的现象非常普遍。如某种生物在其生命活动中的某个阶段或终生与另一种生物之间存在着共同生活的现象,统称为共生现象或共生(symbiosis)。根据共生生物间利害关系的不同,将共生分为三种类型:共栖(commensalism)、互利共生(mutualism)和寄生(parasitism)。这也可以说是生物与生物间生态关系的三种类型。从医学角度,最关注的是寄生现象。

1. 共栖　两种共同生活的生物,其中一方受益,而另一方既不受益,也不受害的现象称为共栖。例如,海葵(sea anemones)附在寄居蟹(hermit crabs)的外壳上,它随着寄居蟹的移行而增加寻找食物的机会,而对寄居蟹既无利也无害。有些学者还提出携带(phoresis)这一关系,如很多原虫、藻类和真菌附着于水生植物、节肢动物和蜗牛上,后者携带并播散前者,双方在生理和营养上互不依存。携带与共栖的现象实际上难以区分,因此,大多数学者还是统称其为共栖。

2. 互利共生　两种生物共同生活,双方彼此受益且互相依赖的现象,称为互利共生。例如,白蚁(termite)与寄生于其消化道中的鞭毛虫(flagellated protozoon)之间的关系。鞭毛虫依靠白蚁消化道中的木屑作为食物而获得所需的营养,而鞭毛虫合成和分泌的酶能将木屑的纤维素分解成能被白蚁利用的营养物质。白蚁为鞭毛虫提供食物和庇护所;鞭毛虫为白蚁提供了必需的、自身不能合成的酶,而且死亡后的鞭毛虫还可成为白蚁的营养物质来源。

3. 寄生　两种生物共同生活,其中一方受益,另一方受害的现象称为寄生。通常受益者称为寄生物(parasite),受害者称为宿主(host)。寄生是自然界非常普遍的现象,在寄生关系中宿主提供寄生物所需营养物质,并作为寄生物暂时或永久的居住场所。例如,寄生于人、动物、植物的病毒、立克次体、细菌、真菌和寄生虫等。寄生物为动物者称为寄生虫。寄生虫依赖宿主生活,通常也会对宿主造成一定程度的伤害。

共栖、互利共生、寄生三种关系并不是截然分开的,在特定情况下,它们可以互相转化。寄生与共栖、互利共生一样,它们都是生物的基本生活方式,我们现阶段认识的寄生虫与宿主之间的关系是在长期演化过程中相互适应形成的。因互相之间的适应性不同,可以出现多种多样的寄生现象。

二、寄生关系的演化

自然界中大多数生物可营自由生活方式。如何从自由生活演化为寄生生活,一直是生物学研究中最有趣而又使人迷惑的问题之一。大多数学者认为,寄生虫是从早期的自由生活生物演化而来的。可以假设,一个生物最初只是偶然与另一个生物相遇,接着,由于两个生物长时间在一起,其中一个产生了对另一个的依赖,随着时间推移,依赖性越来越大,以至于离开对方便很难生存,为适应这种生活,生物个体发生了某些调整,称为前适应(preadaptation)。前适应是生物从自由生活向寄生生活方式转变的必要调整,可以表现为生理上或形态结构上的改变。以生理调整为例,最初寄生虫可能只是增加对宿主酶和非特异性免疫等不利因素的抗性,以减少被宿主消灭的机会,接着出现生理适应性。例如消化道的寄生虫,它们原本可能也是营自由生活的生物,偶然被吞食,其中绝大多数都被宿主消灭,只有极少数因发生基因变异而具有前适应性,可以经得住消化酶的消化作用并适应消化道的环境而生存下来,逐步建立寄生关系。为适应在宿主寄生的体内外环境,寄生虫发生一系列的变化。这些变化概括起来有以下几个方面:

1. 形态结构改变　由于大多数体内寄生虫生活在宿主营养丰富的环境中,能轻而易举地获得营养及某些消化酶,因此,虫体本身的消化系统发生退化,甚至消失,如寄生于肠道的绦虫无消化道。而寄生虫的另外一些器官组织得到加强,如线虫表皮层角化以抵抗消化酶的作用;为避免因宿主肠道蠕动而被排出,某些寄生虫演化出一些附着器官,如吸盘、钩齿等,从而增加了吸附能力;又如体外寄生虫跳蚤,其体形也变成左右侧扁,以减少运动中的阻力,便于在宿主体毛间快速穿行。

2. 生理与代谢方式改变　肠道寄生虫可抵抗宿主胃蛋白酶和胰蛋白酶的消化作用;在氧分压近于零的宿主肠道中,寄生虫无法进行在自由生活中的有氧代谢,其主要能量来源的三羧酸循环因缺氧而难以进行,改由糖酵解提供能量。

3. 侵入机制得到加强　为增加进入宿主及其组织的机会,侵入机制得到特化与加强。例如溶组织内阿米巴(*Entamoeba histolytica*)能分泌穿透肠黏膜的蛋白质水解酶,而在共栖型的结肠内阿米巴(*Entamoeba coli*)中却没有发现这些酶;血吸虫尾蚴侵入宿主皮肤并不是一个简单的机械过程,而是一个利用分泌蛋白酶水解皮肤的过程。尾蚴的前钻腺、后钻腺和头腺分泌的丝氨酸蛋白酶、半胱氨酸蛋白酶以及钙蛋白酶等蛋白酶在穿透宿主皮肤过程中发挥了重要作用。

4. 繁殖能力增强　表现在生殖系统的发达及繁殖方式多样化。寄生虫的生殖系统发达,如绦虫的每一成熟节片几乎都被雌雄生殖系统充满,牛带绦虫(*Taenia saginata*)成虫可由2 000节片组成,每一孕节片可含8万~10万个卵。一条雌性蛔虫每天约产卵20万个。一条雌性班氏吴策线虫一生可产数百万条微丝蚴。有些寄生虫,如吸虫,不仅有有性生殖,而且有无性生殖,这种需要有性生殖与无性生殖交替进行才能完成生活史的现象称世代交替(alternation of generations)。不管是有性生殖还是无性生殖,都能使寄生虫数量增加、种群扩大。繁殖能力增强及繁殖方式多样化,也是寄生虫对其寄生环境多样性的适应的结果。

5. 特殊向性(Tropism)的形成　寄生虫对某种环境因素或宿主的某种组织或器官表现有特殊的向性。体外寄生虫,如某些昆虫媒介对宿主的汗腺等气味有明显的向宿主性;血吸虫尾蚴有向光性,经常浮在水面,便于感染宿主。寄生虫侵入人体后,表现出向组织性,不同种寄生虫寄生于宿主的不同组织、器官内。有的寄生虫向宿主性较严格,只能寄生于一种宿主,如人蛲虫,人虱;有的寄生虫则可以将人和多种脊椎动物作为宿主,如华支睾吸虫、细粒棘球绦虫。有的寄生虫有着很强的向组织性,如蛔虫和绦虫的成虫一般只寄生于宿主小肠;有的寄生虫对寄生部位要求不严格,如并殖吸虫。这些特殊向性的形成,与长期进化过程中寄生虫适应性的变化有关。最近的研究发现,宿主微生物群可能在介导寄生虫成功搜索宿主的过程中也发挥特殊的作用。

6. 寄生虫的基因变异或重组　在人体的微环境及自然界的生存压力影响下,寄生虫的基因可突变或重组,某些基因的变异可产生表型的变化,或改变寄生虫的生理功能和致病能力。例如,一些原虫的基因重组导致抗原变异,从而使虫体逃避宿主的免疫攻击。

寄生关系的演化,开始是偶然寄生,进而为暂时性或兼性寄生,最终演化为长期性或专性寄生。随着各种寄生虫全基因组和转录组的解析,为进一步揭示寄生关系演化的遗传学基础和演化特征提供了全新的视角。

第二节　寄生虫的生活史、寄生虫与宿主类型

由于各类或各种寄生虫有着不同的生活史,所以研究其生活史是掌握寄生虫病流行病学的一个重要环节,也是有效防治寄生虫病的先决条件。

一、寄生虫的生活史

寄生虫生活史(life cycle)是指寄生虫完成一代的生长、发育、繁殖和宿主转换的整个过程,包括寄生虫的感染阶段(感染期,infective stage)、侵入宿主的途径、虫体在宿主体内移行及定居、离开宿主的方式,以及发育过程中所需宿主或传播媒介的种类和环境条件等,这一过程具有多样性。除一部分原虫以二分裂方式增殖传代外,大多数由宿主转换/或世代交替(有性与无性生殖)。两个世代可在同一宿主的同一器官或组织内或在同一宿主的不同器官或组织内进行。

依据寄生虫生活史过程中是否需要中间宿主或转换宿主,可将生活史大致分为两种类型:以蠕虫为例,不需要中间宿主,虫卵或幼虫在外界可直接发育到感染期后而感染人,称直接型生活史(direct life cycle),如蛔虫(roundworm)、钩虫(hookworm)等;需要中间宿主,幼虫在其体内发育到感染期后才能感染人,称间接型生活史(indirect life cycle),如丝虫(filaria)、血吸虫(schistosome)等。在流行病学上,又将具有直接型生活史的蠕虫称为土源性蠕虫;将间接型生活史的蠕虫称为生物源性蠕虫。

在原虫中也有类似情况,如阴道毛滴虫(*Trichomonas vaginalis*)、蓝氏贾第鞭毛虫(*Giardia lamblia*)和溶组织内阿米巴(*Entamoeba histolytica*)等不需要转换宿主,称为直接生活史型原虫;疟原虫(*Plasmodium*)和刚地弓形虫(*Toxoplasma gondii*)等需要中间宿主或转换宿主,则被称为间接生活史型原虫。

寄生虫生活史的每个阶段是质变和量变的过程。宿主转换在空间上是间断的,在时间上又是不确定的,但每个阶段都为进入下一个阶段或/和进入新的寄生环境做好适应性准备,包括生理生化条件或物质储备。

二、寄生虫种类繁多

在形成寄生生活的漫长过程中,各种寄生虫所处的演化阶段不同。因此,现在我们看到的,可能反映这一历程的寄生虫生长发育过程(即寄生虫的生活史)是各式各样的。这包括发育阶段、宿主的数目和种类、寄生的部位、寄生期等。

根据寄生部位将生活于宿主体表和体内的寄生虫分别称为体外寄生虫(ectoparasite)和体内寄生虫(endoparasite)。生活史中有一个阶段或整个生活史过程营寄生生活的称为专性寄生虫(obligatory parasite),例如,钩虫可以营自由生活,如有机会侵入宿主体内也可过寄生生活者称兼性寄生虫(facultative parasite)。在本质上,这些兼性寄生虫是自由生活的动物,例如福氏耐格里阿米巴(*Naegleria fowleri*)和粪类圆线虫(*Strongyloides stercoralis*)。因偶然机会侵入非正常宿主体内寄生的寄生虫称偶然寄生虫(accidental parasite),例如某些蝇卵进入宿主消化道内可以孵出幼虫,蝇蛆在肠道内寄生。成虫必须过寄生生活者称长期寄生虫(permanent parasite),例如人蛔虫(*Ascaris lumbricoides*)。只在取食时侵袭宿主,取食后即离去者称暂时性寄生虫(temporary parasite),例如蚊、蚤等。当宿主免疫功能正常时在宿主体内处于隐性感染状态,而当宿主免疫功能减退时,出现

异常繁殖,致病力增强,这些寄生虫称机会性致病寄生虫(opportunistic parasite),例如刚地弓形虫(*Toxoplasma gondii*)、微小隐孢子虫(*Cryptosporidium parvum*)和粪类圆线虫等。

三、宿主

在寄生虫生活史过程中,有的只需一个宿主,有的则需两个或两个以上宿主。成虫或有性生殖阶段寄生的宿主称终宿主或终末宿主(definitive host)。幼虫或无性生殖阶段所寄生的宿主称中间宿主(intermediate host)。有些原虫,如利什曼原虫需要两个宿主才能完成其生活史,但虫体在它们体内进行的繁殖均为无性生殖,故没有中间宿主与终末宿主之分。生活史中如需两个以上中间宿主,则依离开终宿主后进入的顺序分别称第一、第二中间宿主。许多人体寄生虫属动物源性寄生虫,可引起人兽共患寄生虫病(parasitic zoonosis)。这些可以感染人体的寄生虫,在自然状态下以野生脊椎动物或家畜作为终宿主,从而维持其生活史的延续。从流行病学的角度来看,将这些脊椎动物称为保虫宿主(reservoir host),也称储存宿主。

一种寄生虫只能与某种或某些宿主建立寄生关系,这称宿主特异性(host specificity)。寄生虫生活史的各个发育期需要相应的宿主提供适合地生存、发育甚至繁殖的物理的、化学的以及营养的环境,并且宿主对它不具有先天免疫力。这样的宿主对寄生虫是相容的(permissive)。因此,对某种寄生虫来说,存在适宜宿主和非适宜宿主的差异。例如人和大多数哺乳动物对日本血吸虫易感,是适宜宿主,但东方田鼠(*Microtus fortis*)对日本血吸虫具有天然抗性,在其体内无法正常生长和发育,是非适宜宿主。有些寄生虫幼虫侵入非适宜宿主体内后,可存活并长期处于幼虫状态,但不能继续发育成熟,当这种滞育幼虫有机会进入另一个适宜宿主体内后,才能继续发育成熟,这种非适宜宿主仅起着暂时维持幼虫生存状态和待转运的作用,故称为转续宿主(paratenic host,transport host)。例如鼠类动物并非卫氏并殖吸虫(*Paragonimus westermani*)的适宜宿主,卫氏并殖吸虫进入鼠体内后可长期处于幼虫状态,但不能发育至成熟,只有当感染了卫氏并殖吸虫的鼠肉被适宜宿主猫捕食后,这些进入猫体内的卫氏并殖吸虫幼虫才能继续发育至成熟。在卫氏并殖吸虫的发育过程中,鼠类作为转续宿主只起到转运的作用。

宿主特异性是受寄生虫和宿主两方面的遗传基因控制的,是寄生虫与宿主协同进化、相互适应的结果。寄生虫、宿主基因组和转录组解析及现代生物技术的发展,为揭示宿主特异性的分子基础及其机制提供了可能。此外,生态学研究发现,寄生虫对中间宿主数量的要求不是越多越好,而是有一定的限度,可以用"钟形"曲线来说明。寄生虫在演化过程中所需要的中间宿主有一个"临界点"。在这个"临界点"之前,中间宿主的增加能明显增强寄生虫的适应性并利于其进一步扩散;过了"临界点",某些专性寄生的宿主数量减少,代表寄生虫可更好地适应寄生的状态,即由于中间宿主种类减少,导致生活史简化,最终可能增加了寄生虫在宿主内生存的概率。

第三节　寄生虫基因组

早在20世纪90年代,随着人类基因组及其他模式生物基因组计划的实施,寄生虫基因组计划也受到关注,并启动一些重要寄生虫的基因组计划。目前大多数人体寄生虫的基因组序列测定已经完成,相关数据可在公共数据在线查询。

一、核基因组

1. 原虫基因组　原虫为单细胞生物,基因组较小,在6.5~176.5Mb,阴道毛滴虫基因组176.5Mb,枯氏锥虫67Mb,隐孢子属、泰勒属和巴贝属基因组小于10Mb,疟原虫属、锥虫属和利什曼原虫等其他原虫的基因组都在20~30Mb。除阴道毛滴虫、枯氏锥虫外,其他原虫的编码蛋白基因总数约3 500~10 000个。

2. 线虫基因组 秀丽隐杆线虫(*Caenorhabditis elegans*)是第一个完成基因组测序的自由生活线虫,其基因组为100Mb,编码19 762个基因。基因密度198/1 000 000,重复序列占18.3%,70%的基因以操纵子结构成簇排列在基因组上。但与秀丽隐杆线虫相比,寄生性线虫基因组更为复杂。旋毛虫、马来丝虫、鞭虫、罗阿罗阿丝虫、美洲钩虫和捻转血矛线虫基因组测序已完成,其大小介于64~370Mb,基因数均超11 000个;广州管圆线基因组280Mb,重复序列约为45%,编码基因11 718个。

3. 吸虫基因组 日本血吸虫、曼氏血吸虫、埃及血吸虫、华支睾吸虫和麝猫后睾吸虫(*Opisthorchis viverrini*)的基因组测序工作已完成。血吸虫基因组较小,在380~403Mb之间,基因数约13 073~13 469个。肝吸虫基因组561~634Mb,编码基因数约16 000个。麝猫后睾吸虫基因组约634.5Mb,基因数约14 269个。

4. 绦虫基因组 绦虫基因组较吸虫基因组小,目前已完成测序的绦虫包括多房棘球蚴、细粒棘球蚴和猪带绦虫。绦虫基因组大小115~151Mb,编码基因约为10 000个。

5. 医学节肢动物基因组 目前已完成测序的医学节肢动物包括蚊虫、蜱虫、舌蝇、锥蝽、白蛉、恙螨、疥螨、革螨、臭虫和人虱等。不同的医学节肢动物基因组大小差异较大,最小的是疥螨,大约为56Mb,编码基因约为10 000个;最大的是伊蚊,大约2 538Mb,编码基因约为40 000个。不同种属的蚊虫的基因组也存在较大差异,其中,按蚊基因组最小,约为136~375Mb,编码基因约为11 000~20 000个;其次为库蚊的基因组,约为570Mb,编码基因约为18 000~19 000个;伊蚊基因组1 200~2 500Mb,编码基因约为18 000~40 500个。

对寄生虫基因组大数据的挖掘和分析,可帮助人们全面、深入地了解寄生虫所蕴含的遗传信息,深化对寄生虫的起源和进化、寄生虫宿主范围的界定及其变化机制、寄生虫与宿主及内共生体相互作用、寄生虫生活史过程中适应宿主生理的控制不同分化阶段基因表达的信号调控等重要生物学问题的理解,并为筛选和发现新的潜在寄生虫病药物靶点、疫苗候选分子和诊断标志物,以及遗传操纵寄生虫和医学节肢动物,实现遗传减毒寄生虫疫苗和基因驱动控制生物媒介种群等防控策略提供科学依据。

例如,通过寄生虫基因组序列分析发现,布氏锥虫和枯氏锥虫氨基酸序列相似性为57%,而两者与利什曼原虫的氨基酸序列相似性为44%,这一结果反映了它们之间的亲缘关系;血吸虫基因组同源基因比对及共线性分析结果显示,曼氏血吸虫和埃及血吸虫亲缘关系最近,而后依次是日本血吸虫、间插血吸虫;而曼氏血吸虫的AKT基因与秀丽隐杆线虫中编码AKT-1(与抑制凋亡有关的丝/苏氨酸激酶)的基因同源,推测AKT基因可能与发育、寿命调节有关。通过多种寄生虫全基因组比较发现,蛋白酶、合成黏附分子和蛋白酶抑制剂基因为寄生虫基因组中常见的基因家族,如组织蛋白酶家族等;寄生虫超氧化物歧化酶(SOD)基因与其宿主适应性密切相关。

二、线粒体基因组

自1990年,猪蛔虫(*Ascaris suum*,1982)和秀丽隐杆线虫(*Caenorhabditis elegans*,1900)线粒体基因组全序列测定完成后,至少90多个种(虫株)的蠕虫线粒体基因组全序列测定也已经完成。蠕虫线粒体基因组结构为双链闭环分子,绦虫线粒体基因组大小为13.3~14.2kb,吸虫线粒体基因组核苷酸数目多在13.9~16.9kb之间,无尾感器纲(Aphasmida)线虫的线粒体基因组大小变化范围较大,约为12.6~26.2kb。开展蠕虫线粒体基因组和功能基因组学研究、比较基因组学研究、分子分类学研究、虫种(株)鉴定与分类、生态学研究、分子系统发育和进化分析,为蠕虫病的诊断、分子流行病学与生态学调查等分子检测方法的建立奠定了基础。

我国科学家完成了日本血吸虫、华支睾吸虫、广州管圆线虫等重要寄生虫基因组,以及颚口线虫线等寄生虫粒体基因组的序列测定,为寄生虫基因组学研究作出了重要贡献。

NOTES

第四节　寄生虫的营养与代谢

寄生虫所需的营养物质有：碳水化合物、蛋白质、脂肪、维生素、微量元素等，绝大多数来源于宿主。寄生虫可通过消化道、体表、胞口、食物泡等途径摄取营养。寄生虫的能量主要从糖酵解中获得。

一、寄生虫的营养来源

寄生虫因其种类及生活史阶段不同，所需营养物质的种类与数量、获得营养的方式与来源也有差异。寄生虫所需营养物质有碳水化合物、蛋白质、脂肪和维生素。此外，还需要维持生命所必需的水、无机盐和微量元素。合成蛋白质所需的必需氨基酸来源于消化的食物或分解的宿主组织，也可直接摄取宿主游离氨基酸。寄生虫能合成自身所需的蛋白质，如血吸虫、华支睾吸虫合成的脯氨酸浓度很高，推测脯氨酸也可作为其能量来源。嘌呤与嘧啶是寄生虫核酸的必需物质，寄生虫只能自身合成嘧啶而不能合成嘌呤，所需嘌呤必须从宿主摄取。如缺乏补救途径的嘌呤基质或摄入异常基质，常可使寄生虫死亡。脂类主要来源于宿主，寄生虫可能只有加长脂肪链的功能。某些寄生虫因缺乏某些消化酶，因此还必须从宿主体内中获取所需要的营养成分。例如血吸虫不能从头合成脂肪，也缺乏 β-氧化酶（β-oxidation enzymes），不能进行脂肪酸氧化，但具有利用宿主环境中的脂肪酸合成磷脂和中性脂质的能力。

各类寄生虫的营养吸收途径大不相同。对于有消化道的寄生虫，如吸虫、线虫，消化道是吸收营养物质的主要场所，吸虫还能从体表吸收低分子量物质。没有消化道的绦虫，营养物质的吸收要靠具有微毛（microthrix）的皮层（tegument）。有胞口（cytostome）与胞咽（cytopharynx）的原虫，如结肠小袋纤毛虫（*Balantidium coli*）是通过胞口摄取营养。有伪足（pseudopod）的原虫，如阿米巴，其通过吞噬摄入营养物质，再形成食物泡（food vacuole）进行细胞内消化与吸收。

寄生虫的细胞质膜不仅保持了细胞的完整性，而且在营养吸收过程中起着关键作用。所有营养物质吸收都要通过质膜进行，质膜对可溶性和非可溶性分子的进入和流量进行调节，起着选择性屏障作用。

二氧化碳对寄生虫起着重要作用，如吸虫囊蚴脱囊、线虫幼虫的孵化和脱鞘等都需有二氧化碳的参与。

二、寄生虫的代谢特征

能量代谢是所有生物的基本功能之一，主要包括 ATP 生成和分解的各种反应。大多数寄生虫的能量来源基本上从糖酵解中获得，糖酵解有多种途径。寄生虫大多完成磷酸烯醇丙酮酸（phosphoenolpyruvate，PEP）步骤，其后的代谢途径在不同虫种有明显差异。例如血液和组织中的寄生虫，可从以乳酸作为唯一产物的同乳酸酵解即纯乳酸酵解（homolactic fermentation）或苹果酸化作用中获得能量；肠道寄生虫也主要从糖酵解中获得能量，部分能量则从固定二氧化碳（carbon dioxide fixation）中获得。

营自由生活的寄生虫幼虫可能以三羧酸循环作为获得能量的主要来源。虽然宿主体内的一些寄生虫可能存在某些有氧代谢的酶，甚至存在有氧代谢，但有氧代谢所产生的能量并不起重要作用，它可能是寄生虫以往营自由生活的残留迹象。尽管有氧代谢不是寄生虫主要的能量来源，但氧在一些物质的合成，如卵壳合成中起着重要作用。寄生虫对氧的吸收，主要依靠扩散作用。溶解于虫体皮层周围和虫体消化道内壁的氧进入虫体后，依靠体液扩散；有的寄生虫可借助血红蛋白、铁卟啉等化合物将氧扩散到虫体各部位。不同种的寄生虫或寄生虫的不同生活史阶段所利用的营养、能量来源不同，代谢途径可能不同，其分解代谢的终产物不同，分解每克葡萄糖分子所产生的能量也会不同。

寄生虫的物质代谢在两个不同水平上进行调节：细胞水平上的调节、环境和遗传方面的调节。环境和遗传方面的调节可影响寄生虫的生长、繁殖、运动、渗透压变化等生理过程。各种寄生虫基因组的解析，为通过现代分子生物学技术揭示寄生虫代谢特征提供了新的研究途径和手段。研究寄生虫代谢，特别是研究与人体代谢的差异及相互关系，有助于研制新的抗寄生虫药物及阐明其作用机制。

第五节　寄生虫的分类

寄生虫的分类是为了认识虫种及各虫种、各类群之间的亲缘关系，追溯演化线索，了解寄生虫与宿主之间的关系，特别是与人体之间的关系。

寄生虫的数量巨大，存在的空间跨度也很大，个体变异、种群差别也较大，但在同一种群内，其基本特征，特别是形态特征是相似的，这是目前寄生虫分类的重要依据。进化论则是寄生虫分类的基础。以分子系统学为导向，以形态特征、分子数据和高清图像为基础的融合分类学提高了寄生虫物种鉴别的可操作性；基于神经网络方法的 DNA 分类新技术已应用在寄生虫新种的发现，特别是原虫新种的发现。目前，按照动物分类系统，人体寄生虫隶属于动物界（Animal Kingdom）无脊椎动物的7个门：扁形动物门（Platyhelminthes）、线形动物门（Nemathelminthes）、棘头动物门（Acanthocephala）、节肢动物门（Arthropoda）及单细胞的原生动物亚界（Subkingdom Protozoa）中的肉足鞭毛门（Sarcomastigophora）、顶复门（Apicomplexa）和纤毛门（Ciliophora）。医学上，一般将扁形动物与线形动物统称为蠕虫，一般将原生动物称为原虫。棘头动物门中的棘头虫原认为属于线虫中的一类，但因其形态与线虫有明显的不同，故自成一类。与医学有关的节肢动物，是指身体具有外骨骼、分节，有成对附肢的一类动物，如蚊、蝇、蜱和螨等。

国外有些学者将原先隶属于孢子纲的微孢子目单独列出作为微孢子虫门（Microspora）。认为微孢子虫是一类寄生在动植物细胞内的体形很小的寄生虫，它们在结构上与顶复门的其他成员有明显不同。微孢子虫很少使免疫功能正常的人致病，但在免疫功能受抑制的人群有较高的发病率。近年来美国等地屡有病例报道。

分类系统中门下的阶元是纲、目、科、属、种。亚门、亚纲、亚科及总纲、总目、总科是中间阶元。有些种下还有亚种、变种、株等存在。种下分类的根据是种内的空间关系，是种内群与群间既连续又间断的空间发展所呈现的地理分化。种上分类的根据是种间的历史渊源，是种与种间既连续又间断的历史发展中所呈现的系谱分支或系谱分段。种下分类强调空间关系，种上分类强调时间关系。

根据国际动物命名法，寄生虫命名也采用二名制（binominal system）原则，即学名（scientific name）由属名和种名组成，采用拉丁文或拉丁化文字，属名（genus name）在前，且第一个字母需大写；种名（species name）在后。有的种名之后还有亚种名（subspecies name），种名或亚种名之后是命名者的姓与命名年份。如斯氏狸殖吸虫［*Pagumogonimus skrjabini*（Chen，1959）Chen，1963］，表示 Chen 1959 年已发现并命名该虫，Chen 在 1963 年又更名为此。

在我国寄生于人体内的原虫、蠕虫和其他动物已达 230 种，其中原虫 38 种、蠕虫 122 种（包括吸虫 54 种、绦虫 16 种、线虫 35 种、铁线虫 6 种、棘头虫 3 种、涡虫 1 种以及环节动物门的蛭蚓 5 种，水蛭 2 种）、软体动物门的蛞蝓 3 种，舌形动物门的舌形虫 3 种，刺胞动物门的水螅纲 1 种，节肢动物门蛛形纲 19 种，昆虫纲 44 种。我国常见人体寄生虫隶属于 7 个门、15 个纲（表 1-2-1），纲后各阶元及种的学名见各篇。

表 1-2-1   我国常见人体寄生虫

门 Phylum	纲 Class	虫名 Species
肉足鞭毛门 Sarcomasti gophora	动鞭纲 Zoomastigophorea	杜氏利什曼原虫、阴道毛滴虫、口腔毛滴虫、蓝氏贾第鞭毛虫等
	叶足纲 Lobosea	溶组织内阿米巴、结肠内阿米巴、齿龈阿米巴、棘阿米巴、福氏耐格里阿米巴等
顶复门 Apicomplexa	孢子纲 Sporozoa	疟原虫(间日疟原虫、三日疟原虫、恶性疟原虫、卵形疟原虫等)、刚地弓形虫、肉孢子虫、隐孢子虫、微孢子虫、等孢子虫等
纤毛门 Ciliophora	动基裂纲 Kinetofragminophorea	结肠小袋纤毛虫
扁形动物门 Platyhelminthes	吸虫纲 Trematoda	华支睾吸虫、布氏姜片吸虫、肝片吸虫、卫氏并殖吸虫、斯氏狸殖吸虫、日本裂体吸虫等
	绦虫纲 Cestoda	曼氏迭宫绦虫、阔节裂头绦虫、链状带绦虫、肥胖带绦虫、细粒棘球绦虫、多房棘球绦虫、微小膜壳绦虫、缩小膜壳绦虫、犬复孔绦虫等
线形动物门 Nemathelminthes	尾感器亚纲 Phasmidea	钩虫(十二指肠钩口线虫、美洲板口线虫、犬钩口线虫、巴西钩口线虫、锡兰钩口线虫)、粪类圆线虫、似蚓蛔线虫、蠕形住肠线虫、棘颚口线虫、犬弓首线虫、美丽筒线虫、丝虫(班氏吴策线虫、马来布鲁线虫)等
	无尾感器亚纲 Aphasmidea	旋毛形线虫、毛首鞭形线虫等
棘头动物门 Acanthocephala	后棘头虫纲 Metacanthocephala	猪巨吻棘头虫
节肢动物门 Arthropoda	昆虫纲 Insecta	蚊、蝇、白蛉、蠓、蚋、蚤、臭虫、蜚蠊等
	蛛形纲 Arachnida	蜱、螨、蜘蛛、蝎子等
	甲壳纲 Crustacea	淡水蟹、蝲蛄、剑水蚤、镖水蚤等
	唇足纲 Chilopoda	蜈蚣
	倍足纲 Diplopoda	马陆
	五口纲 Pentastomida	舌形虫

Summary

  This chapter introduces the basic biology concepts of human parasitology, including parasitism, parasite, life cycle, host types, parasitic classification, and illustrates the dialectical relationship of unity of opposites between parasites and their host in the evolutionary process of parasites. Nutrition and metabolism of parasites are also briefly described. They rely on glycolysis for energy, and free-living parasitic larvae mainly gain energy from tricarboxylic acid cycle. In my country, 230 species of protozoa, worms and other animals have been recorded in humans. Up to now, most of medical parasitic genomes　have been sequenced, including some of of mitochondrial genomes.

思考题

　　1. 试阐述共生现象及三种类型的概念并举例说明。
　　2. 从进化的角度试述寄生虫生活史的多样性和复杂性。

（吴忠道）

第三章
寄生虫与宿主关系

【学习要点】
1. 寄生虫对宿主的损害。
2. 宿主对寄生虫的影响。
3. 寄生虫与宿主相互作用的结局。

寄生虫与宿主的关系,包括寄生虫对宿主的损害以及宿主对寄生虫的影响两个方面。寄生虫进入宿主,受到免疫系统的识别与攻击,可将寄生虫消灭,同时也使寄生虫发生生理、生化、代谢和形态方面的改变;宿主则可能发生发育、病理、生理和免疫等方面的改变。寄生虫与宿主间互相影响,在长期的共进化过程中可反映在遗传物质上,如表现为某些基因的趋同进化和水平转移等特征。

第一节　寄生虫对宿主的损害

寄生虫侵入宿主、移行、定居、发育和繁殖等过程,对宿主细胞、组织、器官乃至系统造成损害,概括起来主要有三个方面。

1. **掠夺营养**　寄生虫在宿主体内生长、发育及大量繁殖,所需营养物质绝大部分来自宿主。无论是寄生于腔道、组织细胞内的寄生虫,还是寄生于体表的寄生虫,均以宿主消化或半消化的食物、体液(淋巴液、组织液或血液)或细胞为营养来源。有些寄生虫还摄取宿主不易获得而又必需的物质如维生素 B_{12}、铁等微量元素,致使宿主患上某种疾病。如寄生于小肠内的钩虫通过吸血使宿主丧失蛋白质和铁质,造成缺铁性贫血;阔节裂头绦虫选择性地摄取消化道内的维生素 B_{12},重度感染可导致患者巨幼红细胞贫血。

2. **机械性损伤**　寄生虫侵入、移行、寄居或不停地运动,使宿主组织损伤或破坏。一般分为:①直接损伤组织。如钩虫成虫寄生于人体小肠,借其钩齿或板齿咬附在肠黏膜上,造成黏膜的散在性出血点、局部溃疡等;并殖吸虫童虫在宿主体内移行窜扰引起肝脏等多器官损伤。②压迫组织、器官。如囊状的细粒棘球蚴寄生于肝脏,可压迫胆道,引起黄疸;若寄生于脑,可引起颅内压升高。③堵塞腔道。如大量蛔虫寄生于人体小肠,可扭结成团造成肠梗阻。④破坏细胞。如细胞内寄生的原虫,因其大量繁殖可造成细胞破裂。如疟原虫在红细胞内繁殖,可引起红细胞破裂,致使患者出现贫血。

3. **毒性与免疫损伤**　寄生虫排泄物、分泌物、虫体、虫卵死亡崩解物、蠕虫蜕皮液和受损的宿主组织分解产物等均对宿主有害,可引起组织损伤、组织病理改变或免疫病理反应。如疟原虫的排泄物、红细胞碎片、血红蛋白崩解产物等刺激大脑体温调节中枢,引起发热。疟原虫和巴贝虫的毒素能引发机体急剧的毒性反应,刺激宿主体细胞的肿瘤坏死因子和干扰素分泌增加,进而引起红细胞在局部聚集,导致血管堵塞和组织器官损伤等。松毛虫叮刺人体后,其毒毛和体液不仅引起局部红、肿、痛等炎症反应,还能引起超敏反应,甚至导致骨质破坏及多器官损伤。寄生于胆管系统的华支睾吸虫,其分泌物、代谢产物可刺激胆管上皮增生,附近肝实质萎缩,胆管局限性扩张,管壁增厚,进一步发展可致上皮瘤样增生。又如血吸虫虫卵分泌的可溶性抗原与宿主抗体结合形成抗原抗体复合物可引起肾小球基底膜损伤,所形成的虫卵肉芽肿则是血吸虫病的主要病理基础。

寄生虫对宿主的损害作用往往是综合性的,因其形态结构、寄生部位、在机体内生长发育及繁殖过程的不同而有所侧重。此外,寄生虫对宿主的损害,有时是因宿主的修复性过程所致,如组织增生、纤维化和瘢痕形成;也可由其他病原体所致,如病毒、细菌、真菌的入侵或继发肿瘤,从而加重了对宿主的损害。

第二节　宿主对寄生虫的影响

宿主对寄生虫具有非常重要的影响,它决定了寄生虫在宿主体内的存亡及演化。寄生虫侵入宿主就受到宿主天然屏障如皮肤、黏膜等的抵御性反应。穿过皮肤侵入的血吸虫尾蚴或钩虫丝状蚴,有一部分会在这里被清除。感染期蛔虫卵在肠道中孵出的幼虫,在进入肠黏膜时也部分被杀死。此外,非特异性抵御如胃酸也可杀死进入体内的部分寄生虫;血液中各种免疫效应细胞、补体成分、抗体等也能有效杀死寄生虫;在组织中移行或定居的寄生虫,受到组织内各种天然防御细胞的包围、攻击,甚至杀灭。

寄生虫与宿主间相互作用,可导致三种不同结局:①宿主将寄生虫全部清除,并获得抵御再感染的免疫力,但这种情况比较罕见;②宿主清除部分寄生虫,获得部分抵御再感染能力,宿主成为慢性感染者或带虫者,大多数寄生虫与宿主的关系属于此类型;③宿主不能有效控制寄生虫,寄生虫在宿主体内发育甚至大量繁殖,引起寄生虫病,严重时可导致宿主死亡。

寄生虫与宿主相互作用的结果除了与宿主的遗传因素、免疫功能状态有关外,还与宿主的营养状况、体内寄生虫种类及其数量等因素有关,这些因素发挥综合作用。

第三节　寄生虫与宿主在演化中相互作用

寄生虫与其宿主之间的关系会促进彼此的演化过程,宿主对寄生的反应必然会加速寄生虫的演化,这是协同演化(coevolution)的一种形式。当宿主的防御机能提高时,寄生虫可发展针对宿主防御的新策略。如宿主对血吸虫表皮产生攻击作用后,血吸虫体表外质膜快速脱落、抗原伪装、抗原变异等免疫逃避机制则相继出现,使其抵御宿主的能力得到提高。又如枯氏锥虫感染宿主细胞后,宿主免疫系统进行抵御,一方面宿主被感染细胞发生凋亡(apoptosis),与原虫同归于尽;另一方面原虫可产生抑制凋亡的因子,抑制宿主感染细胞的凋亡,从而使原虫得以大量繁殖。成功的寄生虫应是大量繁殖但不增加对宿主的营养夺取,反而减少对宿主的损害,而成功的宿主能够发展可清除寄生虫的抵御机制,或最低限度降低寄生虫对宿主的损伤,从而使宿主与寄生虫的关系发展为"生物学关系缓和"(biological detente)。如牛带绦虫与人体,除了牛带绦虫为自身生长发育夺取人体肠道中的营养外,它对人体其他方面的损伤不明显。反之,如果寄生虫对宿主损害太大,宿主在短时间内快速死亡,寄生虫也难以大量繁殖与传播。

宿主为寄生虫提供了庇护所、营养及生活环境,促进寄生虫的进化,宿主自身的种群演化也受到寄生虫的影响。如镰状细胞贫血儿童的恶性疟感染率、病症严重程度、死亡率等均低于正常者。在恶性疟严重流行的西非,当地居民中镰状细胞基因携带者很普遍,约占24%,这充分证明,恶性疟原虫的长期严重感染造成了感染人群特定基因的适应性突变,在一定程度上影响了人类种群的进化。

寄生虫与宿主的关系极其复杂,对它们的研究涉及分类学、种系发生学、生态学、形态学、胚胎学、生理学、生物化学、免疫学、药理学和营养学等多门科学。当前,随着细胞学技术、分子生物学、基因组学和基因编辑技术的发展,为寄生虫与宿主相互关系的深入研究开辟了新的方向。

Summary

The relationships between parasites and their hosts include: ①In the process of invasion, migration, settlement, development and reproduction, parasites cause damage to cells, tissues, organs and even systems of their host, including competing for nutrition, mechanical damage, toxicity and immune injury; ②Host immune system will recognize and eliminate all or part of the parasites entering the body, to alleviate the pathological lesions caused by parasitic infection. The outcome of the interaction between parasites and their hosts is that hosts remove all or part of the parasites, and thus gain some resistance to reinfection, becoming a chronic infection or carrier, which can lead to the co-evolution of parasites and their hosts, and thus form a "biology detente". The relationship between parasites and their hosts is one of the main research areas of parasitology.

思考题

1. 寄生虫对宿主的损害主要表现在哪些方面？
2. 简述寄生虫与宿主相互关系。

（刘佩梅）

第四章
寄生虫感染免疫

【学习要点】

1. 寄生虫抗原的分类。

2. 固有免疫和适应性免疫的特点。

3. 寄生虫的免疫逃避机制。

第一节 概　　述

侵入的寄生虫能诱导机体产生一系列的免疫应答,简称寄生虫感染免疫(immunity of parasitic infection),是机体抵御和清除寄生虫及其有害产物的一种生理过程,具有保护机体的作用。但目前发现,除利什曼原虫等极少数寄生虫外,人体感染寄生虫后产生的免疫应答都不能完全清除已建立的感染,也不能诱导宿主产生终身免疫,仅发挥部分的保护作用,以防止致命性感染。大多数蠕虫感染可诱导显著的 Th2 型免疫应答,感染者组织或外周血液中嗜酸性粒细胞增多、IgE 水平升高。

人体寄生虫是单细胞或多细胞生物,大多具有复杂的生活史,寄生虫抗原(parasitic antigen)种类繁多。抗原分类:①按抗原的来源可分为体抗原(somatic antigen)、膜抗原(membrane antigen)和分泌-排泄抗原(excretory and secretory antigen,ESA)等。寄生虫循环抗原(circulating antigens,cAg)是指宿主体液中的寄生虫排泄物、分泌物或脱落物中既有免疫原性、又有反应原性的大分子物质。寄生虫的排泄分泌抗原和表膜抗原,更易直接接触宿主免疫系统并诱导宿主产生免疫应答;②按发育阶段可分为虫卵抗原、幼虫抗原、成虫抗原,以及包囊抗原和滋养体抗原等;③按化学成分可分为蛋白质、糖蛋白、脂蛋白及多糖抗原等。寄生虫抗原还可分为全虫抗原和组分抗原。

寄生虫感染的免疫学研究既是寄生虫学的基本研究内容,也已成为研究慢性感染免疫调节的理想模型。

第二节　宿主对寄生虫的免疫应答

人体免疫系统分固有免疫系统和适应性免疫系统,能产生针对病原体的固有免疫(innate immunity)和适应性免疫(adaptive immunity)应答。

寄生虫侵入人体后,首先会诱导固有免疫系统产生固有免疫应答,如炎症反应等,从而清除部分入侵的寄生虫。当寄生虫突破固有免疫防线后,主要是适应性免疫系统发挥作用,产生特异性体液免疫和细胞免疫应答来消除或抑制寄生虫。固有免疫系统和适应性免疫系统相互协调、合作,共同发挥抵抗寄生虫感染的防御作用。

一、固有免疫

固有免疫也称先天免疫或非特异性免疫(non-specific immunity),是生物在长期种系演化和进化过程中形成的一系列防御机制。与固有免疫效应机制有关的因素包括皮肤、黏膜组织的物理屏障作用,吞噬细胞、嗜酸性粒细胞等固有免疫细胞和分子,皮肤和黏膜的分泌物所包含的各种杀菌、抑菌物质等。固有免疫在个体出生时即具备,具有无特异性、启动快、无记忆性的特点。

固有免疫细胞如树突状细胞、巨噬细胞等表面的多种模式识别受体(pattern-recognition receptors, PRRs)可识别寄生虫的病原体相关分子模式(pathogen associated molecular patterns,PAMPs),即寄生虫来源的糖、脂、核酸等病原体特有而人等宿主没有的保守分子结构,使机体能准确识别病原生物的分子特征,启动适当的固有免疫应答,并通过协调适应性免疫应答,最有效地抵抗入侵的寄生虫。PRR 主要包括 Toll 样受体(Toll-like receptor,TLR)、清道夫受体(scavenger receptor)和补体受体(complement receptor)等。例如丝虫、血吸虫、疟原虫和弓形虫等感染诱导的免疫应答与树突状细胞和巨噬细胞上的 TLR 的激活有关。许多寄生虫体表或分泌的分子具有配体(ligand)功能,如弓形虫 profilin 样蛋白可识别人体免疫细胞表面的 TLR11 受体(receptor)并与之结合形成级联反应,触发免疫细胞相关基因的转录因子(如 NF-κB 等)激活,从而启动免疫细胞活化、吞噬和分泌细胞因子或释放 NO 等功能,产生固有免疫效应。寄生虫侵入宿主时,宿主细胞产生的损伤相关模式分子(damage-associated molecular patterns,DAMPs)也可促进固有免疫应答的启动及调控。DAMPs 主要包括宿主上皮细胞等产生的 IL-33、IL-25、IL-1α、TSLP(thymic stromal lymphopoietin)、GMCSF(granulocyte macrophage colony stimulating factor)等,其作用对象则主要包括巨噬细胞、树突状细胞和Ⅱ型固有淋巴细胞(type 2 innate lymphoid cells,ILC2)等。

除了作为机体对抗感染的第一道防线,固有免疫系统中巨噬细胞和树突状细胞等多种细胞,还可作为抗原呈递细胞摄取、加工处理和呈递抗原,是启动和调控适应性免疫应答的重要因素。

二、适应性免疫

适应性免疫也称获得性免疫或特异性免疫,是抗原刺激机体免疫系统引起的特异性免疫应答,表现为体液免疫应答和细胞免疫应答,且两者之间有密切的相互作用。适应性免疫应答的重要特征是识别自己和异己,具特异性和记忆性。寄生虫侵入宿主后,其抗原物质选择性刺激能识别它的特异性淋巴细胞,从而触发淋巴细胞自身活化、增殖与分化后产生适应性免疫应答,对寄生虫可发挥杀伤作用,对同种寄生虫的再感染也具有一定的抵抗作用。特异性免疫反应的防御功能是通过许多不同类型的细胞和分子相互协调发挥作用的。

寄生虫感染的适应性免疫分消除性免疫(sterilizing immunity)和非消除性免疫(non-sterilizing immunity)两类。人体对大多数寄生虫感染产生的免疫应答属非消除性免疫。

1. 消除性免疫 是指宿主的免疫力能清除体内寄生虫,并对再感染产生完全的抵抗力。如人体对硕大利什曼原虫产生的免疫应答,表现为既能清除体内的寄生虫,又能完全抵抗再感染,临床上表现为迅速的自愈倾向。而杜氏利什曼原虫感染(黑热病)患者愈后可获得终身免疫,能抵抗同种利什曼原虫的再感染。

2. 非消除性免疫 是指寄生虫诱导宿主产生的免疫力不足以完全清除体内已有的寄生虫,维持在低虫荷水平,但可对再感染产生一定的免疫力。非消除性免疫是寄生虫感染免疫的普遍现象,包括带虫免疫(premunition)和伴随免疫(concomitant immunity)等。例如,疟原虫感染后人体产生的免疫力仅可部分清除体内的疟原虫,血液内仍有低水平的原虫血症,但可产生一定程度的抵抗同种疟原虫再感染的免疫力。当体内疟原虫被彻底清除后,这种保护性免疫力随之消失。疟原虫诱导的人体免疫即属于带虫免疫。再如,血吸虫感染后人体产生的免疫力不能杀灭体内存在的血吸虫成虫,但能部分抵抗童虫的再次感染。血吸虫诱导的人体免疫即属于伴随免疫。

(一)适应性免疫应答的过程

人体针对寄生虫感染的适应性免疫应答包括三个阶段:①抗原处理与呈递;②免疫细胞的活化、增殖与分化;③体液免疫和细胞免疫的产生。寄生虫抗原种类复杂,宿主的免疫系统面对着复杂的抗原环境,因此寄生虫感染后宿主的免疫应答非常复杂,对任何寄生虫感染都不存在单一的免疫机制。

侵入人体后,寄生虫抗原成分可通过摄取作用进入巨噬细胞、树突状细胞、B 细胞等抗原呈递细胞（antigen- presenting cell，APC），经历吞噬细胞-溶酶体融合、构象展开、降解、变性、装配、运输等过程到达细胞表面，这种 APC 加工处理寄生虫抗原并形成多肽-MHC 复合物的过程称为抗原提呈，它是寄生虫感染后宿主 T、B 淋巴细胞能够识别并产生特异性免疫应答的重要环节。APC 加工寄生虫抗原的部位和过程，与其所激发的免疫应答类型及随后形成的免疫效应均有密切关系。例如：皮肤移行期幼虫的分泌性抗原，主要由皮内朗罕氏细胞呈递和处理；表达在红细胞表面的疟原虫抗原主要由脾脏的巨噬细胞处理与呈递；寄生在肠道的寄生虫，其抗原主要由表达有 MHC-Ⅱ类分子的肠上皮细胞、巨噬细胞或树状突细胞呈递；经皮肤感染而伴有全身移行的虫种，其抗原由各类 APC 先后参与作用。

寄生虫非蛋白类抗原，如多糖、糖脂和核酸等，不能以抗原肽-MHC 分子形式被提呈，但有些可与 B 细胞表面上的膜受体发生最大程度的交联，引起无须 T 细胞辅助的 B 细胞活化而直接产生体液免疫效应。

（二）免疫效应

免疫效应可分为特异性体液抗体介导（体液免疫，humoral immunity）和特异性致敏 T 淋巴细胞介导（细胞免疫，cell-mediated immunity/cellular immunity）两大类。

（1）体液免疫：体液免疫是建立在抗体的基础上实现的。宿主感染寄生虫后可诱导体液免疫反应，IgM、IgG 和 IgE 与抗寄生虫感染最密切。感染早期 IgM 升高，随后 IgG、IgE 的增高为蠕虫感染的特点，而分泌性 IgA 则多见于肠道寄生虫感染。

特异性抗体的主要作用包括：①直接作用于细胞外寄生原虫，或直接杀灭，或激活补体途径溶解细胞，或起中和作用以阻止其对宿主细胞的选择性黏附。如抗疟原虫裂殖子的抗体或受体结合蛋白的抗体均能阻止裂殖子入侵红细胞。②介导巨噬细胞对寄生虫的吞噬作用。③对多细胞虫体如血吸虫，特异性抗体主要是参与抗体依赖细胞介导的细胞毒作用（antibody-dependent cell-mediated cytotoxicity，ADCC）。

（2）细胞免疫：除了吞噬细胞（Mφ）的吞噬作用和杀伤细胞（killer cell）、NK 细胞（natural killer cell）介导的对寄生虫的非特异性杀灭作用外，还包括了 T 细胞等介导的特异性免疫。参与特异性细胞免疫应答的 T 细胞主要有如下功能亚群：辅助性 T 细胞（T helper，Th）、迟发性超敏反应 T 细胞（delayed-type hypersensitivity T lymphocyte，T_{DTH} 或 T_D）、调节性 T 细胞（regulatory T cell，Treg）、细胞毒性 T 细胞（Tc 或 CTL）及抑制性 T 细胞（Ts）。前三个功能亚群在分化抗原表型上都是 CD4⁺细胞，而 Tc 和 Ts 则是 CD8⁺细胞。其中，Th 细胞的激活在寄生虫感染后宿主免疫应答的发生发展中具有重要作用，它是细胞毒性 T 细胞（Tc）和分泌抗体的浆细胞激活的必需前提条件。在寄生虫抗原及抗原呈递细胞的作用下，Th 细胞在适应性免疫应答早期即发生激活，首先分泌白细胞介素-2（IL-2）以维持 T 细胞生存与活化并促进其增殖。此外，Th 细胞还分泌其他细胞因子，促进 B 细胞、巨噬细胞以及其他类型细胞的增殖、分化和发挥功能。目前，根据 Th 细胞分泌细胞因子的不同，将其分为以下几大功能群：Th1 细胞主要分泌 IL-2、IL-12、IFN-γ 等细胞因子，可直接或间接地促使 NK、Mφ、TC 等细胞活化，直接杀伤寄生虫，或分泌肿瘤坏死因子（TNF）等介质来发挥效应作用；Th2 细胞主要产生 IL-4、IL-5、IL-6、IL-10、IL-13 等细胞因子，可促使 B 细胞等成熟、活化并产生 IgG、IgM、IgA 和 IgE 等各类抗体，从而调节体液免疫效应；Th17 细胞主要产生 IL-17，通过趋化其他免疫细胞等途径调节免疫应答；滤泡辅助性 T 细胞（T follicular helper cells，Tfh）主要通过分泌 IL-21 等促进 B 细胞分化为浆母细胞产生抗体（尤其是 IgG 类抗体）及生发中心（GC）形成。此外，Tfh 细胞还可产生 IL-4、IL-17 等细胞因子参与免疫调控。

适应性免疫包括体液免疫和细胞免疫，具有抗原特异性，可帮助宿主特异性杀伤和清除入侵的寄生虫。同时，适应性免疫还具有免疫记忆（immunological memory）功能，即接触抗原后可诱导产生免疫记忆性 B 细胞和 T 细胞，记忆细胞可在缺乏抗原的条件下通过增殖来实现自我更新和长期存在。当同种寄生虫再次感染或再次接触同种抗原时，将产生更迅速、更强烈的免疫应答。因此，免疫记忆是研究抗寄生虫疫苗的重要理论基础。

宿主对寄生虫感染的免疫应答机制十分复杂,不仅存在宿主遗传背景不同所致的个体差异,而且寄生虫不同发育期优势表达的抗原种类不同,其诱导的特异性 T 细胞类型也各不相同。例如,血吸虫侵入人体的早期,主要诱导宿主产生以 Th1 为主的免疫应答,成虫产卵以后,虫卵诱导宿主的免疫应答以 Th2 为主。

宿主针对寄生虫感染所产生的免疫应答,在适宜宿主中大多不能够完全清除寄生虫感染,而通常导致寄生虫与宿主长期共存,形成感染慢性化的结果,重要原因不仅因为免疫应答在杀伤寄生虫(抗感染免疫)的同时也会对宿主造成某些方面一定程度的免疫损害(免疫病理损伤),而且同时也诱导了 Treg、Breg 等调节性细胞的产生并起到抑制宿主免疫应答的效应。

第三节 寄生虫的免疫逃避

寄生虫侵入免疫功能正常的宿主体内后,能逃避宿主的免疫效应攻击而继续生存、发育、繁殖,这种现象称为免疫逃避(immune evasion)。免疫逃避是寄生虫在宿主体内赖以长期存活的重要手段,也是寄生虫作为复杂生物体的一种天然的逃避行为,是在与易感宿主长期共同进化中形成的,表现为一切成功寄生虫感染的基本特征,也是寄生虫感染免疫的一个特点。寄生虫的免疫逃避机制主要包括以下几个方面:

1. 解剖位置的隔离 许多寄生虫在宿主的细胞、组织和腔道中寄生,如寄生在眼部或脑部的囊尾蚴,寄生在红细胞内的疟原虫等,特有的生理屏障可使之与免疫系统隔离,不易受到宿主免疫效应的攻击。有些细胞内的寄生虫,如寄生在吞噬细胞中的利什曼原虫和弓形虫,可在细胞内形成纳虫空泡(parasitophorous vacuole),借以逃避宿主细胞内溶酶体酶的杀伤作用。

2. 表面抗原的改变 许多寄生虫通过抗原变异、抗原模拟、抗原伪装等方式来改变自身的抗原特性以实现免疫逃避。例如,布氏锥虫表面的糖蛋白抗原可不断更新,从而逃避宿主的免疫攻击;肺期曼氏血吸虫童虫表面可结合宿主的血型抗原(A、B 和 H)和组织相容性抗原,从而逃避宿主的免疫攻击。

3. 抑制或调节宿主的免疫应答 ①寄生虫改变宿主免疫细胞的分化和细胞因子表达谱是最有效的免疫逃避手段之一。许多寄生虫能通过主动调控 Th1、Th2、Th17、Tfh、Treg 等细胞和巨噬细胞、树突状细胞等分化的比例,并调控其细胞因子、共刺激或共抑制分子等的表达种类与水平,有利于其逃避宿主的免疫杀伤。例如,日本血吸虫可溶性虫卵抗原(SEA)可优势诱导 M2 型巨噬细胞、抑制 M1 型巨噬细胞分化,从而抑制 M1 型巨噬细胞的杀虫效应;上调具有免疫抑制作用的 IL-10 和 CD4$^+$CD25$^+$Treg 细胞数量的作用,并诱导以 Th2 为主的免疫应答。②许多寄生虫的分泌-排泄物中具有直接抑制免疫细胞激活、移动的成分,如曼氏血吸虫产生的前列腺素(PGD2)可以抑制表皮朗罕细胞迁移到附近的引流淋巴结,从而下调皮肤的炎症反应。犬钩虫的一个分子量为 41kDa 的糖蛋白在体外可强烈抑制中性粒细胞的功能,是一个典型的中性粒细胞抑制因子(NIF)。③许多寄生虫(如克氏锥虫和肝吸虫)可分泌蛋白水解酶降解吸附于其体表的抗体,破坏或中和宿主特异性抗体的作用;或产生破坏补体的物质,例如猪带绦虫能分泌多价阴离子糖蛋白,通过旁路途径消耗补体;有些结合在虫体表面的抗体不仅不具有杀虫作用,反而可阻断具有杀虫作用的抗体与之结合,这类抗体称为封闭抗体(blocking antibodies)。已证实在感染曼氏血吸虫、丝虫和旋毛虫感染宿主中均存在封闭抗体。

寄生虫感染中免疫逃避现象非常普遍,而免疫逃避所涉及的机制十分复杂、广泛,尚未完全明确,且其直接影响了寄生虫—宿主之间的相互作用的结果,其中的结果之一是在一定程度上改变了宿主的免疫状态。此时,如果体内有寄生虫的宿主合并感染其他寄生虫、病毒、细菌等病原体,或罹患哮喘、过敏症、自身免疫性结肠炎等其他免疫相关疾病时,这些疾病的进程可能受到不同程度、不同走向的影响。因此,寄生虫的免疫逃避机制研究具有十分重要的研究意义和广泛的应用价值,成为了当下寄生虫免疫学的一个研究热点。

第四节　寄生虫感染诱发的免疫病理

宿主针对寄生虫的免疫和炎症反应可引起宿主的细胞、组织与脏器的损害,此称免疫病理,是寄生虫感染的一个重要特征。人们逐渐认识到,广泛的、大量的、或许最严重的寄生虫致病,实际上是由于免疫病理所致。寄生虫引发的宿主免疫病理反应可通过不同途径对宿主造成损害。首先,免疫反应本身对宿主具有致病作用,如疟原虫、非洲锥虫和内脏利什曼原虫感染免疫应答所致的宿主淋巴结肿大、肝大、脾大、丝虫性象皮肿等;第二,某些寄生虫感染时会因多克隆激活而产生抗红细胞抗体、抗淋巴细胞抗体、抗 DNA 抗体等自身抗体,引起宿主的自身免疫性损害。例如,锥虫感染后宿主产生的抗体及细胞毒性 T 淋巴细胞可与宿主自身抗原产生交叉反应,导致宿主慢性心肌病变、食管扩张与巨结肠;第三,寄生虫感染后过度产生的某些细胞因子也会有致病作用,例如疟疾所致的发热、贫血、腹泻和肺部病变等类似于内毒素样症状的发生可能与 TNF-α 的过度产生有关;第四,很多寄生虫(如锥虫、弓形虫、血吸虫及一些肠道蠕虫)感染后,可引起非特异性的免疫抑制,导致宿主对细菌、病毒等抗力降低而易发生继发感染。还有些寄生虫可引起宿主细胞凋亡,如弓形虫能通过诱导宿主组织细胞 Fas-FasL 表达增高而引起组织细胞凋亡;第五,更重要的是宿主对寄生虫抗原产生的超敏反应(hypersensitivity),这是不少寄生虫感染对宿主所致的最主要的免疫病理损害。

超敏反应又称变态反应(allergy),是特异性免疫应答的超常形式,可引起炎症反应、组织损伤和功能紊乱等免疫病理反应,一般分为 4 型,Ⅰ、Ⅱ、Ⅲ型为抗体介导,Ⅳ型主要为 T 细胞和巨噬细胞所介导。

1. Ⅰ型超敏反应　Ⅰ型超敏反应又称过敏反应(anaphylaxis)、反应素型或速发型超敏反应,主要由 IgE 介导。在寄生虫感染中,超敏反应以荨麻疹最常见,其次为钩蚴性皮炎、热带肺嗜酸性粒细胞增多症等。

有些寄生虫抗原,如尘螨、棘球蚴囊液等刺激某些个体产生的 IgE 可与肥大细胞或嗜碱性粒细胞表面 IgE 的 Fc 受体结合,该抗原对宿主即产生致敏作用。当宿主再次接触相同抗原时,该抗原可与已结合在肥大细胞或嗜碱粒细胞表面的 IgE 结合,发生桥联反应,导致上述细胞脱颗粒、释放炎症介质,使毛细血管扩张、通透性增强、器官和内脏平滑肌收缩和局部炎症反应,严重者出现过敏性休克,甚至死亡。此反应在接触抗原后数秒钟至数分钟即可迅速发生,故称为速发型超敏反应。Ⅰ型超敏反应具有明显的个体差异与遗传倾向,发生迅速,消退亦快。大多只引起宿主的机能紊乱,一般不导致机体的组织损伤。引起Ⅰ型超敏反应的抗体主要是 IgE,此外,某些 IgG 的亚类也能导致Ⅰ型超敏反应的发生。

2. Ⅱ型超敏反应　Ⅱ型超敏反应又称为细胞溶解型(cytolytic type)或细胞毒型(cytotoxic type),是抗体直接作用于宿主细胞或组织上的抗原,在补体、巨噬细胞等作用下发生的损伤反应。形式有:抗体依赖细胞介导的细胞毒作用、补体依赖性细胞毒作用、促进吞噬作用等。例如利什曼原虫和疟原虫的抗原常吸附在患者的红细胞表面,特异性抗体(IgG 或 IgM)与之结合,激活补体,导致红细胞溶解,出现溶血性贫血症状,这是导致黑热病和疟疾患者贫血产生的重要原因。

3. Ⅲ型超敏反应　Ⅲ型超敏反应又称为免疫复合物型(immune complex type)。机体受抗原刺激后产生 IgG 或 IgM 抗体,抗体与抗原特异性结合形成抗原抗体复合物。部分免疫复合物沉积于毛细血管管壁,从而引起炎症反应,造成血管及周围组织的损伤。如急性血吸虫感染时有时会出现类血清病的Ⅲ型超敏反应。局部发病的有如免疫复合物性肾炎,如疟疾和血吸虫肾炎即为此种类型。

4. Ⅳ型超敏反应　Ⅳ型超敏反应又称为迟发型超敏反应(delayed type hypersensitivity,DTH),是由 T 淋巴细胞与单核—巨噬细胞介导的。机体初次接触抗原后,T 淋巴细胞转化为致敏淋巴细胞,使机体处于致敏状态,当抗原再次进入时,T 淋巴细胞识别抗原后,释放淋巴因子,吸引聚集形成以单核细胞浸润为主的炎症反应,如血吸虫虫卵肉芽肿的形成。

在寄生虫感染中,有的寄生虫病可存在多种类型的超敏反应,如血吸虫感染可引起速发型、免疫复合物型和迟发型超敏反应。

第五节 寄生虫病疫苗研究

作为控制和根除感染性疾病的一种有效手段,预防性疫苗的接种可诱导长期的保护力,从而起到保护宿主不易受到感染的作用。疫苗接种防控感染性疾病,甚至防止由于感染而致的肿瘤,具有许多成功的例子。因此,推测寄生虫病的防治同样可以采用疫苗接种的手段。利用适应性免疫具有免疫记忆这一特点,通过研究阐明宿主免疫系统中参与杀伤寄生虫的关键免疫细胞和分子,并在此基础上筛选获得能够高效诱导免疫记忆细胞的寄生虫抗原,是疫苗研发的重要环节。

但是,由于寄生虫生活史、结构和抗原成分的复杂性,以及与此相关联的宿主免疫应答的复杂性,导致目前人们对宿主抵抗寄生虫感染的保护性免疫机制以及寄生虫逃避宿主免疫攻击的机制的认识还远不能满足合理发展高效人用疫苗的要求,因此寄生虫病疫苗,尤其是人用疫苗的研制难度相较于病毒和细菌更大。迄今为止,只有个别动物使用的寄生虫病预防性疫苗已取得较大进展,例如,基于细粒棘球蚴绦虫 EG95 抗原的包虫病基因工程亚单位疫苗可在羊、牛等多种重要中间宿主体内稳定诱导超过 95% 的免疫保护,因而,包括我国在内的多国已在重要家畜中进行了推广使用。在历经多年研究后,人用疟疾疫苗(RTS,S/AS01)终于取得初步成功,世界卫生组织于 2021 年 10 月起建议在撒哈拉以南非洲和其他中高度恶性疟流行地区的儿童中使用该疫苗,以有效减少儿童感染疟疾所致的重症和死亡发生。然而,该疫苗尚存在免疫保护力低、保护时间较短等不足之处,有待进一步研究改进。

除预防性疫苗外,有些虫源性分子可诱导宿主免疫应答的特定变化(增强或抑制),因此国内外均在尝试用于研发疫苗来分别替代或联合化疗药物以杀灭宿主体内的寄生虫(称为治疗性疫苗),或用于抑制宿主重要脏器受到的免疫病理损伤(称为抗病疫苗)。

寄生虫病疫苗的类别可根据其制备方法分为低毒野生型活疫苗、减毒疫苗、灭活疫苗、核酸疫苗、多肽疫苗、抗独特型疫苗和基因工程疫苗等。

此外,高效佐剂的研制以及疫苗使用时拟采用的不同免疫策略(包括疫苗形式、佐剂选用、免疫途径、免疫方案等的组合)的优选,也将大大提高疫苗所诱导的免疫保护力。

一般而言,蠕虫的分子疫苗的保护效果尚不能确定。因为许多虫源性分子在诱导 Th1 应答的同时,也发现其具有 Th2/M_2 的作用,结果显著弱化了宿主的排虫/杀虫效果。例如 WHO 推荐的诸多候选分子疫苗,至今未有实际应用的价值。因此,如何进行疫苗候选分子的筛选、改造和合理组合,从而更好地诱导利于促进疫苗免疫保护力的免疫反应,同时减弱可能抑制疫苗免疫保护力的免疫反应,是疫苗免疫研究的重要突破口之一。

Summary

There are two types of immunity against parasites, including innate immunity and adaptive immunity. The innate immune system is primarily composed of tissue barriers, innate immune cells, and molecules. Relevant factors include skin, mucosa, phagocytes, eosinophils, humoral factors, and certain biological characteristics in histocytes. Adaptive immunity can be divided into sterilizing immunity and non-sterilizing immunity, and most immunity induced by parasites belongs to the latter, including premonition and concomitant immunity. Although parasites are attacked by host immune system, most of them can continue to survive, develop and reproduce with immune escape mechanism. In addition to attacking parasites, host immune responses also causes pathological damage or allergic reaction to the host, and thus giving rise to inflammation and tissue damage, dysfunction, etc. Researches on vaccines should be continued, in order to prevent parasitic diseases.

 思考题

    1. 寄生虫感染的宿主免疫应答与寄生虫病发病的关系是什么？

    2. 寄生虫适应宿主免疫应答的方式和机制是什么？

    3. 寄生虫感染免疫的特殊性对研制寄生虫病疫苗的科学启示是什么？

（苏　川　吴忠道）

第五章
寄生虫感染与寄生虫病

【学习要点】

1. 寄生虫感染与寄生虫病的定义。

2. 寄生虫感染的特征。

3. 寄生虫病的主要临床表现。

寄生虫的生活史包括多个不同的发育阶段,其中1个或数个对人体具有感染性的阶段称感染期或感染阶段(infective stage)。寄生虫侵入人体并成功寄生的过程称寄生虫感染(parasitic infection)。当这个感染过程对人体造成病理损害并引发出临床症状或体征时则称之为寄生虫病(parasitosis/parasitic disease)。

感染阶段的寄生虫通过一定的途径和方式进入人体后,在入侵、移行、发育和定居过程中均可对人体器官、组织或细胞产生不同程度的损害。其损害的程度,取决于寄生虫和宿主二者的相互关系是否处于适应性平衡,而造成二者关系失衡的第一要素是寄生虫的毒力和寄生数量以及宿主免疫应答的强度。一般认为,入侵人体的寄生虫数量少或毒力低,或寄生虫与宿主寄生关系建立的时间越久,则对宿主的危害就越小,产生的临床症状就越轻;相反,当入侵人体的寄生虫数量大或致病力强,或寄生虫与宿主寄生关系建立的时间越短,则对宿主的损害就越重,产生的临床症状就越明显。

第一节　寄生虫感染的特征

从病原体侵入到临床症状出现之前的时段,在传染病学上称潜伏期(incubation period),在寄生虫学上称这些感染者为带虫者(carrier)或隐性感染(inapparent infection)。依据临床症状或/和体征的轻重又可将寄生虫感染划分为慢性感染(chronic infection)和急性感染(acute infection)。寄生虫感染后的潜伏期长短以及对人体的病理损伤程度(致病性),与寄生虫虫种、感染数量、虫株毒力及人体的免疫状态、营养和遗传背景有关。因此,寄生虫感染的结局呈现多样性与复杂性的特征。

一、发病状态的多样性

带虫者、隐性感染、慢性化和急性发作等都是人体感染寄生虫后可能出现的临床特点。

1. **带虫者和隐性感染**　此二者类型的感染者均不出现明显的临床症状和体征,但在某种情况下,譬如免疫功能低下可以转变成显性感染。例如隐孢子虫和粪类圆线虫感染,当人体免疫功能低下或缺陷时,寄生虫会大量繁殖,或致病力增强,从而导致感染者出现明显的临床症状和/或体征,转变成显性感染。带虫者和隐性感染二者的区别是:带虫者(carrier)用常规方法可检出虫体,具有传染源的作用,如阿米巴包囊带虫者、蛔虫带虫者等。隐性感染是指用常规检查方法不能从标本中检获虫体。

2. **急性感染和慢性感染**　此二者类型的感染者均处于患病状态,但在感染程度和临床表现上有差别。

（1）急性感染(acute infection):一些寄生虫感染也可出现急性发病状态,患者可表现出全身症状,如发热,甚至出现高烧。其发病机制是一次感染寄生虫数量多,从而导致人体组织或细胞广泛性受损,如疟疾、急性血吸虫病、急性肺吸虫病、急性旋毛虫病、广州管圆线虫引起的嗜酸性粒细胞增多性脑炎和脑膜脑炎等。此外,大量寄生虫的异性蛋白(抗原)进入人体诱导产生的Ⅲ型超敏反应可表现出急性症状,如急性血吸虫病。引起急性感染的寄生虫多属组织内或细胞内寄生虫。

（2）慢性感染（chronic infection）:大多数寄生虫病常呈慢性状态,患者仅表现出局部症状或体征。例如,慢性血吸虫病患者通常仅出现轻度的肝大、脾大体征,或肠炎症状,但肝功能一般无异常变化;包虫病的发生往往是在年幼时感染的,成年时才发病。发生慢性化的原因:一是感染寄生虫数量较少或仅有少量多次感染过程,逐渐转入慢性状态,或对急性感染者治疗不彻底所致;二是不少寄生虫可在人体内长期生存,这与机体对大多数寄生虫感染不能产生完全免疫力有关。

值得指出的是,以上感染类型的出现,均与寄生虫虫株毒力、寄生数量和宿主免疫状态有关,并可因免疫状态改变而转换。如弓形虫对人体的感染可因人体处于不同状态而出现隐性感染、慢性状态或急性感染等三种类型。

二、重复感染和多寄生现象

1. **重复感染（repeated infection）**　指人体感染寄生虫后,无论有无临床症状或是否接受过治疗,只要有再次接触同一种寄生虫的机会就可获得再次感染（re-infection）的现象。这种重复感染现象的发生,说明寄生虫感染后诱导机体产生的抵抗再感染的保护性免疫力较差或不完全。重复感染的危害性在于可进一步加重致病,加速疾病进展。例如晚期血吸虫病发生的部分原因就是因反复感染而致。

2. **多寄生现象（polyparasitism）**　指人体内同时存在两种或两种以上寄生虫感染的现象。例如蛔虫、鞭虫或/和钩虫合并感染现象经常在流行区人群中被发现。一般来说多种寄生虫合并感染会加重对人体的致病性。例如溶组织内阿米巴带虫者合并日本血吸虫感染时,因血吸虫致病导致肠壁损伤,改变了局部的微环境则有利于阿米巴滋养体繁殖而诱发肠阿米巴致病。动物实验也证明,两种寄生虫在宿主体内同时寄生,一种寄生虫可以降低宿主对另一种寄生虫的免疫力,即出现免疫抑制。例如疟原虫感染使宿主对鼠鞭虫、旋毛虫等都能发生免疫抑制,因此这些寄生虫在宿主体内生存时间延长、生殖能力增强等。当然,在不同种类寄生虫之间也可同时存在相互影响。例如蛔虫与钩虫同时存在时,对蓝氏贾第鞭毛虫起抑制作用,而短膜壳绦虫寄生时则有利于蓝氏贾第鞭毛虫的生存。又如旋毛虫感染可诱导抵抗血吸虫感染的部分免疫力。有关寄生虫感染的多寄生现象值得深入研究。

三、幼虫移行症及异位寄生

1. **幼虫移行症（larva migrans）**　某些动物来源的寄生虫感染人体后,能以未成熟的童虫状态长期存活并移行或游走于人体皮下肌肉或/和内脏(脑、胸腹腔内脏器)组织内,可造成局部或全身的病理损害,表现出以皮肤损害或/和内脏损害为主的临床表现。根据受损部位及临床表现不同,可将幼虫移行症分为如下两种临床类型:

（1）皮肤幼虫移行症（cutaneous larva migrans）:以损害皮肤为主。如皮肤出现线状红疹、匍匐疹或者皮肤深部出现游走性的结节或肿块。例如巴西钩口线虫幼虫引起皮肤的损害;斯氏狸殖吸虫童虫引起游走性皮下包块。

（2）内脏幼虫移行症（visceral larva migrans）:以损害器官为主,包括全身性的内脏器官。例如犬弓首线虫引起肝、眼、脑等器官的病变;广州管圆线虫的幼虫侵犯中枢神经系统引起嗜酸性粒细胞增多性脑膜炎或脑膜脑炎。

有些寄生虫既可引起皮肤型又可引起内脏型幼虫移行症。例如斯氏狸殖吸虫感染人体后,这两种类型的幼虫移行症可同时存在。这些虫种对人体危害较大,应引起足够的重视。无论是皮肤的还是内脏的幼虫移行症,在临床上患者均可出现明显持续的症状和体征,并且伴有明显的全身反应,如嗜酸性粒细胞增多及丙种球蛋白和 IgE 水平升高等。

2. 异位寄生（ectopic parasitism）　指某些寄生虫在常见寄生部位以外的组织或器官内寄生的现象。异位寄生常引起异位寄生的组织器官损伤称为异位损伤（ectopic lesion）。如卫氏肺吸虫通常寄生在肺组织，但也可在脑等器官内出现异位寄生，引起异位损害。又如血吸虫虫卵主要沉积在肝、肠，但也可引起肺、脑、皮肤等部位的异位损害。

寄生蠕虫的幼虫移行症及异位寄生是寄生虫引起多器官或多部位损害的主要原因，认识其特性，这对疾病的诊断和鉴别诊断至关重要。

四、合并感染与机会性致病

1. 合并感染（co-infection）　指寄生虫感染者合并其他病原微生物的感染，例如艾滋病毒感染者常合并感染隐孢子虫感染。合并感染的患者不仅病情加重，而且预后很差，甚至死亡。机会致病性寄生虫感染易发生合并感染。

2. 机会性感染（opportunistic infection）　由机会致病性寄生虫引起，这类寄生虫主要包括隐孢子虫、刚地弓形虫、等孢球虫、粪类圆线虫和短膜壳绦虫等。当此类寄生虫处于隐性感染状态时，一般不引发疾病，但在人体免疫状态低下时，可出现繁殖能力和致病力明显增强，而导致超度感染（superinfection）或全身播散性的感染。如发病初期未得到及时诊治，疾病会发展迅速，预后差，死亡率极高。

五、播散性感染与多器官损害

1. 播散性感染（disseminated infection）　多见于原虫和某些蠕虫所引起的一种严重感染表现，尤以机会致病性寄生虫感染最为突出。其原因是这些寄生虫具有增殖和播散能力，可随血流（如利什曼原虫、弓形虫等）扩散或主动侵入（如粪类圆线虫等）到全身各部位，造成多器官组织的损害，使得病情不断加重，如感染者未得到及时诊断和治疗，会危及生命。不少机会致病性寄生虫感染往往是导致艾滋病患者死亡的重要原因。

2. 多器官损害（multi-organ damage）　是由组织内寄生虫感染、寄生虫异位寄生和机会致病性寄生虫感染所引起的一种临床表现。例如：肺吸虫、猪囊虫、细粒棘球蚴和曼氏裂头蚴等是常见的组织内蠕虫，在临床上既可见到在一个脏器或部位寄生引起损害，也可出现多个部位或多器官的寄生与损害；寄生于肠道的蛔虫可异位寄生于肝、心、肺、脑等部位；寄生于血管系统的血吸虫可异位寄生于肺、脑等多个部位，并以虫卵造成的异位损害为主；有些原虫通过血流播散可侵犯多个器官，如溶组织内阿米巴、利什曼原虫、弓形虫等；某些寄生虫引起的内脏幼虫移行症。寄生虫引起的多器官损害给临床诊断带来了困难，特别是在原发部位临床表现不突出的时候，往往容易出现误诊和误治，故应引起高度重视和注意。

第二节　寄生虫病的临床表现

寄生虫在侵入和寄生人体的过程中，可引起人体局部或/和全身细胞、组织或器官发生不同程度损害，其临床表现既可体现在受损组织或器官的局部，也可致全身性反应。究竟会出现何种临床症状和体征，则应依据寄生虫的虫种、侵犯的部位及其致病特性而定。

1. 局部受损所致的临床表现　例如经消化道感染或/和寄生于消化系统的虫体可引起患者消化道炎症，多出现腹泻、腹痛或腹部不适及消化不良等症状。经皮肤感染或寄生于皮下肌肉的虫体可致皮炎、形成肿块或结节等表现。侵入实质器官（肝、肺、脑等）的虫体可致炎症、肉芽肿性病变，其中肝损害可出现肝炎样症状和肝大体征；肺损害可出现咳嗽、咳痰、咯血或胸痛等呼吸系统症状；脑损伤可出现头痛、癫痫、肢体无力、精神异常等中枢神经系统症状。寄生于眼可致视力障碍，甚至失明。侵入胸腹腔的虫体可致炎性渗出、积液形成及粘连性病变。依据寄生虫侵犯人体的常见部位以消化道、肝、脑为主,故其主要临床表现有如下三个方面:

（1）腹泻（diarrhea）:①由寄生虫直接损伤肠壁或间接作用消化道而引起。直接致肠壁损伤:如人吞食并殖吸虫活囊蚴后的脱囊幼虫穿过肠壁、蓝氏贾第鞭毛虫吸盘样陷窝紧密接触肠黏膜和蠕虫体表结构(顶突、小钩、口齿、吸盘、微毛)可直接致机械性损伤肠壁产生炎症,甚至发生溃疡;某些寄生虫分泌毒素和酶直接溶解肠黏膜组织,如溶组织内阿米巴分泌穿孔素的作用;某些寄生虫的分泌代谢产物通过诱导宿主产生超敏反应,如日本血吸虫卵可溶性抗原诱导形成的虫卵肉芽肿,可使肠壁发生溃疡。②间接作用于消化道引起腹泻:如肝胆管内寄生虫或有肝胆损伤的寄生虫病患者,可因影响胆汁分泌及胆汁流入肠道,从而导致人体出现消化不良性腹泻。总之,寄生虫引起腹泻的原因既可能是单一的,也可能是多因素的综合结果。腹泻的类型因虫种而异,蓝氏贾第鞭毛虫患者出现恶臭水样泻;溶组织内阿米巴痢疾患者排黏液血便,呈果酱样,累及直肠可出现里急后重;日本血吸虫患者出现间歇性或持续性腹泻;隐孢子虫病患者出现顽固性水样泻。移行过程中穿过肠壁引起的腹泻较轻微且次数也少,如并殖吸虫、蛔虫等。

（2）肝脾大（hepatosplenomegaly）:有些寄生虫患者出现肝脾大体征的原因主要是由寄生虫直接寄生引起的,如细粒棘球蚴、曼氏裂头蚴、并殖吸虫。由继发因素引起的,如日本血吸虫卵沉积于肝内门静脉中,形成虫卵肉芽肿,继而纤维化发生,门脉血流动力学改变而引起肝脾大;如疟原虫、杜氏利什曼原虫寄生于血细胞,大量的红细胞、巨噬细胞遭破坏引起肝脏充血、组织增生,导致肝脾大,脾功能亢进;又如阿米巴肝脓肿、胆道蛔虫病继发感染、华支睾吸虫感染继发胆道细菌感染、胆道结石、肝硬化等也可引起肝脾大。

（3）占位性病变（space-occupying lesions）:寄生虫寄生于人体内某些重要脏器,如脑、肺、肝、眼等,当虫体或引起的肉芽肿体积过大时,可在这些器官系统中发生因占位性病变所表现出的症状与体征,如细粒棘球蚴、曼氏裂头蚴、并殖吸虫、溶组织内阿米巴等寄生于患者脑可出现意识、感觉、运动障碍。寄生虫的占位性病变与肿瘤的症状相似,可通过 CT,磁共振和 B 超等检查方法鉴别。

2. 全身反应性的临床表现　发热、营养不良、贫血、过敏、精神异常及外周血中嗜酸性粒细胞增多和 IgE 水平升高等是寄生虫病常见的临床表现。

（1）发热（fever）:急性感染期较常见,其程度有高有低。在免疫低下或虫负荷较小时,发热往往不明显。导致发热的主要原因是寄生虫进入人体后,其分泌物、排泄产物、虫体死亡后崩解产物及人体受损组织器官坏死释放出致热原,影响了体温调节中枢,致体温升高。发热程度、持续时间、间歇时间因虫种、虫负荷、宿主免疫情况不同而有差异。如疟疾发热可高达 40~41℃,持续 2~6h,且规律性发作;日本血吸虫感染者发热可有低热至高热,热型有间歇热、弛张热、稽留热等;黑热病常出现长期不规则发热。寄生虫感染在发热的同时常伴有其他症状。

（2）营养不良（malnutrition）:有 3 个方面原因可致:①寄生虫在人体内生长、发育、繁殖所需营养均来源于宿主,其所需营养素也是人体所需,包括糖、蛋白质、脂肪、维生素、无机物及微量元素;②寄生虫分泌的毒素也会影响人体的消化和吸收功能;③某些肠道寄生虫虫体对人体肠黏膜的阻挡或覆盖,影响到人体对营养的消化和吸收,如布氏姜片虫、蓝氏贾第鞭毛虫、带绦虫的寄生。在虫数较多或人体营养缺乏时,所表现出的营养不良尤为突出,而严重营养不良可降低人体免疫力,使病原体更容易侵入与大量繁殖,使营养不良更为严重。

（3）贫血（anemia）:很多寄生虫侵入人体后会引致患者贫血。其原因:①虫体大量吞食红细胞,如钩虫和日本血吸虫感染;②被寄生的红细胞被大量破坏,如疟原虫感染;③虫体毒素可引起Ⅱ型免疫反应,导致红细胞溶解,如疟原虫感染;④有些寄生虫还可引起脾大,出现脾功能亢进,加强了对血细胞破坏,如杜氏利什曼原虫、疟原虫和日本血吸虫感染等;此外,所有寄生虫都需从宿主摄取营养,其中有些营养成分如蛋白质、维生素等为造血所必需,人体因缺乏这些营养物质而引起贫血,如阔节裂头绦虫感染。寄生虫引起贫血的机制有多种,有些寄生虫兼而有之。贫血的类型及程度因感染的虫种、虫负荷而异。

（4）嗜酸性粒细胞增多与 IgE 水平升高（increased eosinophils and elevated IgE levels）是许多寄生虫感染引起的一种临床免疫学特点，尤其在蠕虫感染时更明显，主要反映在外周血及局部组织内嗜酸性粒细胞增多，其中以组织、血液内的寄生蠕虫，如血吸虫、肺吸虫、丝虫、旋毛虫及引起内脏幼虫移行症的寄生虫等为明显。蠕虫感染引起嗜酸性粒细胞增多的机制，主要是寄生虫长期与宿主组织接触，能不断释放出抗原物质引起肥大细胞、T 淋巴细胞、补体反应以及寄生虫的嗜酸性粒细胞趋化因子所致。原虫感染时，嗜酸性粒细胞增多不典型或减少。嗜酸性粒细胞虽属非特异性免疫成分，但常作为一种效应细胞与特异性抗体和其他非特异性成分一起，对侵入的寄生虫起杀伤、损害作用，并参与肉芽肿的形成以局限来自寄生虫的毒性物质。IgE 水平升高是由于虫体的变应原刺激了肥大细胞，导致 IgE 的释放。IgE 在寄生虫感染引起的免疫反应中起着一定的调节作用。嗜酸性粒细胞增加与 IgE 水平升高对宿主起两重作用，既有杀伤或辅助攻击寄生虫、调节免疫作用，又有使宿主组织损伤与引起超敏反应的作用。

Summary

This chapter introduces characteristics of parasitic infection and parasitosis, including carrier, chronic infection and covert infection, larval migrants and ectopic parasitism. Common clinical manifestations such as fever, diarrhea and malnutrition, hepatosplenomegaly, space-occupying lesion, eosinophilia and elevated IgE level, and their causes are also described, which is thought-provoking.

思考题

1. 试述寄生虫感染及寄生虫病的特点。
2. 如何从寄生虫与宿主共进化的角度，理解常见寄生虫病与幼虫移行症的致病机制？

（吴忠道）

扫码获取
数字内容

第六章
寄生虫病的流行与防治

【学习要点】

1. 寄生虫病流行的环节。

2. 寄生虫病流行的影响因素。

3. 寄生虫病流行的特点。

4. 寄生虫病防治的基本原则、中国经验与 WHO 方案。

寄生虫病的流行是指寄生虫病在人群中发生或扩散/传播的过程,是一种群体现象。寄生虫病在人群中传播的生物学基础是必须具备有传染源、传播途径和易感人群这三个基本环节。当一个地区这三个环节均具备时,寄生虫病的流行才能在该地发生。理论上讲,缺少任何一个环节,流行传播过程即可中断。寄生虫病的流行并不是单纯的生物学现象,三个环节能否相互连接,还受自然因素、生物因素和社会因素的影响和制约,这些因素可导致寄生虫病流行过程呈现不同的流行病学特点。

第一节 寄生虫病流行的环节

1. 传染源(source of infection) 通常是指体内/体表有病原体生长、繁殖并能排出/散布病原体的人或动物。作为人体寄生虫病传染源必须具备两个条件,①人体体内/体表感染有寄生虫;②能通过直接或间接方式排出其生活史的某一虫期,并且这个阶段的虫体能进入另一宿主体内/体表继续发育。因此,人体寄生虫病的传染源包括患者、带虫者和保虫宿主。有些寄生虫病以患者作为唯一或主要的传染源;有些以感染动物作为唯一或主要的传染源;有些则是患者或感染动物都作为传染源。但有些寄生虫病并不存在上述定义中的传染源,如引起原发性阿米巴脑膜脑炎的耐格里属阿米巴(*Naegleria* spp.),存在于水体、淤泥或腐败植物中,人可因在水中游泳而感染,因此广义的传染源可包括人、动物和各种含有病原体的物质,统称为感染源。

2. 传播途径(route of transmission) 指寄生虫从传染源排出,在外界或中间宿主体内发育至感染期(infective stage)后,借助于某些途径进入另一宿主的全过程。不同的寄生虫病有不同的传播途径,人体寄生虫病常见的传播途径有以下几种:

(1)经水传播(water-borne transmission):包括经饮用水传播和接触疫水传播两种方式。水源如被某些寄生虫的感染期虫卵或幼虫污染,人则可因饮水或接触疫水而感染,例如饮用被隐孢子虫卵囊污染的水可感染隐孢子虫;人体接触了含血吸虫尾蚴的疫水可感染血吸虫。经饮水传播的寄生虫病具有病例分布与供水范围一致,且不同年龄、性别、职业者均可发病等特点。

(2)经食物传播(food-borne transmission):包括两种方式,一是食入被感染期虫体污染的食物,二是食入本身含有感染期虫体的食物。我国不少地区有以人粪直接作为肥料的耕作方式,蔬菜和水果易受到粪便中感染期虫卵的污染,如生食蔬菜或未洗净的水果,可能会感染蛔虫和鞭虫等寄生虫。还有一些寄生虫是在鱼、蟹、哺乳动物体内或水生植物上发育为感染期,生食或半生食这些食物后可感染这些寄生虫,这些寄生虫引起的疾病统称为食源性寄生虫病(food-borne parasitosis)。若某地居民有生食的饮食习惯,常引起食源性寄生虫病的地方性流行或暴发流行。

（3）经土壤传播（soil-borne transmission）：蛔虫、鞭虫和钩虫等直接发育型的寄生线虫，其所产虫卵需在土壤中发育为感染性卵或幼虫，人体感染与接触土壤有关。土壤作为传播途径的意义取决于粪便污染土壤的机会、程度和寄生虫在土壤中的存活力，以及人们与土壤接触的机会。

（4）经空气（飞沫）传播（air-borne transmission）：某些寄生虫的感染期虫卵可借助空气或飞沫传播，如蛲虫卵可在空气中飘浮，并可随呼吸进入人体而引起感染。由于经空气传播容易实现，因此在传染源周围常可发生续发病例，且在人口密度高的地方，发病率也增高。例如蛲虫病易在托幼机构发生聚集性发病。

（5）经节肢动物传播（arthropod-borne transmission）：某些节肢动物在寄生虫病传播中起着特殊重要的作用，其传播方式包括机械性传播和生物学传播。蝇、蟑螂等常通过携带方式将感染期虫卵或包囊污染食物或餐具，从而造成某些寄生虫病的传播。例如疟原虫、丝虫和利什曼原虫的感染阶段存在于蚊或白蛉体内，通过这些昆虫的叮咬传播疟疾、丝虫病和黑热病等。经节肢动物传播的寄生虫病除具有一定的地区性和季节性等特点外，还具有病例分布与媒介昆虫分布一致的特点。

（6）经人体接触传播（human to human transmission）：有些寄生虫可通过人际之间的直接或间接接触而传播，如阴道毛滴虫可通过性生活或毛巾等物品传播；疥螨可通过直接接触患者皮肤传播。接触传播大多引起个别病例发生，病例的多少视接触的频繁程度而定。

寄生虫进入人体的方式称感染方式（route of infection），常见的感染方式有：

（1）经口感染：溶组织内阿米巴包囊等原虫感染期虫体和蠕虫感染期虫卵或感染期幼虫，可通过食物、饮水、污染的玩具或手指等途径经口进入人体。大多数肠道寄生虫病和食源性寄生虫病是通过这种方式传播。

（2）经皮肤感染：有两种方式，一是钩虫和血吸虫等寄生虫感染期幼虫能主动钻进皮肤侵入人体；二是疟原虫、利什曼原虫和丝虫等媒介传播寄生虫感染阶段通过吸血昆虫的叮咬而经皮肤侵入人体。

（3）经胎盘感染：弓形虫可通过胎盘感染胎儿。

（4）经呼吸道感染：例如蛲虫卵较轻，能随飞沫、尘土等在空气中飘浮，可随吸入的气体而进入人体。

（5）经输血感染：疟原虫、弓形虫和美洲锥虫寄生在血液中，可经输血由感染该寄生虫的供血者传播给受血者。

此外，猪带绦虫、微小膜壳绦虫还可在宿主体内发生重复感染（自身感染）。

3. 易感者　易感者是指对某种（些）寄生虫缺乏免疫力或因自身免疫力低下而处于易感状态的个体。人群易感性是指易感者占人群总数的比例。人对大多数人体寄生虫普遍易感，但存在感染程度的个体差异。影响人群对寄生虫易感性与个体的先天免疫力、免疫缺陷、获得性免疫（带虫免疫/伴随免疫）、遗传因素和个体差异、虫体进入人体的概率等因素有关。寄生虫感染能诱导机体产生带虫免疫/伴随免疫，对再感染具有一定的免疫力。易感性还与个体的年龄有关，在流行区，儿童的免疫力一般低于成年人，非流行区的人进入流行区后也会成为易感者。

第二节　影响寄生虫病流行的因素

传染源、传播途径和易感人群这三个环节能否达到相互连接和协同作用，受到自然因素、生物因素和社会因素的正向或负向影响。

1. 自然因素　主要是指能影响寄生虫生活史的自然条件，例如纬度、经度、海拔高度以及微生态环境等地理环境，温度、湿度、雨量和光照等气候因素。自然因素通过对流行过程中三个环节的影响而重要发挥作用，特别是对传播途径的影响明显，尤其是对媒介生物的影响最大。地理环境会影响到中间宿主的孳生与分布，例如肺吸虫的中间宿主溪蟹和蝲蛄只适于生长在山区溪流中，因此肺吸虫病大多只在丘陵、山区流行；受气温的影响，日本血吸虫的中间宿主钉螺在我国的分布不超过北纬 33.15°，因此我国北方地区无血吸虫病流行。气候条件也会影响到寄生虫在外界的生长发育及其中间宿主和媒介昆虫的孳生,例如血吸虫毛蚴的孵化和尾蚴的逸出除需要水外,还与温度、光照等条件有关,温度过高或过低、光线太暗,均可抑制毛蚴的孵化和尾蚴的逸出。因此,冬季不是血吸虫病的感染季节。

2. 生物因素 许多人体寄生虫病属人兽共患寄生虫病,疫区动物的生物多样性决定了保虫宿主或转续宿主的种类和数量,例如除人以外,自然界有 7 目 18 科 33 属 46 种哺乳动物可自然感染日本血吸虫,家畜是主要传染源,野鼠等野生动物可维系血吸虫病的传播,形成自然疫源地。有些寄生虫在其生活史过程中需要中间宿主或节肢动物的存在,这些中间宿主或节肢动物的存在与否,决定了这些寄生虫病能否传播和流行。此外,共生于寄生虫及媒介生物的种类微生物,包括病毒、细菌、真菌、原虫和蠕虫等,例如丝虫和节肢动物体内的共生菌(沃尔巴克氏体,*Wolbachia* spp.),对寄生虫病流行的影响不容忽视。

3. 社会因素 主要指能够影响寄生虫病流行的政治、经济、文化、生产活动与生活习惯等,包括社会制度、经济状况、科学水平、文化教育、医疗条件和卫生保健,以及人的行为(生产方式和生活习惯)等。人类的饮食习惯、人口流动、水利建设、环境改造、旅行与商业行为、战争与自然灾害的发生等与寄生虫病的流行关系密切。例如,随着全球化进程的加速,输入性寄生虫病病原体及外来媒介生物入侵可能成为影响我国寄生虫病潜在流行的重要因素。

2007 年我国消除了丝虫病、2021 年中国消除疟疾,黑热病、血吸虫病和包虫病等其他寄生虫病防治也得到有效控制。实践充分证明,党和政府的高度重视、社会的稳定、经济的发展、医疗卫生科技的进步和防疫保健制度的完善以及人民群众科学、文化水平的提高,对控制人体寄生虫病的流行起着主导作用。

进入 21 世纪,人类社会面临的最严峻挑战之一是气候变化。由于气候变化导致的地表平均温度升高、降水规律改变,以及极端气候事件发生频率和强度增加,对寄生虫病流行的影响也是巨大的。例如,随着全球气温的升高,螺类和节肢动物等媒介生物的分布区域也可能发生变化。因此,应该重视气候变化对人体寄生虫病流行与防治影响及应对策略的研究。

WHO 特别呼吁各国和全球卫生伙伴加大疟疾防治工作力度,改变全球疟疾的发展趋势,实现国际商定的防控目标。为此,我国继续开展对非洲国家的疟疾防治合作与援助,同时也高度重视对境外疟疾疫区尤其是从非洲返回的发热患者进行输入性疟疾的筛查。

第三节 寄生虫病流行的特点

寄生虫病流行的特点包括流行强度和流行的地区特征。

1. 流行强度 寄生虫病流行的强度是指在某地区一定时期内存在某种寄生虫病感染者(患者)数量的多少,以及各病例之间的联系程度,也称为疾病的社会效应,也是疾病在人群中的数量变化。表示流行强度的术语有散发(sporadic)、暴发(outbreak)、流行(epidemic)和大流行(pandemic)。

(1)散发:在一定地区的某种寄生虫病以散在形式发生或零星出现,各病例在发病同时间与发病地点上没有明显的联系。例如,隐性感染比例较大的弓形虫病、潜伏期特别长的包虫病、在卫生条件较好地区的蛔虫病、输入性血吸虫等常以散发形式出现。

(2)暴发:在一个局部地区或集体单位中,某种寄生虫病在短时间内突然发生大量的病例。暴发疫情多由共同传染源或共同传播途径引起,而且大多数患者同时出现在该病的最短与最长潜伏期内,例如旋毛虫病和广州管圆线虫病是食源性寄生虫病,如居民生食猪肉或螺肉可发生聚集性感染的暴发事件。

(3)流行:一个地区某种寄生虫病发病率明显超过历年的散发水平,或高于周边地区人群的发病水平称为流行。例如日本血吸虫病曾广泛流行于我国的长江流域及其以南的 450 个流行县(市、区),经过积极防治,截至 2020 年底,仅 15 个(3.33%)仍处于传播控制阶段。

(4)大流行:某种寄生虫病蔓延迅速,涉及地域广,感染率或发病率显著超过历史的流行水平。例如 20 世纪 60 年代初,我国黄淮海平原地区间日疟疾年发病率由 1959 年的 239.43/10 万猛增至 1 553.85/10 万,增加了 6.49 倍,流行区范围涉及河南、山东、江苏和安徽 4 省,一些建制村的居民发病率高达 37.5%。

2. 地区特征 流行的地区特征包括地方性(endemicity)、季节性(seasonality)和自然疫源性(activity of the natural foci)。

(1)地方性:某种疾病在某一地区经常发生,无须由外地输入,这种状况称地方性。多数寄生虫病具有明显的地方性特点,这与当地的气候条件、中间宿主或媒介节肢动物的地理分布、人群的生活习惯和生产方式等因素有关。例如,钩虫病流行于我国淮河及黄河以南的温暖、潮湿地区,但在气候干旱的西北地区,该病少见;血吸虫病的流行区与钉螺的分布一致,地方性明显;有些食源性寄生虫病,如肝吸虫病、旋毛虫病等的流行,与当地居民的饮食习惯密切相关;在我国西北畜牧地区流行的包虫病则与当地的生产环境和生产方式有关。

(2)季节性:温度、湿度、雨量、光照等气候条件,对寄生虫及其中间宿主和媒介节肢动物种群数量的消长均有直接或间接的影响,因此,大多数寄生虫病的流行呈现出明显的季节性。例如,钩虫感染多见于春、夏季节,这与温暖、潮湿的条件有利于钩虫卵及钩蚴在外界环境中发育有关;疟疾和黑热病的传播和感染季节常与其媒介节肢动物出现的季节一致;人因生产或生活活动而接触疫水,而夏季接触疫水频繁,因此,急性血吸虫病往往多发生在夏季。

(3)自然疫源性:在人迹罕见的原始森林或荒漠地区,一些寄生虫病可在脊椎动物之间相互传播,当人进入该地区后,这些寄生虫病则可从脊椎动物传播给人,这种现象称为自然疫源性,而这种地区则称为自然疫源地。例如,在新疆和内蒙古的某些荒漠地区,黑热病主要在野生动物间传播,人因开垦或从事其他活动而进入该地区也可发生感染。能在人和动物之间自然传播的寄生虫病称为人兽共患寄生虫病(parasitic zoonosis)。

寄生虫病的自然疫源性不仅反映了寄生于人类的寄生虫绝大多数是由动物寄生虫进化而来,同时也说明某些寄生虫病在流行病学和防治方面的复杂性。在涉及野外活动,如地质勘探、探险和开发新的旅游区时,了解当地寄生虫病的自然疫源性是必要的。此外,在建设自然保护区特别是湿地建设时,也应对是否存在寄生虫病自然疫源地进行风险评估。

第四节 寄生虫病的防治

1. 基本原则和中国实践

(1)基本原则:针对寄生虫病流行过程中的三个基本环节,采取综合性防治的原则,并根据相关寄生虫病的流行特点采取针对性的防治措施。

1)控制传染源:在寄生虫病传播过程中,传染源是主要环节。在流行区,普查、普治患者和带虫者以及管理保虫宿主是控制传染源的重要措施。在非流行区,监测和控制来自流行区的流动人口是防止传染源输入和扩散的必要手段。

2)切断传播途径:不同的寄生虫病其传播途径不尽相同。加强粪便和水源管理,注意环境和个人卫生,控制和杀灭媒介节肢动物和中间宿主是切断寄生虫病传播途径的重要手段。

3)保护易感人群:人类对各种人体寄生虫的感染大多缺乏先天的特异性免疫力,因此对人群采取必要的保护措施是防止寄生虫感染的最直接方法。关键在于加强健康教育,改变不良的饮食习惯和行为方式,提高群众的自我保护意识。必要时可预防服药和在皮肤涂抹驱避剂。积极研发抗寄生虫病疫苗是保护易感人群的重要研究方向。

(2)中国经验:我国政府高度重视寄生虫病防治,坚持预防为主、科学防治的方针,实行因地制宜、分类指导的原则,重视和加强全民健康教育,切实提高群众自我防护的意识和能力,形成群防群控的工作局面;建立和完善政府领导、部门合作、全社会参与的工作机制,落实各项综合防治措施;加强科学研究和国际交流,不断提高防治工作水平,确保我国寄生虫病预防控制工作可持续发展。2016年国家发布了《"健康中国 2030"规划纲要》,强调"继续坚持以传染源控制为主的血吸虫病综合防治策略,全国所有流行县达到消除血吸虫病标准。继续巩固全国消除疟疾成果。全国所有流行县基本控制包虫病等重点寄生虫病流行"。

我国已经消除疟疾,但针对消除后输入性疟疾的重大威胁,将进一步加强部门间联防联控,强化监测,及时发现和规范治疗输入病例,开展传播风险调查和评估,对风险疫点和重点人群进行及时响应和处置,通过以"强化联防、及时发现、快速处置"为核心的综合性策略和措施防止疟疾输入再传播,巩固消除疟疾成果。2016 年,国家制定《全国包虫病等重点寄生虫病防治规划(2016—2020 年)》,提出围绕2020 年实现全面建成小康社会目标,加快推进健康中国建设,以"创新、协调、绿色、开放、共享"五大发展理念为指导,坚持党的卫生与健康工作方针,建立健全包虫病等重点寄生虫病综合防治工作机制,坚持预防为主、防治结合的工作策略,因地制宜、分类指导,全面落实各项防治措施,有效控制包虫病等重点寄生虫病流行。这些措施包括:①包虫病:采取"以控制传染源为主、中间宿主防控与病人查治相结合"的综合防治策略。②肝吸虫病:采取"以健康教育为先导、以传染源控制为主"的综合防治策略,实施改水、改厕、改善环境、改善行为和药物驱虫等综合防治措施。我国血吸虫病持续呈现低度流行状态,但血吸虫病流行因素尚未发生根本改变,为此,国家卫生行政部门制订了《全国血吸虫病监测方案(2020 年版)》和《血吸虫病消除工作规范》,要求不断完善监测体系,系统规范开展人群查治和查螺等工作,为传染源精准防控提供科学依据,严防疫情反弹,切实推进血吸虫病消除工作进程。

2. WHO 方案

(1)相关机构:寄生虫病(热带病)防治一直是全球卫生与健康的重要议题。世界卫生组织(WHO)相当长的时间内一直将寄生虫病防治列优先领域,专门设立寄生虫病防控局,积极与各成员国及其他国际组织、基金会等合作,制订防治目标和规划、筹集经费,开展以目标人群化疗为主的寄生虫病防治。随着寄生虫病流行形势变化及防治对策的调整,WHO 也会对寄生虫病防治机构作相应的整合。

1975 年,由若干国际机构(UNICEF/UNDP/WB/WHO)共同出资设立的热带研究与培训专门规划署(TDR),确定将 10 种热带病列为目标疾病,其中 7 种为寄生虫。而开展相关疾病研究的"优先程序"取决于疾病负担与流行趋势、现有的控制策略、防治中的问题与挑战、有针对性的研究需要、研究进展和机遇以及本地本机构优势等。在已经实施的规划中,疟疾和血吸虫病等得到优先重视与支持。1990 年 1 月,WHO 将媒介生物学和防制局、疟疾行动规划局以及寄生虫病规划局合并,成立热带病防治局,目的是加强热带病防治工作和改善此领域工作的协调。WHO 热带病防治局(Division of Tropical Diseases Control,CTD)和 TDR 相互配合,各有侧重。CTD 主要负责制订热带病防治计划,而TDR 除加强基础研究外还帮助发展中国家加强能力建设,其中包括专业人员培训与专业机构加强。2002 年,在联合国的倡议下,全球防治艾滋病、结核病和疟疾基金会(Global Partnerships,the Global Fund to Fight AIDS,Tuberculosis and Malaria)成立,该机构每年募集约 40 亿美元,应用项目管理模式,加速消除这 3 种疾病。2005 年,除了疟疾外,WHO 提出被忽视热带病(neglected tropic diseases,NTDs)的概念(包括有人类 21 种疾病),并成立了被忽视热带病控制司(NTD),多方筹集资金,帮助各成员国制定消除目标,指导全球重要寄生虫病(热带病)的防控。

(2)防治目标、策略与路径:疟疾一直是全球重点防控的寄生虫病。2015 年 5 月,世界卫生大会批准了《2016—2030 年全球疟疾技术战略》(GTS)。2020 年的目标是全球疟疾发病率和死亡率至少降低 40%,至少 10 个国家消除疟疾。2030 年目标是:①疟疾发病率至少减少 90%;②疟疾死亡率至少降低 90%;③至少在 35 个国家消除疟疾;④在所有没有疟疾的国家,预防疟疾死灰复燃。2018 年11 月,WHO 和防治疟疾伙伴共同推出了 HBHI 措施。"高负担到高影响"(high burden to high impact,HBHI)理念是不应该有人死于可预防和治疗的疾病。2000—2019 年期间,有 10 个国家接受了 WHO 消除疟疾官方认证:阿拉伯联合酋长国(2007 年)、摩洛哥(2010 年)、土库曼斯坦(2010 年)、亚美尼亚(2011 年)、吉尔吉斯斯坦(2016 年)、斯里兰卡(2016 年)、乌兹别克斯坦(2018 年)、巴拉圭(2018 年)、阿根廷(2019 年)、阿尔及利亚(2019 年)和萨尔瓦多(2020 年)。2019 年,中国连续第 3 年报告本土疟疾病例为零;2021 年 6 月 WHO 认证我国消除疟疾。

WHO 列出的 21 种 NTD 是:布鲁里溃疡、恰加斯病、登革热和基孔肯雅热、着色芽生菌病和其他深部真菌病、麦地那龙线虫病(几内亚线虫病)、包虫病、食源性吸虫病、人类非洲锥虫病(昏睡病)、利什曼病、麻风病(汉森病)、淋巴丝虫病、足菌肿、盘尾丝虫病(河盲症)、狂犬病、疥疮和其他体外寄生虫、血吸虫病、毒蛇咬伤、污染传播的蠕虫病、绦虫病/囊虫病、沙眼、雅司病及其他地方性密螺旋体病。全球控制 NTDs 的总体防控目标是"减少疾病的发病率、死亡率和对患者的侮辱,同时改善社会经济状况、减少加剧贫困的因素、突出这些疾病在受影响社区的公共卫生重要性"。

2012 年 1 月,WHO 发布的 2020 年全球 NTDs 防治战略——"加快消除被忽视热带病对全球的影响:行动路线图"。其中,计划全球消灭的 NTD 疾病为麦地那龙线虫病(2015 年)和雅司病(2020年),计划 2020 年全球消除的有致盲性沙眼、麻风病和淋巴丝虫病,计划陆续达到地区或国家消除的有狂犬病、非洲锥虫病、恰加斯病、盘尾丝虫病、内脏利什曼病和血吸虫病 6 种。根据联合国可持续发展目标第 3 条"到 2030 年结束被忽视的热带疾病的流行",来制定全球防治目标,以减少被忽视的热带疾病的负担。要求到 2030 年实现以下具体目标:①需要对被忽视的热带疾病进行干预的人数减少90%;②与被忽视的热带疾病有关的残疾相关生命年数减少 75%;③100 个国家已经消除了至少一种被忽视的热带疾病;④根除两种被忽视的热带疾病(麦地那龙线虫病和雅司病)。

WHO 倡导采用人群化疗、健康教育、媒介防控、卫生设施建设和清洁安全饮水等综合控制措施,以达到预防、控制、消除或消灭上述疾病,主要得益于中国对寄生虫病防治经验。由于大多数传染病通常与动物和环境因素关系密切,寄生虫病尤为突出。现在,WHO 也特别强调运用 One Health(全健康/同一健康)理念开展对这类疾病的防控,以改善人类的健康状态。

中国是全球少数达到控制或消除黑热病、血吸虫病、淋巴丝虫病和疟疾的国家之一,积累了丰富的经验,为世界卫生组织制定标准与指南提供了科学的依据与佐证。例如,2021 年 WHO 制订了《WHO 人体血吸虫病控制和消除指南》,指南建议将水、公共卫生和个人卫生(water,sanitation,and hygiene,WASH)干预措施、环境干预措施(水利工程和使用灭螺药物控制螺)和行为改变干预措施作为帮助减少血吸虫病在流行地区传播的基本措施。为了进一步消除血吸虫病,相继出台了《WHO 现场灭螺药品试验指南》和《灭螺药现场使用手册》。这两个指南都建立在中国的实践经验以及中国援助非洲血吸虫病项目成功经验的基础上。

Summary

Parasitic disease epidemic requires source of infection, route of transmission and susceptible population. When the above three links are all present and interconnected in an area, an epidemic of parasitic disease occurs, which is influenced by various factors such as biological factors, natural factors and social factors. Epidemiological features of parasitic disease includes regional, seasonal and natural foci. Principles of prevention and control of parasitic disease is that we should take integrated measures against the three links. China has made great achievements in parasitic disease prevention and control, accumulated rich experience, and provided a "China plan" for global parasitic disease prevention and control.

思考题

1. 人体寄生虫病流行有什么特点?哪些因素可影响人体寄生虫病的流行?
2. 简述寄生虫病的传播途径和感染方式。
3. 预防人体寄生虫病的基本原则是什么?中国的经验对全球防控有什么意义?

(吴忠道)

第二篇
医学原虫学

第一章
原虫概论

【学习要点】

1. 医学原虫的基本结构。

2. 医学原虫的生活史类型。

3. 医学原虫的生理及其致病特点。

4. 医学原虫的分类。

原虫（protozoa）是单细胞真核生物，在分类学上属于原生生物界。原虫整个机体虽然由一个细胞构成，但具有生命活动的全部生理功能，如摄食、代谢、呼吸、排泄、运动和生殖等。医学原虫（medical protozoa）系指寄生于人或动物体管腔、体液、组织或细胞内的致病性原虫，约有 40 余种。医学原虫对人类健康和畜牧业生产都构成了严重危害。

【形态】 原虫由细胞膜、细胞质和细胞核三部分构成，个体微小，形态因种而异，不同发育阶段的形态也不尽相同。

1. 细胞膜（胞膜） 亦称表膜（pellicle）或质膜（plasmalemma），包被于原虫体表。在电镜观察下，细胞膜由一层或多层单位膜构成。其分子结构可用液态镶嵌模型（fluid mosaic model）解释。原虫的细胞膜与其他生物膜一样，是一种具有可塑性、流动性和不对称性，嵌有蛋白质的脂质双分子层结构。有些蛋白质和脂质分子与多糖分子结合形成细胞被（cell coat）或糖萼（glycocalyx）。表膜的蛋白质分子具有配体（ligand）、受体（receptor）、酶类和其他抗原等成分，是寄生性原虫与宿主细胞和其寄生环境直接接触的部位。细胞膜参与原虫的营养、排泄、运动、感觉、侵袭以及逃避宿主免疫效应的多种生物学功能。了解细胞膜的结构和功能有助于研究寄生虫与宿主之间的相互关系。

2. 细胞质（胞质） 由基质、细胞器和内含物组成。原虫的代谢和营养储存均在细胞质内进行。

（1）基质：基质的主要成分是蛋白质。基质内有许多由肌动蛋白和微管蛋白组成的微丝和微管，二者维持细胞的形状并在原虫的运动中发挥作用。有些原虫的细胞质有内、外质之分。外质透明，呈凝胶状（gel-like），具有运动、摄食、排泄、呼吸、感觉及保护等生理功能；内质为溶胶状（sol-like），细胞器、内含物和细胞核含于其内。有些原虫的胞质均匀一致，并无内、外质之分。

（2）细胞器：原虫的膜质细胞器包括线粒体、内质网、高尔基体、溶酶体、动基体，它们主要参与细胞的能量代谢及合成代谢。有的虫种，因其在生物进化中处于原始地位，而缺少某种细胞器，如蓝氏贾第鞭毛虫不具备高尔基体和线粒体。某些原虫具有动基体（kinetoplast），其结构与线粒体的相似，且含与之相似的酶类，故一般认为它是一种特殊类型的线粒体。如锥虫和利什曼原虫具有动基体。动基体也合成 DNA，其 DNA 序列可用于虫种鉴定。

原虫的运动细胞器有伪足（pseudopodium）、鞭毛（flagellum）或纤毛（cilium）等。具有相应运动细胞器的原虫，分别称为阿米巴原虫、鞭毛虫和纤毛虫。鞭毛虫还同时具有波动膜（undulating membrane）。伪足是外质暂时性突出部分，可呈舌状或叶状。伪足形成时，局部外质液化，凝胶发生断裂，内质涌出扩散至邻近的外质上。鞭毛为较长的运动细胞器，数目较少，位于虫体的前端、侧面或后端。纤毛则较短，数目多，常均匀密布于虫体表面。每根鞭毛或纤毛均从基体（kinetosome），即毛基体（blepharoplast）发出。胞质内的微管和微丝除起支持作用外，还参与鞭毛和纤毛的形成。

原虫的营养细胞器包括胞口、胞咽、胞肛等，其主要功能是摄食和排出废物。寄生性纤毛虫体内含伸缩泡，为一种呈节律性收缩和舒张的泡状结构，具有调节细胞内外水分的功能。

胞质中还有食物泡（food vacuole）、糖原泡（glycogen vacuole）、拟染色体（chromatoid body）等营养储存小体。某些原虫的胞质内含有原虫的代谢产物（如疟原虫的疟色素）或共生物（如病毒、细菌）等。

3. **细胞核（胞核）** 原虫属真核生物，细胞核是维持原虫生命和繁殖的重要结构。细胞核由核膜、核质、核仁和染色质构成。核膜为双层单位膜，膜上的微孔是核内外物质交换的通道。核仁内富含 RNA，染色质含 DNA、蛋白质和少量 RNA。由于这两种核糖核酸均属酸性，故核仁可被碱性染料深染，从而使得核仁的结构特征得以辨认。寄生性原虫的核型两种：①泡状核（vesicular nucleus），核内染色质稀少，呈颗粒状，分布于核质或核膜内缘，具有 1 个粒状核仁。多数寄生性原虫具有泡状核；②实质核（compact nucleus），大而不规则，染色质丰富且致密，具有 1 个以上的核仁，如纤毛虫的细胞核。

【生活史类型】 医学原虫的生活史系指虫体从一个宿主传播至另一个宿主的全过程，包括了原虫生长、发育和繁殖等各个发育阶段。医学原虫生活史在流行病学上具有重要意义，根据各种医学原虫的传播方式，可将其生活史分为如下三种类型。

1. **人际传播型** 此型原虫生活史简单，完成生活史只需一种宿主，通过接触方式或中间媒介在人群中传播。此型有两种情况：①整个生活史只有一个发育阶段，即滋养体（trophozoite）。滋养体具有运动、摄食、繁殖功能和致病作用，是原虫的致病阶段。一般以直接接触方式传播。如阴道毛滴虫主要是通过性接触传播的。②生活史包括滋养体和包囊（cyst）两个发育阶段。滋养体的功能和作用如前所述。包囊是滋养体在外界环境不利情况下，分泌某些物质形成囊壁而成的原虫的静止状态，也是原虫的感染阶段。这类原虫一般通过饮水或食物进行传播，如溶组织内阿米巴和蓝氏贾第鞭毛虫的生活史。

2. **循环传播型** 属于此型生活史的原虫在完成生活史和传播过程中，需要一种以上的脊椎动物作为终末宿主或中间宿主，并在二者之间进行传播。如刚地弓形虫可在猫或其他猫科动物（终末宿主）与人和多种动物（中间宿主）之间传播。

3. **虫媒传播型** 属于此型生活史的原虫需在吸血昆虫体内以无性或有性繁殖方式发育至感染阶段，然后再通过虫媒叮咬、吸血将其注入人体或其他动物体。如疟原虫需要雌性按蚊和利什曼原虫需要雌性白蛉叮咬、吸血来传播。

【生理】 医学原虫的生理包括运动、摄食、代谢和繁殖等几个方面。

1. **运动** 原虫的运动主要由运动细胞器完成。运动方式取决于原虫运动细胞器的类型，一般有下列几种：①伪足运动：伪足（pseudopodium）是原虫的细胞质临时性或半永久性地向外突出部分，具有运动或摄食功能；②鞭毛运动：鞭毛（flagellum）是由原虫体内向外伸出的鞭状物，具有运动功能；③纤毛运动：纤毛（cilium）是从原虫细胞表面伸出的、能运动的突起。纤毛与鞭毛有相同的结构，但较短，数目多；④其他运动方式：有的寄生性原虫体表虽并不具备可辨认的运动细胞器，但却具有特殊的运动方式。

2. **摄食** 原虫摄取养料的方式有如下几种：①渗透（osmosis）：当胞体内外浓度差别很大时，有些可溶性营养物质可穿透细胞膜，以被动扩散的形式进入细胞。但更多的有机分子可能是通过位于胞膜上的渗透酶的作用主动转运至细胞内；②胞饮（pinocytosis）：系指原虫通过表膜摄入液体养料。如某些阿米巴原虫摄取养料时，先在伪足样突起物上形成管状凹陷，然后断裂成许多小泡，将养料带入细胞内；③吞噬（phagocytosis）：是指原虫对固体食物的摄入方式。有些原虫具有胞口，可通过胞口将食物吞入细胞内，如疟原虫滋养体经胞口吞噬红细胞内的血红蛋白。还有些原虫不具有胞口，而是通过表膜内陷将食物摄入胞内，如阿米巴原虫吞噬细菌是以表膜内陷形式完成的。无论采取上述何种方式，被摄入的食物均先形成食物泡，然后与胞质内的溶酶体结合，再经各种水解酶的作用将养料消化、分解和吸收。

3. 代谢   绝大多数寄生性原虫为兼性厌氧生物,尤其是在肠腔内寄生的原虫,如溶组织内阿米巴原虫,只有在几乎无氧的环境下才能良好生长。然而,在血液内寄生的原虫,如疟原虫和锥虫则行有氧代谢。这些原虫一般利用葡萄糖或其他单糖取得能量。糖的无氧酵解是原虫的主要代谢途径,有些种类还具有三羧酸循环的酶系。此外,原虫在生长、发育和繁殖过程中需要较多的蛋白质和氨基酸。在分解代谢过程中,原虫利用自身具有的各种酶类,将体内的蛋白质分解为氨,将糖类和脂肪分解为水和二氧化碳及其他小分子物质,同时释放出供虫体活动所需的能量。

4. 生殖   原虫的生殖方式包括无性生殖和有性生殖两种。

(1)无性生殖:①二分裂:细胞核先分裂为二,然后胞质分裂,最后形成两个虫体,如阿米巴原虫滋养体的繁殖;②多分裂:胞核先分裂为多个,胞质再分裂并包绕每个已分裂的细胞核。如此,一个原虫便增殖为多个子代。例如,疟原虫在红细胞内期寄生时的裂体增殖(schizogony)即属此种方式;③出芽生殖(budding):母体细胞先经过不均等细胞分裂产生一个或多个芽体,再分化发育成新个体,即为出芽生殖。可分为“外出芽”(exogenous budding)和“内出芽”(endogenous budding)两种方式。如疟原虫在蚊体内的成孢子细胞即以外出芽法繁殖后发育成子孢子,而弓形虫的滋养体则是以内出芽法进行增殖。

(2)有性生殖:是原虫的一种重要生殖方式。有性生殖分为较低级的接合生殖和较高级的配子生殖两种方式。①接合生殖(conjugation):仅见于纤毛虫纲的虫种。首先,两个虫体在胞口处相互连接。分裂前,两个虫体的大核 DNA 相混合并进行复制,而后 DNA 近似均等地随机分配到两个子核中,最后分裂成两个新的细胞。如结肠小袋纤毛虫即以此种方式进行繁殖。②配子生殖(gametogony):是由原虫的分化产生的雌雄配子(gamete)融合在一起(受精)形成合子(zygote)的过程。如疟原虫在蚊体内的发育。

许多原虫的生活史中既有有性生殖过程,也有无性生殖过程。此种生活史中有性生殖和无性生殖交替进行的生殖方式称为世代交替。如疟原虫在人体内行无性生殖,而在蚊媒体内则行有性生殖,二者交替进行。

【致病特点】   寄生性原虫的致病特点可概括为以下三个方面。

1. 增殖作用   原虫侵入人体后,在体内大量增殖可导致两种后果。

(1)破坏宿主细胞:当宿主体内原虫增殖到一定数目时,可造成宿主细胞破坏,并因此出现相应的临床症状。如疟原虫在红细胞内期进行裂体增殖,当增殖的虫体达一定数目时便造成红细胞周期性破裂,从而导致患者出现周期性寒热发作和贫血症状;又如寄生于小肠内的蓝氏贾第鞭毛虫以其吸盘吸附于小肠上皮细胞表面并破坏微绒毛结构,影响小肠的吸收功能而导致腹泻。虫体增殖的数目越多,破坏微绒毛的面积就越大,腹泻也就越严重。

(2)播散作用:当虫体增殖至一定数目时,即向邻近或远方组织、器官播散,造成病理组织学改变。如寄生于结肠的溶组织内阿米巴滋养体,可从结肠壁的溃疡病灶侵入血管,随血流到达肝、肺等器官并引起病变。

2. 毒性作用   致病性原虫产生的毒性物质,可通过不同途径损伤宿主细胞、组织和器官。原虫的分泌物(包括多种酶类)、排泄物和死亡虫体的分解物对宿主均有毒性作用。如寄生于结肠的溶组织内阿米巴原虫滋养体分泌的半乳糖/乙酰氨基半乳糖凝集素、阿米巴穿孔素(amoeba pores)具有溶解宿主组织的作用;阿米巴原虫借助上述毒性物质作用侵入肠壁,造成组织坏死,导致肠壁溃疡。再如,阴道毛滴虫分泌的 4 种具有毒性的表面蛋白对阴道黏膜上皮细胞具有黏附和杀伤作用。

3. 机会性致病   免疫功能正常的个体在感染某些原虫并不表现临床症状,暂时处于隐性感染状态。但当感染者是艾滋病患者、长期接受免疫抑制剂的器官移植受者或长期接受放化疗的肿瘤患者,其机体抵抗力下降或免疫受损时,原虫繁殖能力和致病力显著增强,致使患者出现明显的临床症状,甚至危及生命。这类原虫被称为机会性致病原虫(opportunistic protozoa)。常见的机会性致病原虫包括弓形虫、隐孢子虫和微孢子虫等。如艾滋病患者在感染隐孢子虫后,常可发生难以治愈的严重腹泻而死亡,感染弓形虫可发展成致命的弓形虫脑炎。

【医学原虫的分类】 通常根据运动细胞器的类型和生殖方式,可将原虫分为鞭毛虫、阿米巴、纤毛虫和孢子虫四大类。医学原虫在生物学分类上属于原生生物界(Kingdom Protista)、原生动物亚界(Subkingdom Protozoa)下属的三个门,即肉足鞭毛门(phylum sarcomastigophora)、顶复门(phylum apicomplexa)和纤毛门(phylum ciliophora)。

肉足鞭毛门 Sarcomastigophora

　　动鞭纲 Zoomastigophorea

　　　　动基体目 Kinetoplastida

　　　　　　锥虫科 Trypanosomatidae

　　　　　　利什曼属 Leishmania

　　　　　　　　杜氏利什曼原虫 *L. donovani*

　　　　　　　　热带利什曼原虫 *L. tropica*

　　　　　　　　墨西哥利什曼原虫 *L. mexicana*

　　　　　　　　巴西利什曼原虫 *L. braziliensis*

　　　　　　锥虫属 *Trypanosoma*

　　　　　　　　布氏冈比亚锥虫 *T. brucei gambiense*

　　　　　　　　布氏罗德西亚锥虫 *T. brucei rhodesiense*

　　　　　　　　枯氏锥虫 *T. cruzi*

　　　　毛滴虫目 Trichomonadida

　　　　　　毛滴虫科 Trichomonadidae

　　　　　　毛滴虫属 *Trichomonas*

　　　　　　　　阴道毛滴虫 *T. vaginalis*

　　　　　　　　口腔毛滴虫 *T. tenax*

　　　　　　　　人毛滴虫 *T. hominis*

　　　　　　双核阿米巴属 *Dientamoeba*

　　　　　　　　脆弱双核阿米巴 *D. fragilis*

　　　　双滴虫目 Diplomonadida

　　　　　　六鞭毛科 Hexamitidae

　　　　　　贾第虫属 *Giardia*

　　　　　　　　蓝氏贾第鞭毛虫 *G. lamblia*

　　叶足纲 Lobosea

　　　　阿米巴目 Amoebida

　　　　　　内阿米巴科 Entamoebidae

　　　　　　　　内阿米巴属 *Entamoeba*

　　　　　　　　　　溶组织内阿米巴 *E. histolytica*

　　　　　　　　　　哈门氏内阿米巴 *E. hartmanni*

　　　　　　　　　　结肠内阿米巴 *E. coli*

　　　　　　　　　　齿龈内阿米巴 *E. gingivalis*

　　　　　　　　内蜓属 *Endolimax*

　　　　　　　　　　微小内蜓阿米巴 *E. nana*

　　　　　　　　嗜碘阿米巴属 *Iodamoeba*

　　　　　　　　　　布氏嗜碘阿米巴 *I. butschlii*

裂核目 Schizopyrenida
　棘阿米巴科 Acanthamoebidae
　　棘阿米巴属 *Acanthamoeba*
　　　棘阿米巴 *Acanthamoeba sp.*
　双鞭毛阿米巴科 Dimastiamoebidae
　　耐格里属 *Naegleria*
　　　福氏耐格里阿米巴 *N. fowleri*
芽囊原虫目 Blastocystida
　人芽囊原虫 *Blastocystis hominis*
顶复门 Apicomplexa
　孢子纲 Sporozoa
　　真球虫目 Eucoccidiida
　　　疟原虫科 Plasmodidae
　　　　疟原虫属 *Plasmodium*
　　　　　间日疟原虫 *P. vivax*
　　　　　三日疟原虫 *P. malariae*
　　　　　恶性疟原虫 *P. falciparum*
　　　　　卵形疟原虫 *P. ovale*
　　　　弓形虫科 Toxoplasmatidae
　　　　　弓形虫属 *Toxoplasma*
　　　　　　刚地弓形虫 *Toxoplasma gondii*
　　　　肉孢子虫科 Sarcocystidae
　　　　　肉孢子虫属 *Sarcocystis*
　　　　　　肉孢子虫 *Sarcocystis sp.*
　　　　爱美虫科 Eimeriidae
　　　　　等孢子虫属 *Isospora*
　　　　　　等孢子虫 *Isospora sp.*
　　　　隐孢子虫科 Cryptosporidae
　　　　　隐孢子虫属 *Cryptosporidium*
　　　　　　微小隐孢子虫 *C. parvum*
纤毛门 Ciliophora
　动基裂纲 Kinetofragminophorea
　　毛口目 Trichostomatida
　　　小袋科 Balantidiidae
　　　　小袋属 *Balantidium*
　　　　　结肠小袋纤毛虫 *B. coli*

Summary

Protozoa, composed of cell membrane, cytoplasm and a nucleus, are eukaryotic unicellular protists with complete physiological functions of biological activity. The parasitic protozoa have two types of nuclei, vesicular nucleus or compact nucleus. There are three types of transmission in parasitic protozoa, including person to person transmission, circulation transmission and vector transmission. The physiological process of parasitic protozoa includes ingestion, locomotion, metabolism and reproduction. Pseudopodia, flagella and cilia are three organelles used for locomotion while permeation, pinocytosis and phagocytosis are three ways of ingestion. Most parasitic protozoa are facultative anaerobic organisms, mainly rely on anaerobic glycolysis for energy, and whereas few blood-borne protozoan parasites depend on aerobic metabolism. There are two ways for reproduction, including asexual and sexual reproduction. However, some species do asexual reproduction during a period of their lifetime, but they do sexual reproduction during another period, which is called alternation of generations. The pathogenic characteristics of parasitic protozoa include proliferation, toxicity and opportunistic pathogenicity. On the basis of biological classification, parasitic protozoa belong to kingdom Protista, subkingdom Protozoa, and can further divided to three phylums: Sarcomastigophora, Apicomplexa and Ciliphora.

 思考题

1. 医学原虫的致病特点包括哪几方面？举例说明。
2. 医学原虫的运动细胞器包括哪几种形式？并举例说明。
3. 医学原虫生活史分为哪三种类型？并举例说明。
4. 医学原虫的生殖方式有哪些？何谓世代交替？
5. 寄生性原虫的致病特点有哪些？
6. 何谓机会性致病原虫？哪些原虫是机会性致病原虫？

（陈建平）

第二章
寄生于肠道及其他腔道的原虫

【学习要点】

1. 肠道/腔道原虫病的感染途径与防治原则。
2. 肠道/腔道原虫病的致病机制、临床表现与诊断方法。
3. 肠道/腔道原虫的鉴别。

第一节　溶组织内阿米巴

在人体结肠中寄居的阿米巴中，只有溶组织内阿米巴（*Entamoeba histolytica* Schaudinn，1903）具有致病性，其滋养体侵入宿主肠上皮组织和随血循环侵入肝等其他器官引起阿米巴病（amoebiasis），包括阿米巴性结肠炎（amoebic colitis）和肠外脓肿（parenteral abscess）。全球每年约有 4 万~11 万人死于阿米巴病，是仅次于疟疾的第二种致死性寄生原虫病。20 世纪 70 年代末，研究者从无症状感染者和阿米巴痢疾（amoebic dysentery）或阿米巴肝脓肿（amoebic liver abscess）患者体内分离虫株，对其酶谱型、DNA 核型、抗原性和小亚基核糖体 RNA（SSUrRNA）基因进行了分析。分析结果证实，在肠道内寄居的阿米巴中有两种虫体虽形态相同，但抗原性和 SSUrRNA 基因完全不同。据此，1993 年正式提出，侵入性阿米巴病的虫种为溶组织内阿米巴，而在肠腔内共栖的虫种是 Brumpt 于 1925 命名的迪斯帕内阿米巴（*Entamoeba dispar*）。

【形态】

溶组织内阿米巴有滋养体和包囊两个发育时期。

1. 滋养体（trophozoite）　滋养体具侵袭性，可吞噬红细胞，直径在 10~60μm 之间，平均大于 20μm。本虫的形态与虫体多形性和寄生部位有关，例如阿米巴痢疾患者新鲜黏液血便或阿米巴肝脓肿穿刺液中滋养体，可以每秒 5μm 的速度活泼运动，行二分裂增殖，形态变化大；当其从有症状患者组织中分离时，常含有摄入的红细胞，有时也可见白细胞和细菌，直径为 20μm，甚至可达 60μm。生活在肠腔、非腹泻粪便中或有菌培养基中的虫体直径则为 10~30μm，一般不含红细胞。滋养体有透明的外质和富含颗粒的内质，运动时虫体的外质首先向外伸出形成透明的伪足，而后含颗粒的内质缓慢覆盖进入伪足，虫体就这样作单一的定向运动，这一现象有别于其他阿米巴。滋养体含一个直径为 4~7μm 的球形泡状核，纤薄的核膜内缘有单层均匀分布、大小一致的核周染色质粒（chromatin granules）。核仁小，直径 0.5μm，常居中，周围有纤细无色的丝状结构，称核纤丝（图 2-2-1）。在无菌培养基中，生长的滋养体往往有 2 个以上的核。

2. 包囊（cyst）　滋养体在肠腔内形成包囊，这一过程叫成囊（encystation），但在肠腔以外的脏器或外界环境中不能成囊，且目前尚无法人工培养成囊。在成囊过程中，滋养体首先在肠腔内下移并逐渐缩小，停止吞噬和活动变成近似球形的包囊前期（precyst），形成 1 核包囊，再进行二分裂增殖，形成 2 核包囊。含有 1 个核和 2 个核的包囊为未成熟包囊，胞质内有呈短棒状的特殊营养储存结构，称为拟染色体（chromatoid body），该结构具有虫种鉴别意义。在未成熟包囊中，还有糖原泡（glycogen vacuole）。2 核包囊继续分裂为 4 核的成熟包囊，呈圆形，直径 10~16μm，囊壁厚约 125~150nm，光滑，核亦为泡状核，与滋养体的核相似但稍小，胞质中糖原泡和拟染色体往往已消失。4 核包囊为溶组织

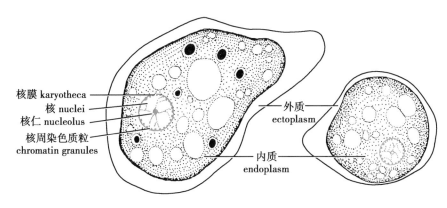

图 2-2-1　溶组织内阿米巴滋养体

Fig. 2-2-1　Trophozoites of *Entamoeba histolytica*

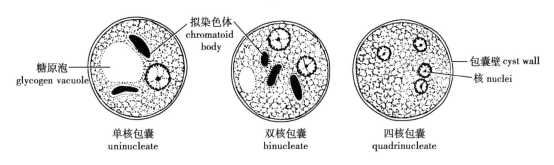

图 2-2-2　溶组织内阿米巴包囊

Fig. 2-2-2　Cysts of *Entamoeba histolytica*

内阿米巴的感染阶段(图 2-2-2)。

　　溶组织内阿米巴与迪斯帕内阿米巴在形态上虽然相似,但可借助于虫种特异性的单克隆抗体或 PCR 技术进行鉴别。

　　扫描电镜观察结果显示,溶组织内阿米巴滋养体表面粗糙,质膜约 10nm 厚,表面覆有糖蛋白和脂多糖。质膜有许多直径为 0.2~0.4μm 的圆形小孔,相当于微吞饮泡的开口,在伪足和吞饮管口则无这类小孔。在胞质内偶见具管状或泡状的类似于滑面内质网的结构,由不规则螺旋状或水平排列的直径大约 20nm 的薄壁小管形成。包囊壁厚约 125~150nm,外壁粗糙,内壁含多聚核糖核蛋白体和空泡。致密的纤维结构层紧贴细胞质膜,胞质内含有食物泡、核糖核蛋白体聚集形成的拟染色体。其他细胞器、细胞核与滋养体相似,唯有糖原颗粒甚多。

　　【生活史】

　　人是溶组织内阿米巴的适宜宿主,偶可寄生于猴、猫、狗和猪等动物体内。溶组织内阿米巴生活史简单,包括具有感染性的包囊期和增殖、致病的滋养体期。当具有感染性的 4 个核包囊随被污染的食品或饮水经口摄入,随即通过胃和小肠,在回肠末端或结肠的中性或碱性环境中,由于囊内虫体活动,并受肠道内酶的作用,囊壁变薄,囊内虫体伸出伪足脱囊而出,形成滋养体。含有 4 核的虫体再经三次胞质分裂和一次核分裂,形成 8 个子代虫体;子代虫体随即在结肠上端摄食细菌,并行二分裂增殖。虫体在肠腔中下移,在肠内容物脱水或环境变化等因素的刺激下形成包囊前期,由其分泌出厚厚的囊壁,再经二次有丝分裂形成 4 核包囊随粪便排出体外(图 2-2-3)。

　　包囊在外界适宜条件下可保持感染性数日至一个月,但在干燥环境中易死亡。包囊不能在组织器官中生长。滋养体在外界自然环境中只能短时间存活,即使被宿主吞食,也会在通过上消化道时被消化液所杀灭。滋养体是虫体的侵袭形式也是致病时期。它可侵入肠黏膜,吞噬红细胞,破坏肠壁,引起肠壁溃疡;滋养体可随坏死组织脱落入肠腔,通过肠蠕动随粪便排出体外;也可随血流播散到其

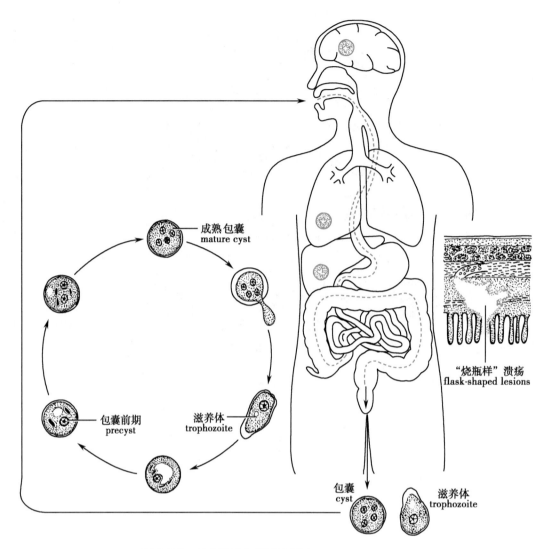

图 2-2-3　溶组织内阿米巴生活史
Fig. 2-2-3　Life cycle of *Entamoeba histolytica*

他器官,如肝、肺、脑等,引起肠外阿米巴病。

【生物化学特性】

溶组织内阿米巴为原始真核生物,兼性厌氧,可生活在 5% 氧的环境里。虫体侵入组织时,对组织中高含量的氧和活性氧族(reactive oxygen species)非常敏感。由于滋养体含有丰富的蛋白酶,可出现胞内自体蛋白质降解现象。DNA 分子中腺嘌呤和胸腺嘧啶的含量较为丰富,鸟嘌呤和胞嘧啶总量为 25%。多种蛋白与滋养体致病有关。例如,存在于虫体表面的半乳糖/乙酰氨基半乳糖可抑制性凝集素(Gal/GalNAc inhibitable lectin),可介导滋养体吸附于宿主结肠黏膜的糖蛋白、结肠上皮细胞、粒细胞和红细胞膜上,使其穿过黏蛋白层。该凝集素还具有溶解细胞、参与细胞内信号传递及抵抗人类补体系统的作用。与虫体吸附有关的还有分子量为 220kDa 的 N-乙酰氨基葡萄糖抑制性凝集素和 50kDa 的富丝氨酸溶组织内阿米巴蛋白(the serine rich *E. histolytica* protein SREHP)。此外,虫体分泌的阿米巴穿孔素(amoeba pore),后者是一组存在于滋养体胞质颗粒中的小分子蛋白家族,但体外培养的滋养体并不分泌穿孔素,提示只有虫体受到刺激时(例如接触到靶细胞)才分泌。穿孔素在侵入组织时起到溶解宿主细胞的作用。另外,半胱氨酸蛋白酶(cysteine proteinases)是虫体最丰富的蛋白酶,属于木瓜蛋白酶的大家族,具有多个同分异构体,可以降解和破坏细胞外间质,以致使虫体直接接触宿主上皮细胞,进而侵入组织。该蛋白酶也可降解补体 C3 为 C3a,减轻炎症反应;或可降解血清型和分泌型 IgA,从而阻断 IgA 对肠壁的保护作用。该蛋白酶也能裂解 IgG 的轻链,限制宿主体液免疫效应,以保护滋养体免受调理素的作用。同时,它也能活化邻近宿主细胞内的白细胞介素-1(IL-1β),通过信号通路引起白细胞介素-1α(IL-1α)、白细胞介素-8(IL-8)、白细胞介素-6(IL-6)和促细胞分裂剂诱导性加氧酶(COX-2)等炎性细胞因子的释放。在实验性肝脓肿的病灶中,可见 COX-2 增加,而在体外培养阿米巴的培养基中则检测不到该酶。另外,实验表明半胱氨酸蛋白酶等抑制剂可以极大地减少免疫缺陷小鼠肝脓肿的形成。

【致病机制】

溶组织内阿米巴具有侵入宿主组织或器官、适应宿主免疫反应和表达致病因子的能力。虫体表达的致病因子可破坏细胞外基质,溶解宿主组织和抵抗补体的溶解作用,其中破坏细胞外基质和溶解宿主细胞和组织是虫体侵入的重要方式。吞噬细菌和红细胞、对血红素的分解作用是滋养体在宿主体内生存的重要潜能。

溶组织内阿米巴侵犯宿主细胞的过程基本概括为三个步骤:滋养体黏附于宿主细胞、宿主细胞膜出现孔状破坏和宿主细胞溶解。在这过程中半乳糖/乙酰氨基半乳糖可抑制凝集素、阿米巴穿孔素、多半胱氨酸蛋白酶 3 种因子起着重要作用。当滋养体接触到细胞时,滋养体借助其表面的半乳糖/乙酰氨基半乳糖抑制凝集素,与宿主结肠上皮细胞表面黏蛋白中的半乳糖/乙酰氨基半乳糖残基发生多价结合而附着在结肠上皮细胞表面,接着分泌阿米巴穿孔素,使宿主细胞脂膜形成离子通道,造成孔状破坏。一旦滋养体接触宿主细胞后,宿主细胞的钙离子可以上升 20 倍。宿主细胞可在 5~15min 内死亡。另外,细胞内的酸碱度对细胞溶解亦很重要,靶细胞死亡的机制依细胞类型而异。当滋养体接触到宿主细胞后,可激活细胞凋亡途径的终末因子 caspase3,该因子参与杀伤宿主细胞过程,使靶细胞凋亡并易被滋养体吞噬。另外,在滋养体与宿主结肠上皮细胞相互作用时,引起以 NF-κB(nuclear factor κB)的激活和淋巴因子的分泌为特征的炎症反应。上皮细胞反应程度与滋养体的毒力因子,诸如半胱氨酸蛋白酶对宿主组织的溶解和中性粒细胞介导的肠道损害有关。早期侵袭性阿米巴病的特点主要为肠道的炎症反应,滋养体不断侵犯溶解邻近细胞组织,使病灶不断扩大。此外,由 TNF-α 或 IFN-γ 激活的中性粒细胞和巨噬细胞也可杀伤阿米巴或控制肝脓肿,起到保护宿主组织的作用。

导致溶组织内阿米巴较长时间在人体生存并形成慢性感染的主要原因是滋养体逃避了宿主的免疫反应。如虫体分泌的半乳糖/乙酰氨基半乳糖可抑制性凝集素与人体白细胞抗原 CD59 有一定的同源性和抗原交叉反应,如此便可有效地防止因 C5b-C9 膜攻击复合物的聚集所导致的阿米巴溶解;此外,半胱氨酸蛋白酶可迅速降解补体裂解的过敏毒素 C3a 和 C5a,从而减轻了炎症反应;半胱氨酸蛋白酶也可降解分泌型 IgA 和血清 IgG 等,使阿米巴滋养体免受免疫调理作用。

肠道阿米巴病是溶组织内阿米巴与宿主免疫系统互相作用的结果,整个致病过程中糖-蛋白的相互作用起着关键的作用。此外,溶组织内阿米巴的致病还受到其他因素的影响,其中宿主肠道共生菌群、宿主的先天性免疫和获得性免疫力起着重要作用。

【病理与临床表现】

1. 病理变化　肠阿米巴病多发于盲肠或阑尾,往往累及乙状结肠和升结肠,偶及回肠。典型的病损是口小基底大的烧瓶样溃疡,一般仅累及黏膜层。溃疡间的黏膜正常或稍有充血水肿,除重症外的原发病灶仅局限于黏膜层。镜下可见组织坏死伴少量的炎症细胞,以淋巴细胞和浆细胞浸润为主。由于滋养体可溶解中性粒细胞,故中性粒细胞极少见。急性病例滋养体可突破黏膜肌层,引起液化坏死灶,形成溃疡可深及肌层,并可与邻近的溃疡融合,引起大片黏膜脱落。阿米巴肿是结肠黏膜对阿米巴刺激的增生反应,主要是组织肉芽肿伴慢性炎症和纤维化,一般主要位于盲肠和直肠乙状结肠。临床上仅 1%~5% 的患者伴有阿米巴肿,但需重视并与其他的肠道肿瘤进行鉴别。对于阿米巴性结肠炎患者,尽管没有肝脏累及,但也会出现肝大和压痛,这主要是由于肠道感染的毒性反应,而与局部的阿米巴滋养体存在与否无关。

肠外阿米巴病往往呈无菌性、液化性坏死,周围以淋巴细胞浸润为主,几乎极少伴有中性粒细胞。

滋养体多出现在脓肿的边缘。肝脓肿最常见,肝脓肿播散主要是滋养体侵入门静脉系统,由于滋养体有抵抗补体的溶解作用,到达肝脏的滋养体侵入肝内小血管引起栓塞,继而出现急性炎症反应,病灶扩大,中央液化,充满坏死物、组织碎片,形成脓肿,最终纤维化。肝脓肿往往位于右叶肝脏,脓肿大小不一,有的似小儿头颅大小,多为单一的;时有多发性的脓肿,但不常见。脓液则由坏死变性的肝细胞、红细胞、胆汁、脂肪滴和组织残渣组成。其他组织亦可出现脓肿,例如肺、腹腔、心包、脑和生殖器官等,病理特征亦以无菌性、液化性坏死为主。

2. 临床表现   阿米巴病的潜伏期为 2~26d 不等,以 2 周多见。起病突然或隐匿,或暴发性或迁延性,可分为肠阿米巴病和肠外阿米巴病。

(1)肠阿米巴病(intestinal amoebiasis):溶组织内阿米巴滋养体侵入肠黏膜层引起肠阿米巴病,即阿米巴性结肠炎(amoebic colitis),其临床过程可分急性或慢性两种类型。急性阿米巴病的临床症状从轻度、间歇性腹泻到暴发性、致死性的痢疾不等。典型的阿米巴痢疾常呈果酱样糊状,带黏液及脓血,伴腥臭,80% 的患者有局限性腹痛、不适、胃肠胀气、里急后重、厌食、恶心呕吐等。急性型可突然发展成急性暴发型,此型是最严重和致命性的肠阿米巴病,常见于儿童。患者有大量的黏液血便、发热、低血压、广泛性腹痛、强烈而持续的里急后重和恶心呕吐等。体检主要会发现患者全腹弥漫性压痛,如果不及时治疗,患者可能会在短期内死亡。半数以上患者可发展成肠穿孔,亦可发展成肠外阿米巴病。有些轻症患者仅有间歇性腹泻。慢性阿米巴病则长期表现为间歇性腹泻、腹痛、胃肠胀气和体重下降,可持续 1 年以上,甚至 5 年之久。有些患者出现阿米巴肿(amoeboma),亦称阿米巴性肉芽肿(amebic granuloma),病变呈团块状损害,临床症状轻微。肠钡餐 X 线征象酷似肿瘤,病理活检或血清阿米巴抗体阳性可鉴别诊断。

阿米巴性结肠炎最严重的并发症是肠穿孔和继发细菌性腹膜炎,呈急性或亚急性过程。一旦穿孔发生在阑尾,患者可以出现类似普通阑尾炎的症状,同时,患者可有阿米巴结肠炎的症状。肠道出血并不常见。

(2)肠外阿米巴病(extraintestinal amoebiasis):以阿米巴性肝脓肿(amebic liver abscess)最常见。患者以青年人多见,男女比例约为 10∶1,但儿童较少见,脓肿多见于右叶。肝脓肿的形成主要是滋养体侵入门静脉系统,进入肝脏,溶解肝脏细胞,形成坏死性小灶,其中的一个或偶尔多个小灶融合而发展为肝脓肿。脓肿内充满坏死物、组织碎片。滋养体则主要集中在脓肿壁的边缘。大多数肝脓肿患者可以在 2~4 周出现症状并迅速发展。临床表现为右上腹痛,并可向右肩放射,同时伴有发热、寒战、盗汗、厌食和体重下降,小部分患者甚至可以出现黄疸。肝穿刺可见"巧克力酱"状脓液,在脓肿边缘可检出含有或不含红细胞的滋养体。肝脓肿可破溃入胸腔或破入腹腔,而引起腹膜阿米巴病;少数情况下可破入心包而致患者死亡。

肺阿米巴病,常好发于右下叶,多继发于肝脓肿,也可由肠阿米巴病经血行播散所致。患者主要临床表现有胸痛、发热、咳嗽和咳"巧克力酱"样痰。X 线检查可见渗出、实变或脓肿形成、积脓,甚至肺支气管瘘管。脓肿可破入气管引起呼吸道阻塞。若脓肿破入胸腔或气管,死亡率近 15%~30%。

溶组织内阿米巴所致中枢神经性脓肿很少见,往往是尸体解剖才发现。阿米巴病患者当出现有神经精神症状时,应怀疑阿米巴滋养体侵袭中枢神经系统的可能。CT 和核磁共振检查往往显示病灶边界不清。阿米巴性脑脓肿病程进展迅速,如不及时治疗,死亡率高。

皮肤阿米巴病常由直肠病灶播散到会阴部所致,病变部位可见于阴茎、阴道甚至子宫。在胸、腹部瘘管周围,或因穿刺亦可出现局部皮肤阿米巴病。

【免疫】

溶组织内阿米巴虽可突破宿主自然屏障侵入肠壁或随血循环侵入其他组织器官,但机体的先天性防御系统可以防御或部分抑制阿米巴对组织的侵入。机体在抗阿米巴的过程中,细胞介导的免疫反应起主要的保护作用,体液免疫辅之。

T 细胞可从三个方面起作用:①在接触依赖作用下,直接溶解阿米巴滋养体;②产生细胞因子,活化巨噬细胞;③辅助 B 细胞产生抗体。在阿米巴感染的初期和急性期时,主要是细胞介导的免疫反应。T 细胞也辅助 B 细胞,主要产生分泌型 IgA 和特异性的 IgG 等。

阿米巴抗原可能激活 T 细胞的抗阿米巴活性,诱导 T 细胞介导和激活的巨噬细胞具有杀伤阿米巴的活性。体液免疫方面,抗体可以首先一过性地将滋养体凝集,随后激发其他机制而起抗阿米巴作用。在抗阿米巴过程中,γ-干扰素(interferon-γ,IFN-γ)起主要作用,肿瘤坏死因子-α 或 β(tumour necrosis factor TNFα/β)和白细胞介素-2(Interleukin-2,IL-2)亦具有激活巨噬细胞活性的抗阿米巴作用。体外应用重组的细胞因子可以激活巨噬细胞,以一氧化氮(NO)机制来杀伤滋养体。巨噬细胞的自然杀伤细胞活性亦是控制感染的重要机制。

另外,在阿米巴肝损害时,宿主和虫体之间发生了一系列的相互作用。在活动性感染时,虫体可调节 T 细胞和巨噬细胞的反应性,尤其是在阿米巴肝脓肿的急性期,机体处于暂时免疫抑制状态,有利于虫体存活,所以研究阿米巴的免疫调节效应是抑制感染的关键。

【实验室检查】

主要有病原学诊断(包括核酸诊断)、血清学免疫诊断和影像学诊断。

1. 病原诊断 常用的方法有生理盐水直接涂片法和碘液涂片法,用以检出滋养体和包囊。体外培养或核酸诊断常用于鉴别其他肠道阿米巴感染。

(1)生理盐水直接涂片法:适用于急性肠阿米巴病的粪检,可以检出活动的滋养体。一般在稀便或带有脓血的粪便中多见滋养体,伴有黏集成团的红细胞和少量白细胞,有时含菱形夏科-莱登晶体。滋养体内可见被摄入的红细胞。应用此法时,应注意快速、保温(25~30℃),以及防止标本被尿液或其他物质污染。同时,要注意某些抗生素、泻药或收敛药、灌肠液等均可影响虫体生存和活动,从而影响检出率。镜检难以区别溶组织内阿米巴和迪斯帕内阿米巴。对脓肿穿刺液等亦可行涂片检查,由于虫体多存在于脓肿壁上,故应取这一部位的标本。

(2)碘液涂片法:对慢性腹泻患者及排成形粪便者,以检查包囊为主。直接涂片的碘液染色,可以显示包囊的胞核特点,以此与结肠内阿米巴包囊相鉴别。用甲醛乙醚法沉淀包囊后的碘液涂片,可以提高检出率 40%~50%。另外,对某些慢性患者,粪检应持续 1~3 周,多次检查,以防止漏诊。

(3)体外培养:培养法比涂片法更敏感,常用罗伯逊培养基,对亚急性或慢性病例检出率比较高,但所需时间长,故一般不作为常规检查。

在粪便检查中,须注意与其他肠道原虫的鉴别,尤其是结肠内阿米巴和哈门氏内阿米巴。现将溶组织内阿米巴与其他种类阿米巴的鉴别要点列于表 2-2-1。值得注意的是,白细胞比其他原虫更易与溶组织内阿米巴滋养体相混淆。

(4)活组织检查:以内镜直接观察肠黏膜溃疡病灶,从溃疡边缘取病变组织作生理盐水涂片或病理切片,以检查滋养体。

(5)肝组织穿刺:对肝脓肿患者需作肝穿刺,从脓腔壁边缘取材作生理盐水涂片或病理切片,以检查滋养体。

(6)核酸检测:这是近十年来发展很快而且十分有效、敏感、特异的方法。从脓肿穿刺液或粪便培养物、活检的肠组织、皮肤溃疡分泌物、脓血便,甚至成形便中提取虫体的 DNA,而后以特异性引物,进行 PCR 扩增,结果不但可以作为诊断依据,还可与其他阿米巴原虫进行鉴别。

2. 血清学免疫诊断 常用的方法有间接血凝试验(indirect hemagglutination assay,IHA)、酶联免疫吸附测定(enzyme linked immunosorbent assay,ELISA)和琼脂扩散法,用这些方法可从 90% 的患者血清中检查到不同滴度的抗体。IHA 是简单易行和价廉的方法,可用于大样本的筛选,但其敏感性和特异性相对较低。ELISA、间接免疫荧光试验(indirect immunofluorescence assay,IFA)检测的抗体在痊愈后数月即可转阴,这些检测一旦阳性而且滴度高,可以提示患者为急性感染。因 IFA 可直接观察滋养体与患者血清的反应性,其抗体滴度在痊愈后半年至一年可明显下降或转阴,所以 IFA 更为直接和特异。

抗体滴度一般与病情的严重程度无十分密切的关系,10% 的阿米巴肝脓肿患者在发病的初期血清诊断为阴性,而在以后的几天至 2 周内,即可检出抗阿米巴抗体。由于 83.8% 的阿米巴结肠炎患者血清 IgA 抗体呈阳性,故血清 IgA 抗体阳性对诊断阿米巴病具有辅助的意义。检测到 IgM 抗体也有助于诊断急性感染。血清学方法对无症状带包囊者检测十分有效。尤可用于溶组织内阿米巴和迪斯帕内阿米巴感染的鉴别,原因是溶组织阿米巴感染后,无论是否出现临床症状,都可诱导人体产生特异性抗体,而迪斯帕阿米巴则不具有诱导感染者产生抗体的能力。目前已有应用重组抗原检测抗体的报道,其敏感性和特异性均在 90% 以上。

除病原学检查外,对肠阿米巴病诊断可应用结肠镜,尤其是对那些显微镜、血清学和 PCR 检查均未获阳性结果的临床高度怀疑病例。肝脓肿可应用超声波检查、计算机断层扫描(CT)和核磁共振(MRI),结合血清学、DNA 扩增分析等作出相应的诊断。

肠阿米巴病应与细菌性痢疾相鉴别,后者起病急,发热,全身状态不良,粪便中白细胞多见,抗生素治疗有效,粪便阿米巴滋养体检测阴性。另外,溃疡性结肠炎、克罗恩病和肠道结核等疾病也有血性腹泻,含有血液、黏液等必须注意鉴别。阿米巴性肝脓肿则应主要与细菌性肝脓肿相鉴别,后一种患者往往在 50 岁以上,全身情况较差,伴发热、疼痛,有胃肠道疾病既往史,阿米巴滋养体检测阴性。同时,阿米巴肝脓肿亦应与肝癌、肝炎或其他脓肿相鉴别。

1997 年 WHO 专业委员会建议,显微镜下检获含 4 核的包囊应鉴定为溶组织内阿米巴/迪斯帕内阿米巴;粪中检测到含红细胞的滋养体应高度怀疑为溶组织内阿米巴感染;血清学检查结果若呈高滴度阳性,应高度怀疑溶组织内阿米巴感染;阿米巴病仅由溶组织内阿米巴引起。在用显微镜检查法诊断阿米巴感染时,以下情况应予注意:粪便中的白细胞、淋巴细胞易被误诊为溶组织内阿米巴包囊,巨噬细胞易被误认为溶组织内阿米巴滋养体;仅 68% 的溶组织内阿米巴滋养体吞噬红细胞,而吞噬红细胞的迪斯帕内阿米巴滋养体仅为 16%;粪检会有 50% 的漏诊率;镜检肝脓肿脓液常出现假阴性结果。总之,镜检作为溶组织内阿米巴感染的诊断方法,其敏感性和特异性均不太理想。

【传播与流行】

溶组织内阿米巴病呈世界性分布,临床症状从无症状包囊携带者到结肠炎或肠外脓肿不等。在发达国家中,阿米巴病暴发流行是由于水源污染所致,而在发展中国家则以“粪-口”播散为主,例如在印度、印度尼西亚、撒哈拉沙漠周边国家和中南美洲。这主要与气候、卫生和营养条件等有关。其他因素如高糖饮食、宿主遗传特性、肠道细菌感染或结肠黏膜局部损伤等也易导致阿米巴感染。肠道阿米巴病无性别差异,而阿米巴肝脓肿则男性较女性多,这可能与饮食、生活习惯和职业等有关。近年来,阿米巴感染率在男性同性恋中特别高,欧美、日本为 20%~30%,故被列为性传染的疾病(sexually transmitted disease,STD)。患阿米巴病的高危人群,包括旅游者、流动人群、智力障碍低能人群、同性恋者。严重的感染常发生在小儿、孕妇、哺乳期妇女、免疫力低下者、营养不良者以及恶性肿瘤和长期应用肾上腺皮质激素的患者。本病也是艾滋病的常见并发症。感染年龄有两个高峰,14 岁以下的儿童和 40 岁以上的成人。2015—2018 年,我国共报告阿米巴痢疾病例 4 366 例,均为散发病例,无死亡病例,其总体发病率呈下降趋势。

阿米巴病的传染源主要为粪便中持续带包囊者(cyst carrier or cyst passenger)。溶组织内阿米巴除可感染人外,犬、猫、猪、猴、猩猩等均可自然或实验感染。最近,有学者从猕猴体内分离的形态与溶组织内阿米巴相似的虫株,基因序列分析结果显示,其与从阿米巴病患者体内分离的虫株有一定差异,属于诺氏内阿米巴(Entamoeba nuttalli),是否可以感染人类有待进一步研究。溶组织内阿米巴包囊对外界的抵抗力较强,在适当温度、湿度下可生存数周,并保持有感染力,且通过蝇或蟑螂的消化道后仍具感染性,但对干燥、高温的抵抗力不强。滋养体对外界的抵抗力极差,无传播作用。本病的食源性暴发流行,是由于不卫生的用餐习惯,或食用由包囊携带者制作的食品而引起。蝇或蟑螂携带的包囊也可造成传播。

【治疗和预防】

1. 治疗　阿米巴病的治疗有两个基本目标,其一治愈肠内外的侵袭性病变;其二清除肠腔中的包囊。

甲硝唑(metronidazole)为目前治疗肠阿米巴病的首选药物。另外替硝唑(tinidazole)、奥硝唑(ornidazole)和塞克硝唑(secnidazole)似有相同作用。一般情况下,对于无症状带包囊者,若为迪斯帕内阿米巴感染则无须治疗,但是区别溶组织内阿米巴和迪斯帕内阿米巴的方法和技术还未广泛应用,而且 10% 带包囊者为溶组织内阿米巴感染,所以对无症状病例仍建议治疗,以防止发展成侵袭性病变或作为传染源。另外,由于阿米巴表面凝集素可刺激 HIV 复制,因此对 HIV 感染者无论是致病或不致病的阿米巴感染均应治疗。溶组织内阿米巴对甲硝唑的抗性尚未成为严重的临床问题,但已有多种药物抗性基因存在的报告,故值得重视。

对带包囊者的治疗应选择肠壁不吸收的、低副作用的杀灭包囊药物,例如巴龙霉素(paromomycin)、喹碘方(Chiniofon)和二氯沙奈(安特酰胺,diloxanide)等。有资料显示,甲硝唑或替硝唑等药物主要在感染组织中具有活性而不能清除肠腔内的病原体,所以不能用于治疗包囊携带者。二氯沙奈是抗肠道阿米巴包囊首选的药物,10 天疗法清除病原体的成功率可达 85%。

肠外阿米巴病,例如肝、肺、脑、皮肤脓肿的治疗亦以甲硝唑为主,氯喹亦是有效药物。对某些严重病例,可辅以肾上腺皮质激素 2~3d,以减少对心脏的毒性作用。中药大蒜素、白头翁等也有一定疗效,但并不能根治。

2. 预防　阿米巴病是一个世界范围内的公共卫生问题,要采取综合措施进行防治,包括对粪便的无害化发酵处理,以杀灭包囊;保护水源、防止食物污染;提高文化素养、搞好环境卫生和驱除有害昆虫等。当前阿米巴病重组或自然疫苗研究已广泛开展,但至今尚无一种可行的疫苗问世。

Summary

Entamoeba histolytica causes amoebiasis. The infection is worldwide in distribution. The parasite is the third leading parasitic cause of death in the developing countries. It remains as an important cause of diarrhoea in homosexual men suffering from the AIDs in the developed countries. The life cycle of *E. histolytica* is simple and includes cyst stage and trophozoite stage. Human is the main and probably the only natural host of *E. histolytica*, and monkeys, cats, dogs and mice may also be accidental hosts. Man acquires infection by ingestion of water and food contaminated with mature quadrinucleate cysts. Man also can acquire the infection directly by ano-genital or oro-genital sexual contact. The specific diagnosis of intestinal amoebiasis is established by the demonstration of *E. histolytica* in the stool, rectal exudate and material collected from the base of rectal ulcers. Metronidazole is recommended to be as anti- *Entamoeba* infection.

思考题

1. 试述溶组织内阿米巴生活史与致病的关系。
2. 试述溶组织内阿米巴的主要致病因子在疾病过程中的作用。
3. 试述阿米巴病病原学诊断的局限性。
4. 阿米巴感染是否可视作为一种机会性感染,为什么?

（程训佳）

第二节 寄生于消化道的其他阿米巴

在人体消化道中,寄居的阿米巴原虫除溶组织内阿米巴外,其余均为非致病性的共栖性原虫,它们一般不侵入人体组织且不引起临床症状。但如果有大量原虫寄居或宿主防御功能减弱或合并细菌感染而致肠功能紊乱时,也可能会出现症状。例如迪斯帕内阿米巴(*Entamoeba dispar*)、结肠内阿米巴(*Entamoeba coli*)、哈门氏内阿米巴(*Entamoeba hartmani*)、微小内蜒阿米巴(*Endolimax nana*)、布氏嗜碘阿米巴(*Iodamoeba butschlii*)和齿龈内阿米巴(*Entamoeba gingivalis*),尤其是前两者经常在粪检中检到,但不引起临床症状,若其包囊存在于水中则提示水源的粪便污染。齿龈内阿米巴常见于齿龈部,偶有子宫内感染的报告,但仅在置有宫内节育器和细菌感染时发生。最近有齿龈内阿米巴引起肺部感染和胸腔感染的报告,值得关注。虽然认为齿龈内阿米巴为非致病性,但在95%的牙龈炎人群中发现该原虫的寄生,而且免疫功能减退的人群与牙周病相关,具有致病潜力。各种非致病性阿米巴的形态特征比较见表2-2-1。

表 2-2-1 常见的非致病性阿米巴

发育期	特征	迪斯帕内阿米巴	结肠内阿米巴	哈门氏内阿米巴	微小内蜒阿米巴	布氏嗜碘阿米巴	齿龈内阿米巴
滋养体	大小	12~60μm	15~50μm	4~12μm	6~12μm	8~20μm	10~20μm
	内容物	细菌,一般无红细胞	细菌、真菌	细菌	细菌	细菌	细菌、白细胞、偶红细胞
	伪足	指状、透明、形成快	钝性、颗粒、形成慢	钝性、透明、形成慢	钝性、透明、形成慢	钝性、透明、形成慢	钝性、透明、形成慢
	运动	活跃,单一定向	行动迟缓	行动迟缓	行动迟缓,中等活跃	行动迟缓,轻度活跃	中等活跃
	核仁	小而居中,大小一致的核周染色质粒	含大而偏位的核仁和排列不齐的核周染色质粒	小而居中,有大小一致的核周染色质粒	粗大明显,无核周染色质粒	大而明显,核膜间有一层颗粒,无核周染色质粒	明显居中或略偏位,有核周染色质粒
包囊	大小	10~20μm	10~35μm	4~10μm	5~10μm	5~10μm	无包囊期
	形状	圆球形	圆球形或卵圆形	圆球形	卵圆形或圆形	卵圆形或圆形	—
	糖原泡	弥散分布	大团块状,边缘模糊	不明显	不明显或弥散分布	大团块状,边缘清晰	—
	拟染色体	短棒状或卵圆形	草束状,末端不齐	短棒状,末端钝圆	少见,颗粒或小圆形	少见,小颗粒状	—
	核数	1~4个,成熟4个	1~8个,成熟8个	1~2个多见,成熟4个	1~4个,成熟4个	成熟1个	—

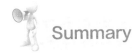

Summary

Some nonpathogenic commensalism amoebas reside in the human digestive tracts. They usually invade human tissue without causing symptoms. In the stool examination, it is important to distinguish these nonpathogenic amoebas and the *Entamoeba histolytica*. *Entamoeba gingivalis* can be examined in the mouth of healthy adult and patients with oral disease, the pathogenic of which needs con firming.

思考题

为什么我们要关注非致病性阿米巴?

(程训佳)

第三节　致病性自生生活阿米巴

在自然界中的水体、泥土中存在着许多种类的自生生活阿米巴。可以在外界营自养生活,亦可以侵入宿主营寄生生活,并可造成宿主严重病损甚至死亡。这类阿米巴感染的发生、发展并不依赖人与人之间的传播。自生生活的阿米巴包括棘阿米巴(*Acanthamoeba* spp.)、狒狒巴拉姆希阿米巴(*Balamuthia mandrillaris*)、福氏耐格里属阿米巴(*Naegleria fowleri*)等。由于其生物学特点,这些阿米巴亦被称作兼性寄生的阿米巴。

1961 年,澳大利亚报告了首例人类阿米巴性脑膜脑炎,随后提出了病原体为耐格里属阿米巴。1965 年 Fowler 和 Carter 首次详细报告了 4 例在澳大利亚由自由生活阿米巴引起的致命性病例。棘阿米巴感染也频有报告,且多发生在衰弱或慢性疾病的患者身上,故被认为是一种机会性感染。随后由棘阿米巴引起的角膜炎也被明确诊断。狒狒巴拉姆希阿米巴存在于外界环境中,1986 年第一次在美国圣地亚哥野生动物园的一头狒狒的脑内被发现,后来人体感染的病例也开始报告,其可通过皮肤伤口或吸入含有原虫的尘埃而感染。至今全世界报道棘阿米巴性脑炎约 200 例,而棘阿米巴性角膜炎患者大于 3 000 例,确诊为福氏耐格里阿米巴脑膜脑炎的病例约 200 例,狒狒巴拉姆希阿米巴性脑炎的患者大于 100 例。在虚弱、营养不良、应用免疫抑制剂或获得性免疫缺陷综合征(AIDS)等免疫受累人群中,常发生由棘阿米巴或狒狒巴拉姆希阿米巴引起的机会性感染。一般认为,虫体可经损伤的皮肤、眼角膜、呼吸道或生殖道侵入人体,引起肉芽肿性阿米巴性脑炎(granulomatous amebic encephalitis,GAE)、棘阿米巴性角膜炎(acanthamoeba keratitis,AK)和阿米巴性皮肤损害,棘阿米巴性角膜炎为非机会性感染。耐格里阿米巴在免疫功能正常的儿童和青少年中,可引起致死性和快速恶化的脑膜脑炎。由棘阿米巴和狒狒巴拉姆希阿米巴引起的脑炎呈肉芽肿型,病程相对较长。与耐格里属阿米巴和棘阿米巴等自生生活阿米巴相比较,狒狒巴拉姆希阿米巴多感染体弱、器官移植后接受免疫抑制或 AIDS 等患者,非免疫缺陷儿童、幼儿或婴儿亦可发病,且呈急性过程。总之,棘阿米巴和狒狒巴拉姆希阿米巴可以作为机会致病性原虫,引起人类的疾病,构成对人类健康的新威胁,需要广泛关注。

【形态】

这类阿米巴生活史中均有滋养体和包囊期。

1. 耐格里属(*Naegleria*)阿米巴　该属阿米巴型滋养体(amoeboid trophozoite)呈椭圆或狭长形,虫体直径 10~35μm,一般约 15μm。虫体一端有一圆形或钝性的伪足,运动活泼。具有泡状核,直径约 3μm,核仁居中大而致密,核膜与核仁之间有明显的晕圈。细胞质呈颗粒状,内含数个空泡、食物泡和收缩泡,如福氏耐格里阿米巴(图2-2-4)。若将滋养体置37℃蒸馏水中,24h内可变成梨形的鞭毛型滋养体(amoeboflagellate),一端有2根或多至9根鞭毛,直径为10~15μm。此型虫体维持时间短暂,往往在24h后又转变为阿米巴型。鞭毛型阶段运动活泼、不取食、不分裂,亦不直接形成包囊。扫描电镜下见滋养体表面不规则,有皱褶,并具多个吸盘状结构。此结构与虫体的毒力、侵袭力和吞噬力有关。

2. **棘阿米巴属(Acanthamoeba)阿米巴**　棘阿米巴属的滋养体为多变的长椭圆形,直径约20~40μm,无鞭毛型。它除了有叶状伪足外,体表尚有许多不断形成与消失的棘刺状伪足(acanthopodia),可作无定向的缓慢运动。胞质内含小颗粒及食物泡。核与福氏纳格里阿米巴相似,直径稍大,约6μm,核中央含一大而致密的球状核仁,核膜与核仁之间也有明显的晕圈。该滋养体有时核仁呈多态形,或内含空泡。包囊圆球形,直径9~27μm。不同种的包囊大小形态各异。两层囊壁,外壁有特殊皱纹,内壁光滑形状多变,如球形、星状形、六角形和多角形等多面体。胞质内布满细小颗粒,单核,常位于包囊中央(图2-2-5)。

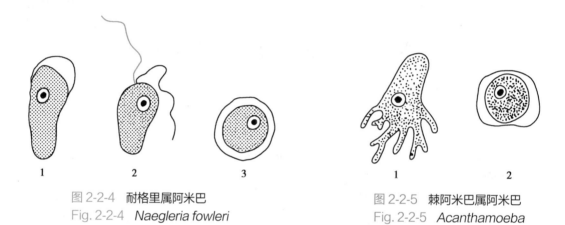

图2-2-4　耐格里属阿米巴
Fig. 2-2-4　*Naegleria fowleri*

图2-2-5　棘阿米巴属阿米巴
Fig. 2-2-5　*Acanthamoeba*

3. **狒狒巴拉姆希阿米巴(Balamuthia mandrillaris)**　滋养体含一大的泡状核,核仁居中,有指状伪足,虫体直径为12~60μm。成熟的包囊常呈圆形,直径为6~30μm。在电镜下,包囊壁具三层结构:即皱褶松弛的外囊壁、无结构的中囊壁和纤薄的内囊壁,而光镜下则仅可见到不规则外壁和圆形的内壁(图2-2-6)。

【生活史】

致病性自生生活阿米巴与其他自生生活阿米巴一样,生活史较简单。在自然界中普遍存在于湖泊、泉水、井水、污水等水体中,还有淤泥、尘土和腐败的植物中。滋养体以细菌为食,进行二分裂繁

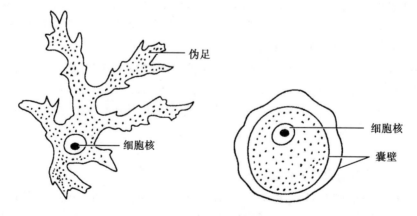

伪足

细胞核

细胞核

囊壁

图2-2-6　狒狒巴拉姆希阿米巴
Fig. 2-2-6　*Balamuthia mandrillaris*

殖,并可形成包囊。耐格里属阿米巴具有双态性,当其滋养体接触到水体后,就可以暂时性地变成具有2~9根鞭毛的鞭毛型滋养体。在经受不利环境的压力时,滋养体可形成包囊,以抵御长期的脱水等情况。当培养基含有足够的营养成分时,即发生脱囊,滋养体通过包囊上的小孔逸出。滋养体主要是通过鼻黏膜,沿嗅神经迁移入脑组织,引起病变。在脑组织可以检出滋养体却无包囊。

棘阿米巴属阿米巴的滋养体在遭遇脱水或其他不利的情况时,可以形成包囊。包囊对寒冷、干燥、自来水和各种抗微生物药剂都具有很强的耐受性,加之虫体轻,可飘浮在空气和尘土中。相反,成熟的包囊在生长培养基中或当外界条件适宜时,即形成滋养体。棘阿米巴还可以存在于牙科治疗台、血液透析装置、暖气、通风和空气调节组件中;也可以存在于人类的鼻腔、咽喉或者人和动物的脑、皮肤和肺组织中。棘阿米巴可侵入眼或通过鼻腔进入下呼吸道,或经破溃的皮肤侵入人体。侵入眼部的虫体可引起严重的角膜炎;侵入呼吸道或皮肤的虫体,可引起弥散性疾病或皮肤疾病,或进入中枢神经系统而引起肉芽肿性阿米巴脑炎。在病变的组织中,可以检获到滋养体和包囊。

狒狒巴拉姆希阿米巴除包囊结构和不能在含细菌的琼脂培养基上生长而必须在哺乳动物细胞内培养外,其余特点与棘阿米巴相似。狒狒巴拉姆希阿米巴往往可以通过鼻腔进入下呼吸道、溃疡或破溃的皮肤侵入人体,再经血循环侵入中枢神经系统引起肉芽肿性阿米巴脑炎或其他弥散性疾病或皮肤疾病。在病变的组织中,可以检获到滋养体和包囊。

【致病】

致病性自生生活阿米巴能突破防御机能而侵入人体,并在人体内寄生、繁殖和致病。虫体营需氧代谢。虫株的毒力与其分泌的蛋白酶、过氧化物酶和超氧化歧化酶有关,这些酶类是虫株致病性和毒力的生物化学标志。

1. 耐格里阿米巴属 致病的主要是福氏纳格里阿米巴(*Naegleria fowleri*)。福氏耐格里阿米巴往往存在于氯浓度低于1mg/ml的温水泳池中,可从健康人、无症状的儿童等的鼻黏膜中分离到。当人们因游泳、洗鼻等接触疫水时,阿米巴滋养体或包囊可侵入人的鼻黏膜,在鼻内增殖后沿嗅神经上行,穿过筛状板进入颅内增殖,引起脑组织损伤,导致原发性阿米巴性脑膜脑炎(PAM)。不同的阿米巴虫株其毒力亦不相同,潜伏期为1~7d。该病起病急、发展快、迅速恶化,可见严重的头痛、恶心、呕吐,伴38.5~41℃的高烧。患者1~2d后即出现脑水肿征象,并迅速转入谵妄、瘫痪、昏迷等,常在1周内死亡。此时患者脑脊液内含有阿米巴,中性粒细胞显著升高。病理改变以急性脑膜炎和浅层坏死出血性脑炎为特征,滋养体周围常有大量炎症细胞浸润,以中性粒细胞为主,少数为嗜酸性粒细胞、单核细胞或淋巴细胞,甚至有小脓肿形成。宿主组织中仅见滋养体而无包囊。由于儿童筛状板上的孔多于成人,故PAM常见于健康儿童与青壮年,后者多有在淡水湖、河流、池塘、游泳池或温泉水中游泳、戏水等既往史。

2. 棘阿米巴属 该属原虫可致人类多种疾病,即棘阿米巴性脑膜脑炎又称肉芽肿性阿米巴脑炎(GAE)、棘阿米巴性角膜炎(Acanthamoeba keratitis, AK)和阿米巴性慢性皮肤溃疡。

(1)肉芽肿性阿米巴脑炎(GAE):滋养体或包囊经破损的皮肤、损伤的角膜、眼结膜、呼吸道及泌尿生殖道等部位侵入人体,再经血行播散至颅内。一般潜伏期较长,病程相对亦长,为1~2个月。临床多见占位性病变表现;脑脊液中以淋巴细胞为主;病理表现以肉芽组织和胶质细胞增生为特点,故称肉芽肿性阿米巴脑炎。患者脑膜病变不重,脑实质病变多位于深部,病灶中滋养体和包囊可同时存在。肉芽肿病变除存在于中枢神经系统外,还可见于肾上腺、肾脏、肺和肝等器官,受累器官可出现坏死或出血。

(2)棘阿米巴性角膜炎(Acanthamoeba keratitis, AK):潜伏期不易确定,可能数周至数月。临床表现为慢性(或亚急性)进行性角膜炎症和溃疡,并有时轻时重的反复倾向。患者眼部有异物感,视力模糊、流泪、畏光等。最常见症状为剧烈眼痛,后者与炎症的程度不成正比为特征。感染的初期病变为表浅性角膜炎,呈慢性或亚急性进行性病变,病变可深入到角膜基质层,基质层破坏,并伴有以中性粒细胞和巨噬细胞为主的炎性浸润。溃疡周围的基质层常见弧形或环形白色浸润。本病虽然角膜病

NOTES

变明显,但角膜的新生血管缺如,而结膜充血十分明显。临床上常误诊为单纯疱疹性角膜炎或细菌及真菌性角膜炎,如不及时治疗,可致角膜穿孔,并发青光眼、失明等。一般而言,单眼感染多见,并不会发展成脑膜炎。

近年来,随着角膜接触镜的使用,棘阿米巴角膜炎的发病率逐年增加。由于棘阿米巴包囊耐干燥,可存在于空气的浮尘中,亦可污染角膜接触镜或接触镜冲洗液。曾有在冲洗液中分离出棘阿米巴的报告。

（3）阿米巴性皮肤损害:AIDS 患者中多见,75% 的 AIDS 患者有此并发症,主要表现为慢性溃疡,少数与中枢神经系统损害并存。

3. 狒狒巴拉姆希阿米巴　阿米巴虫体最初发现在狒狒巴拉姆希阿米巴肉芽肿性脑炎患者组织内,以免疫受累的个体或衰弱的个体和 HIV/AIDS 患者多见,也有人认为这是一种机会性感染。本虫引起的 GAE 与棘阿米巴相似,呈亚急性和慢性过程;多见于身体衰弱、器官移植后免疫治疗或 AIDS 患者。近年来非免疫缺陷儿童、幼儿或婴儿亦可发病且呈急性过程。由于一般情况疾病呈慢性过程,可持续数周至 2 年,以致有足够的时间产生抗体。以间接荧光分析法可检测到血清中的抗狒狒巴拉姆希阿米巴抗体(主要是 IgG、IgM),与其他阿米巴无交叉反应。由狒狒巴拉姆希阿米巴引起的早期征象是发热、个人性格改变、颈项强直、共济失调、偏瘫、失语、惊厥,但难以与病毒性或结核性脑膜炎或神经细胞的肿瘤等鉴别。脑脊液中蛋白含量上升,并有白细胞存在。阿米巴亦可以出现在其他器官,诸如肾脏、肾上腺、胰腺、甲状腺和肺,但一般在脑脊液中检测不到。

【实验室检查】

自生生活阿米巴的各虫种间具有特异性抗原,属间几乎无交叉现象,而种间则有一定的交叉反应。

1. 阿米巴性脑膜脑炎　病原检查主要采用脑脊液穿刺检查。穿刺液常呈血性,中性粒细胞数增加,大于 20 000/mm³,但无细菌;蛋白含量升高,而葡萄糖含量下降,可见活动的阿米巴滋养体。也可将低速离心(150~250g)后的脑脊液或尸检后的组织接种在无营养琼脂平板上,加大肠杆菌菌液,置 37~42℃培养,24h 后,在倒置显微镜下观察有无滋养体或包囊。

血清学方法无法作出早期诊断,不同耐格里阿米巴的表面抗原有一定的交叉反应,但与棘阿米巴和狒狒巴拉姆希阿米巴则无交叉反应。用间接荧光免疫或酶技术在组织切片中可检测到滋养体。

询问病史对阿米巴脑膜脑炎的诊断有重要意义。耐格里属阿米巴性脑膜脑炎患者,在神经刺激症状出现前 2~6d,有在不流动的水池或温泉中游泳、嬉水史。对棘阿米巴性或狒狒巴拉姆希阿米巴脑炎,还应询问外伤史或是否伴有其他免疫功能减退疾病。

2. 棘阿米巴性角膜炎　病原检查要点如下:①角膜标本和冲洗液镜检:将角膜深部刮取物或活检的病变角膜制片,用甲醇或 Schaudim 液喷洒固定。甲醇固定的标本用吉姆萨-瑞特(Giemsa-Wright)染色或 Wheathley 三色染色。②棘阿米巴培养:此法不仅可提高检出率,还可进一步用同工酶电泳作虫株鉴定和药敏试验,其培养方法同耐格里属阿米巴,最适温度为 30℃。在两周内应每天用显微镜检查一次,一般于 3~7d 繁殖出大量的棘阿米巴。平板培养的棘阿米巴,在室温下可保存 3 个月或更长,而在 4℃下则可保存 6~12 个月左右,其复苏率在 60% 以上。③扫描共聚焦显微镜检查:除实验室查病原体以外,临床上还可用串联的扫描共聚焦显微镜(tandem scanning confocal microscopy)直接检查患者的角膜。镜下可见高度反光的圆形或卵圆形的虫体,直径约 10~25μm,同时也可发现有两层囊壁的包囊。

用 PCR 技术检测眼分泌物中的棘阿米巴 DNA,有很高的敏感性和实用性,尤其对角膜标本检测的敏感性高于培养法。用泪液作 PCR 检查也可作为一种有用的补充试验,若与角膜标本联合检测,则可进一步提高检出率。

有报告指出,约有 75% 的 AIDS 患者伴有棘阿米巴或狒狒巴拉姆希阿米巴感染引起的皮肤损害,病变往往呈慢性的皮肤溃疡,仅少数患者有中枢神经系统损害的症状,但是预后较差。诊断可以根据活检、培养或基因检测作出。

【防治】

中枢神经系统感染可用两性霉素 B 静脉给药,以缓解临床症状,但死亡率仍在 95% 以上。一般建议同时使用磺胺嘧啶,也有口服利福平治愈的报道。治疗棘阿米巴性角膜炎的药物主要有氯己定(chlorhexidine)、聚六甲基双胍(polyhexamethyl biguanide,PHMB)和普罗帕脒(propamidine)等,其中以氯己定和 PHMB 杀灭滋养体和包囊的作用最强,苯咪丙醚次之。上述药物可单独应用,也可联合使用,或与抗生素(新霉素、多黏菌素 B 等)和抗真菌药(如克霉唑、咪康唑等)联合应用。若药物治疗失败,可行角膜成形术或角膜移植等。皮肤阿米巴病患者应保持皮肤清洁,同时给予喷他脒(pentamidine)静脉治疗。

为预防感染这类致病性自生生活阿米巴,应尽量避免在停滞的、不流动的河水或温泉中游泳、洗浴、戏水,或应避免鼻腔接触水。对婴幼儿和那些免疫力低下或 AIDS 患者,应防止或及时治疗皮肤、眼、泌尿生殖道的棘阿米巴感染,同时也可避免由这些感染继发的 GAE。另外,对角膜接触镜佩戴者须加强自我防护意识,不戴角膜接触镜游泳、淋浴或矿泉浴,防止污水溅入眼内。据报道,热消毒镜片可有效地灭活包囊,此法优于化学消毒。

Summary

Free-living amoebae are small, free-living amoebae. Under unknown conditions, it maybe become opportunistic pathogens in humans. These belong to two genera: *Naegleria and Acanthamoeba. Naeglaria* are small, free-living amoebae widely distributed in the soil and fresh water. In man, these are present in the throat and nasal cavity. *Naegleria fowleri* is found in nature in warm water bodies as ameboid and ameboflagellate trophozoites. Cysts also occur in nature, but not in human infections. Infection occurs when people swim or dive and the parasites gain access through the olfactory neuroepithelium to the brain. The diagnosis can be made by microscopic examination of cerebrospinal fluid (CSF). A wet mount may detect motile trophozoites, and a Giemsa-stained smear will show trophozoites with typical morphology. The serological tests are not useful in the diagnosis of primary amoebic meningoencephalitis. Computerised axial tomography (CAT) is lately used to demonstrate pathological changes in the cerebral hemisphere. *Acanthamoeba* are free-living amebae that inhabit a variety of air, soil, and water environments. However, *Acanthamoeba* can also act as opportunistic as well as nonopportunistic pathogens. They are the causative agents of granulomatous amebic encephalitis and amebic keratitis and have been associated with cutaneous lesions and sinusitis.

思考题

试述致病性自生生活阿米巴感染在人类疾病谱中的地位。

(程训佳)

第四节 蓝氏贾第鞭毛虫

蓝氏贾第鞭毛虫(*Giardia lamblia* Stile,1915,亦称 *G. intestinalis* 或 *G. duodenalis*),简称贾第虫。本虫隶属于双滴虫目(Diplomonadida),贾第虫属(*Giardia*)。1681 年,荷兰学者 van Leeuwenhoek(1632~1723)首次在自己腹泻的粪便内发现本虫的滋养体,其包囊由 Grassi 于 1879 年发现。目前已

鉴定的蓝氏贾第鞭毛虫有 8 个基因型或集聚体（A~H），其中两种（A，B）可感染人和动物（犬、猫、家畜和野生动物），而其他六种（C~H）几乎只感染动物（如海狸、猫、犬和牛）。虫体主要寄生于人和动物的小肠，引起以腹泻和消化不良为主要症状的蓝氏贾第鞭毛虫病（giardiasis，简称贾第虫病），偶可侵犯胆道系统导致炎性病变。因其易在旅游者中引起感染并导致腹泻，故又称旅游者腹泻。本虫呈全球性分布，目前已被列为全世界危害人类健康的 10 种主要寄生虫病之一。由于其可与艾滋病合并感染，近年来已引起人们的高度重视。

【形态】

本虫发育分为滋养体和包囊两个阶段（图 2-2-7）。

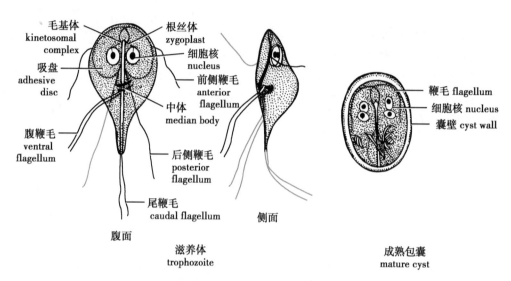

图 2-2-7　蓝氏贾第鞭毛虫滋养体和包囊

Fig. 2-2-7　Trophozoite and cyst of *Giardia lamblia*

1. **滋养体**　呈纵切的倒置梨形，长 9~21μm，宽 5~15μm，厚 2~4μm。两侧对称，前端宽钝，后端尖细，腹面扁平，背部隆起。一对细胞核位于虫体前端 1/2 的吸盘部位。虫体共有前侧、后侧、腹和尾鞭毛各 1 对，均由位于两核间近前端的基体（kinetosomal complex）发出。1 对前鞭毛由此向前伸出体外，其余 3 对发出后在两核间沿中线分别向体两侧、腹侧和尾部伸出体外。活虫体借助鞭毛摆动作活泼的翻滚运动。1 对呈爪锤状的中体（median body）与中线在 1/2 处相交。电镜观察结果显示，虫体腹面前部凹陷形成 1 个很大的吸盘（图 2-2-8），边缘为嵴部，虫体周缘有周翼。吸盘为一不对称的圆盘，由顺时针旋转的微管组成，并在嵴部重叠形成上、下叶。吸盘背侧有两个左右对称排列的细胞核，核间可见轴索。胞质内可见很多空泡、纤维物质和中体。

2. **包囊**　椭圆形，长 8~14μm，宽 7~10μm。囊壁较厚，与虫体间有明显的间隙。未成熟包囊内含 2 个细胞核，成熟包囊内含 4 个核。胞质内可见中体和鞭毛的早期结构。

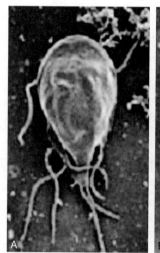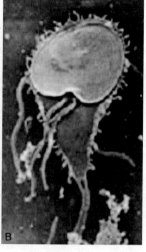

图 2-2-8　蓝氏贾第鞭毛虫滋养体扫描电镜图

Fig. 2-2-8　Scanning electron microscopic figures of *Giardia lamblia* trophozoite

【生活史】

贾第虫生活史简单,包括滋养体和包囊两个阶段(图2-2-9)。滋养体为营养繁殖阶段,成熟的4核包囊为传播阶段。人或动物摄入被包囊污染的水或食物而被感染。包囊在十二指肠脱囊形成滋养体,后者主要寄生于十二指肠或小肠上段。滋养体借助吸盘吸附于小肠绒毛表面,以二分裂方式进行繁殖。当肠内环境改变或不利时,虫体分泌囊壁形成包囊并随宿主粪便排出体外。滋养体则可在腹泻者粪便中发现。包囊在外界抵抗力较强,可保持感染性3个月。

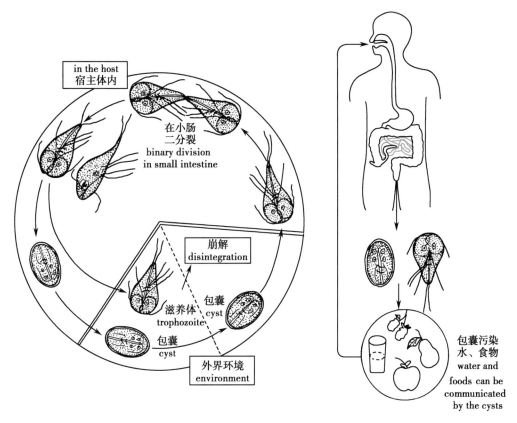

图 2-2-9　蓝氏贾第鞭毛虫生活史
Fig. 2-2-9　Life cycle of *Giardia lamblia*

【致病】

1. 致病机制　贾第虫滋养体主要寄居在十二指肠和空肠,通过吸盘吸附在小肠上皮细胞表面,使刷状缘微绒毛变短、变粗甚至萎缩,从而导致营养物质的吸收障碍而引起腹泻。其致病与下述几种因素有关。

(1)虫株致病力:不同虫株具有不同的致病力。研究表明,GS 株具有较强的致病力,接受该虫株包囊的 10 名志愿者均获得感染,且其中 5 名出现了临床症状;相反,ISR 株致病力较弱,接受该虫株的 5 名志愿者无一受染。此外,用 GS 虫株的两个表达不同表面抗原的克隆株感染志愿者,接受表达72kDa 表面抗原克隆株的 4 名志愿者均获得感染,而接受表达 200kDa 表面抗原克隆株的 13 名志愿者,仅 1 名受染。这表明,不同虫株以及同一虫株表达不同表面抗原的克隆株之间的致病力也不同。

(2)丙种球蛋白缺乏:先天性或后天性血内丙种球蛋白缺乏的人群不仅对贾第虫易感,且感染后可出现慢性腹泻和吸收不良等严重临床症状。有学者认为,IgA 缺乏是导致贾第虫病的重要因素。人群中有 10% 的人缺乏 IgA,这些人对贾第虫易感。研究表明,贾第虫滋养体分泌的一种蛋白酶,能够降解宿主肠道内的 IgA,因而得以在小肠内寄生、繁殖。

(3)二糖酶缺乏:在贾第虫患者和模型动物体内,二糖酶均有不同程度缺乏。二糖酶水平降低时,滋养体可直接损伤小鼠的肠黏膜细胞,造成小肠微绒毛变短,甚至扁平,提示此酶水平降低是小肠黏膜病变加重的直接原因,是造成腹泻的重要因素。

（4）虫体对小肠黏膜的作用:滋养体借助吸盘吸附在小肠黏膜表面,对黏膜造成机械性损伤,影响肠黏膜的吸收功能(图2-2-10)。同时,滋养体分泌的半胱氨酸蛋白酶可破坏上皮连接复合物,裂解黏蛋白-2并触发杯状细胞分泌过多黏液,导致储存黏蛋白的耗竭,破坏微生物群、黏膜和上皮层三道肠道屏障。

（5）其他:原虫的分泌物和代谢产物对肠黏膜微绒毛的化学性刺激,以及虫体与宿主竞争基础营养等因素均可影响肠黏膜的吸收功能,导致维生素 B_{12}、乳糖、脂肪和蛋白质吸收障碍。此外,贾第虫增加肠上皮的通透性,促进肠道细菌的入侵,而肠道共生菌群也影响虫体在宿主体内的寄生。

2. 病理组织学改变 小肠黏膜呈现典型的卡他性炎症病理组织学改变。表现为黏膜固有层急性炎性细胞(多形核粒细胞和嗜酸性粒细胞)和慢性炎性细胞浸润,上皮细胞有丝分裂象数目增加,绒毛变短变粗,长度与腺腔比例明显变小,上皮细胞坏死脱落,黏膜下派尔集合淋巴结(Peyer patches)明显增生等。这些病理改变是可逆的,治疗后即可恢复。

3. 临床表现 大多数贾第虫感染者不表现临床症状,呈带虫(囊)状态。出现症状者主要表现为急、慢性腹泻,后者常伴有吸收不良综合征。有症状的感染者儿童多于成年人,无症状者可排囊 6 个月或更长时间。本病潜伏期平均 1~2 周,长者可达 45d。

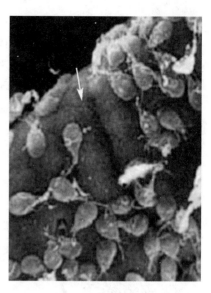

图 2-2-10 吸附于小肠黏膜的滋养体(扫描电镜图)

箭头示滋养体吸附后,遗留在小肠黏膜表面的环形损伤。

Fig. 2-2-10 Trophozoites of Giardia lamblia attaching to the mucosa of the small intestine
Scanning electro microscopy, arrow showing a round shape lesion after attaching by a trophozoite.

（1）急性期:初起有恶心、厌食、上腹及全身不适,或伴低热或寒战。突发性恶臭水泻,胃肠胀气,呃逆和上中腹部痉挛性疼痛。粪内偶见黏液,极少带血。患儿可有吸收不良、脂肪泻、衰弱和体重减轻。一般情况下,急性期感染可自行消退,临床症状也随之消失,但某些患者可转为无症状带囊者。

（2）亚急性或慢性期:部分未得到及时治疗的急性期患者可转为亚急性或慢性期。亚急性期表现为间歇性排恶臭味软便(或呈粥样)、伴腹胀、痉挛性腹痛,或有恶心、厌食、嗳气、头痛、便秘和体重减轻等症状。慢性期患者比较多见,表现为周期性稀便,味臭,病程可达数年。严重感染且得不到及时治疗的患儿病程很长,常导致营养吸收不良和发育障碍。

贾第虫偶可侵入胆道系统,引起胆囊炎或胆管炎。人类免疫缺陷病毒(human immunodeficiency virus,HIV)感染者和艾滋病(AIDS)患者贾第虫感染率和发病率高于正常人群,感染者主要表现为腹泻和吸收不良,但临床症状较免疫功能正常感染者严重。

【免疫】

宿主非特异性免疫,如乳汁内的非酯化脂肪酸、肠道蠕动,以及肠黏膜本身的特殊结构,对贾第虫感染均具有不同程度的防御作用。

贾第虫抗原有表面抗原和分泌性抗原两种成分。前者为滋养体细胞表面的蛋白质,分子量为94~225kDa;后者为虫体的"排泄-分泌物"(excretory-secretary product,ESP)。虫体表面抗原属于富含半胱氨酸蛋白(cysteine-rich proteins,CRP),该抗原成分为具有显著变异特性的表面变异蛋白(variant surface protein,VSP)。表面抗原发生变异可能是虫体逃避宿主免疫反应的一种方式。表面抗原能够抵抗宿主蛋白水解酶的水解作用,因此可逃避宿主的免疫反应,具有较强的毒力。

宿主的体液和细胞免疫效应对贾第虫感染均有不同程度的保护作用。血内特异性 IgG 和 IgM 抗体通过补体（C1和C9）依赖的细胞毒作用杀伤滋养体；肠道内特异性分泌型IgA对虫体有清除作用；受染母亲乳汁内特异性IgG和IgA对婴儿有保护作用。宿主体内的细胞免疫反应可能是通过T细胞-抗体依赖性免疫反应介导的。

【实验室检查】

1. 病原学检查

（1）粪便检查：急性期取新鲜粪便标本做生理盐水涂片，镜检查滋养体。对于亚急性期或慢性期患者，可采用碘液直接涂片、硫酸锌浮聚或醛-醚浓集等方法查包囊。由于包囊排出具有间断性，隔日查一次，一周内连续查三次的方法，可大大提高检出率。

（2）小肠液检查：用十二指肠引流术或肠内试验法（entero-test）采集肠液标本镜检查滋养体。后者的具体方法是：禁食后，嘱患者吞下一个装有尼龙线的胶囊，3~4h后，缓缓拉出尼龙线，取线上的黏附物镜检查滋养体。

（3）小肠活体组织检查：借助内镜在十二指肠悬韧带附近钳取黏膜组织。标本可先做压片，或用吉姆萨染色后镜检滋养体。本法临床比较少用。

2. 免疫学检测　免疫学诊断可作为临床辅助诊断之用。具体方法有酶联免疫吸附试验（ELISA）、间接免疫荧光试验（IFA）、对流免疫电泳（CIE）、免疫印迹法等，均有较高的敏感性和特异性。

3. 分子生物学检测　目前多采用PCR方法扩增贾第虫的某个基因片段进行诊断，已有相关诊断试剂盒出售。

【流行与防治】

贾第虫病呈全球性分布，主要流行于卫生条件差，用水处理有限的地区。据WHO估计，全世界感染率在1%~20%之间，发达国家为3%~7%，发展中国家为20%~30%；本病多发于夏秋季，1~9岁和45~49岁人群多发。我国总体感染率为2.52%，各地人群感染率不同，一般为2%~10%左右，乡村高于城市。近年来，贾第虫合并HIV感染及其在同性恋者中流行的报道不断增多。一些家畜和野生动物也常为本虫的保虫宿主，因此本病也是一种人兽共患寄生虫病。

1. 传染源　为随粪便排出包囊的人和动物。保虫宿主包括家畜（如牛、羊、猪、兔等）、宠物（如猫、狗）和野生动物（如河狸）。包囊对外界抵抗力强，人及动物对其高度敏感。

2. 传播途径　水源传播是感染本虫的重要途径。常规用于消毒浓度的氯气不能杀死自来水中的包囊。水源污染主要来自人和动物的粪便。"人-人"传播途径多见于小学、托儿所和家庭成员之间。粪-口传播方式在贫穷、人口过度拥挤、用水不足以及卫生状况不良的地区更为普遍。同性恋者肛交常导致包囊的粪-口传播。

3. 易感人群　任何年龄的人群对本虫均易感，儿童、年老体弱者和免疫功能缺陷者尤其易感。

积极治疗患者和无症状带囊者。加强人和动物宿主粪便管理，防止水源污染。做好饮食卫生和个人卫生。共用的儿童玩具应定期消毒。艾滋病患者和其他免疫功能缺陷者，均应接受防治贾第虫感染的措施。常用治疗药物有甲硝唑（灭滴灵）、呋喃唑酮（痢特灵）、替硝唑（tinidazole）。巴龙霉素（paromomycin）多用于治疗有临床症状的贾第虫患者，尤其是感染本虫的妊娠期妇女。

Summary

Giardia lamblia is a flagellated protozoan that parasites and reproduces in the small intestine of humans and some mammalians, causing giardiasis. The life cycle of *Giardia lamblia* includes two developmental stages: trophozoite and cyst. People are infected by eating food or drinking water polluted by the mature cyst. Parasite virulence, host gamma globulin and disaccharide enzyme deficiency and intestinal microvilli injured by trophozoite are major causative agents. Accurate diagnosis requires cyst or trophozoite examination of stool or small intestinal juice. Immunology and molecular biological testing method is useful for diagnosis.

思考题

1. 简述蓝氏贾第鞭毛虫侵入人体的主要方式及主要致病机制。
2. 请查阅相关文献，了解除"旅游者腹泻"的主要病原体及其对全球健康的影响。

（齐永芬）

第五节　阴道毛滴虫

阴道毛滴虫（*Trichomonas vaginalis* Donne, 1837）是女性滴虫性阴道炎和尿道炎的病原体。男性泌尿生殖系统也可受染，感染后引起相应部位的炎症病变。由阴道毛滴虫感染引起的疾病多为性传播疾病。1836 年，本虫由 Donne 首先在女性阴道分泌物和男性泌尿生殖道的分泌物中发现。阴道毛滴虫隶属于动鞭纲（Zoomastigophorea）的毛滴虫属（*Trichomonas*）。

【形态与生活史】

阴道毛滴虫的生活史仅有滋养体期。活滋养体无色透明，有折光性，体态多变，活动力强；固定染色后的滋养体则呈椭圆形或梨形，体长可达 30μm，宽 10~15μm。虫体有 4 根前鞭毛和 1 根后鞭毛。体外侧前 1/2 处有一波动膜，其外缘与向后延伸的后鞭毛相连。虫体借助鞭毛的摆动向前运动，以波动膜的波动作旋转式运动。1 个椭圆形的泡状细胞核位于虫体前端 1/3 处，核上缘有 5 颗排列成环状的基体，5 根鞭毛即由此发出。1 根纤细透明的轴柱由前向后纵贯虫体并于后端伸出体外。胞质内有深染的颗粒状物质，为本虫特有的氢化酶体（hydrogenosomes along axostyle）（图 2-2-11）。

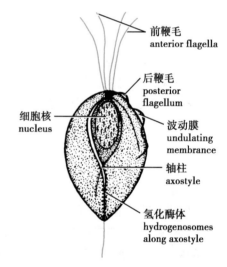

前鞭毛
anterior flagella

后鞭毛
posterior flagellum

波动膜
undulating membrane

轴柱
axostyle

氢化酶体
hydrogenosomes along axostyle

细胞核
nucleus

图 2-2-11　阴道毛滴虫滋养体
Fig. 2-2-11　Trophozoite of *Trichomonas vaginalis*

阴道毛滴虫生活史简单。滋养体主要寄生于女性阴道，尤以后穹窿多见，偶可侵入尿道。在男性感染者体内一般寄生于尿道、前列腺，也可侵及睾丸、附睾及包皮下组织。阴道毛滴虫滋养体以二分裂法繁殖，通过直接或间接接触方式在人群中传播。滋养体既是繁殖阶段，又是感染和致病阶段。

【致病】

1. 致病机制　阴道毛滴虫的致病机制与虫体本身毒力以及宿主的生理状态有关。健康女性阴道内环境，因乳酸杆菌的作用而呈酸性（pH 3.8~4.4），借此抑制虫体和/或细菌生长繁殖，此即阴道的自净作用。然而在滴虫寄生时，虫体消耗了阴道内的糖原，妨碍了乳酸杆菌酵解作用，降低了乳酸浓度，使阴道内 pH 由原来的酸性转为中性或碱性，从而破坏了"阴道自净作用"，使滴虫得以大量繁殖并促进继发性细菌感染，造成阴道黏膜发生炎性病变。

阴道毛滴虫可附着并杀死泌尿生殖道中的细胞，如阴道、宫颈和前列腺的上皮细胞。本虫对阴道上皮细胞的杀伤作用系一种接触依赖性细胞病变效应（contact-dependent cytopathic effect）。虫体通过接触并黏附于靶细胞后发挥杀伤作用。已证明至少有 4 种毛滴虫表面蛋白参与该杀伤方式的细胞黏附过程。其次,虫体具有吞噬阴道上皮细胞的作用,也是其致病因素之一。此外,虫体的鞭毛还可分泌细胞离散因子(cell-detaching factor),该因子能够促使体外培养的哺乳动物细胞离散。这种现象与临床观察到的阴道黏膜病变上皮细胞脱落相仿。离散因子的生成量与感染严重程度相一致。由此认为,离散因子可能是阴道毛滴虫的毒力标志。另有实验研究表明,滴虫性阴道炎的临床症状还受到阴道内雌激素浓度的影响。雌激素浓度越高,临床症状越轻,反之亦然。其原因可能是β-雌二醇降低了细胞离散因子的活性。

滴虫性阴道炎的主要病理组织学改变为阴道壁黏膜充血、水肿、上皮细胞变性脱落、白细胞浸润等。轻度感染者阴道黏膜无异常改变。

2. 临床表现 大多数女性感染者并无临床表现或症状不明显;有临床症状者,常见白带增多,外阴瘙痒或烧灼感。阴道内镜检查可见分泌物增多,呈灰黄色,或乳白色,泡状,有异味。合并细菌感染时,白带呈脓液状或为粉红色黏液状。阴道壁可见弥散性黏膜充血和鲜红色的点状损害,或仅见片状充血或正常黏膜。多数病例感染可累及尿道,患者出现尿频、尿急、尿痛等症状。少数病例可见膀胱炎。有学者认为宫颈肿瘤的发生与本虫感染有关。

在阴道式分娩过程中,婴儿可受到感染,感染部位主要见于呼吸道和眼结膜。男性感染者虽常呈无临床表现的带虫状态,但可导致配偶连续重复感染。在感染者尿道分泌物或精液内有时可查见虫体。当感染累及前列腺、储精囊、或高位输尿管时症状往往比较严重,出现尿痛、夜尿,前列腺肿大及触痛和附睾炎等症,本虫感染也与前列腺炎和前列腺癌风险增加相关。此外,阴道毛滴虫感染可导致精子数量、活力和存活率下降,改变精子的运动方式并增加其畸形率,虫体分泌物可破坏精子顶体膜的完整性,对精子获能、顶体反应和精卵融合等过程产生不利影响进而导致男性不育症。

【实验室检查】

取阴道后穹窿分泌物、尿液沉淀物或前列腺分泌物,用生理盐水涂片法或涂片染色法(瑞特染色或吉姆萨染色)镜检,若查到本虫滋养体即可确诊。也可采用培养法,将上述标本用肝浸液培养基或Diamond 培养基在 37℃下培养 48h 镜检。

一些免疫学诊断方法,如酶免疫法(EIA)、直接荧光抗体试验(DFAT)和乳胶凝集试验(LAT),以及分子生物学诊断如 DNA 探针等可用于本虫感染的辅助诊断。尿样的核酸扩增实验(nucleic acid amplification test,NAAT),敏感性和特异性高,尤其适用于无症状患者。

【流行与防治】

阴道毛滴虫呈全球性分布,其发病率因人群及地域等的不同而异。WHO 估算的全球阴道毛滴虫感染率女性为 5%,男性为 0.6%;性工作者全球感染率为 16%。我国流行也很广泛,各地区和不同人群感染率不等。本虫为性传播病原体,女性性工作者感染率尤高。高危性行为、HIV 感染、性伴数增加、低社会经济地位及阴道灌洗是阴道毛滴虫病的高发因素。目前我国卫生管理部门规定,婚前检查的 10 个项目中包括阴道毛滴虫的检查。导致流行的因素可有以下诸方面。

传染源为滴虫性阴道炎患者和无症状带虫者,或为男性带虫者。传播途径包括直接接触和间接接触传播两种方式。前者主要通过性交传播,为主要的传播方式;后者系因使用公共浴池、浴具、马桶及公用游泳衣裤等。滋养体在外界环境中可保持较长时间的活力。在半干燥环境可存活 14~20h,在 -10℃至少存活 7h,在潮湿的毛巾、衣裤中可存活 23h,在 40℃(相当浴池水温)水中 102h,2~3℃水中 65h,普通肥皂水中 45~150min。由此可见人体可通过间接方式获得感染。

【防治】

应及时治疗患者和无症状带虫者以减少和控制传染源。夫妻或性伴侣即使一方感染,双方均应同时接受治疗才能根治。临床上常用的首选口服药为甲硝唑(metronidazole,灭滴灵)。局部可用乙酰肿胺(滴维净)或 1:5 000 高锰酸钾溶液冲洗阴道。注意个人卫生与经期卫生。在公共浴室,提倡使用淋浴。慎用公共马桶等公用浴具。

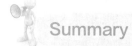

Summary

The common infection site of *Trichomonas vaginalis* is vagina and urinary tract. Male urogenital tract (such as the ureter, urethra, prostate and sperm storage) can also be infected. Trichomoniasis is a common cause of trichomonas vaginitis and urethritis in women, while men with this infection can display symptoms of urethritis. Trichomoniasis is a sexually transmitted infection disease. Transmission usually occurs via direct, skin-to-skin contact with an infected individual, most often through vaginal intercourse, while indirect interaction such as public bath sometimes can also cause infection. Classically, laboratory examination of this disease were use a saline smear method or smear staining method by posterior vaginal fornix secretions, urine sediment or prostatic fluid.

思考题

阴道内的酸碱度与阴道毛滴虫致病有何关系？

（齐永芬）

第六节　寄生于消化道的其他毛滴虫与鞭毛虫

一、人毛滴虫

人毛滴虫（*Trichomonas hominis* Daraine，1860）是 Daraine 于 1854 年首次发现的，并于 1860 年对其进行了描述并命名。虫体寄生于人体盲肠和结肠，生活史仅有滋养体阶段，无包囊。滋养体呈梨形，酷似阴道毛滴虫。虫体大小为 7.7μm×5.5μm，有 3~5 根前鞭毛和 1 根后鞭毛。后鞭毛与波动膜外缘相连，游离于尾端。波动膜的内侧借助一弯曲、薄杆状的肋与虫体相连。肋与波动膜等长，染色后的肋是重要的诊断依据。活的虫体可做快速不定向的运动，波动膜在运动中起旋转作用，前鞭毛起推进作用。单个细胞核位于虫体前端，靠近前鞭毛的起始处，核内染色质分布不均匀。1 根纤细的轴柱由前向后贯穿整个虫体。胞质内含食物泡和细菌（图 2-2-12）。

虫体以二分裂法繁殖。滋养体在外界有较强的抵抗力，为感染阶段。人毛滴虫呈世界性分布，各地感染率不等。虽然有报道认为本虫可导致腹泻，但目前尚无确切证据表明人毛滴虫对人体有致病作用。人毛滴虫对人肠道微生态的作用或影响还不清楚。粪便检查法可用于肠道中人毛滴虫定居情况的调查。误食被滋养体污染的水和食物是人毛滴虫进入人体的途径。甲硝唑对人毛滴虫有杀灭作用。

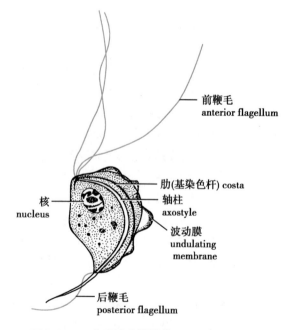

前鞭毛 anterior flagellum

肋(基染色杆) costa
轴柱 axostyle
波动膜 undulating membrane

核 nucleus

后鞭毛 posterior flagellum

图 2-2-12　人毛滴虫滋养体
Fig. 2-2-12　Trophozoite of *Trichomonas hominis*

二、口腔毛滴虫

口腔毛滴虫（*Trichomonas tenax* Muller,1773）寄生于人体口腔,是 Muller 于 1773 年首先发现的。虫体定居于齿龈脓溢袋和扁桃体隐窝内,常与齿槽化脓同时存在。本虫生活史仅有滋养体期,体形变化较大,典型者呈梨形或椭圆形,大小为（4~13）μm×（2~9）μm。有 4 根前鞭毛和 1 根无游离端的后鞭毛,波动膜长约为虫体大半。细胞核 1 个,位于体前中央部,呈卵圆形或椭圆形,核内染色质粒丰富、深染;1 根纤细的轴柱,自前向后伸出体外（图 2-2-13）。虫体在口腔内以食物残渣、上皮细胞和细菌为食,以二分裂法进行繁殖。

本虫能否致病目前尚无定论。有学者认为口腔毛滴虫为口腔内共栖性原虫,但另有学者认为其与牙周炎、牙龈炎、龋齿等口腔疾病发病有关。口腔内致病性细菌可为原虫的繁殖提供有利条件,而口腔疾病的发生又可能因原虫的酵解作用,造成口腔局部环境 pH 改变,导致致病菌大量繁殖、致病力增强;也曾有吸入本虫后引起支气管炎和肺炎的临床病例报道。口腔毛滴虫感染的诊断并不困难,一般取齿龈刮拭物,做生理盐水直接涂片,镜下见有鞭毛和波动膜摆动呈活跃运动的滋养体即可确诊。培养可用 Noguchi-Ohira 腹水培养基。

该虫体在外界有较强抵抗力,室温下可存活 3~6d。接吻是本虫的直接传播方式;也可通过飞沫、食物、餐具间接传播。人体一旦有该虫定居则难以清除。常用药物为甲硝唑、替硝唑或奥硝唑,合并细菌感染可同时用抗生素。

三、脆弱双核阿米巴

脆弱双核阿米巴（*Dientamoeba fragilis* Jepps & Dobeel,1918）于 1909 年由 Wenyon 发现,1918 年定名。本虫为一种阿米巴型鞭毛虫,发育过程一般认为无包囊期,仅有滋养体期,其直径为 7~12μm。滋养体虽无鞭毛,但因其结构和抗原特性与鞭毛虫相似,故其生物学分类仍属鞭毛虫科的鞭毛虫。本虫寄居于盲肠和结肠黏膜陷窝内,可在黏膜表面产生刺激作用。在标本中大多数虫体处于 2 核状态。典型的核结构为核膜缺如,无核周染色质粒,核中央可见由 4~8 个相互分开且呈对称排列的染色质粒组成的大团块。在良好的铁苏木素染色标本中,染色质颗粒尤为清晰。在胞质空泡内可见被吞噬的细菌。伪足宽而透明,叶状,边缘呈锯齿状,向前运动（图 2-2-14）。

在排出的新鲜粪便标本内,滋养体运动十分活跃,但遇冷后很快变圆。国外资料显示,15%~27%

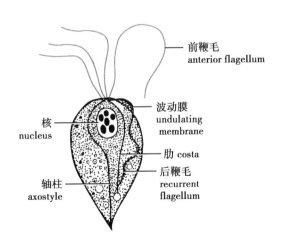

图 2-2-13 口腔毛滴虫滋养体
Fig. 2-2-13 Trophozoite of *Trichomonas tenax*

前鞭毛 anterior flagellum
波动膜 undulating membrane
核 nucleus
肋 costa
后鞭毛 recurrent flagellum
轴柱 axostyle

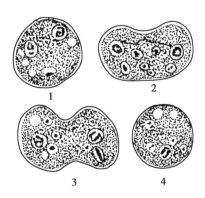

图 2-2-14 脆弱双核阿米巴单核和双核滋养体
Fig. 2-2-14 Uninucleate and Binucleate Trophozoites of *Dientamoeba fragilis*
1. 典型的双核结构（分裂停滞期）;2、3. 细胞分裂期;4. 单核期。

受染者出现临床症状,主要有腹泻、腹痛、粪内带血或黏液,恶心、呕吐等。也可有肛门瘙痒、胃肠胀气、食欲缺乏等表现。国内江苏、浙江、山东、台湾和北京等省市有病例报告。国外曾报道,一般人群中的检测率为 1.5%~20%,但特殊人群的可能更高。传播途径和致病机制目前尚不十分清楚。

有证据表明该虫可通过蠕虫卵传播,例如蛔虫卵和蛲虫卵。已有蛲虫、蛔虫、钩虫、鞭虫感染与脆弱双核阿米巴合并感染的报告,但多见于与蛲虫的合并感染。目前尚没有摄入脆弱双核阿米巴滋养体后成功感染的报告。有学者推测,在动物宿主内脆弱双核阿米巴可以形成包囊阶段而传播。在感染脆弱双核阿米巴的啮齿动物模型的粪便标本中,已鉴定出脆弱双核阿米巴包囊形式。2014 年,澳大利亚和美国的两个独立实验室发现,在患者粪便标本中有包囊形式出现,提示该虫的另一种可能的传播方式。虽然前包囊和包囊形式在人类标本中很少见,但它们可能在流行病学中发挥更重要的作用,包括与潜在水传播相关风险。关于脆弱双核阿米巴的确切生活史过程还需要深入研究。

治疗首选用双碘喹啉(iodoquinol)、巴龙霉素(paromomycin)或两者联合用药。甲硝唑治疗该病有效,其他药物如土霉素(oxytetracycline)、多西环素(doxycycline)、替硝唑(tinidazole)、奥硝唑(ornidazole)和红霉素(erythromycin)等均可用于杀灭虫体并减轻症状。

Summary

The life cycle of *Trichomonas* parasites in the human cecum and colon includes only one developmental stage of trophozoites. There is no evidence that it has pathogenic effect on the human body. Accurate diagnosis requires finding trophozoites in the stool. *Trichomonas tenax*, or *oral trichomonas*, is a species of trichomonas which is found in the oral cavity of humans. The life cycle of *Trichomonas tenax* includes only one developmental stage of trophozoite, but there is no evidence that it has pathogenic effect on the human body. *Trichomonas tenax* can easily be diagnosis by finding trophozoites on a gum scraping swab. *Dientamoeba fragilis* is a type of amoeba flagellate found in the gastrointestinal tract such as cecum and colon of some humans and primates animals. The life cycle of *Trichomonas tenax* have only one developmental stage of trophozoite. It causes gastrointestinal upset such as intestinal catarrh and diarrhea in some people. Accurate diagnosis requires finding trophozoites in the fresh stool.

思考题

人毛滴虫、口腔毛滴虫和脆弱双核阿米巴的医学意义是什么?

(何深一)

第七节 隐 孢 子 虫

隐孢子虫(*Cryptosporidium* Tyzzer,1907)隶属顶复门(Phylum Apicomplexa)的孢子虫纲(Class Sporozoa)。隐孢子虫于 1907 年在实验小鼠胃腺上皮细胞内发现并命名(*C. muris*)。1976 年首次发现隐孢子虫感染人并致病。1986 年我国兰州地区发现犊牛隐孢子虫病,广东发现鸡隐孢子虫病;1987 年在南京和安徽发现人感染。隐孢子虫是一种人兽共患性寄生原虫,具有广泛的宿主,可寄生于人、哺乳类、禽类、爬行类、两栖类和鱼类等 260 多种动物。目前已知隐孢子虫有效种 45 个,以及 120 多个基因型。其中,感染人的有 20 多种。微小隐孢子虫(*C. parvum*)和人隐孢子虫(*C. hominis*)为主要感染人的两类虫种。感染人体的常见种类还包括火鸡隐孢子虫(*C. meleagridis*)、猫隐孢子虫(*C. felis*)、犬隐孢子虫(*C. canis*)、泛在隐孢子虫(*C. ubiquitum*)等。人隐孢子虫(*C. hominis*)、微小隐孢子虫（*C. parvum*）、鼠隐孢子虫（*C. muris*）等基因组测序已基本完成。

隐孢子虫是儿童和幼年动物的主要腹泻病原之一，也是重要的机会性致病原虫，引起全球性流行的人兽共患隐孢子虫病（cryptosporidiosis）。免疫力正常的人和动物感染后，引起的急性腹泻常呈自限性；免疫力低下、免疫功能抑制者、免疫缺陷患者尤其是艾滋病患者感染后会引起致死性腹泻，是艾滋病患者的主要致死因素之一。

【形态】

隐孢子虫发育过程包括 5 个阶段：滋养体、裂殖体、配子体、合子和卵囊。卵囊（oocyst）呈圆形或椭圆形。粪便中的卵囊具有二层囊壁，直径 4~6μm。成熟的卵囊内含有 4 个裸露的子孢子（sporozoite）和由颗粒物组成的残留体（residual body）。子孢子呈月牙形，大小为 1.5μm×0.75μm，有一个核。未经染色的卵囊很难识别，用改良抗酸法染色后，在染成蓝绿色背景的标本中，虫体被染成玫瑰色。显微镜下，囊内子孢子呈不规则排列，残留物为颗粒状呈暗黑色或棕色（图 2-2-15）。

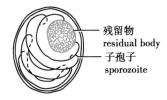

图 2-2-15　隐孢子虫卵囊
Fig. 2-2-15　Oocyst of *Cryptosporidium*

（图中标注：残留物 residual body；子孢子 sporozoite）

【生活史】

本虫发育各期均在宿主小肠上皮细胞膜与胞质间形成的纳虫空泡内进行，整个发育过程无须宿主转换。

成熟卵囊为感染阶段。随宿主粪便排出体外的卵囊即具感染性。卵囊被人和易感动物吞食后，在消化液作用下，囊内的 4 个子孢子逸出，附着并侵入肠上皮细胞，在纳虫空泡内进行裂体增殖，发育为滋养体，经 3 次核分裂发育为裂殖体。成熟裂殖体含 8 个裂殖子，裂殖子释出后，侵入其他上皮细胞，发育为新的滋养体和裂殖子。释出后的裂殖子再进行一代裂体增殖，其裂殖子进一步发育为雌、雄配子体。后者最终发育为雌、雄配子。二者结合形成合子，再经孢子增殖发育成卵囊。卵囊有薄壁和厚壁两种类型，薄壁卵囊约占 20%，子孢子逸出后直接侵入肠上皮细胞，进行裂体增殖，形成宿主自体内感染，故一次吞食少量卵囊，就可引起严重的或持续性感染。此即免疫功能减退患者体内长期存在严重感染的原因。厚壁卵囊约占 80%，在肠上皮细胞或肠腔内经孢子化在囊内形成 4 个子孢子后，随宿主粪便排出体外即可感染新的宿主。完成整个发育过程约需 3d，病程多为 5~11d（图 2-2-16）。

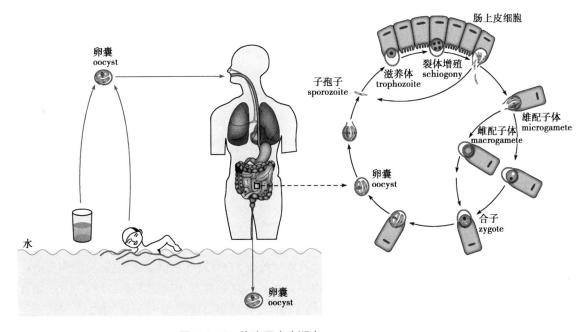

图 2-2-16　隐孢子虫生活史
Fig. 2-2-16　Life cycle of *Cryptosporidium*

【致病】

1. 致病机制　隐孢子虫的致病机制尚不确定。关于隐孢子虫脱囊、运动,以及入侵宿主细胞的机制也了解甚少。隐孢子虫寄生于小肠黏膜,破坏微绒毛的数量、结构和功能,引起消化和吸收障碍,导致腹泻。

2. 病理改变　隐孢子虫病病变主要见于小肠。虫体寄生处可见黏膜表面绒毛萎缩变短或融合甚至脱落。上皮细胞变低平、老化和脱落速度加快等现象。绒毛上皮层及固有层均可见单核细胞及多形核炎性细胞浸润。对于免疫功能减退的患者,病变可延及结肠、胃、食管以及肠道以外的器官。感染延及胆囊时,可引起急性和坏死性胆囊炎,胆囊壁增厚变硬,黏膜面变平并可出现溃疡。在肺隐孢子虫病患者的肺组织活检标本中,可见到活动性支气管炎及局灶性间质性肺炎等病变。

3. 临床表现　隐孢子虫病临床表现与转归与宿主的免疫状态紧密相关。免疫功能正常者的感染多为自限性腹泻,但腹泻较为严重,可引发营养不良和生长障碍。发展中国家儿童多次感染后常常无任何症状,免疫功能缺陷者则可发展为严重、慢性的腹泻并偶可导致肠外隐孢子虫病。隐孢子虫病潜伏期为 2~10d。临床症状和严重程度取决于宿主的免疫功能。腹泻是最常见的症状,常为水样便,每日 5~10 次,一般无脓血,偶有少量黏液,可伴有腹痛、腹胀、厌食、恶心、呕吐、脱水、乏力和体重下降等,部分患者可有低热。在免疫功能正常人群,症状一般持续时间较短,为 1~2 周;而在免疫功能缺陷者,病程可持续数月或更长,或由急性转为慢性而反复发作。隐孢子虫感染是引起艾滋病患者腹泻的最常见原因,感染起始于空、回肠,可播散至大部分的胃肠道黏膜。临床特征为频繁水泻,一日数次至数十次,粪便量可达 5~10L,患者可出现严重脱水和电解质紊乱,病死率可达 50%。一些患者可转为慢性腹泻。其他先天或后天免疫功能缺陷者,接受免疫抑制剂治疗的患者,以及因小儿营养不良和病毒感染造成的免疫功能减退者也可发生严重的隐孢子虫感染。由药物造成免疫功能减退的患者,停药后隐孢子虫病即可痊愈。

肠外隐孢子虫感染主要见于免疫功能缺陷者,但免疫功能正常者也偶有发生。如胆道、呼吸道隐孢子虫感染等。本病常可导致婴幼儿营养不良及生长发育迟缓。

感染隐孢子虫后,一般在 5~8d 出现血清特异性抗体,包括 IgG、IgM、IgA 和 IgE,2 周后达高峰。IgM、IgA 持续数周后大都消失,IgG 则长期存在。此外,唾液和十二指肠液含有分泌性 IgA 抗体,粪便中可测出 IgA,还有 IgG 和 IgM。正常人的血清抗体对于清除和预防感染可能起一定的作用。本病的保护性免疫以细胞免疫为主。

【实验室检查】

从粪便、痰液或胆汁中检查隐孢子虫卵囊诊断本病简便易行,常用的方法有金胺酚染色法、改良抗酸染色法、金胺酚-改良抗酸染色法等。为提高卵囊的检出率,涂片染色前应先浓集卵囊,推荐使用甲醛-乙酸乙酯沉淀法。常规应用的免疫检测方法包括用于检测卵囊的直接免疫荧光试验和用于检测粪便抗原的酶联免疫吸附法(ELISA)和胶体金技术。ELISA 也被用于检测宿主血清中的特异性抗体等。免疫印迹法及聚合酶链反应(PCR)也可用于隐孢子虫的实验室检查。PCR 可检测粪便及活检标本中的隐孢子虫 DNA 片段,最少能检测出一个卵囊的 DNA 片段。近年应用的实时定量 PCR 可检测携带状况,决定样品中卵囊的数目,并在感染的不同阶段定量调查基因表达情况。此外,免疫酶染色技术(IEST)、流式细胞仪等也可用于辅助诊断。

【流行与防治】

1. 流行概况　隐孢子虫呈世界性分布,迄今已有 6 大洲 90 多个国家发现了隐孢子虫病。在同性恋艾滋病患者中近半数感染隐孢子虫。全世界每年约有 5 000 万 5 岁以下儿童感染,主要集中在发展中国家。据报道,发达国家隐孢子虫阳性率为 0.6%~20%,发展中国家为 4%~32%,AIDS 患者和儿童感染率为 3%~50%;中国为 1.33%~13.49%(2014),儿童感染率高达 51.4%(2012)。同性恋并发 AIDS 患者近半数感染隐孢子虫,是引起 AIDS 患者死亡的主要原因之一。1986 年,世界卫生组织(WHO)将人体隐孢子虫列为艾滋病的怀疑指标。我国于 2003 年将本病列为必须重点防范的重要寄生虫病。目前隐孢子虫病已被列为引起人类腹泻最常见的 6 种腹泻病因之一,并被 WHO 和美国疾病预防控制中心列入需防治的新发传染病加以防治。近年来因隐孢子虫污染水源而引发的隐孢子虫病曾多次暴发流行,已引起世界各国的高度重视,美国于 1996 年就制定了饮用水中隐孢子虫的卫生标准,我国于 2006 年颁布了《生活饮用水卫生标准》(GB 5749—2006),在微生物指标中增加了隐孢子虫,并于 2008 年 7 月 1 日开始执行。我国卫生行业标准《隐孢子虫病的诊断》(WS/T 487—2016)于 2016 年 5 月 20 日发布,为我国人体隐孢子虫感染调查和隐孢子虫病的临床诊断提供了技术支持。

2. 流行环节

(1)传染源:患者和带虫者、各种动物宿主是重要的传染源。分子流行病学研究结果显示 90% 以上的人隐孢子虫病是由人隐孢子虫(*C. hominis*)和微小隐孢子虫(*C. parvum*)引起,人隐孢子虫是引起该病暴发的主要病原体,主要是通过人-人之间的接触传播而导致隐孢子虫病的暴发。除此之外,其他种类如火鸡隐孢子虫(*C. meleagridis*)、猫隐孢子虫(*C. felis*)和犬隐孢子虫(*C. canis*)等不仅感染免疫缺陷患者而且还能感染具有正常免疫能力的人,尤其多见于发展中国家人群。

(2)传播途径:包括①接触传播:主要经“粪-口”途径。不认真洗手、未彻底消毒的便器和胃肠插管都可能造成虫体传播。②水源传播:卵囊对消毒剂抵抗力很强,水源被污染或净水设备故障,可导致水源传播。③食物传播:食入污染的食物亦可引起感染。④空气传播:痰液中有卵囊者可通过飞沫传播。

(3)易感人群:人对隐孢子虫普遍易感。婴幼儿、艾滋病患者、接受免疫抑制剂治疗的患者以及先天或后天的免疫功能减退者更易感染隐孢子虫。大量应用多种抗生素、患水痘、麻疹和经常感冒者等均易感染本虫。在儿童感染者中,非母乳喂养的婴儿较母乳喂养的易感。据美国在健康志愿者中进行的研究表明,少至几个卵囊即可使健康人发病。

3. 防治原则

(1)预防:加强人、畜粪便的管理,避免卵囊污染水源和食物;注意个人和饮食卫生;对于免疫功能减退的人群,尤其是 AIDS 患者要加强保护,增强免疫功能,避免接触患者、病畜和宠物;提倡喝开水,饮用牛奶也要彻底消毒。

(2)治疗:隐孢子虫病的治疗主要包括对症治疗和免疫治疗等方法。防止脱水、纠正电解质紊乱、加强营养补充和止泻等对症支持疗法是缓解临床症状的有效手段。目前尚无理想的有效抗虫药物,硝唑尼特(nitazoxanide)是一种广谱抗肠道寄生虫药物,2002 年,经美国食品药品监督管理局(Food and Drug Administration,FDA)批准用于治疗隐孢子虫病的特异性药物,到目前也是唯一一种被批准药物,对儿童隐孢子虫有一定疗效,但对免疫低下人群无效。硝唑尼特药物的作用机制尚不十分明确,有研究表明硝唑尼特口服后的主要活性物质和代谢产物替唑尼特(tizoxanide)进一步与葡糖醛酸结合生成葡糖醛酸替唑尼特,能有效抑制隐孢子虫子孢子和卵囊的生长。可能改善临床症状或缩短病程的抗生素有巴龙霉素、螺旋霉素、阿奇霉素(azithromycin)等。AIDS 合并隐孢子虫腹泻除支持疗法外,应予止泻。国内试用大蒜素治疗,有一定疗效。人血清高价免疫球蛋白、干扰素、转移因子、白介素-2 和含隐孢子虫抗体的母牛初乳等免疫制剂可以改善临床症状。高效抗逆转录病毒治疗是治疗和预防艾滋病合并隐孢子虫感染的最有效的方法,其可能通过恢复机体的 CD4$^+$T 细胞,使宿主的免疫功能部分恢复。

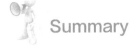

Summary

Cryptosporidium spp. are zoonotic parasitic protozoa that can cause gastrointestinal illness with diarrhea in humans and most vertebrates. They reside on the surface of epithelial cells in the digestive tract. Human can acquire cryptosporidiosis through direct or indirect contact with infected persons or animals and consumption of contaminated water or food. *Cryptosporidium* spp. are important opportunistic protozoa in immunocompromised persons. Diagnosis of the disease is mostly through the detection of *Cryptosporidium* oocysts and antigens in stool specimens by using microscopy and immunological assays.

思考题

1. 阐述一下隐孢子虫生活史和致病的特点。
2. 将隐孢子虫作为饮用水的卫生指标有何意义?

第八节　人芽囊原虫

人芽囊原虫(*Blastocystis hominis*)广泛分布于世界各地,主要寄生在高等灵长类和人类肠道内。1899 年首次被报道,1912 年被正式命名,归类于对人类无害的肠道酵母菌。直到 1967 年 Zerdt 发现其在超微结构与生理上和酵母菌的差异,才被定为是一种致病性原虫。按照 FEG Cox 分类(2003),人芽囊原虫归属于色藻界(Chromista),色物亚界(Subkingdom Chromobiota),双环门(Bigyra),芽囊原虫纲(Blastocystidea)。1990 年在我国广州首次发现人芽囊原虫病(Blastocystis hominis)病例。

【形态】

人芽囊原虫大小差异较大,直径为 4~63μm,多为 6~15μm,形态结构复杂。体外培养可见空泡型、颗粒型、阿米巴型、复分裂型及包囊型 5 种类型虫体(图 2-2-17),粪便中常见为空泡型。空泡型虫体呈圆形或卵圆形,直径 2~200μm,平均 4~15μm,中央含一大的空泡,有时空泡较小或呈网状结构,并将核推向中央区的边缘,核呈月牙状或块状,数目多在 1~4 个不等。颗粒型虫体直径平均 15~25μm,充满颗粒状物质,颗粒分为代谢颗粒、脂肪颗粒和繁殖颗粒 3 种。阿米巴型虫体形似溶组织内阿米巴滋养体,直径平均 10μm,形态多变,伪足伸缩极缓慢,在普通培养基、成囊培养基及新鲜标本中均可吞噬细菌。阿米巴型多见于急性腹泻患者,认为与致病有关。复分裂型虫体不多见,其体积最大,具增殖现象,一个虫体常可分裂成 3 个、4 个或更多虫体。包囊型虫体呈圆形或卵圆形,大小为 3~8μm,含 1~4 个核囊壁较厚对外界有较强的抵抗力。

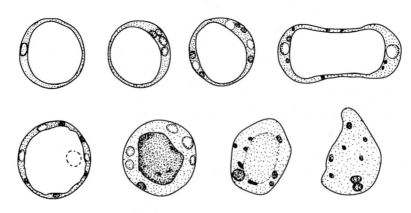

图 2-2-17　人粪中各种形态的人芽囊原虫

Fig. 2-2-17　Common morphology of *Blastocystis hominis*

【生活史】

人芽囊原虫可广泛寄生于人和其他灵长类动物的回盲部,还可寄生于狗、猫、猪、鼠、家兔、家禽、蛙、蛇和蚯蚓等多种动物体内。该虫生活史尚不完全清楚,有学者认为其生活史为空泡型—阿米巴型—空泡型,阿米巴型为致病期,包囊为感染期。人因误食或误饮由包囊污染的食物和生水后,包囊在肠内脱囊形成空泡型,空泡型可与颗粒型、阿米巴型和包囊型互相转化,包囊有薄壁和厚壁之分,薄壁包囊可以在肠腔内增殖,造成自体感染,而厚壁包囊则与粪-口传播的肠外途径有关。常见的生殖方式有二分裂、内二芽生殖、裂体生殖(图 2-2-18)。

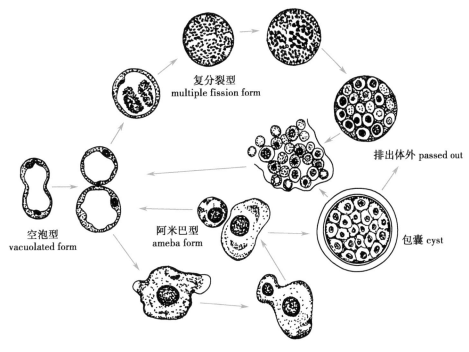

图 2-2-18　人芽囊原虫生活史
Fig. 2-2-18　Life cycle of *Blastocystis hominis*

【致病】

人芽囊原虫致病性尚存争议,一般认为该虫致病力较弱。人感染人芽囊原虫后是否发病与虫体数量、机体免疫状况等有关。但也有学者认为人芽囊原虫的致病与该虫的基因型有关。人芽囊原虫的发病机制尚未阐明,有研究表明其致病机制可能包括与破坏紧密连接蛋白导致肠黏膜屏障通透性增高以及诱导促炎因子分泌增加等有关。该虫感染免疫抑制的 BALB/c 小鼠后,病理检查可见盲肠和结肠壁有炎症细胞浸润,肠黏膜充血,有的肠黏膜破坏呈网状、蜂窝状。虫体出现在肠黏膜细胞边缘,但未侵入肠壁,亦未见引起溃疡。临床表现轻重不一,多数为无症状带虫者。部分感染者表现为腹泻、痉挛性腹痛、腹胀、呕吐等,也可出现发热、乏力等全身症状。腹泻最为常见,一日数次至 20 余次,大多为水样便,亦可为黏液便和血样便。症状持续或反复出现,时间为数日至数年不等,间歇时间为数天或数月。慢性迁延性病程多于急性病程。免疫功能正常的感染者多表现为自限性,病程 1~3d。免疫功能减退人群易感染且症状较重,常可迁延不愈,治疗困难。部分患者血中嗜酸性粒细胞增多。感染者 IgG(尤其 IgG2)明显升高。

【实验室检查】

从粪便中检获虫体即可确诊,常用方法有生理盐水直接涂片法、碘液染色法、三色酸染色法、固定染色法(如吉姆萨染色法、瑞特染色法或苏木素染色法)、改良抗酸染色法和培养法。用培养法可提高检出率。要注意与溶组织内阿米巴、哈门氏内阿米巴、微小内蜒阿米巴的包囊、隐孢子虫卵囊及真菌鉴别。目前,利用 PCR 特异性扩增人芽囊原虫核糖体小亚基(SSU-rDNA)的基因技术已在临床应用。

【流行与防治】

人芽囊原虫呈世界性分布,宿主广泛。国外腹泻人群的检出率为 0.5%~64.3%;德国 HIV 感染者粪便中检查出人芽囊原虫的阳性率高达 26%。国内人群感染率多在 10% 以下,正常人群的感染率为 0.6%~5.8%,腹泻人群的检出率则为 8.5%~18%。江西省崇义县曾发生了 1 122 例人芽囊原虫病的暴发流行,与饮用污染的水有关;安徽省阜阳市 HIV 阳性者合并人芽囊原虫感染率为 17.11%。人芽囊原虫病的暴发流行和在艾滋病患者中的高感染率应引起预防及临床学者的重视。患者、带虫者和保虫宿主都可成为传染源。人芽囊原虫包囊有较强的抵抗力,在水中可存活 19d。传播途径为经口感染,粪便中的虫体污染了食物、水源及用具均可造成传播。蟑螂等节肢动物在传播中也起到了一定作用。

预防该虫感染应控制传染源,及时发现慢性患者和带虫者并治疗,特别对饮食业人员应定期检查和及时治疗;并切断传播途径,加强粪便管理,做好宣传教育,注意个人卫生和饮食卫生,保护水源,消灭苍蝇和蟑螂,治疗常用药物是甲硝唑,但常有复发现象。对甲硝唑有抗性虫株可改用替硝唑、复方磺胺甲噁唑等。黄连、鸦胆子、石榴根皮等中药对该病的治疗也有一定疗效。

Summary

Blastrocystis hominins resides in the intestinal tract of humans and primates whose life cycle is not entirely clear. It is generally considered that the cyst is the infection stage. The virulence of the cyst is weak which can cause symptoms such as diarrhea. Cysts detected in the feces can make a definitive diagnosis.

思考题

1. 人芽囊原虫的致病特点如何?
2. 思考一下如何开展人芽囊原虫与肠道菌群相互作用的研究。

(刘登宇)

第九节 结肠小袋纤毛虫

纤毛虫属于纤毛门(Ciliophora)动基裂纲,以纤毛作为运动细胞器。虫体有大小核各一个,近前端有一明显的胞口,下接胞咽;后端有一个较小的胞肛。以二分裂法增殖或接合生殖。多数纤毛虫营自生生活,少数可寄生于无脊椎动物和脊椎动物的消化道内,寄生于人体的仅有结肠小袋纤毛虫。

结肠小袋纤毛虫(*Balantidium coli* Malmsten,1857)是人体最大的寄生性原虫。虫体寄生于人体结肠内,可侵犯肠壁组织引起结肠小袋纤毛虫病(balantidiasis),亦称结肠小袋纤毛虫痢疾(balantidial dysentery)。该虫由 Malmsten(1857)首先在两名急性腹泻患者的粪便中发现,并将其定名为结肠草履虫;而后,Leukart(1861)也在猪的大肠中发现;Stein 于 1862 年正式将其归于小袋属。猪为重要的保虫宿主和传染源。

【形态】

生活史包括滋养体和包囊两个时期。滋养体呈椭圆形,无色透明或淡灰略带绿色,大小为 (30~200)μm × (25~120)μm。整个虫体覆有斜纵行的纤毛,滋养体通过纤毛的摆动作快速旋转运动。虫体极易变形,前端略小,向体表凹陷形成胞口,下接漏斗状胞咽;后端较圆,有一小的胞肛。在胞口处的纤毛较长,颗粒食物借胞口纤毛的运动进入虫体,在底部形成圆形食物泡,食物在泡中消化,残渣经胞肛排出。虫体中、后部各有一伸缩泡(contractile vacuole)。苏木素染色后可见一个肾形的大核,位于虫体中央;一个圆形的小核,位于大核的凹陷处。包囊圆形或椭圆形,直径为 40~60μm;淡黄或浅绿色。囊壁厚,透明,两层。新形成的包囊在活体时可见到囊内滋养体具明显的纤毛,并在囊内运动,随着包囊的成熟纤毛逐渐消失。染色后的包囊可见明显的肾形细胞核(图 2-2-19)。

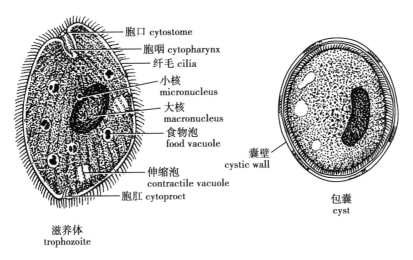

图 2-2-19　结肠小袋纤毛虫
Fig. 2-2-19　*Balantidium coli*

【生活史】

　　成熟包囊可随宿主粪便排出体外而污染环境,当人或猪等食入后,包囊在小肠受消化液作用,滋养体脱囊而出。滋养体随肠内容物进入结肠定居,以淀粉颗粒、细菌及肠壁脱落的细胞为食,迅速生长,以横二分裂法或接合生殖法进行增殖。在分裂开始时,虫体首先延长,接着中部形成横缢并逐渐收缩,小核先分裂,大核延长并中部收缩形成两个核,此时自横缢处分开形成两个虫体。接合生殖时两个虫体互相靠近,在胞口附近连接,彼此交换核物质后分开,再各自进行二分裂增殖。滋养体随肠内容物向肠道远端移行,由于肠内渗透压的改变,部分滋养体变圆,分泌囊壁物质形成包囊;滋养体也可因宿主腹泻肠蠕动亢进而直接排出。该虫很少在人体内形成包囊,多是离体后在外界形成包囊;而寄生在猪体内的虫体则多形成大量包囊后再排出体外(图 2-2-20)。

【致病】

　　结肠小袋纤毛虫的致病性除受虫体自身因素影响外,还与宿主肠道环境及机体的免疫状态密切相关。滋养体分泌透明质酸酶等物质并借助虫体本身的机械性运动侵入结肠黏膜甚至黏膜下层,引起肠黏膜炎症和溃疡。病理变化颇似阿米巴痢疾,肠黏膜有火山口状小溃疡,溃疡可逐渐扩大并融合,在黏膜下层向四周蔓延形成口小底大、边缘不整的溃疡,表面覆盖黏液和坏死组织,周围有滋养体。严重病例可出现大面积结肠黏膜的破坏和脱落,病变部位有嗜酸性粒细胞浸润。宿主肠壁损伤、某些肠道共生细菌(金黄色葡萄球菌、肺炎球菌、肠道杆菌等)及富含糖和淀粉的食物等因素均能协同增强虫体的致病性。

　　临床表现可分为无症状型、急性型、慢性型。多数感染者无任何症状,是重要的传染源。急性期亦称痢疾型,患者可有腹痛、腹泻和黏液血便;腹泻次数可多达十余次,里急后重明显,有的出现脱水、营养不良及消瘦。治疗不当或不及时可转为慢性,患者可有上腹部不适,回盲部及乙状结肠部压疼,周期性腹泻,大便呈粥样或水样,常伴有黏液。滋养体可经淋巴通道侵袭肠外组织,如肝、肺或泌尿生殖器官等引起异位病变的报道。还有从慢性鼻炎的鼻分泌物中查见结肠小袋纤毛虫的报道。

【实验室检查】

　　粪便直接涂片查到滋养体或包囊可确诊。因患者排虫常呈间歇性,故需反复检查以提高检出率。急性期患者体内的原虫多不形成包囊,以检查滋养体为主。由于虫体较大,一般不易漏检。必要时亦可采用乙状结肠镜进行活组织检查或用阿米巴培养基进行培养。如需对虫体鉴定,可进行苏木素染色。

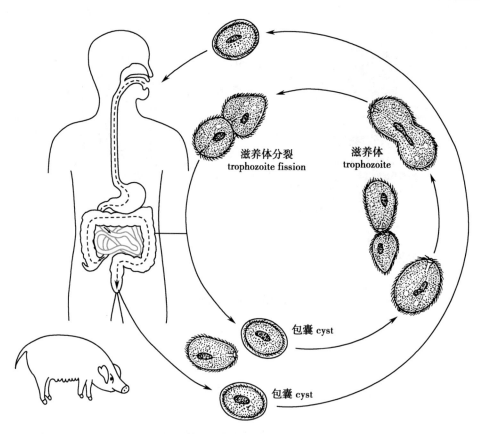

图 2-2-20   结肠小袋纤毛虫生活史
Fig. 2-2-20   Life cycle of *Balantidium coli*

【流行与防治】

该虫呈世界性分布,主要流行于热带、亚热带地区,其中以菲律宾、新几内亚、西太平洋群岛、塞舌尔群岛、中美州等地区最为常见。我国云南、广东、广西、福建、四川、湖北、河南、河北、山东、山西、陕西、吉林、辽宁、台湾等 22 个省市有报道。感染主要与饮食习惯相关,云南一些农村地区的感染率为4.24%,西藏某些地区的感染率达 8%。已知 33 种动物可感染该虫,其中猪是最重要的保虫宿主,其感染率在 60% 以上,西藏个别地区高达 88%。尽管对猪与人的结肠小袋纤毛虫是否为同一个种曾有争论,但目前普遍认为猪是本病的重要传染源。粪便污染及蝇的机械携带包囊是重要的传播方式。包囊的抵抗力较强,在室温潮湿环境里能活 2 个月,在干燥而阴暗的环境里能活 1~2 周,在直射阳光下能活 3h,在 10% 甲醛溶液中能活 4h。滋养体对外界环境有一定的抵抗力,如在厌氧环境和室温条件下能活 10d,但在胃酸中很快被杀死,因此,滋养体不是主要的感染阶段。结肠小袋纤毛虫病的发病率不高,重点在于预防,防治原则与溶组织内阿米巴相同,除注意个人卫生和饮食卫生,更要加强猪粪便的管理,保护水源。治疗患者首选甲硝唑,硝基咪唑、四环素、土霉素、小檗碱等药物治疗也有较好的疗效。

Summary

Balantidium coli is a protozoan parasite which inhabits in the human colon responsible for the disease balantidiasis. *B. coil* can invade the large intestine tissue, leading to diarrhea, dysentery, coltis and abdominal pain. Balantidium coli has two developmental stages: a trophozoite stage and a cyst stage. Cysts and trophozoites detected in the feces can make a definitive diagnosis.

思考题

试述结肠小袋纤毛虫的生活史和致病特点,其临床表现和病理变化与阿米巴痢疾相似吗? 有何不同?

(何深一)

第三章
寄生于血液和组织中的原虫

【学习要点】

1. 血液/组织原虫病的感染途径与防治原则。
2. 血液/组织原虫病的致病机制、临床表现与诊断方法。
3. 虫媒传播型热带病与全球健康。
4. 中国消除疟疾的成功经验。
5. 弓形虫病与宿主免疫功能的关系。

寄生于血液和组织中的原虫主要有杜氏利什曼原虫、锥虫、疟原虫、弓形虫和巴贝虫等。

第一节　利什曼原虫

利什曼原虫属于动基体目（Order Kinetoplastida），锥虫亚目（Suborder Trypanosomatina），锥体虫科（Family Trypanosomatidea），利什曼属（Genus *Leishmania*）。生活史有前鞭毛体（promastigote）及无鞭毛体（amastigote）两个时期，前者寄生于节肢动物（白蛉）的上消化道内，后者寄生于人和脊椎动物的单核巨噬细胞内，通过白蛉传播。由利什曼原虫感染而引起的疾病，称利什曼病（leishmaniasis）。本病广泛分布于亚、欧、非和美洲的许多国家，是对人体危害严重的人兽共患寄生虫病。

利什曼病有以下三种：①内脏利什曼病（visceral leishmaniasis，VL），早在 1890 年，Leishman 从一名印度士兵尸体的脾脏内查见一种"小体"；1903 年 Donavan 又从印度一发热者致死的患者尸体内查见同样的"小体"。此类患者皮肤常有暗的色素沉着，并有发热，故称黑热病（kala-azar）。1903 年，Ross 检查 Donovan 的标本后，才将该病的病原体定名为杜氏利什曼原虫［*Leishmania donovani*（Laveran&Mesnil，1903）Ross，1903］。② 黏膜皮肤利什曼病（mucocutaneous leishmaniasis，MCL），由巴西利什曼原虫（*Leishmania braziliensis*）（Vianna，1911）所致。③ 皮肤利什曼病（cutaneous leishmaniasis，CL），由热带利什曼原虫［*Leishmania tropica*（Wright，1903）Luhe，1906］和墨西哥利什曼原虫［*Leishmania mexicana*（Biagi，1953）Garnham，1962］所致。我国黑热病是由杜氏利什曼原虫和婴儿利什曼原虫（*L. infantun*）或称杜氏利什曼原虫婴儿亚种（*L. donovani infantum*）引起。

【形态】

不同种株利什曼原虫的形态与结构均无明显差别。由于寄生的宿主不同，利什曼原虫有无鞭毛体和前鞭毛体两种不同的形态。

1. 无鞭毛体（amastigote）　通常称利杜体（Leishman-Donovan body，LD body），寄生于人和其他哺乳动物的单核吞噬细胞内。虫体很小，卵圆形，大小为（2.9~5.7）μm×（1.8~4.0）μm。经瑞特染色液染色后，细胞质呈淡蓝或淡红色。内有一个较大而明显的圆形核，呈红色或淡紫色。动基体（kinetoplast）位于核旁，着色较深，细小、杆状（图 2-3-1）。在更高倍数放大时，可见虫体前端从颗粒状的基体（basal body）发出一根丝体（rhizoplast）。基体及根丝体在普通显微镜下难以区分。

在透射电镜下，虫体由内外两层表膜包被，每一层为一个单位膜。在内层表膜下有排列整齐的管状纤维，称为膜下微管（subpellicular microtubule）。微管数目、直径、间距等在种株鉴定上有一定意义。

虫体前端的表膜向内凹陷,形成一袋状腔,称为鞭毛袋,内有一根短的鞭毛(即光镜下的根丝体)。基体为中空圆形。动基体为腊肠状,其内有一束与长轴平行的纤丝,该纤丝由 DNA 组成。其他线粒体呈泡状或管状,内有少数排列不整齐的板状嵴。类脂体圆形或卵圆形。内质网不发达呈管状或泡状。核一个,卵圆形,大小约 1.5μm×1.0μm。核膜两层,可见核孔。核仁 1~2 个(图 2-3-2)。

2. **前鞭毛体(promastigote)** 寄生于白蛉消化道。成熟的虫体呈梭形或长梭形,前端有一根伸出体外的鞭毛,为虫体运动器官。虫体大小为(14.3~20)μm×(1.5~1.8)μm,核位于虫体中部,动基体在前部。基体在动基体之前,鞭毛即由此发出。在培养基内活的前鞭毛体运动活泼,鞭毛不停地摆动,经常以虫体前端为中心聚集成团,排列成菊花状。有时可见到粗短状前鞭毛体和梭状前鞭毛体,这与虫体的发育程度有关。前鞭毛体染色着色特性与无鞭毛体相同(图 2-3-3)。

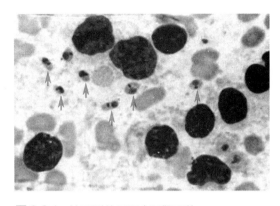

图 2-3-1 杜氏利什曼原虫无鞭毛体
Fig. 2-3-1 Amastigote of *Leishmania donovani*

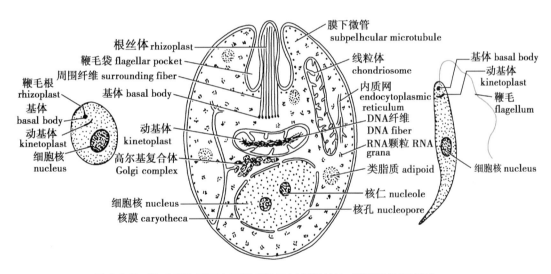

图 2-3-2 杜氏利什曼原虫无鞭毛体及其超微结构、前鞭毛体示意图
Fig. 2-3-2 Amastigote and promastigote of *Leishmania donovani*

透射电镜可见虫体前端有一袋状凹陷的鞭毛袋,内有鞭毛。鞭毛表面有薄膜两层。鞭毛的横切面上有 9 对周围纤维和两根中央纤维,它们都与基体相连。动基体与核的超微结构与无鞭毛体相似。

利什曼原虫含有 36 条染色体,大小在 0.35~3Mb 范围内。目前在 Genbank 中的表达序列标签中硕大利什曼原虫(*Leishmania major*)为 2 191 条,对利什曼原虫基因组结构分析,发现在所有利什曼原虫中都有连锁群,其结构较保守。利什曼原虫的 DNA 有核 DNA 及核外 DNA 之分。后者占 DNA 总量的 10%~25%,主要集中在动基体内,故通称 kDNA。它是动基体目(Kinetoplastida)原虫特有的线粒体

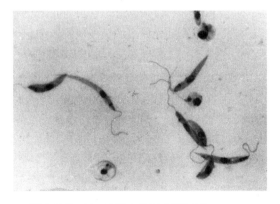

图 2-3-3 杜氏利什曼原虫前鞭毛体
Fig. 2-3-3 Promastigote of *Leishmania donovani*

DNA,是由许多微环(minicircle)和少数大环(maxicircle)所组成的网状结构。微环容易分离、提纯,且有不同属、种甚至株 DNA 序列同源性的差异。分析 K-DNA 微环的 DNA 序列的同源性,为利什曼病诊断和种株鉴定提供了新手段。

【生活史】

杜氏利什曼原虫生活史需要两个宿主,即白蛉和人或哺乳动物,犬是其重要保虫宿主。

1. 在白蛉体内发育　当雌性白蛉叮刺黑热病患者或受感染的动物宿主时,宿主血液中或皮肤内含有无鞭毛体的巨噬细胞被吸入白蛉胃内,经过大约 24h,无鞭毛体开始发育为早期前鞭毛体。此时虫体呈卵圆形,鞭毛也开始伸出体外。48h 后发育为短粗的鞭毛体或梭状的鞭毛体,体形从卵圆形逐渐变为宽梭形或长梭形,鞭毛由短逐渐变长。吸血 3 天后,虫体以纵二分裂法大量繁殖,胃里出现大量成熟的前鞭毛体,活动力明显加强。第 5 天在数量剧增的同时,虫体密集在前胃,甚至将胃腔占满,并逐渐向食管和咽部移动。7 天后,具感染力的前鞭毛体大量聚集在食管、咽、口腔和喙内。当雌性白蛉再次叮刺健康人或动物时,前鞭毛体即随白蛉唾液进入人体或动物。

2. 在人体内发育　当感染有前鞭毛体的雌性白蛉叮刺人体吸血时,前鞭毛体随白蛉分泌的唾液进入人体的皮下组织。一部分前鞭毛体可被多形核白细胞吞噬消灭;一部分则进入巨噬细胞。原虫进入巨噬细胞后,逐渐变圆,失去其鞭毛的体外部分,向无鞭毛体期转化。此时巨噬细胞内形成纳虫空泡。无鞭毛体在巨噬细胞内不但可以存活,且能进行分裂繁殖。电镜观察可见无鞭毛体分裂从新鞭毛轴丝形成和动基体 DNA 纤丝伸长开始,以后 DNA 纤丝出现裂隙,继之细胞核分裂,虫体一侧表膜出现凹陷,新膜下微管和表膜先后形成,并向细胞内伸入,包绕两个分裂的虫体,完成细胞分裂。无鞭毛体的大量繁殖,最终导致巨噬细胞破裂。游离的无鞭毛体又进入其他巨噬细胞,重复上述增殖过程。如有白蛉叮刺吸血时,原虫可乘机进入白蛉胃内,重复在白蛉体内的发育过程(图 2-3-4)。

(1)利什曼原虫入侵巨噬细胞的机制:利什曼原虫前鞭毛体进入巨噬细胞的过程经历了黏附与入侵两步。黏附的途径大致可分为二种:一种为配体-受体结合途径,原虫质膜中的分子量为 63kDa 的糖蛋白(GP63)是巨噬细胞上 C3b 受体的配体,利什曼原虫可通过 GP63 多肽链上的 Arg-Gly-Asp 即所谓的"黏性"序列与巨噬细胞上 C3b 结合,从而介导前鞭毛体入侵巨噬细胞。另一种为前鞭毛体吸附的抗体和补体与巨噬细胞表面的 Fc 受体或 C3b 受体结合途径。前鞭毛体吸附的抗体结合巨噬细胞表面的 Fc 受体后,或前鞭毛体吸附的补体结合巨噬细胞表面的 C3b 受体后,原虫则随巨噬细胞的吞噬活动进入巨噬细胞。

(2)两种发育阶段的转化机制:目前可以在实验室将利什曼原虫的前鞭毛体转化为无鞭毛体,但其机制目前尚未完全阐明。一般认为可能是受培养环境的改变(如 pH、培养基、培养温度等)和原虫所需营养物质及宿主的作用等因素的影响所致。实验证明:前鞭毛体发育以 25℃为宜,无鞭毛体则需要 36℃环境。

(3)机体对利什曼原虫的杀伤:利什曼原虫在巨噬细胞内寄生和繁殖,其抗原可在巨噬细胞表面表达。宿主对利什曼原虫的免疫应答属细胞免疫,其效应细胞为激活的巨噬细胞,通过巨噬细胞内产生的活性氧杀伤无鞭毛体,使含有无鞭毛体的巨噬细胞坏死并清除虫体,这种现象在皮肤利什曼病表现明显。近年研究结果提示,抗体也参与宿主对利什曼原虫的免疫应答。

人体对杜氏利什曼原虫无先天免疫力,故黑热病多见于婴儿及儿童。但黑热病愈后则可产生稳固的获得性免疫,能够抵抗同种利什曼原虫的再感染。据报道黑热病患者治愈后利什曼素皮内试验(LDT)阳性变化呈曲线,20~29 年后达到高峰,以后呈下降趋势,阳性反应可保持 50 余年之久,反应强度并不减弱,提示患者治愈后可获得终身免疫。

【致病】

利什曼原虫通过黏附入侵巨噬细胞,在巨噬细胞内阻止吞噬体酸化和吞噬体与溶酶体融合,并形成纳虫空泡。在纳虫空泡中,前鞭毛体发育成无鞭毛体,无鞭毛体大量增殖,最终导致巨噬细胞裂解。利什曼原虫可通过阻断宿主巨噬细胞的信号传导通路以降低细胞免疫功能,还可通过调节细胞因子

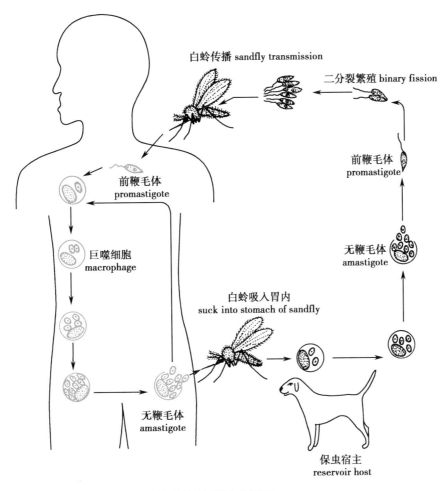

图 2-3-4　杜氏利什曼原虫生活史
Fig. 2-3-4　Life cycle of *Leishmania donovani*

的产生以逃避机体的免疫杀伤作用。

1. 内脏利什曼病（visceral leishmaniasis）　内脏利什曼病（黑热病）三大症状：长期不规则发热、脾脏和肝脏进行性肿大和全血细胞减少性贫血。患者如不治疗则很少能够自愈，且常因并发症而死亡，病死率可高达 90% 以上。

（1）潜伏期：人体感染杜氏利什曼原虫后，潜伏期一般为 4~6 个月。典型病例的临床表现是缓慢起病，在发生临床症状之前，患者脸上很早就出现一种原发性损害，初期为针尖大的丘疹，一至数个，逐渐增至扁豆一般大小，呈淡红色或深红色，数月方始消退，留下色素较深的斑点。潜伏期后患者开始发热，病程可达数月，但全身中毒症状不明显。患者脾、肝、淋巴结随着病程的发展逐渐肿大。

（2）发热：是黑热病的最主要症状之一，常午后或夜间发热，温度可达 39℃ 以上。多为长期不规则发热，早期病例有 1/3 呈双峰热型，即上、下午各有一次高热。随着病程的发展，发热时间逐渐延长，有时可持续数月而不减轻。

（3）脾大：是黑热病的主要体征，也常是主要的主诉。一般在初次发热半月后即可触及。病程进展至 2~3 个月，脾脏下端可能到达肚脐和肋下缘的部位。半年后，脾大，下缘超过肚脐，甚至接近耻骨上方。随病程进展，脾脏因网状纤维结缔组织增生而变硬。肝脏大多肿大，但不如脾脏那样显著，在 1~3 个月后，肝脏下缘可在右肋缘下或剑突下 2~4cm 触及。

（4）贫血：全血细胞减少性贫血是黑热病重要症状之一，黑热病患者大多呈中等程度的贫血。患者红细胞计数多在 400 万/mm³ 以下或更低，血红蛋白明显下降。同时伴白细胞及血小板减少，血清丙种球蛋白明显增高，蛋白尿和血尿。患者可出现白/球蛋白比率倒置，其中白蛋白的减少可能与肝脏受损致使合成减少以及肾脏受损白蛋白由尿液排出有关,球蛋白增高与浆细胞的大量增生有关。患者常发生鼻衄和齿龈出血,有些晚期患者面部两颊可出现色素沉着。

由于全血细胞减少,免疫受损,易并发各种感染性疾病,如肺炎和坏疽性口炎(俗称走马疳)等,常可导致患儿死亡;急性粒细胞缺乏症是黑热病的另一严重并发症,如不及时治疗,易并发其他疾病而死亡。

2. 黑热病后皮肤利什曼病(post kalaazar dermal leishmaniasis,PKDL)　部分黑热病患者用锑剂治疗过程中,或治愈后数年甚至十余年后可发生皮肤黑热病。患者面部、四肢或躯干等部位出现许多含有利什曼原虫的皮肤结节,结节呈大小不等的肉芽肿,或呈暗色丘疹状,常见于面部及颈部,有的酷似瘤型麻风。PKDL在我国并不多见,自20世纪30年代至今,见诸报道的仅106例,主要发生在人源型黑热病疫区的山东、苏北、皖北、冀南、河南、陕西关中平原以及新疆喀什绿洲。患者都是成人,90%以上均有黑热病史;另在甘肃山区,曾报道1例儿童黑热病患者在治疗过程中出现含虫的皮肤丘疹,经锑剂继续注射后与内脏感染同时消失。

3. 淋巴结型利什曼病(lymph glands visceral leishmaniasis,LGVL)　无黑热病病史,病变局限于淋巴结,故此类内脏利什曼病又称淋巴结型黑热病。本病在北京、新疆先后有过报道,在内蒙古额济纳旗荒漠黑热病疫区内较常见。临床表现主要是全身多处淋巴结肿大,肿大的淋巴结以腹股沟和股部最多见,其次是颈部和腋下,再次是耳后、锁骨上和腋窝处,一般如花生米和蚕豆大小,局部无明显压痛或红肿。摘取淋巴结作连续切片常可查见利什曼原虫。患者的一般情况大多良好,少数可有低热和乏力,肝、脾很少触及,嗜酸性粒细胞常增多。本病多数患者可以自愈。

4. 皮肤利什曼病(cutaneous leishmaniasis)　皮肤利什曼病常发生皮肤溃疡,溃疡处常有脓液流出。当溃疡发生在肘、膝及手腕关节部位时,可丧失劳动力;若发生继发感染,则可并发淋巴管炎,面部的皮肤溃疡,愈合后可残留瘢痕。在克拉玛依,皮肤利什曼病患者有的可出现结节性痒疹样皮肤损害,皮损部位奇痒难忍,搔破后又极易发生感染。患者以青壮年为主,媒介为硕大白蛉吴氏亚种,其病原体为婴儿利什曼原虫(*L. infantum*)。

【实验室检查】

1. 病原学检查　检出利什曼原虫即可确诊。但辨认虫体时应注意与播散型组织胞浆菌病鉴别。该病是一种经呼吸道传播的、多见于热带和亚热带的真菌。患者有黑热病类似症状。组织胞浆菌的孢子较利什曼原虫无鞭毛体稍大,外膜较厚,菌体内有一弯月形着紫红色的结构,子孢子直径2~4μm,卵圆形,多累及单核巨噬细胞系统。骨髓涂片所见病原体与利什曼原虫相似,但无动基体类似结构,可作为鉴别依据。临床诊断还需与儿童白血病和恶性组织细胞病鉴别。

(1)穿刺检查

1)涂片法:以骨髓穿刺涂片法最为常用。以髂骨穿刺简便安全,原虫检出率为80%~90%。淋巴结穿刺多选肿大的淋巴结,如腹股沟、肱骨上滑车、颈淋巴结等,检出率约在46%。也可作淋巴结活检。脾脏穿刺检出率较高,达90%~99.3%,但不安全,一般少用或不用。取上述穿刺物涂片染色镜检,查见无鞭毛体即可确诊。

2)培养法:用无菌方法将上述穿刺物接种于NNN培养基,置22~25℃温箱内。约1周后若在培养物中见运动活泼的前鞭毛体,即可判为阳性结果。

3)动物接种法:把穿刺物接种于易感动物(如金地鼠,BALB/c小鼠等)体内,1~2个月后取肝、脾作印片或涂片,瑞特染液染色镜检。如查见无鞭毛体即可确诊。

(2)皮肤活组织检查:在皮肤结节处用消毒针头刺破皮肤,取少许组织液,或用手术刀刮取少许组织作涂片,染色镜检。如查见无鞭毛体即可确诊。

2. 免疫学检测

(1)循环抗原检测:单克隆抗体-抗原斑点试验(McAb-AST),诊断黑热病的阳性率可达97.03%,假阳性仅0.2%。敏感性、特异性、重复性均好,且具有简易可行,仅需微量血清等优点,必要时还可作定量测定。该法还有确定现行感染、可用于疗效考核等优点。

（2）抗体检测：酶联免疫吸附试验（ELISA）、间接血凝试验（IHA）、对流免疫电泳（CIE）、间接免疫荧光试验（IFA）等均可采用。斑点-ELISA 的阳性率也较高，但查抗体方法常与其他疾病出现交叉反应，在诊断利什曼病上有其局限性。且抗体短期内不易消失，不宜用于疗效考核。

（3）利什曼素皮内试验：该法简便易行，多应用于黑热病流行病学调查。

3. 分子生物学检测

（1）聚合酶链反应（Polymerase chain reaction，PCR）：检测黑热病效果好，敏感性、特异性均高。由于利什曼原虫具有上万拷贝且具有种株特异性的小环 DNA，使 PCR 方法应用于诊断黑热病更具潜力。以动基体小环 DNA 基因序列为基础设计的杜氏利什曼原虫特异性引物，建立 PCR 方法，检测杜氏利什曼原虫特异性基因片段，敏感性和特异性均较高，现场应用效果好。该方法特别适合于合并 HIV 感染的黑热病的诊断。

（2）kDNA 探针杂交法：该法敏感、特异，取材方便。采用该法检测四川黑热病流行区 71 只犬耳缘皮肤组织标本，阳性率为 40.8%（29/71），与骨髓涂片符合率 85.9%（61/71），可用于犬利什曼病的现场流行病学调查。

（3）Dip-stick 法：将利什曼原虫重组抗原 rk39 制备成 Dip-stick 试纸条，用于内脏利什曼病的诊断，阳性率高达 100%。该法简便易行、携带方便，操作易行，2~5min 内即可得到结果。

【流行】

黑热病虽然是一种具有地域性的传染病，但其分布很广，波及亚、欧、非、美四洲。在亚洲主要流行于印度、中国、孟加拉国和尼泊尔等国家。地中海沿岸地区和国家、俄罗斯及独联体国家、中南美洲部分国家也有黑热病流行。在 1949 年以前，我国黑热病流行极为广泛，山东、河北、河南、江苏、安徽、陕西、甘肃为重流行区，辽宁、山西、青海、新疆、青海和四川为轻流行区。1951 年调查估计全国共有 53 万黑热病患者，随后我国开展了大规模黑热病防治工作，效果显著。近年来，黑热病主要发生在新疆、内蒙古、甘肃、四川、陕西、山西等 6 个省、自治区，有 43 个县为黑热病流行县。四川省汶川、九寨沟、茂县、理县、北川和黑水 6 县，以及甘肃陇南市的文县、武都和舟曲为黑热病流行县，上述四川和甘肃黑热病流行区犬的感染率都很高，是主要传染源。新疆有 33 个县（市）为黑热病流行县，患者主要分布在喀什、疏附、疏勒、巴楚、伽师和阿图什等县（市）。据统计，2018 年全国 11 个省份的 78 个县共报告内脏利什曼 180 病例，病例主要分布于甘肃（66 例）、山西（38 例）和陕西（27 例）3 个省。其中 40 个县属于流行区，共报告本地感染病例 134 例，其余 38 个县属于非流行区，共报告输入性病例 46 例。表明我国内脏利什曼病呈低度流行态势，但流行区范围有逐渐蔓延的趋势。

根据传染来源不同，黑热病在流行病学上可大致分为三种不同的类型，即人源型、犬源型和自然疫源型；分别以印度、地中海盆地和中亚荒漠内的黑热病为典型代表。我国由于幅员辽阔，黑热病的流行范围广，包括平原、山丘和荒漠等三种疫区，我国黑热病在流行病学上可归纳为三种类型：

（1）人源型：又称为平原型，分布在平原地带，包括冀南、山东、苏北、皖北、豫东、陕西关中平原、湖北江汉平原以及新疆喀什绿洲。病原体主要是杜氏利什曼原虫，患者为主要传染源，可发生大的流行，病狗罕见，患者以较大的儿童和青、壮年占多数，传播媒介为家栖的中华白蛉，在喀什则为近家栖的长管白蛉。这类地带的黑热病大都于 20 世纪 60 年代已得到有效的控制，残存的媒介白蛉密度很低或几近绝迹。但在新疆喀什绿洲目前仍有黑热病流行。

（2）犬源型：又称为山丘型，多见于山丘地区，分布在山区及黄土高原地带，包括甘肃和青海的东部，宁夏南部，川北、陕北、晋中、南、冀北、北京市郊各县和辽宁省中、南部。患者散在，流行区 16 岁以下发病较多，5 岁以下的幼儿和婴儿的感染率较高，成人很少得病。传播媒介为野栖或近野栖型中华白蛉。犬为主要传染源，感染率较高，可达 20%~30%。该型黑热病在有些地区的流行已得到控制，但在甘肃、陕北、川北及晋中、南一带，新感染的病例仍不断出现，犬源性黑热病流行区的防治是目前我国黑热病防治的重点。

（3）自然疫源型：又称为荒漠型，多分布新疆和内蒙古的某些荒漠地区。患者主要见于婴幼儿，2

岁以下患者占90%以上。进入这类地区的打工或旅游的外来成人常易感染。病例散发或流行,每年新发患者数多。传染源可能是野生动物。传播媒介为野栖蛉种,主要是吴氏白蛉,其次为亚历山大白蛉。动物宿主迄今尚未完全确定。

目前对杜氏利什曼原虫kDNA和核糖体基因间隔区(ITS)序列研究结果表明,荒漠疫区与山丘疫区杜氏利什曼原虫kDNA和ITS的同源性较大,而与平原疫区的kDNA和ITS同源性较小。故三种流行类型的病原体似可概括为杜氏利什曼原虫亲人虫株(即人源型虫株)和亲动物虫株(包括犬源型与自然疫源型虫株)。可以推测黑热病原先是某些野生动物的疾病,在生物进化过程中,杜氏利什曼原虫从野生动物传给犬类,再由犬类传给人类。在此过程中,杜氏利什曼原虫的基因产生突变,并在新的宿主和环境中得以保存下来,逐渐形成不同类型的黑热病病原体。

【防治】

采取查治患者、杀灭病犬和消灭传播媒介白蛉的综合措施。

1. 治疗患者　五价锑化物(pentavalent antimonials),对利什曼原虫有很强的杀伤作用。包括葡萄糖酸锑钠(斯锑黑克,Stibiihexonas)和葡糖胺锑(甲基葡胺锑),葡萄糖酸锑钠高效低毒,疗效较好。近年来报告,应用脂肪微粒结合五价锑剂治疗黑热病获极好效果,治愈迅速。对于少数经锑剂反复治疗无效的患者,可用戊烷脒(pentamidine)或二脒替(stilbamidine)等芳香双脒剂治疗,或和五价锑合并使用,效果更佳。

2. 杀灭病犬　对病犬应做到定期查犬、早发现、早捕杀,捕杀病犬是防治工作中的关键。四川省对黑热病流行区实行全面灭犬和禁养家犬3~5年,或对全部家犬用拟菊酯类水剂杀虫剂给犬体药浴,一年两次。再结合媒介控制,防止白蛉叮咬等措施,可以切断传播途径,降低发病率。

3. 传播媒介的防治　消灭传播媒介白蛉,疫区内可用杀虫剂对人口居住聚集地和发病较集中的村落进行溴氰菊酯(12.5~25mg/m²)滞留喷洒灭蛉,效果较佳。同时应加强个人保护,正确使用防蛉设施,如纱窗、纱门、蚊帐、灭蛉器、驱避剂等,可以减少或避免白蛉叮咬。

Summary

Leishmaniasis is a parasitic disease transmitted via leishmania infected female sandfly bites and still one of the 7 parasitic diseases need control in the world by WHO/TDR. Leishmaniasis have three types: ①visceral leishmaniasis is caused by *Leishmania donovani*; ②mucocutaneous leishmaniasis is caused by *Leishmania braziliensis*; ③cutaneous leishmaniasis is caused by *Leishmania tropica*, *Leishmania mexicana* and *Leishmania major*. *Leishmania donovani* is the pathogen of visceral leishmaniasis (kala-azar) in China. It has very complex life cycle including sandfly and human or animals as host. The life cycle consists of amastigote and promastigote phases. The amastigotes living in macrophages of human and animal is the pathogenic stage, and the promastigote living in gut of sand fly is the infective stage. The infective route is via *leishmania* infected female sandfly bites. The amastigote multiplies in macrophages and causes macrophages ruptured, which is the main pathogenesis of visceral leishmaniasis. The main clinical manifestations of visceral leishmaniasis patients are fever, splenomegaly and anemia. Microscopy examination of bone marrow aspiration is the gold standard method to diagnose visceral leishmaniasis (kala-azar), while rapid diagnostic tests (Dip-stick) based on antigen-antibody reaction is also used for auxiliary diagnosis. The infection immunity of *Leishmania donovani* is non-sterilizing immunity; the cellular immunity plays an important role in the infection immunity of *Leishmania donovani*. Till now, there is no safe and effective kala-azar vaccine. The key measures of visceral leishmaniasis prevention include treatment of kala-azar patients, sandfly eradication and dog management in epidemic areas and avoiding bites of sandfly.

NOTES

思考题

1. 简述杜氏利什曼原虫的致病机制及主要临床表现。

2. 从流行病学上看,我国黑热病分哪几型? 各有何特点?

3. 试述杜氏利什曼原虫的寄生部位、感染阶段、感染方式、致病机制及主要临床表现。

4. 病例讨论:患者,男,36 岁,民工,因畏寒、发热 1 个多月入院。1 个月前患者出现不规则发热,盗汗,体温最高达 40℃,在当地按感冒对症治疗效果不佳。入院前 1 天突发鼻出血,血量约 600~700ml。查体:T 39.7℃,急性热病容,中度贫血貌,全身无出血点、无黄疸。心肺(－)。B 超显示:肝正常大小,脾肋下约 8.0cm,余无异常。患者最近 2 年内曾间断在四川阿坝州九寨沟等县工作 8 个多月。实验室检查:血常规 WBC 1.2×10^9/L,RBC 2.8×10^{12}/L,Hb78g/L,PLT 60×10^9/L。骨髓涂片查见利什曼原虫无鞭毛体。请结合你所学知识,谈谈对该病例诊断和治疗方案的看法。

(陈建平)

第二节　锥　　虫

寄生于人体的锥虫有两种类型,一种属于布氏锥虫复合体(*Trpanosoma brucei* complex)内的 3 个亚种,即布氏冈比亚锥虫(*T. brucei gambiense*)、布氏罗得西亚锥虫(*T. brucei rhodesiense*)和布氏布氏锥虫(*T. brucei brucei*)。它们是非洲锥虫病(African trypanosomiasis)或称非洲昏睡病(睡眠病,African sleeping sickness)的病原体。前二者主要引起人体锥虫病,后者所致人体病例临床报道极少,主要引起牛发病。另一种类型为枯氏锥虫(*T. Cruzi*),引起美洲锥虫病(American trypanosomiasis),又称恰加斯病(Chagas disease),是一种自然疫源性疾病。

除人外,锥虫还寄生于鱼类、两栖类、爬虫类、鸟类和哺乳类等动物体。在非洲、南美洲和中美洲,锥虫病对当地人体健康和经济发展造成的危害是极其严重的。我国没有锥虫病,但已有输入性病例报道。

一、布氏冈比亚锥虫与布氏罗得西亚锥虫

布氏冈比亚锥虫(*T. b. gambiense* Dutton,1902)与布氏罗得西亚锥虫(*T. b. rhodesiense* Stephens & Fanthan,1901)属人体涎源性锥虫,其传播媒介为吸血舌蝇。冈比亚锥虫分布于西非和中非河流或森林地带,而罗得西亚锥虫则分布于东非热带草原及湖岸的灌木和植丛地带。两种锥虫在形态、生活史、致病及临床表现等方面具有共同之处。

【形态与生活史】

寄生于人体内的两种锥虫的锥鞭毛体(trypomastigote)具多形性(polymorphism),可分为细长型、中间型和粗短三种类型。细长型长为 20~40μm,宽 1.5~3.5μm,前端较尖细,有一达 6μm 的游离鞭毛,动基体位于虫体近末端;粗短型长 15~25μm,宽 3.5μm,游离鞭毛短于 1μm,或不游离;中间型大小于两者之间。

锥鞭毛体有 1 个细胞核,见于虫体中央稍偏处。动基体呈腊肠型,位于虫体近后端,内含 DNA,一端常生出细而长的线粒体。鞭毛起自基体,伸出虫体后,与虫体表膜相连。当鞭毛运动时,表膜伸展,即成波动膜。在吉姆萨或瑞特染色血涂片中,胞质呈淡蓝色,核居中,呈红色或红紫色。动基体为深红色,点状。波动膜为淡蓝色。细胞质内有深蓝色的异染质(volutin)颗粒。

两种锥虫的锥鞭毛体,在病程早期存在于血液、淋巴液内,晚期可侵入脑脊液。在两种锥鞭毛体

中,细长型以二分裂法增殖,粗短型则不增殖,但对舌蝇具感染性。锥鞭毛体粗短型随血液被舌蝇吸入体内,在中肠内进行繁殖,变为细长型锥鞭毛体,以二分裂法增殖。约在感染10天后,锥鞭毛体从中肠经前胃到达下咽,然后进入唾腺,附着于细胞上,转变为上鞭毛体(epimastigotes)。经过增殖最后转变为循环后期锥鞭毛体(metacyclic trypomastigotes),循环后期锥鞭毛体为感染阶段。其外形短粗,大小约$15\mu m \times 2.5\mu m$,无鞭毛,对人具感染性。当受染舌蝇刺吸人血时,循环后期锥鞭毛体随涎液进入皮下组织,变为细长型,经繁殖后进入血液。可分裂的细长型先转变为中间型,随后成为不分裂的、但对舌蝇具感染性粗短型(图2-3-5)。

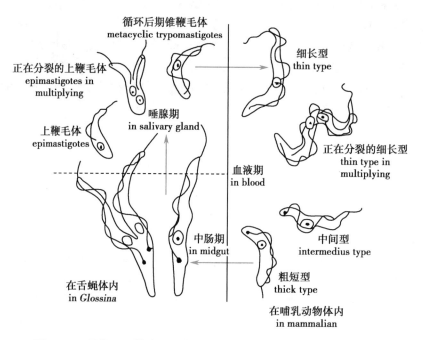

图 2-3-5　罗得西亚锥虫和冈比亚锥虫的生活史

Fig. 2-3-5　Life cycle of *T. b. rhodesiense* and *T. b. gambiense*

【致病】

两种锥虫病是因免疫复合物沉积于血管壁和局部组织引起的一种免疫复合物性疾病,其病理过程有许多方面类似于进行性阿萨斯(Arthus)反应。非洲锥虫所诱导产生的免疫反应并不形成宿主保护性,而会引发免疫病理紊乱。虫体变异表面糖蛋白(variant surface glycoprotein,VSG)与虫体的免疫逃避、细胞因子网络功能失常和产生自身抗体有关。变异的表面糖蛋白与抗体形成的可溶性免疫复合物沉积于血管壁和局部组织内,引起炎症反应致组织的损伤,是形成本病的病理基础。两种锥虫侵入人体以后的基本过程包括:锥虫在局部增殖所引起的局部初发反应期和在体内散播的血淋巴期,以及侵入中枢神经系统的脑膜炎期。

1. **局部初发反应期**　患者被舌蝇叮咬后约1周,局部皮肤肿胀,中心出现一红点,此即锥虫下疳(trypanosomal chancre)。"下疳"部位皮下组织可见淋巴细胞、组织细胞及少量嗜酸性粒细胞和巨噬细胞浸润,有时可见锥虫。局部皮肤病变为自限性,约持续3周后即可消退。

2. **血淋巴期**　全身淋巴结肿大和脾大是该期的主要症状。感染后约5~12d,出现锥虫血症。由于虫体表面抗原间隔一段时间便发生变异,致使原产生的特异性抗体失去效应,从而导致血内锥虫数出现交替上升与下降现象,其间隔时间约为2~10d。高密度原虫血症高峰可持续2~3d,伴有发热、头痛、关节痛、肢体痛等症状。发热持续数日后自行消退,隔几日后体温可再次升高。此期可出现全身淋巴结肿大,尤以颈后、颌下、腹股沟淋巴结为显著。颈后三角部淋巴结肿大(Winterbottom征)为冈比亚锥虫病的特征。其他体征有深部感觉过敏(Kerandel征)等。此外,心肌炎、心外膜炎及心包积液等也可发生。

3. 脑膜脑炎期 发病数月或数年后,锥虫可侵入中枢神经系统。常见病变为弥漫性软脑膜炎,脑皮质充血和水肿,神经元变性,胶质细胞增生。病程不同时期可出现失眠/嗜睡、伴精神紊乱,在病程晚期昏迷和淡漠是突出症状。未经治疗最终发展为中枢神经系统紊乱,可出现攻击性行为到嗜睡状态的各种行为学改变,以至于发展为完全嗜睡。此外,可有发音含糊、举止迟钝、肌肉震颤、步态不稳和最后昏睡等症状,可并发各种感染。

两种锥虫所致病程虽有许多共同之处,但各有特点。布氏冈比亚锥虫病呈慢性过程,病程可持续数月至数年,其间可有多次发热,但症状较轻。有时并无急性症状,但可出现中枢神经系统异常,因中枢神经系统受累、循环系统衰竭或并发症死亡。布氏罗得西亚锥虫病则呈急性过程,患者中枢神经系统受累及症状出现较早,病情急剧恶化,常在数周数月内死亡。

【实验室检查】

1. 病原学检查 取患者血液做薄血膜或厚血膜涂片,经吉姆萨染色镜检是检查病原体的较好方法,一日内重复检查可提高检出率。如将血液浓集后涂片,检出率可提高数倍。当血中虫数多时,锥鞭毛体以细长型为主;血中虫数因宿主免疫反应减少时,则以粗短型居多。必要时也可取淋巴液、脑脊液、骨髓穿刺液、淋巴结穿刺物等做涂片检查。此外,取上述标本进行动物接种也是一种有用的病原学检查方法。

2. 血清学检测 以往多采用检测抗体的方法,但不能确定是否为现症或既往感染。检测抗体的方法主要包括酶联免疫吸附试验、间接荧光抗体试验和间接血凝试验等,主要用于血清流行病学调查和隐性感染的检出。用单克隆抗体检测血中循环抗原,具有确定现行感染的价值。

3. 分子生物学检测 将 PCR 及 DNA 探针技术应用于锥虫病诊断,特异性和敏感性均较高,特别是虫数极低的血液标本的检测。

【流行与防治】

布氏冈比亚锥虫病的主要传染源为患者及带虫者。牛、猪、山羊、犬等动物可能是保虫宿主。主要传播媒介为须舌蝇(*Glossina palpalis*、*Glossina tachinoides* 和 *Glossina fuscipes*)。这类舌蝇在沿河流或森林稠密植物地带孳生。

布氏罗得西亚锥虫病的传染源为人(猎人、渔民和采集工人),非洲羚羊、牛、狮、鬣狗等动物为其保虫宿主。主要传播媒介为刺舌蝇(*G. morsitans*)、淡足舌蝇(*G. pallidipes*)及丝舌蝇(*G. swynnertoni*)。这类舌蝇孳生在东非热带草原和湖岸的森林及植丛地带,嗜吸动物血,在动物中传播锥虫,人因进入上述地区而感染。

防治锥虫病的主要措施包括及早诊断、早治疗患者和消灭舌蝇。尽早确立病原诊断,并及时药物治疗可提高治愈率并降低死亡率。本病的主要抗病原药物有苏拉明(suramine)、喷他脒和二氟甲基鸟氨酸,对各种昏睡病早期疗效良好。对已累及中枢神经系统的病例,需采用有机砷剂硫砷嘧胺进行治疗。同时,改变媒介昆虫孳生环境,如清除灌木林,喷洒杀虫剂等措施可控制媒介传播。

二、枯氏锥虫

枯氏锥虫(*Trypanosoma cruzi*,Chagas,1909)属人体粪源性锥虫,是枯氏锥虫病,或称恰加斯病(Chagas disease)的病原体,传播媒介为锥蝽。枯氏锥虫主要分布于南美洲和中美洲,故又称美洲锥虫病。

【形态与生活史】

枯氏锥虫因寄生环境不同,有三种不同形态,即无鞭毛体、上鞭毛体和锥鞭毛体。①无鞭毛体(amastigote):存在于细胞内,球形或卵圆形,大小为 2.4~6.5μm,具核和动基体,无鞭毛或有很短鞭毛。②上鞭毛体:存在于锥蝽的消化道内,纺锤形,长约 20~40μm,动基体在核的前方,游离鞭毛自核的前方发出。上述两种类型均行二分裂繁殖。③锥鞭毛体:存在于宿主血液或锥蝽的后肠内,即循环后期锥鞭毛体,大小为(11.7~30.4)μm×(0.7~5.9)μm。游离鞭毛自核的后方发出。在血液内,外形弯曲如新月状。侵入细胞或吸血时,锥鞭毛体进入锥蝽消化道。本期虫体不进行增殖。

枯氏锥虫的传播媒介为锥蝽,可栖息于人房间内,多夜间吸血。主要虫种有骚扰蝽(*Triatoma infestans*)、长红锥蝽(*Rhodnius prolixus*)、大锥蝽(*Panstrongylus megistus*)、泥色锥蝽(*T. sordida*)等。

在锥蝽体内发育:雌、雄性锥蝽的成虫、幼虫、若虫都能吸血。当锥蝽从人体或哺乳动物吸入含有锥鞭毛体的血液数小时后,锥鞭毛体在前肠内失去游离鞭毛,约在14~20h后,转变为无鞭毛体,以二分裂增殖。然后再转变为球鞭毛体(spheromastigote)进入中肠,发育为小型上鞭毛体。上鞭毛体以二分裂法增殖,发育为大型上鞭毛体。约在吸血后第3、4天,上鞭毛体出现于直肠,并附着于上皮细胞上。第5天后,上鞭毛体变圆,发育为循环后期锥鞭毛体,该期为枯氏锥虫感染阶段。当染虫锥蝽吸血时,循环后期锥鞭毛体随锥蝽粪便排出并经皮肤伤口或黏膜进入人体(图2-3-6)。

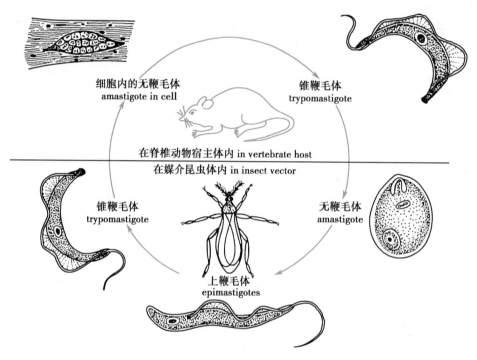

图 2-3-6　枯氏锥虫生活史

Fig. 2-3-6　Life cycle of *Trypanosoma cruzi*

在人体内发育:枯氏锥虫有2个发育阶段,即无鞭毛体和锥鞭毛体。血液内的循环后期锥鞭毛体侵入组织细胞内转变为无鞭毛体,经二分裂增殖后形成假包囊,其内含数百个无鞭毛体,随后转变为小而活动的锥鞭毛体。锥鞭毛体破假包囊而出进入血液,再侵入新的组织细胞,尤其是心肌细胞,锥鞭毛可转变为无鞭毛体,经二分裂增殖并破坏细胞,再转变为锥鞭毛体,从而维持感染。当锥蝽吸血时,锥鞭毛体随血餐进入锥蝽消化道发育。

此外,宿主还可通过输血、母乳、胎盘或食入被传染性锥蝽粪便污染的食物而获得感染。

【致病】

潜伏期为1~3周,此期无鞭毛体在细胞内繁殖,所产生的锥鞭毛体在细胞之间传播,并存在于血液中。

1. 急性期　枯氏锥虫侵入部位的皮下结缔组织出现炎症反应,初起为一过性荨麻疹。感染1~2周后,受叮咬局部出现结节,称为恰加斯肿(Chagoma)。如侵入部位在眼结膜则可出现一侧性眼眶周围水肿、结膜炎及耳前淋巴结炎(称Romana征)。此为急性恰加斯病的典型体征。但大多数患者并无此体征,而于感染后2~3周出现虫血症,可持续数月;虫血症期间或以后,锥虫侵入组织,引起心肌炎、脑炎与肝脾大。主要临床表现为头痛、倦怠和发热、广泛的淋巴结肿大、肝脾大和脑膜炎与心肌炎。可出现呕吐、腹泻或脑膜炎症状。心脏症状为心动过缓、心肌炎等。婴幼儿脑膜脑炎与心肌炎预后不佳。此期持续 4~5 周，大多数患者自急性期恢复后进入隐匿期，或称间期。有些患者则转为慢性期。

2. 慢性期 常在感染后 10~20 年后出现。心脏为最常见的受累器官，主要表现为心肌炎、心律失常、充血性心力衰竭和血栓性栓塞症状。脑栓塞最常见，肺、肾栓塞次之。巨食管（megaesophagus）和巨结肠（megacolon）亦为本病的重要临床表现，其形成原因可能与相关的副交感神经丛的神经节损害有关，二者可同时出现且常伴有心脏病变。患者吞咽和排便均感极度困难。心脏病变是此期最常见的后遗症和致死原因。慢性期，在血中及组织内很难找到锥虫。

【实验室检查】

在急性期，血中锥鞭毛体数目多，可以采用血涂片（薄、厚片）染色镜检。在慢性期，因血中锥虫数量少，可用血液接种动物或用 NNN 培养基培养，或试用接种诊断法，即用人工饲养的未受感染的锥蝽幼虫饲食受检者血液，10~30d 后检查锥蝽肠道内有无锥虫。也可用免疫学检测方法辅助诊断。

对于检测虫数极低的血液标本，可采用通过特异基因片段 PCR 扩增和测序技术进行诊断，检出率很高，并可鉴别虫种。

【流行与防治】

枯氏锥虫所致的恰加斯病广泛分布于中美洲和南美洲，主要在居住条件差的农村流行，80% 患者为幼年感染。枯氏锥虫有多种哺乳动物宿主，如狐、松鼠、食蚁兽、犰狳、犬、猫和家鼠等。本虫由锥蝽在野生动物之间传播。锥蝽将锥虫从野生动物传播到家养动物，而后经家养动物在人群中流行。本病是自然疫源性疾病和人兽共患寄生虫病。

常用治疗药物为合成硝基呋喃类的硝呋替莫（nifurtimox）和硝基咪唑类的苄硝唑（benznidazole），在急性感染阶段，抑制虫血症可降低死亡率，而慢性期经化疗后仍有达半数的患者维持感染状态，因而慢性期较少进行病原治疗。巨结肠和巨食管症需予手术治疗。

综合防治应以预防感染为重点，可采取以下措施预防本病：改善居住条件和房屋结构，以防锥蝽在室内孳生与栖息。采用杀虫剂滞留喷洒方法以杀灭室内锥蝽，防止传染性锥蝽粪便污染食物；加强对孕妇与献血者的锥虫检查；消灭动物储存宿主；开展卫生健康教育。

Summary

Trypanosome brucei (*T. brucei*) *rhodesiense* and *T. brucei gambiense* are the pathogens of African trypanosomiasis or sleeping sickness. The organism of *Trypansome* is developed and transmitted to mammalian host by tsetse fly, which normally bites in the facial area of mammalian animals. The pathogenic mechanism of two kinds of trypanosomes is related to the immune complex which deposited in the vessel wall and local tissue. Definitive diagnosis requires the demonstration of trypomastigotes or amastigotes in the blood, lymph fluid, cerebrospinal fluid or bone marrow biopsy material by microscope examination or animal inoculation examination.

Chagas disease or American trypanosomiasis, is a tropical parasitic disease caused by the protozoan *Trypanosoma cruzi*. *T. cruzi* is commonly spread to humans and other mammals by the blood-sucking kissing bugs of the subfamily Triatominae. The trypomastigotes enter the human host through the bite wound or by crossing mucous membranes which cause the Chagas swelling, myocarditis, encephalitis and other diseases. Pathogen diagnosis can use the blood smear methods or an animal inoculation methods. Immunological test is useful for diagnosis.

思考题

1. 简述两种锥虫的生活史和致病性异同点。

2. 我国公民到国外旅行或工作存在感染锥虫的危险,如何进行预防和早期诊断?

3. 病例讨论:患者,女,41岁。2017年7月22日~8月6日,跟随旅行团从广州前往肯尼亚、坦桑尼亚旅行。患者自诉在旅行期间遭遇类似牛虻之类的昆虫叮咬,叮咬后无明显不适。回国后发现右脚后跟,有一暗红色包块,中央有破溃,周围有点肿胀,中间压痛,质地较软。回国2天后开始反复发作性高热,体温最高40℃,伴畏冷、乏力、头痛,无咳嗽、咳痰,无腹痛、腹泻,无恶心、呕吐、肌肉酸痛。8月8日晚就诊于福建省某三甲医院,次日就诊于福建省医科大学附属协和医院发热门诊,11日收入感染科,予以抗感染对症等处理,体温控制不佳,病情越发严重。14日送血样到省CDC要求检测疟原虫,经疟疾快速诊断试验(RDT)检测为阴性,血涂片镜检未检出疟原虫,但发现鞭毛状细长虫体,根据虫体形态特征等鉴定为非洲锥虫,次日血样送中国疾病预防控制中心寄生虫病防治所通过特异基因片段扩增和测序,确定为布氏罗得西亚锥虫。请结合你所学知识,谈谈对该病例诊断和治疗方案的看法。

(陈建平)

第三节   疟   原   虫

疟原虫是导致人类疟疾(alaria)的病原体,属于顶复门,真球虫目(Order Eucoccidiida)、血孢子虫亚目(Suborder Heamosporina),疟原虫科(Family Plasmodidae)。

疟原虫种类繁多,自然界中可寄生于两栖类、爬行类、鸟类、啮齿类和灵长类哺乳动物体内,但是不同疟原虫对宿主具有严格的特异性。寄生于人类的疟原虫主要有4种,即间日疟原虫(*Plasmodium vivax*)、恶性疟原虫(*Plasmodium falciparum*)、三日疟原虫(*Plasmodium malariae*)和卵形疟原虫(*Plasmodium ovale*),分别引起间日疟、恶性疟、三日疟和卵形疟。间日疟原虫、卵形疟原虫和恶性疟原虫均专性寄生于人体,但三日疟原虫除感染人外,也可感染非洲猿类。另外,几种感染猴的诺氏疟原虫(*Plasmodium knowlesi*)和吼猴疟原虫(*Plasmodium simium*)、食蟹猴疟原虫(*Plasmodium cynomolgi*)、许氏疟原虫(*Plasmodium schwetzi*)和猪尾猴疟原虫(*Plasmodium inui*)等,偶尔也可感染人体。其中,感染猕猴的诺氏疟原虫已导致东南亚,特别是马来西亚,多次疟疾爆发流行,因此被列为能感染人的第5种疟原虫。目前的研究提示,人疟原虫是由猴疟原虫演变而来的。在我国主要有间日疟原虫和恶性疟原虫,三日疟原虫少见,卵形疟原虫罕见。

疟疾是人类的一种古老的疾病,人类对疟疾的记载可追溯到公元前上千年。在我国,远在公元前1401—1122年间,殷墟甲骨文中已出现"疟"字。随后,在《周礼》《黄帝内经》《金匮要略》《诸病源候论》《千金方》《疟疾论疏》《瘴疟指南》和《肘后备急方》等古代医书中,均对疟疾的症状、流行和治疗作过较详尽的描述。其中,东晋的葛洪在《肘后备急方》中说"青蒿一握,以水二升,绞取汁,尽服之",是关于青蒿治疗疟疾的记录,为我国科学家屠呦呦最终能成功提取青蒿素提供了宝贵的资料。而在古亚述国和印度的远古文献中,也可看到对疟疾发病基本特征的描述。古代的中外医学家均认为此病是因吸入来自沼泽和湿地的某种恶浊气体——"瘴气"所引起的,这一观念曾经存在两千多年时间。17世纪中叶,意大利人正式使用malaria(疟疾)一词,也认为疟疾是不良气体(mal=bad,aria=air)所致。

然而,人类一直不知道导致疟疾的病因是什么。直到19世纪末期,人类才揭开导致疟疾的病因。1880年,法国外科军医 Charles Louis Alphonse Laveran(1845—1922)在检查一名患重症间歇热士兵的血涂片时,于显微镜下观察到红细胞内有含色素颗粒的月牙形小体(雌配子体),并在血中发现雄配子的出丝现象(上述发现于1892年被 Marchiafava 和 Bignami 证实为恶性疟原虫的配子体)。随后,Marchiafava 与 Celli 在1882—1884年间,Golgi 在1885—1886年间,也相继在患者的血液中观察到疟原虫,并发现疟原虫在红细胞内的发育(即裂体增殖)过程可分为不同阶段,又进一步观察到恶性疟原虫、三日疟原虫和间日疟原虫在形态上的区别。1884年,Gerhardt 将疟疾患者的血液注射给健康人后造成感染,并在受血者体内查到同样的寄生虫。1897年,英国军医 Ronald Ross(1857—1932)在吸过含有"新月体"患者血的按蚊胃壁上观察到卵囊;1898年,他用致倦库蚊传播鸟类疟原虫(Plasmodium relictum)成功,首次证明疟原虫是通过雌性按蚊叮咬而感染宿主的,并描述其传播的基本过程。1922年,Stephens 鉴定并描述了卵形疟原虫。Laveran 和 Ross 由于各自对人类认识疟疾的杰出贡献而分别于1907年和1902年获得诺贝尔生理学或医学奖。

Raffaele 等于1934年通过对鸟类疟疾的研究,首次在疟原虫的生活周期中发现红细胞外期。20年后,相似的阶段在猿类和人类的肝脏中也被证实。1977年,Lysenlko 等发现同一时间进入肝细胞内的间日疟原虫子孢子,其发育速度并不相同,从而提出子孢子"休眠学说"。随后,Krofoski 等(1980,1982,1986)也证实,在猴类疟原虫和间日疟原虫的灵长类动物肝细胞内确实存在休眠子。综上所述,人类对疟原虫生活周期的全部认识经过一个世纪的努力后才基本完成。

【形态】

疟原虫的基本结构包括细胞核、胞质和胞膜。疟原虫在人体内的发育包括肝细胞内和红细胞内的发育。红细胞内的疟原虫以血红蛋白为食,环状体以后各期尚有消化分解血红蛋白后的最终产物——疟色素。血片经吉姆萨或瑞特染液染色后,核呈紫红色,胞质为天蓝至深蓝色,疟色素呈棕黄色、棕褐色或黑褐色。五种人体疟原虫的基本结构相同,但发育各期的形态又各有不同,可资鉴别。除了疟原虫本身的形态特征不同之外,被寄生的红细胞在形态上也可发生变化。被寄生红细胞的形态有无变化以及变化的特点,对鉴别疟原虫种类很有帮助。详见表2-3-1。

1. 疟原虫在肝细胞内发育时期的形态 随蚊虫叮咬进入人体内的子孢子形状细长呈梭形,长约11μm,直径为1.0μm,常弯曲呈 C 形或 S 形,细胞核一个,长形。表膜(pellicle)由细胞质膜、内膜复合物(inner membrane complex,IMC)双层膜和表膜下微管骨架组成,3/2的外膜覆有环子孢子蛋白(circumsporozoite protein,CSP),后者与子孢子入侵肝细胞密切相关,膜下微管自极环(polar ring)向后延伸至核或稍越过核而终止,虫体的运动是由位于细胞质膜和内膜复合物之间的滑动体复合物(glideosome)实现的。子孢子的前端顶部有一向内凹入的顶杯(anterior cup)即顶突,在顶突的周围有3~4个极环。顶突内含有一对电子致密的棒状体(rhoptry),可能开口于顶环。在核的前方或后方,有数量很多的微线体(microneme),呈圆形、卵圆形或长条形(图2-3-7)。顶突的棒状体和微线体分泌的蛋白在子孢子入侵肝细胞过程中发挥重要作用。

侵入肝细胞的梭形子孢子逐渐转变为圆形并不断变大转变为滋养体,随后滋养体的核开始分裂,但虫体的胞质尚未分裂,此时虫体进入早期裂殖体时期或称为未成熟裂殖体时期;细胞核先进行连续多轮复制,最后分裂,胞质也随之分裂,每一个核都被部分胞质包裹,形成裂殖子(merozoite),即成熟裂殖体。最后,裂殖子从肝细胞中以裂殖子小体(merosome)的形式释放进入外周血,侵入红细胞并开始红细胞内期(红内期)疟原虫的发育。

2. 疟原虫在红细胞内发育各期的形态 疟原虫在红细胞内生长、发育、繁殖,形态变化很大。一般分为三个主要发育期。

(1)滋养体(trophozoite):为疟原虫在红细胞内摄食和生长、发育的阶段。按发育先后,滋养体有早、晚期之分。早期滋养体胞核小,胞质少,中间有空泡,虫体多呈环状,故又称之为环状体(ring form)。以后虫体长大,胞核亦增大,胞质增多,有时伸出伪足,胞质中开始出现疟色素(malarial pigment)。间日疟原虫和卵形疟原虫寄生的红细胞可以变大、变形,颜色变浅,常有明显的红色

表 2-3-1　薄血膜中 5 种疟原虫的主要形态比较 *

比较点	间日疟原虫	恶性疟原虫	三日疟原虫	卵形疟原虫	诺氏疟原虫
被寄生红细胞的变化	除早期滋养体外,其余各期均胀大,色淡;大滋养体期开始出现较多鲜红色、细小的薛氏小点	正常或略小;可有数颗粗大稍紫红色的茂氏点	正常或略小;偶见少量、淡红色、微细的齐氏小点	正常或略胀大、色淡;多数卵圆形,边缘呈伞矢状;常见较多红色粗大的薛氏小点,且早期滋养体期已出现	似三日疟原虫
早期滋养体(环状体)	胞质薄,淡蓝色;环较大,约占红细胞直径的 1/3;核 1 个,偶有 2 个;无疟色素	小环状体较小,约为红细胞直径的 1/5;大环状体与间日疟原虫的相似;核 1~2 个;红细胞内可含 2 个以上原虫,原虫常位于红细胞边缘	胞质深蓝色,环较粗壮,约为红细胞直径的 1/3;核 1 个;红细胞内很少含有 2 个原虫	似三日疟原虫	似恶性疟原虫,但环稍大、稍粗,为红细胞直径的 1/5~1/4
晚期滋养体(大滋养体)	核 1 个;胞质增多,形状不规则,呈阿米巴样,空泡明显;疟色素棕黄色,细小杆状,分散在胞质内	体小,圆形;胞质深蓝色,空泡不明显;疟色素黑褐色,集中	体小,圆形或带状,空泡小或无,亦可呈大环状;核 1 个;疟色素深褐色、粗大、颗粒状,常分布于虫体边缘	体较三日疟原虫大,圆形,空泡不显著;核 1 个;疟色素似间日疟原虫,但较少,粗大	似三日疟原虫
未成熟裂殖体	核开始分裂,为 2 个以上;胞质随着核的分裂渐呈圆形或不规则;空泡消失;疟色素开始集中	较小,圆形,空泡消失或虫体仍似大滋养体,但核开始分裂;疟色素黑褐色,集中	体小,圆形,空泡消失;核开始分裂;疟色素深褐色,分布不匀	体小,圆形或卵圆形,空泡消失;核开始分裂;疟色素棕黄色,分布不匀	似三日疟原虫
成熟裂殖体	虫体充满胀大的红细胞,裂殖子 12~24 个,常为 16~18,排列不规则;疟色素黄褐色,常聚集一侧	虫体小于红细胞;裂殖子 8~26 个,常为 8~18 个;排列不规则;疟色素黑色、集中成团	裂殖子 6~12 个,常为 8 个,排成菊花状;疟色素深褐色、常集中在中央	裂殖子 6~14 个,通常 8 个,排列不规则;疟色素棕黄色集中在中央或一侧	似三日疟原虫,但裂殖子可多至 16 个
雌配子体	虫体圆形或卵圆形,占满胀大的红细胞,胞质蓝色;核小致密,深红色,偏向一侧;疟色素分散	新月形,两端较尖,胞质蓝色;核结实,深红色,位于中央;疟色素黑褐色,于核周围	如正常红细胞大,圆形;胞质深蓝色;核较小致密,深红色,偏于分布一侧;疟色素多而分散	虫体似三日疟原虫,疟色素似间日疟原虫	似间日疟原虫,疟色素呈黑色颗粒状
雄配子体	虫体圆形,胞质蓝而略带红色;核大,疏松,淡红色,位于中央;疟色素分散	腊肠形,两端钝圆,胞质蓝而略带红色;核疏松,淡红色,位于中央;疟色素分布核周	略小于正常红细胞,圆形;胞质浅蓝色;核较大,疏松,淡红色,位于中央;疟色素分散	虫体似三日疟原虫,疟色似间日疟原虫	似间日疟原虫,淡红色,色素呈黑色颗粒

注:* 疟原虫的显微镜下形态见文末彩图。

薛氏点（Schüffner's dots）（一种由纳虫空泡延伸到红细胞膜的囊泡状结构）；被恶性疟原虫寄生的红细胞有粗大的紫褐色茂氏点（Maurer's dots）；被三日疟原虫寄生的红细胞可有齐氏点（Ziemann's dots）。此时称为晚期滋养体（late trophozoite），亦称大滋养体。

（2）裂殖体（schizont）：晚期滋养体发育成熟，核开始分裂但胞质尚未分裂，即称为未成熟裂殖体（immature schizont）。然后，未成熟裂殖体的胞质开始分裂，每一个核都被部分胞质包裹，即发育为成熟裂殖体（mature schizont）。通常一个成熟裂殖体

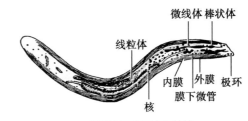

图 2-3-7 疟原虫子孢子内部结构
Fig. 2-3-7 Internal structure of *Plasmodium* sporozoites

内含有约 10~20 多个裂殖子。成熟裂殖体中，大量疟色素定位在食物泡，集中成团。成熟裂殖体最终导致红细胞破裂，裂殖子被释放到血液中，随即侵入新的红细胞，开始下一轮的生长繁殖。上述过程为无性增殖，称为裂体增殖（schizogony）。

（3）裂殖子：红内期裂殖子呈卵圆形，是入侵红细胞时期。有表膜复合物（pellicular complex）包绕。其大小随虫种而略有不同，平均长 1.5μm，平均直径 1μm（图 2-3-8）。

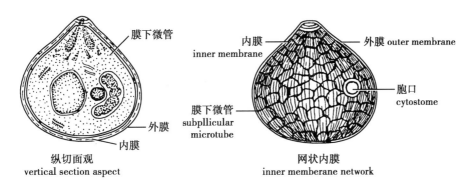

图 2-3-8 鸡疟原虫裂殖子
Fig. 2-3-8 The merozoite of *Plasmodium gallinaceum*

表膜（pellicle）由细胞质膜、内膜复合物和表膜下微管骨架组成。质膜厚约 7.5nm，内膜厚约 15nm，并有膜孔。表膜下微管（subpellicular microtubule）起始于顶端极环（apial polar ring）并向后部放散，紧靠内膜复合物的内层膜。内膜和表膜下微管起细胞骨架作用。游离裂殖子的外膜被厚约 20nm 表被（surface coat）覆盖，由电子致密、坚实的纤丝组成。在裂殖子侧面表膜有一胞口（cytostome），处于红内期各发育阶段的原虫均通过胞口摄取宿主细胞质。裂殖子顶端是一圆锥形突起，称为顶突（apical prominence），含三个极环。在此区可见两个电子致密的棒状体和数个微线体。裂殖子后部可见一个线粒体。内质网很少，但胞质内有丰富的核糖体。高尔基氏复合体不明显（图 2-3-8）。裂殖子的核大而圆，位于虫体后半部，沿核膜可见核孔，无核仁。

（4）配子体（gametocyte）：疟原虫经过数次裂体增殖后，部分裂殖子侵入红细胞中发育长大，核增大而不再分裂，胞质增多而无伪足，最后发育成为圆形（间日疟原虫）、卵圆形或新月形（恶性疟原虫）的个体，称为配子体；配子体有雌、雄（或大小）之分；雌（大）配子体虫体较大，胞质致密，疟色素多而粗大，核致密而偏于虫体一侧或居中；雄（小）配子体虫体较小，胞质稀薄，疟色素少而细小，核质疏松、较大、位于虫体中央。

【生活史】

寄生于人体的 5 种疟原虫生活史基本相同，需要人和按蚊两个宿主。在人体内先后寄生于

肝细胞和红细胞内,进行裂体增殖(schizogony)。在红细胞内,除进行裂体增殖外,部分裂殖子形成配子体,开始有性生殖的初期发育。在蚊体内,完成配子生殖(gametogony),继而进行孢子增殖(sporogony)。(图 2-3-9)

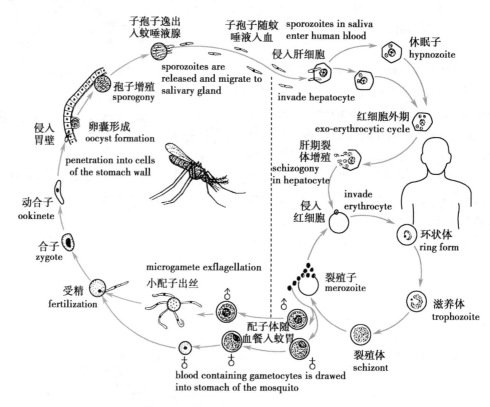

图 2-3-9　疟原虫生活史

Fig. 2-3-9　Life cycle of *Plasmodium*

1. 在人体内的发育　分肝细胞内的发育和红细胞内的发育两个阶段:

(1)红细胞外期(exo-erythrocytic cycle,简称红外期,也称 pre-erythrocytic stage 红细胞前期,简称红前期):当唾液腺中带有成熟子孢子的雌性按蚊刺吸人血时,子孢子随唾液进入人体,进入人体的子孢子可以在皮下滞留若干小时,随后绝大多数的子孢子直接进入毛细血管,而有一小部分的子孢子则可侵入毛细淋巴管。进入血管内的子孢子在肝血窦可从血窦内皮细胞间隙或直接穿越库普弗细胞(kupffer cells)从而进入肝实质。在肝实质内,子孢子借助其表面蛋白 CSP 与肝细胞表面的硫酸乙酰肝素蛋白多糖(heparan sulfate proteoglycans,HSPGs)的结合,才能在入侵的肝细胞内形成纳虫空泡并开始发育。血管中的子孢子大约在 30~60min 内消失并侵入肝实质,而在目的肝细胞内的发育之前,子孢子通常需要穿越若干肝细胞。位于肝细胞纳虫空泡内的子孢子先后发育为红细胞外期滋养体、未成熟裂殖体和成熟裂殖体。成熟的红细胞外期裂殖体直径为 45~60μm,内含数以 1~3 万(不同物种疟原虫有差别)的卵圆形裂殖子,并以裂殖子小体形式,采取出芽的方式从肝细胞中逸出。裂殖子小体进入外周血后,释放出裂殖子,一部分裂殖子被巨噬细胞吞噬,其余部分侵入红细胞,开始红细胞内期的发育。间日疟原虫完成红细胞外期的时间约 8d,恶性疟原虫为 5~6d,三日疟原虫为 11~12d,卵形疟原虫为 9d。

根据子孢子感染肝细胞后是否发育停滞进入"休眠期",把疟原虫子孢子分成两种类型:速发型子孢子(tachysporozoites,TS)和迟发型子孢子(bradysporozoites,BS)。恶性疟原虫、三日疟原虫和诺氏疟原虫属于速发型子孢子,间日疟原虫和卵形疟原虫属于迟发型子孢子。当子孢子进入肝细胞后,速发型子孢子继续发育完成红细胞外期的裂体增殖;而迟发型子孢子,须经过一段或长或短(数月至年余)的休眠期后,才完成红细胞外期的裂体增殖。经休眠期的子孢子被称为休眠子(hypnozoite)。恶性疟原虫、三日疟原虫和诺氏疟原虫无休眠子。

(2)红细胞内期(erythrocytic cycle 或 blood stage,简称红内期):红细胞外期的裂殖子进入血流后,很快侵入红细胞,入侵全过程仅需 30s。裂殖子的入侵红细胞是一个多步骤、序贯的紧密调控过程,期间其胞内的棒状体、微线体和致密颗粒(dense granules)所分泌的蛋白发挥着重要的作用。整个过程包括以下步骤:①裂殖子顶端表面分子识别红细胞膜表面受体,在多种配对分子的介导下,裂殖子在红细胞表面重定位并与红细胞膜形成紧密黏附(tight attachment);②紧密黏附刺激裂殖子的棒状体分泌棒状体颈部蛋白 2(rhoptry neck protein 2,RON2)并注入至红细胞膜上,与裂殖子表面的顶膜抗原 1(merozoite apical membrane antigen 1,AMA1)结合形成紧密连接(tight junction)。③处于紧密连接的裂殖子在自身肌动蛋白作用下,不断侵入红细胞,红细胞膜随之内陷、封闭并转变为纳虫空泡(parasitophorous vacuole),入侵的裂殖子在纳虫空泡内发育。

侵入的裂殖子先形成环状体,摄取营养,生长发育,经晚期滋养体、未成熟裂殖体,最后形成含有一定数量裂殖子的成熟裂殖体。红细胞破裂后,裂殖子释出,其中一部分被巨噬细胞吞噬,其余再侵入其他正常红细胞,重复其红细胞内期的裂体增殖过程(图 2-3-10)。完成一代红细胞内期裂体增殖,间日疟原虫约需 48h,恶性疟原虫约需 36~48h,三日疟原虫约需 72h,卵形疟原虫约需 48h。恶性疟原虫的早期滋养体在外周血液中经十几小时的发育后,逐渐隐匿于微血管、血窦或其他血流缓慢处,继续发育成晚期滋养体及裂殖体,这 2 个时期的虫体在外周血液中一般不易见到。

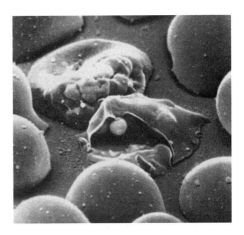

图 2-3-10　疟原虫感染的红细胞及裂殖子释出

Fig. 2-3-10　*Plasmodium*-infected red blood cells and their release of merozoites

疟原虫经几代红细胞内期裂体增殖后,部分裂殖子侵入红细胞后不再进行裂体增殖而是发育成雌、雄配子体。恶性疟原虫的配子体主要在肝、脾、骨髓等器官的血窦或微血管里发育,成熟后始出现于外周血液中,约在无性体(滋养体或裂殖子)出现后 7~10d 才见于外周血液。配子体的进一步发育需在蚊胃中进行,否则在人体内经 30~60d 即衰老变性而被清除。

不同疟原虫寄生于红细胞的不同发育期,间日疟原虫和卵形疟原虫主要寄生于网织红细胞,三日疟原虫多寄生于较衰老的红细胞,而恶性疟原虫可寄生于各发育期的红细胞。

2. 疟原虫在按蚊体内的发育　当雌性按蚊刺吸患者或带虫者血液时,在红细胞内发育的各期疟原虫随血液入蚊胃(midgut),但仅有雌配子体(female gametocyte)和雄配子体(male gametocyte)能在蚊胃内继续发育,其余各期疟原虫均被消化。在蚊胃内,雄配子体细胞核基因组连续 3 轮复制,产生八倍体;与此同时,细胞质中形成 8 条鞭毛轴丝微管。每一条鞭毛轴丝会精确偶联含有单倍体基因组的细胞核,主动向外伸出,形成 4~8 条细丝,最终脱离雄配子体细胞母体,在蚊胃中形成雄配子(male gamete)。在体外培养体系中,正在"出丝"的雄配子鞭毛不断摆动,捕获可及的周边细胞,形成清晰可见的细胞团"出丝点"。雌雄配子在红细胞内产生后,会主动破裂寄生红细胞的细胞质膜,从红细胞中释放出来,进入蚊胃。雄配子在蚊胃中游动,物理接触雌配子(female gamete)后,二者细胞膜融合,受精形成受精卵合子(zygote)。合子通过细胞变形(极性突出-极性延伸-成熟)变成新月状的动合子(ookinete),进一步获得运动能力(图 2-3-11)。疟原虫动合子长度为 10~12μm,直径 3~4μm,分为细胞顶端和尾端,顶端是动合子运动的方向。扫描电镜将动合子细胞放大 10 000 倍后,清楚看到弯曲的动合子,这种极性细胞形态是动合子运动和感染按蚊必需的。动合子穿过胃壁上皮细胞,在蚊胃基底膜下形成圆球形的卵囊(oocyst)。卵囊长大,囊内的核和胞质反复分裂进行孢子增殖,从成孢子细胞（sporoblast）表面芽生子孢子,形成数以万计的子孢子（sporozoite）（图 2-3-12）。子孢子随卵囊破裂释出或由囊壁钻出,经血淋巴集中于按蚊的唾液腺,发育为具有感染性的成熟子孢子。当受染按蚊再次叮咬吸血时,子孢子即可随唾液进入人体,又开始在人体内的发育（图 2-3-9）。在最适条件下,疟原虫在按蚊体内发育成熟所需时间:间日疟原虫约为 9~10d,恶性疟原虫约为 10~12d,三日疟原虫约为 25~28d,卵形疟原虫约为 16d。

疟原虫在蚊体内发育受多种因素影响,诸如配子体的感染性（成熟程度）与活性、密度及雌雄配子体的数量比例,蚊体内生化条件与蚊体对入侵疟原虫的免疫反应性,以及外界温、湿度变化对疟原虫蚊期发育的影响。

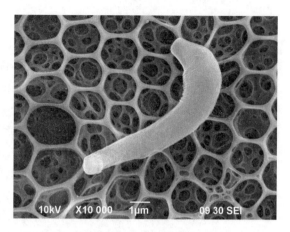

图 2-3-11　疟原虫动合子(扫描电镜)
Fig. 2-3-11　Ookinete of *Plasmodium*（sanning electron microscope）

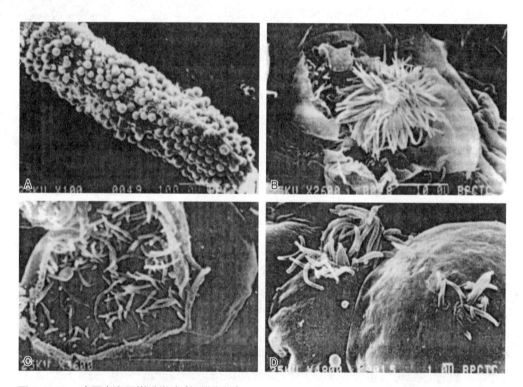

图 2-3-12　疟原虫孢子增殖发育(扫描电镜)
Fig. 2-3-12　Sporozogony of *Plasmodium*（sanning electron microscope）
A. 受染蚊胃上的卵囊;B. 破裂卵囊,可见 1 个近成熟子孢子细胞;C. 裂开的成熟卵囊,示内含游离子孢子;D. 单个子孢子从卵囊壁钻出或多个从卵囊壁破口处溢出。
A. Oocysts on the stomach lining of mosquito;B. One mature sporoblast is released from a ruptured oocyst;
C. Free sporozoites in a ruptured mature oocyst;D. Sporozoites escape through the holes of the cyst wall from one or more oocysts.

【营养代谢】
疟原虫可通过表膜的渗透或经胞口以胞吞方式摄取营养。在肝细胞内寄生的红细胞外期疟原虫,以肝细胞的胞质为营养。

1. 葡萄糖代谢　红细胞内期疟原虫的糖原储存很少,葡萄糖是疟原虫红细胞内期主要的能量来源。疟原虫的寄生使红细胞膜发生变化,增强了葡萄糖通过膜的主动转运,或者除去某些抑制转运的因子,从而使疟原虫可源源不断地从宿主的血浆获得葡萄糖以供代谢之用。葡萄糖-6-磷酸脱氢酶(G-6-PD)是磷酸戊糖途径的限速酶,受染疟原虫的红细胞内 G-6-PD 缺乏时,影响疟原虫分解葡萄糖,导致虫体发育障碍。缺乏 G-6-PD 的患者对恶性疟原虫有选择抗性是否与此有关尚待进一步研究。

2. 蛋白质代谢　疟原虫获得的游离氨基酸主要是来自红细胞内的血红蛋白的水解产物,及来自宿主的血浆和红细胞内的氨基酸及有机物碳。血红蛋白从疟原虫胞口被吞入,由胞口基部长出食物泡,胞口孔被膜封闭。血红蛋白被食物泡内的酸性肽链内切酶和氨基肽酶的协同作用消化分解为珠蛋白和血红素。珠蛋白在酶的作用下再分解为几种氨基酸以供合成虫体本身的蛋白质。血红素有毒,但疟原虫可将可溶性血红素聚集成为一种无毒的复合物,即疟色素。疟色素不被溶解和吸收而留在食物泡的壁上。在红细胞内裂体增殖过程中,疟色素逐渐融合成团,随着裂体增殖完成后被排入血流。

3. 核酸代谢　疟原虫没有从头合成嘌呤的途径,仅依靠一个补救途径直接利用现成的嘌呤碱或嘌呤核苷酸合成嘌呤。参与嘌呤补救途径的酶包括腺嘌呤磷酸核糖基转移酶(adenine phosphoribosyl transferase,APRT)、次黄嘌呤鸟嘌呤磷酸核糖基转移酶(hypoxanthine-guanine phosphoribosyl transferase,HGPRT)和腺苷激酶(adenosine kinase)。与嘌呤正好相反,疟原虫能从头合成嘧啶核苷酸。在疟原虫的多种生物合成途径中,对氨基苯甲酸(PABA)、四氢叶酸等都是很重要的辅助因子。如果宿主的食物中缺乏 PABA,则影响四氢叶酸的生成,其体内寄生的疟原虫的生长繁殖发生障碍,感染因而被抑制。

4. 脂类代谢　疟原虫无脂类储存,也不能合成脂肪酸与胆固醇,完全依赖于宿主提供,如从宿主血浆中获得游离脂肪酸和胆固醇。胆固醇对维持疟原虫及受染细胞的膜的完整性都具有重要作用。红细胞内疟原虫所需的脂类是由摄入的葡萄糖的代谢产物转化而来的,其中主要为磷脂,磷脂增多与疟原虫膜的合成有关。

【致病】

疟原虫的主要致病阶段是红细胞内期的裂体增殖期,致病力强弱与侵入的虫种、数量和人体免疫状态有关。

1. 潜伏期(incubation period)　指疟原虫侵入人体到出现临床症状的间隔时间,包括红细胞外期原虫发育的时间和红细胞内期原虫经几代裂体增殖达到一定数量所需的时间。潜伏期的长短与进入人体的原虫种株、子孢子数量和机体的免疫力有密切关系。恶性疟的潜伏期为 7~9d;三日疟的潜伏期为 18~35d;卵形疟的潜伏期为 11~16d;间日疟的潜伏期为 11~13d,但间日疟原虫温带株的潜伏期可长达数月。对我国河南、云南、贵州、广西和湖南等省志愿者进行多次感染间日疟原虫子孢子的实验观察发现,各地均兼有间日疟的长、短潜伏期两种类型,而长短潜伏期类型出现的比例则显现由北向南短潜伏期比例增高的趋势。由输血感染诱发的疟疾,因无红外期发育阶段,其潜伏期一般较短且无复发现象。

2. 疟疾发作(paroxysm)　疟疾的一次典型发作表现为周期性寒战、高热和出汗退热三个连续阶段。发作是由红细胞内期的裂体增殖所致,当经过几代红细胞内期裂体增殖后,血中原虫的密度达到发热阈值(threshold),如间日疟原虫为 10~500 个/μl,恶性疟原虫为 500~1 300 个/μl。红细胞内期成熟裂殖体胀破红细胞后,大量的裂殖子、原虫代谢产物及虫体的功能或结构蛋白、变性的血红蛋白及红细胞碎片进入血流,其中一部分被巨噬细胞、中性粒细胞吞噬,刺激这些细胞产生内源性热原质,它和疟原虫的代谢产物共同作用于宿主下丘脑的体温调节中枢,引起发热。一般在典型疟疾发作之前,患者首先出现疲乏、头痛、全身不适、食欲减退、畏寒等前期症状。之后进入寒战期,患者全身发抖,颜面苍白,伴头痛、恶心,寒战可持续 2~6h;随后体温骤升,出现高热,体温达到 39~41℃,颜面绯红,全身酸痛,头痛加剧,恶心、呕吐,发热可持续 2~6h。恶性疟初发仅有恶寒感觉,但发热期可长达20~36h。伴随着血内刺激物被吞噬和降解,机体通过大量出汗使体温逐渐恢复正常,进入发作的间歇阶段。由于红细胞内期裂体增殖是疟疾发作的基础,因此发作具有周期性,此周期与红细胞内期裂体增殖周期一致。典型的间日疟和卵形疟隔日发作1次;三日疟为隔2天发作1次;恶性疟隔36~48h发作1次。若寄生的疟原虫增殖不同步,则发作间隔无规律,如初发患者。不同种疟原虫混合感染时或有不同批次的同种疟原虫重复感染时,发作周期也多不典型。疟疾发作次数主要取决于患者治疗适当与否及机体免疫力增强的速度。随着机体对疟原虫产生的免疫力逐渐增强,大量原虫被消灭,发作可自行停止。

3. 疟疾的再燃和复发　疟疾初发停止后,患者若无再感染,仅由于体内残存的少量红细胞内期疟原虫在一定条件下重新大量繁殖又引起的疟疾发作,称为疟疾的再燃(recrudescence)。再燃与宿主抵抗力和特异性免疫力的下降及疟原虫的抗原变异有关。疟疾复发(relapse)是指疟疾初发患者红细胞内期疟原虫已被消灭,未经蚊媒传播感染,经过数周至年余,又出现疟疾发作,称复发。关于复发机制目前仍未阐明清楚,其中子孢子休眠学说认为由于肝细胞内的休眠子复苏,发育释放的裂殖子进入红细胞繁殖引起的疟疾发作。恶性疟原虫和三日疟原虫无迟发型子孢子,因而只有再燃而无复发。间日疟原虫和卵形疟原虫既有再燃,又有复发。

4. 并发症　疟疾导致的并发症可概括为以下几方面:

(1) 贫血(anemia):疟疾发作数次后,可出现贫血,尤以恶性疟为甚。怀孕妇女和儿童最常见,流行区的高死亡率与严重贫血有关。疟疾患者的贫血程度常超过疟原虫直接破坏红细胞的程度,因此贫血的原因除了疟原虫直接破坏红细胞外,还与下列因素有关:①脾功能亢进,吞噬大量正常的红细胞。②免疫病理的损害。疟原虫寄生于红细胞时,使红细胞隐蔽的抗原暴露,刺激机体产生自身抗体,导致红细胞的破坏。此外宿主产生特异抗体后,容易形成抗原抗体复合物,附着在红细胞上的免疫复合物可与补体结合,使红细胞膜发生显著变化而具有自身免疫原性,并引起红细胞溶解或被巨噬细胞吞噬。③骨髓造血功能受到抑制,疟疾患者释放的炎症因子可抑制骨髓的造血功能。

(2) 脾大:初发患者多在发作3~4d后,脾脏开始肿大,长期不愈或反复感染者,脾大十分明显,可达脐下。主要原因是脾充血和单核-巨噬细胞增生。早期经积极抗疟治疗,脾脏可恢复正常大小。慢性患者,由于脾包膜增厚,组织高度纤维化,质地变硬,虽经抗疟根治,也不能恢复到正常。

在非洲或亚洲某些热带疟疾流行区,出现"热带巨脾综合征",可能是由疟疾的免疫反应所引起。患者多伴有肝大、门静脉高压、脾功能亢进、巨脾症、贫血等症状;血中IgM水平增高。

(3) 凶险型疟疾(severe malaria):包括脑型疟疾(cerebral malaria,CM)、急性肾衰竭、呼吸窘迫综合征和严重贫血、低血糖症等。凶险型疟疾来势凶猛,若不能及时治疗,死亡率很高。此型疟疾多发生于流行区儿童、无免疫力的旅游者和流动人口。在不同疟疾流行区,凶险型疟疾的高发人群和临床表现都很不同。在稳定的高度疟疾流行区,出生几个月的婴儿和5岁以下的幼童是凶险型疟疾的高发人群,主要的临床表现是恶性贫血。在中度疟疾流行区,脑型疟疾和代谢性酸中毒是儿童常见的凶险型疟疾。在低度疟疾流行区,急性肾衰竭、黄疸和肺水肿是成年人常见的临床表现。贫血、低血糖症和惊厥在儿童中比较多见,而脑型疟疾和代谢性酸中毒在所有的年龄组都可有。

脑型疟疾(cerebral malaria,CM)是最严重的凶险型疟疾,大多数发生于恶性疟患者,但国内已报道也可由间日疟引起,是儿童和无免疫力成人患者的主要死亡原因。脑型疟为渐进或突发,常有剧烈头痛、呕吐和烦躁不安等先兆,继而以谵妄和昏迷为主要症状,并可出现不同程度的抽搐、定向力障碍、嗜睡等。偶有瞳孔变小或不等大,光反应迟钝。病程中可出现肢体瘫痪,失语、失听和脑膜刺激症状等。周围血液中的原虫密度很高,或出现数量较多的晚期滋养体和裂殖体。绝大多数病例经及时治疗后,上述症状可完全消失,少数可残留震颤、共济失调、吞咽困难、失语、失聪、失明或舞蹈病样运动或精神性多语等神经精神后遗症,通常可在4个月内完全恢复正常。凡并发呼吸衰竭、心力衰竭、肺水肿、周围循环衰竭、急性肾衰竭和深度黄疸者,预后不良。昏迷程度深,持续时间长,抢救过迟或不力者预后亦差。

早期的研究认为,脑型疟的发生是由感染疟原虫的红细胞(parasitized red blood cells,pRBCs)黏附于脑部微血管内皮细胞,导致血管的阻塞和周围脑组织的缺氧和出血引起的。然而,随后的研究发现,pRBCs在脑血管内皮上的黏附并不一定导致脑型疟的发生,而部分脑型疟患者的脑部微血管并未见pRBCs阻塞血管,但出现淋巴细胞的浸润现象,提示免疫细胞所介导的免疫病理也是脑型疟发生的重要机制之一。因此,现在的观点认为,pRBCs阻塞脑血管和疟原虫感染引起的免疫病理协同促进脑型疟的发生。首先,恶性疟原虫pRBCs借助其表面的PfEMP1与脑血管内皮的黏附分子内皮细胞受体C(endothelial protein C receptor,EPCR)等结合黏附于脑血管内皮;随后,黏附的pRBCs刺激浸润到脑血管的NK和巨噬细胞分泌IFN-γ、TNF-α等炎症因子的释放,进一步诱导脑血管内皮相关黏附分子和趋化因子受体的表达上调,不但促进更多的pRBCs黏附于脑血管内皮,并且还可募集脾脏活化的CXCR3$^+$CD8$^+$T细胞等到脑血管;最后CD8$^+$T细胞识别呈递疟原虫抗原表位的脑血管内皮细胞,通过释放穿孔素和颗粒酶致脑部微血管内皮组织的损伤,破坏血脑屏障(blood-brain barrier,BBB),使疟原虫成分和其他潜在损伤分子通过BBB进入脑实质,从而引起脑水肿和颅内高压。

（4）胃肠型疟疾:疟疾感染还可引起胃肠道症状,包括胃部不适、气胀、恶心、呕吐、腹泻和便秘。有些症状类似于痢疾,出现黏液便,称为痢疾型疟疾;有时出现大量的水样腹泻,称为霍乱样腹泻;有时由于广泛的溶血以及肝脏因疟色素的沉积而出现肝损伤,患者出现肝脏肿大、压痛和黄疸。临床上类似病毒性肝炎,但未见肝衰竭,经适当治疗,肝功能可以在数周内恢复。

（5）孕妇疟疾(placental malaria或pregnant malaria):由于妊娠时孕妇的免疫力降低,在妊娠期间或原先体内带有疟原虫但不发病的隐性疟疾的孕妇,在妊娠后期、临产期、产褥期可转为显性感染,出现临床发作。发作时,原虫血症密度较高,症状一般较重,贫血也显著,不易自愈。可促发先兆子痫或子痫,引起流产、早产和死胎,足月顺产儿体重也较轻。因此,妊娠期间罹患疟疾应及时给予抗疟治疗。

【免疫】

1. 人体对疟原虫的免疫　人体外周循环的固有免疫细胞主要通过模式识别受体(pattern recognition receptor,PRR)识别侵入人体的疟原虫,从而激活机体的固有免疫应答,一方面在感染早期抑制疟原虫的增殖和扩散,另一方面则可指导后续适应性免疫的活化及其类型。适应性免疫更有效、更持久,是机体控制和清除疟原虫的最主要效应机制。

（1）固有免疫(innate immunity):近年来对于固有免疫识别及抗疟原虫的研究取得较大进展。在疟原虫的红外期感染阶段,随按蚊叮咬侵入皮下的子孢子能被宿主固有免疫细胞表面的TLR2所识别,诱导促炎因子的分泌,从而抑制红外期疟原虫的发育;另外,肝期疟原虫(exo-erythrocytic forms,EEFs)还能被胞内识别受体所识别,诱导IFNα/β的分泌,IFN-α作用于固有免疫细胞(如γδT、NK和NKT),表面的IFN-α受体后,则可刺激分泌IFN-γ,而IFN-γ作用于肝细胞表面的IFN-γ受体后,能杀灭肝细胞中的EEF,从而抑制肝期疟原虫的发育;在红内期感染过程中,巨噬细胞、DC等固有免疫细胞表面的Toll样受体(Toll-like receptor,TLR)中的TLR2/4、TLR9能分别识别疟原虫的GPI、疟色素或疟色素/疟原虫DNA复合物,并释放IL-12、TNF-α和IL-6等炎症因子,增强巨噬细胞对感染疟原虫的清除,是机体防御疟原虫入侵的第一道防线。另外,疟原虫感染早期活化的DC等抗原呈递细胞(antigen-presenting cells,APCs),能呈递疟原虫抗原和表达共刺激分子,从而活化疟原虫特异性CD4$^+$T细胞;并且在其分泌的细胞因子的作用下,指导CD4$^+$T的极化方向,决定后续的适应性免疫类型。

（2）适应性免疫(Adaptive immunity):是机体控制疟原虫感染的主要效应机制,具有种、株和期的特异性。由于红外期感染的持续时间较短,因此,机体不能及时活化适应性免疫,而是主要通过固有免疫,攻击红外期疟原虫。相对而言,适应性免疫在控制红内期疟原虫感染中发挥极其重要的作用。

1）体液免疫:体液免疫在疟疾保护性免疫中有十分重要的作用。通过单克隆抗体或免疫血清对体外培养疟原虫的抑制实验,或过继转移免疫血清为受试个体提供免疫保护的临床试验,其结果都证明体液免疫的重要作用。抗体(以IgG、IgM为主)可通过下列几种方式抵御疟原虫:通过调理素依赖途径促进巨噬细胞吞噬感染疟原虫的红细胞;通过特异性抗体干扰裂殖子对红细胞配体的识别以影响入侵；活化补体形成攻膜复合物介导裂殖子的损害；介导单核细胞发挥 ADCI（antibody-dependent cellular inhibitory）效应以发挥免疫保护作用。可见，抗体主要针对游离的裂殖子发挥作用，而对于已经侵入红细胞内的疟原虫则难以发挥其效应。

2）细胞免疫：机体主要依赖细胞免疫攻击侵入红细胞的疟原虫。普遍的观点认为，机体通过活化疟原虫特异的 CD4$^+$T 细胞，后者分泌的 IFN-γ 能增强巨噬细胞对其胞内疟原虫的杀伤作用。早期的观点认为，虽然疟疾感染过程中同样能活化特异性 CD8$^+$T 细胞，但由于成熟红细胞并不表达 MHC Ⅰ类分子，因此不能有效识别靶细胞发挥其细胞毒作用。然而，近年的研究证实，间日疟患者体内存在疟原虫特异性 CD8$^+$T 细胞，能识别感染网织红细胞（能表达 MHC Ⅰ类分子）的疟原虫，但 CD8$^+$T 细胞在抗间日疟原虫中是否发挥关键作用还不是很清楚。

2. 疟原虫免疫逃避或抑制和带虫免疫　宿主虽有产生各种体液免疫和细胞免疫应答的能力，以抑制疟原虫的发育增殖，但疟原虫也有强大的适应能力来对抗宿主的免疫杀伤作用。

（1）疟原虫免疫逃避或抑制：疟原虫逃避宿主免疫攻击的机制十分复杂，与之有关的主要因素包括下列几个方面

1）寄生部位：由于成熟红细胞不表达 MHC Ⅰ类分子，能逃避疟原虫特异性 CD8$^+$T 细胞的攻击，因此疟原虫红细胞内的寄生被认为是其逃避机体的免疫攻击的重要策略。为了躲避脾脏免疫细胞的识别和攻击，某些疟原虫，如恶性疟原虫，在经过几个裂体增殖周期后，会黏附在内脏微血管内皮不再进入脾脏，以逃避脾脏的清除作用。

2）抗原变异（antigenic variation）和抗原多态性（polymorphism）：疟原虫抗原种类繁多，可以来源于虫体表面或内部，包括裂殖子形成过程中疟原虫残留的胞质、含色素的膜结合颗粒、死亡或变形的裂殖子、疟原虫空泡内容物及其膜、裂殖子分泌物及疟原虫侵入红细胞时被修饰或脱落的表被物质。在选择压力的作用下，同一种属红内期疟原虫入侵红细胞相关成分会发生明显的变异，从而表现为各地理株疟原虫之间的表面蛋白（如 MSP-1 和 AMA-1 等）出现高度的多态性，以逃避宿主免疫攻击；而编码恶性疟原虫红细胞膜蛋白-1（Pf-EMP1）的 Var 基因有 60 多个不同拷贝，而某种疟原虫在每一个裂体增殖周期只有一个 Var 基因拷贝得到表达，甚至导致不同疟原虫克隆之间所表达的 Var 基因也不尽相同，因此，针对某一种 Var 基因所产生的抗体不能识别新的 Var 基因，从而使疟原虫逃避宿主的免疫攻击。另外，疟原虫不同发育阶段的抗原也存在明显的差异，因此机体抗疟原虫免疫应答具有一定的时期局限性。

3）抑制机体的免疫应答：在红内期感染过程中，疟原虫能明显地抑制 DC 的交叉呈递能力，而毒力不同疟原虫株则能不同程度地抑制 DC 活化 CD4$^+$T 细胞能力。对恶性疟和间日疟患者外周血的分析发现，患者的 DC 明显表现为失能甚至凋亡，从而抑制后续抗疟原虫适应免疫的活化。另外，红内期疟原虫甚至能通过其诱导宿主产生的 IFN-γ 诱导活化了的疟原虫特异 CD4$^+$T 细胞的凋亡；而恶性疟原虫的慢性感染能诱导 T、B 细胞的耗竭。

（2）带虫免疫（premunition）：疟原虫的反复多次感染能诱导机体产生的一定的免疫力，以清除体内大多数疟原虫，患者不再出现明显的临床表现，即进入临床免疫（clinical immunity）状态。疟原虫感染诱导机体产生的这种免疫应答，能一定程度上抵抗同种疟原虫的再感染，但同时其血液内又可保持低水平的原虫血症，这种免疫状态称为带虫免疫。疟原虫这种带虫免疫的存在与其很强的免疫逃避和抑制宿主免疫系统的能力密切相关，在一定程度上解释了流行区疟疾患者反复感染而不能获得完全免疫的现象。

3. 先天抵抗力　这种抵抗力与宿主的疟疾感染史无关，是疟原虫对非洲等流行区人群自然选择的结果，主要与宿主的遗传特性有关。如 90% 以上的西非黑人为 Duffy 抗原阴性血型，而 Duffy 血型抗原是间日疟原虫裂殖子入侵红细胞的主要受体，因而间日疟原虫不能入侵 Duffy 抗原阴性人群的红细胞。在非洲，患镰状细胞贫血的儿童感染恶性疟的概率明显低于正常儿童，且前者的重症疟疾及因疟疾而死亡的比例远少于后者。这是因为疟原虫入侵及在镰状红细胞内的发育能力均有不同程度

的下降,而且感染疟原虫的镰状红细胞更易被吞噬清除。最近的研究提示,镰状细胞贫血的疟疾患者死亡率低的原因很可能还与其体内有高水平的血红素加氧酶(heme oxygenase,HO)1密切有关。血红素加氧酶-1能分解血红素产生CO,防止其不断累积对机体所产生的毒性作用。另外,小鼠实验提示,抑制疟原虫特异CD8$^+$T细胞的活化和扩增,有助于预防脑型疟疾的发生。

葡萄糖-6-磷酸脱氢酶(G-6-PD)缺乏者对疟原虫也具有先天抵抗力,临床研究证实,非洲G-6-PD缺乏的儿童可以抵抗重症恶性疟的发生,其机制与G-6-PD缺乏后,不能提供NADPH给疟原虫,抑制了疟原虫核酸合成,或影响了疟原虫的氧化还原状态,导致虫体发育障碍。对先天抵抗力的机制研究有助于抗疟疫苗及抗疟药物的开发。

4. 媒介按蚊对疟原虫的免疫　按蚊(Anopheles)是疟疾的传播媒介,不但为疟原虫在蚊体内的配子生殖和孢子生殖提供了必要的内环境和相关因子,而且按蚊的免疫系统也对疟原虫的发育和繁殖发挥抑制作用。蚊吸血时,通常有大量的配子体随血餐进入蚊胃,但是蚊胃内的疟原虫受按蚊的免疫攻击,只有约1/20~1/10的能发育成动合子,当动合子穿过蚊胃上皮细胞后,只有极少数卵囊成熟,孢子生殖产生大量的子孢子释放到蚊血淋巴中,但能在唾液腺内发育成感染性子孢子的也只有很少一部分。由此可见,按蚊具有强大的免疫系统能抑制疟原虫的发育。与脊椎动物和哺乳动物不同的是,按蚊缺乏T、B淋巴细胞,因此只有固有免疫而没有适应性免疫。按蚊主要依赖补体样蛋白(thioester containing protein 1,TEP1)所介导的细胞吞噬和黑化(melanization)等细胞免疫反应以及抗菌肽和NO组成的体液免疫反应,抵御和杀灭体内的疟原虫。

研究媒介按蚊对疟原虫的免疫将有助于了解疟原虫和媒介的相互关系,为药物和疫苗发展提供新靶标、为阻断疟疾传播提供新的策略。

【实验室检查】

1. 病原学诊断　厚、薄血膜染色镜检仍然是目前最常用的方法,但该法对镜检者有比较高的专业要求。最好在服药以前取受检者外周血液制作厚、薄血膜,经吉姆萨或瑞特染液染色后镜检查找疟原虫。薄血膜中疟原虫形态完整、典型,容易识别和鉴别虫种,但原虫密度低时,容易漏检。厚血膜由于原虫比较集中,易检获,但染色过程中红细胞溶解,原虫形态有所改变,虫种鉴别较困难。因此,最好一张玻片上同时制作厚、薄两种血膜,如果在厚血膜查到原虫而鉴别有困难时,可再检查薄血膜。

恶性疟在发作开始时,间日疟在发作后数小时至10余小时采血能提高检出率。恶性疟原虫的晚期滋养体和裂殖体通常黏附在内脏毛细血管内皮上,并不出现在外周血中,血涂片一般只能检测到环状体和配子体时期。

另外,在进行疟原虫的病原学诊断时,一定要注意与巴贝虫的鉴别诊断。巴贝虫和疟原虫在形态上比较相似,但巴贝虫拥有自身的主要形态特征:形态和大小多变,可能含有食物泡,但没有疟色素;而且巴贝虫的裂殖子尖端相连后通常会构成特征性的十字形。

2. 免疫学诊断

(1)循环抗体检测:常采用间接荧光抗体试验、间接血凝试验和酶联免疫吸附试验等检测受检对象外周血中的疟原虫特异性抗体。然而,抗体IgG在患者治愈后仍能持续一段时间,因此,检测抗体很难区分现症和既往感染,主要用于疟疾的流行病学调查、防治效果评估及输血对象的筛选,而在临床上仅作辅助诊断用。

(2)循环抗原检测:目前主要采用快速免疫诊断试剂(rapid diagnostic tests,RDTs)检测受检对象外周血的疟原虫循环抗原,如富组氨酸蛋白-2(HRP-2)和乳酸脱氢酶(LDH),可以鉴定不同种属疟原虫的感染及混合感染情况。该法从取血、反应、结果判断,只需要5~10min,而且多个样本可同时进行检测,不需要特殊仪器,非常适合于基层医院、防疫部门及偏远地区应用;其敏感性、特异性已经接近薄、厚血膜染色镜检法。常用的RDTs有检测恶性疟原虫的ParaSight-F和ICT Malarial P.f,以及能同时检测恶性疟原虫和非恶性疟原虫的ICT Malarial P.f/P.v等。该方法得到WHO大力推广。

3. 分子生物学技术　采用 PCR 技术特异扩增不同种属疟原虫基因,如 18s rRNA 和编码 HRP-2 基因,可以有效鉴定不同种属疟原虫的感染及混合感染。该法最突出的优点是敏感性高,但对于实验室设备有一定的要求。目前主要用于流行区无症状感染者体内疟原虫的检测,以及镜检阴性的疑似患者或镜检难以区分疟原虫虫种时的检测。

4. 血常规　血白细胞计数及中性粒细胞在急性发作时可增加,发作后则正常,多次发作后,白细胞计数减少而单核细胞增多。有不同程度的血红蛋白下降和血小板减少。重症疟疾病例在使用自动血细胞计数法时,外周血白细胞出现异常升高时,需要人工镜检鉴别以排除仪器将感染红细胞误判为白细胞的可能性。

【流行】

1. 流行概况　全球疟疾主要流行于热带和亚热带地区,其中 90% 以上的病例发生在非洲,7% 在东南亚地区,2% 在地中海地区东部。据 2021 年《世界疟疾报告》,2020 年全球疟疾预计病例 2.41 亿例,较 2019 年增加了 1 400 万;预计死亡病例 62.7 万人,较 2019 年增加了 6.9 万。此外,最近有证据表明,2021 年在非洲卢旺达与乌干达等国家,出现了恶性疟原虫青蒿素耐药基因 Kelch13 突变虫株,提示在非洲地区也存形成青蒿素耐药性虫株传播与流行的潜在风险。

我国曾经是疟疾严重流行的国家。新中国成立以来,经过积极的防治,疟疾的流行得到有效控制。2010 年中国启动消除疟疾计划。2016 年全国共报告疟疾病例 3 373 例,其中,中国籍病例 3 189 例,外籍病例 184 例。在 3 189 例中国籍病例中,本土感染病例 3 例、境外输入病例 3 184 例、输血感染病例 1 例、感染来源不明病例 1 例,其中死亡 15 例。2017 年以来,已经连续 5 年无本土病例的报道,并于 2021 年被世界卫生组织正式认定为无疟国家。然而,我国每年仍然有 4 000 余例的境外输入性疟疾。如果防控不当的话,很可能导致境外疟疾病例在境内的局部暴发流行。

2. 流行环节

（1）传染源:外周血中有配子体的患者和带虫者是疟疾的传染源。间日疟原虫的配子体常在原虫血症 2~3d 后出现,恶性疟原虫配子体在外周血中出现较晚,要在原虫血症后 7~11d 才出现,血中带红细胞内期疟原虫的献血者也可通过供血传播疟疾。及时治疗疟疾患者是控制传染源的重要措施,然而,抗疟药的长期使用导致针对多种抗疟药,甚至包括青蒿素的抗性疟原虫虫株的出现和蔓延,是控制疟疾流行的重要障碍之一。

（2）传疟媒介:传疟按蚊是疟疾的传播媒介,我国最早由冯兰洲（1933）在厦门发现微小按蚊传播疟疾。目前已证实的中国传疟按蚊还有中华按蚊、嗜人按蚊和大劣按蚊。不同蚊种对各种疟原虫的敏感性各异,而同一蚊种对不同种疟原虫的敏感性也有差别,如中华按蚊对间日疟较敏感,嗜人按蚊传播恶性疟原虫的能力则远比中华按蚊强。控制蚊媒是防控疟疾的重要手段,然而,随着抗性株按蚊的出现和蔓延,使疟疾的传播途径无法被控制。

（3）易感人群:除了因某些遗传因素对某种疟原虫表现出不易感的人群及高疟区婴儿可从母体获得一定的抵抗力外,其他人群对人疟原虫普遍易感。反复多次的疟疾感染可使机体产生一定的保护性免疫力,因此疟区成人发病率低于儿童,而外来的无免疫力的人群,常可引起疟疾暴发。

疟疾的流行除须具备上述三个基本环节外,传播强度还受自然因素和社会因素的影响。自然因素中温度和雨量最为重要,适合的温度和雨量影响着按蚊的数量和吸血活动及原虫在按蚊体内的发育。全球气候变暖,不但拓展了蚊媒的分布范围,而且延长了蚊媒的传播季节。社会因素如政治、经济、文化、卫生水平及人类的社会活动等直接或间接地影响疟疾的传播与流行。例如,疟疾流行区各国面临的经济和社会等方面的问题,包括政治动乱,通货膨胀造成的经济困难,防治疟疾的运动管理不善,严重缺乏稳定的技术队伍和基层卫生组织等;对疟疾的基础性研究还是应用性研究在相当长时间内都得不到足够的重视,缺乏必要的经费支持,各大医药集团对开发新型抗疟药物的投入也微乎其微,因此相关研究远远落后于其他疾病。

【防治】

20世纪初期,在明确蚊是疟疾的传播媒介后,人类就开始通过消灭蚊媒来控制疟疾的传播。1946年DDT杀灭成蚊的试验取得成效后,使得消灭疟疾成为可能,1955年第8届世界卫生大会把以前的控制疟疾策略改为消灭疟疾策略,随着时间的推移,人们发现利用杀虫剂消灭媒介按蚊面临着越来越多的问题,诸如耐药蚊种的出现,杀虫剂造成的环境污染以及生态平衡等问题,这使全球灭疟规划受到严重挫折。1978年第31次世界卫生大会决定放弃全球限期灭疟的规划,把对疟疾的防治对策改回到控制的策略。20年间经历的这两次策略大转变,不仅反映了疟疾问题的复杂性,同时亦体现了人们对与疟疾作斗争的认识在不断提高。经过积极防治,在过去的20年中,有21个国家消灭了疟疾,其中10个国家被世界卫生组织正式认证为无疟疾。2000年以来,随着青蒿素联合治疗方案和经杀虫剂处理蚊帐等蚊媒控制手段的推广应用,非洲地区的疟疾死亡病例减少了44%。2007年,世界卫生大会第60届会议再次提出全球消除疟疾的宏伟目标,并将每年的4月25定为世界疟疾日(world malaria day)。然而,随着青蒿素耐药株和杀虫剂抗性按蚊在全球的出现和蔓延,疟疾病例近年来出现不降反升的趋势,疟疾防控面临新的挑战。

疟疾是严重危害人类健康的疾病之一,也是全球广泛关注的重要公共卫生问题,降低疟疾发病率,减轻疟疾疾病负担已列入"联合国千年发展目标"。世界卫生组织现急需实施一系列措施以处理包括过度使用药物、不适合的单一青蒿素治疗、用药不彻底等加速耐药性出现与传播的情况,保证青蒿素联合疗法在疟疾治疗中仍然有较好的表现。

在中国共产党的坚强领导下,我国的疟疾防控取得了举世瞩目的成效。新中国成立前,我国有3 000万疟疾病例,但到2017年我国已经实现零病例的目标,且连续5年没有当地病例报告。2021年6月30日,在建党100周年前夕,中国正式获得世卫组织消除疟疾认证,认为中国消除疟疾是一项了不起的壮举。我国的疟疾防控经验为全球消除疟疾提供了非常重要的模式。我国在不同的阶段采取不同的防治策略。例如,在防治初级阶段,采取因地制宜、分类指导的防治策略;在防治中期阶段,采取综合性防治措施,对重点地区、重点人群采取综合性干预;在消除阶段,采取线索追踪、清点拔源的防治策略。这些防治策略成效显著。其中,"1-3-7"规范效果显著。"1-3-7"是依据世卫组织的经验和指南,然后结合中国实际情况,形成的既有科学性,又有落地可行性、可操作性的有效措施。目前,"1-3-7"工作模式作为全球消除疟疾工作模式,正式写入世卫组织的技术文件并向全球推广应用。"1"是指所有的医疗机构必须在疟疾病例诊断1天内上报国家传染病信息报告系统,该病例信息通过系统完成对县—市—省—国家四级的信息通报,以实现逐级实时响应;"3"是指由疾控中心工作人员在3天内对报告的疟疾病例进行流行病学个案调查与核实,包括感染地点、是否为本地传染病例、疟疾类型等信息;同时开展实验室复核,确认病例诊断结果;"7"指的是在7天内要采取综合性措施将疫点进行清除,包括要筛查病例周围人群、进行蚊虫孳生地清除工作等,同时还应开展健康教育工作。

青蒿素的发现和成功提取是我国为全球的疟疾防控作出的另一非常重要的贡献。20世纪70年代,我国科学家屠呦呦成功地从黄蒿中提取了青蒿素,证明其高效的杀灭疟原虫作用。目前,以青蒿素为基础的复方药物已经成为疟疾的标准治疗方案,拯救了几百万疟疾患者的生命。青蒿素的发现和研制,是人类防治疟疾史上的一件大事,也是继喹啉类抗疟药后的一次重大突破。因此,屠呦呦于2011年获美国拉斯克临床医学研究奖,并于2015年获诺贝尔生理学或医学奖,表彰她在青蒿素的发现及其应用于治疗疟疾方面所作出的杰出贡献。

然而,随着我国改革开放和援非政策的推行以及"一带一路"国家经济倡议的实施,我国相关人员将不断进入疟疾流行区,面临感染疟疾的威胁;同时还将面临境外输入性疟疾的危险。因此,我国仍然面临输入性疟疾的防控任务。同时,为体现大国担当,我国也有责任发展更为科学的疟疾防控手段和措施,为全人类的疟疾防控作出更大贡献。

1. 预防　包括蚊媒防制、预防服药和疫苗研制。

(1)蚊媒防制:主要采取个人涂抹驱避剂、使用杀虫剂浸泡的蚊帐和室内喷洒杀虫剂,以及清除蚊虫滋生环境、杀灭蚊成虫和幼虫等手段,防止蚊虫叮咬和控制蚊媒,切断疟疾的传播途径。

（2）预防服药:预防服药是保护易感人群的重要措施之一。目前可杀灭肝期疟原虫和休眠子的预防药物只有伯氨喹（primaquine）,由于该药物对 G-6-PD 缺乏人群有很大的副作用,因此,常通过服用长半衰期的抗红内期药物进行预防。预防性抗疟药有氯喹（chloroquine）,对抗氯喹的恶性疟流行的区域,则可用甲氟喹（mefloquine）。为了维持体内的血药浓度,一般在进入疟疾流行区前 2 周服用,并在流行区逗留期间每周服用 1 次,离开流行区后仍需继续服用 4 周。对于在恶性疟高流行区孕妇和 5 岁以下小孩,WHO 则推荐使用磺胺多辛-乙胺嘧啶（sulfadoxine-pyrimethamine）进行疟疾季节性化学预防（seasonal malaria chemoprevention）。不论个体或群体进行预防服药,每种药物疗法不宜超过半年。

（3）疫苗的研制:疫苗接种是疟疾防治的最经济、最有效的手段。根据作用时期的不同,疟疾疫苗主要有红外期疫苗、红内期疫苗和蚊期传播阻断疫苗。根据疫苗形式,疟疾疫苗主要有亚单位疫苗和全虫减毒疫苗两种。在过去的 20 年里,每年大约有 10 个候选疟疾疫苗申请进入临床试验。其中,以红外期亚单位和子孢子全虫减毒疟原虫,以及针对蚊期的传播阻断候选疫苗居多,而注册进入临床试验的红内期疟疾候选疫苗在近 20 年来呈明显的下降趋势,可见疟疾疫苗的研制逐渐由治疗性为主转向预防和阻断传播为主,以期实现在全球范围内控制和消除疟疾的最终目的。可控性人感染恶性疟原虫试验（controlled human malaria infection,CHMI）结果显示,化学减毒恶性疟原虫子孢子（chemoattenuated PfSPZ）疫苗是目前最有效的疟疾疫苗,对同源和异源的子孢子攻击均具有理想的保护效果。然而,受子孢子来源和冷链运输的限制,终究很难大规模地推广应用。亚单位疫苗仍然是疟疾疫苗的首选形式,其中以美国研制的基于恶性疟原虫子孢子表面蛋白 CSP 的 RTS,S/AS01 的效果最好。2019 年,该疫苗在中、重度疟疾流行区（加纳、肯尼亚和马拉维）继续开展大规模的试点接种试验。2021 年 10 月,经过为期两年的现场试验效果评估,数据显示该疫苗具有良好的安全性。于是,WHO 基于上述现场试验评估效果,建议在一些疟疾传播风险较高的地区给儿童接种 RTS,S/AS01 疫苗,其主要目的是降低非洲 5 岁以下儿童因感染疟疾而导致的死亡率。然而,该疫苗并没有达到预期的预防疟疾的作用,而且随着时间的推移,该疫苗对疟疾患者的临床发病率和死亡率的保护效果呈明显的下降趋势。

为了加快疟疾疫苗的研究进程,WHO 和 "Roll Back Malaria" 国际组织制定了疟疾疫苗研究的路标,争取到 2030 年研制出第二代更有效的疟疾疫苗（临床保护效率 >75%,持续时间 2 年,且加强免疫不超过 1 次/年）。然而,研制高效、安全、并能推广应用的疟疾预防疫苗的任务依然任重道远。

2. 治疗　药物仍然是治疗疟疾的最主要手段。按抗疟药对疟原虫不同虫期的作用,可将其分为杀灭红细胞外期裂殖体及休眠子的抗复发药,如伯氨喹;杀灭红细胞内裂体增殖期的抗临床发作药,如氯喹、咯萘啶（pyronaridine）、青蒿素（artemisinin）类。

疟疾治疗应包括对现症患者的治疗（杀灭红细胞内期疟原虫）和疟疾发作休止期的治疗（杀灭红细胞外期休眠子）。休止期的治疗是指在疟疾传播休止期,对 1~2 年内有疟疾史和带虫者的治疗,以控制间日疟的复发和减少传染源。目前抗疟药的使用基本遵循 WHO 推荐的青蒿素类复方疗法（artemisinin-based combination therapies,ACTs）,即青蒿素的联合用药策略和原则,以延长抗疟药的使用寿命。

对间日疟、卵形疟、三日疟和诺氏疟患者,选用氯喹进行治疗;如上述疟原虫已对氯喹产生了抗性,则采用青蒿素联合用药。抗间日疟复发（休止期治疗）可用伯氨喹加乙胺嘧啶、青蒿琥酯加伯氨喹效果更佳;恶性疟可单服氯喹,抗氯喹的恶性疟则同样采用青蒿素联合用药,如蒿甲醚加本芴醇（artemether +lumefantrine）、青蒿琥酯加阿莫地喹（artesunate+amodiaquine）、青蒿琥酯加甲氟喹（artesunate+mefloquine）;二氢青蒿素加磷酸哌喹（dihydroartemisinin+piperaquine）;青蒿琥酯加磺胺多辛/乙胺嘧啶（artesunate+sulfadoxine/pyrimethamine）;重症疟疾（如脑型疟）首选青蒿素类药物肌内注射或静脉注射,如蒿甲醚油剂肌内注射、青蒿琥酯钠静脉注射或静脉注射双氢青蒿素加二盐酸喹啉;

此外,青蒿素类药物的栓剂适用于不能口服药物的患者。上述各种抗疟药物必须足量并服完全程才能达到根治疟疾的目的。

Summary

Five kinds of Plasmodidum type are known to infect humans including *P. falciparum*, *P. vivax*, *P. ovale*, *P. malariae* and *P. knowlesi*. In the life cycle of Plasmodium, a female Anopheles mosquito transmits a motile infective form (called the sporozoite) to a vertebrate host such as a human, thus acting as a transmission vector. A sporozoite travels through the blood vessels to liver cells (hepatocytes), where it reproduces asexually (tissue schizogony), producing thousands of merozoites. These infect new red blood cells and cause a series of clinical symptoms that typically include fever, fatigue, vomiting and headaches. In severe cases it can cause death. Laboratory diagnosis of malaria is established by demonstration of malaria parasites in blood. Today malaria is mainly found throughout tropical and subtropical regions. Reducing the levels of transmission by mosquito control is the key to preventing the infection of malaria.

思考题

1. 简述疟疾临床发作的特点与发作原因。
2. 简述疟原虫引起贫血及肝脾大的原因。
3. 简述疟疾的再燃与复发的原因。
4. 评述用厚、薄血涂片诊断疟疾的优缺点。

(徐文岳)

第四节 弓 形 虫

刚地弓形虫(*Toxoplasma gondii* Nicolle & Manceaux,1908)简称弓形虫,曾被译为弓浆体、弓浆虫、弓形体和弓形原虫等,属于顶复门(Apicomplexa)、球虫亚门(Coccidia)、类锥体纲(Conoidasida)、真球虫目(Eucoccidiorida)、肉孢子虫科(Sarcocystidae)、弓形虫属(*Toxoplasma*)。该病原体由 Nicolle 和 Manceaux 于 1908 年首先从刚地梳趾鼠(*Ctenodactylus gondii*)中分离发现,其虫体呈弓形,根据其形态和宿主命名为刚地弓形虫。弓形虫的宿主种类十分广泛,可感染人及几乎所有的海洋和陆生温血动物,引起人兽共患的弓形虫病(toxoplasmosis),对人类健康和畜牧业生产构成严重威胁。人主要通过食入未煮熟的含弓形虫组织包囊的肉制品、被卵囊污染的食品或饮用水而感染,是一种重要的食源性传播(foodborne)原虫。在免疫缺陷或受损患者,弓形虫是一种非常重要的机会性致病原虫(opportunistic protozoa)。弓形虫亦可经母体胎盘直接感染胎儿,引起先天性感染,是引起孕妇流产或引发胎儿畸形的重要生物因素之一。

【形态】 弓形虫生活史中存在 5 个发育阶段:假包囊(pseudocyst)、包囊(cyst)、裂殖子(merozoite)、配子体(gametocyte)和卵囊(oocyst)。前二种发育形式见于中间宿主和终宿主体内,后三种发育形式仅见于终宿主体内。

1. 速殖子和假包囊 速殖子呈香蕉形或月牙形,前端较尖,后端钝圆,长 3~7μm,宽 2~4μm。经吉姆萨染色后胞质呈蓝色,胞核呈紫红色,位于虫体后半部。速殖子侵入细胞后,虫体由前到后被套入宿主细胞膜,形成胞内一个独特的"细胞器"纳虫泡(parasitophorous vacuole,PV),虫体随后分泌多种蛋白和脂质分子修饰纳虫泡膜,避免纳虫泡与宿主细胞的内体-溶酶体融合,速殖子继而得以在细胞质内增殖。一个细胞内的速殖子数一般为数个至十多个。这个被宿主细胞膜包绕的虫体集合体由于没有真正的囊壁称假包囊,速殖子在其内呈花瓣状排列(图 2-3-13)。当其内速殖子增殖至一定数目时,胞膜破裂,速殖子释出,随血流播散,并侵入其他有核细胞。

2. **缓殖子和组织包囊**　组织包囊呈圆形或椭圆形,具有一层由虫体分泌而成的嗜银性和富有弹性的坚韧囊壁,直径 5~100μm,为慢性感染阶段的虫体在宿主组织内的存在形式,多见于脑(图 2-3-14)、骨骼肌和心肌内。囊内的虫体,由于增殖缓慢或相对静止被称为缓殖子。缓殖子的形态与速殖子区别很小,仅虫体较小,核稍偏钝端。

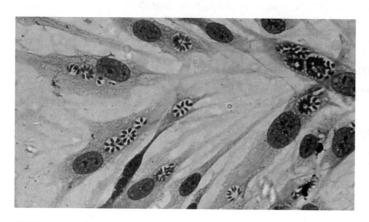

图 2-3-13　刚地弓形虫速殖子与假包囊
Fig. 2-3-13　Tachyzoite and pseudocyst of *Toxoplasma gondii*

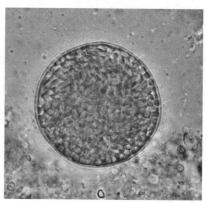

图 2-3-14　刚地弓形虫包囊
Fig. 2-3-14　Cyst of *Toxoplasma gondii*

3. **裂殖体和裂殖子**　裂殖体在终宿主猫科动物小肠绒毛上皮细胞内发育增殖,成熟的裂殖体为长椭圆形,内含 4~29 个裂殖子(以 10~15 个居多),呈扇状排列,裂殖子呈新月状,前尖后钝,大小为(3.5~4.5)μm×1μm 较滋养体小。

4. **配子体和配子**　配子体是经过几代裂体增殖后的游离裂殖子,侵入猫科动物肠上皮细胞后发育为配子母细胞,进而发育为配子体,有雌雄之分。雄配子体较少,呈卵圆形,直径约 10μm。成熟雄配子体含 12~32 个新月形雄配子,长约 3μm,前端有 2 根鞭毛。雌配子体圆形,直径 15~20μm,其最终发育为雌配子。雌雄配子受精结合发育为合子,而后发育成卵囊。

5. **卵囊和子孢子**　卵囊亦称囊合子,由雌、雄配子受精结合后的合子发育而来,是经猫科动物的粪便向外界传播的感染阶段。刚从猫粪便中排出的卵囊为未孢子化卵囊(unsporulated oocyst),呈圆形或椭圆形,大小为 10μm×12μm,具两层光滑透明囊壁,囊内充满均匀的小颗粒。在适宜的温度和湿度下,经数小时,卵囊开始孢子化(sporulation),逐渐发育为孢子囊,2~4d 发育为具感染性的卵囊。孢子化卵囊的体积稍增大,大小为 11μm×13μm,内含 2 个孢子囊(sporocyst),每个孢子囊内含 4 个子孢子。子孢子呈新月状,一端较尖,一端较钝,大小约 2μm×7μm,相互交错排列。

【**生活史**】　弓形虫的生活史较复杂,整个发育过程需要两种动物宿主(图 2-3-15)。猫科动物(如家猫)是弓形虫的终宿主。有性生殖只限于猫小肠绒毛上皮细胞内,而无性生殖既可在小肠上皮细胞,又可在小肠外其他器官组织内进行。弓形虫对中间宿主的选择极不严格,无论哺乳类、鸟类和人都可作为中间宿主,猫既可做终末宿主又可做中间宿主;对组织的选择也不严格,除红细胞外,任何有核细胞都可侵犯。在中间宿主内,弓形虫在肠外的组织器官内进行无性生殖。

1. **在终宿主体内的发育**　当猫科动物吞食卵囊或含有包囊、假包囊的其他动物肌肉组织后,子孢子、缓殖子或速殖子在宿主体内逸出,到达小肠时,则侵入其小肠上皮细胞内发育,形成裂殖体,裂殖体成熟以后破裂释放出裂殖子,再侵入新的肠上皮细胞内继续重复上述过程。这个过程称为裂体增殖时期。经过数代裂体增殖以后,部分裂殖子侵入肠上皮细胞,向配子体方向发育,形成大(雌)、

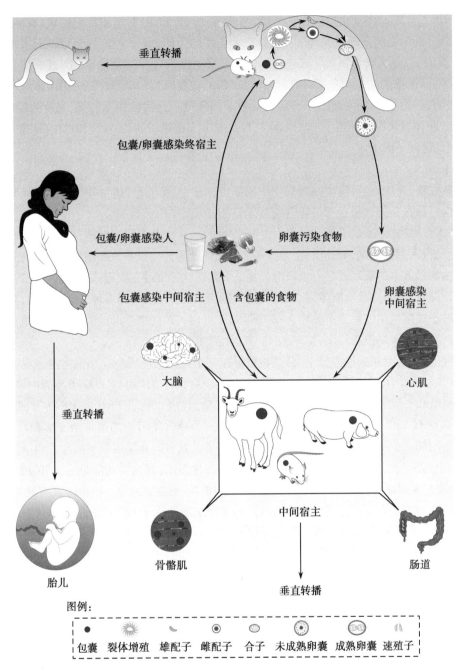

图 2-3-15　刚地弓形虫的生活史和传播模式

Fig. 2-3-15　Life cycle and dissemination pattern of *Toxoplasma gondii*

小（雄）配子体。雄配子体经过发育，核和胞质分裂，形成多个雄配子；雌配子体发育形成 1 个雌配子。雌、雄配子结合形成合子，合子发育为卵囊。卵囊从破裂的肠上皮细胞内逸出进入肠腔，随粪便排出体外。新排出的卵囊不具有感染性，在适宜温度和湿度的环境条件下，经 2~4d 即发育为具有感染性的卵囊。猫吞食不同发育阶段虫体后排出卵囊的时间不同。通常吞食包囊后约 3~10d 可排出卵囊，而吞食假包囊或卵囊后约需 19~48d 才能排出卵囊。受染的猫每天可排出卵囊 1 000 万个，持续10~20d。

　　2. 在中间宿主体内的发育　当猫粪内的卵囊或动物肉类中的包囊或假包囊被中间宿主（人、羊、猪、牛、鼠等）吞食后，在其肠内分别逸出子孢子、缓殖子或速殖子，随即侵入肠壁经血或淋巴进入全身各组织器官，如脑、淋巴结、肝、心、肺、肌肉等的有核细胞，在细胞内发育增殖，形成假包囊。假包囊内的速殖子以二分裂或内芽生形式迅速繁殖,当增殖到一定数量时,宿主细胞破裂,虫体从中逸出,侵入新的宿主细胞,继续不断地循环。在免疫功能正常的个体,部分速殖子侵入细胞后,增殖速度减慢,转化为缓殖子,分泌成囊物质形成包囊。包囊在宿主体内可存活数月、数年,甚至终生。当宿主机体免疫功能减退或长期应用免疫抑制剂时,组织内的包囊破裂,释出缓殖子,进入血流和新的组织细胞继续发育增殖,并转变为速殖子。这种缓殖子和速殖子之间的相互转换,又称为期转换(stage conversion)。虫体转录因子缓殖子形成缺陷 1(bradyzoite formation deficient 1,BFD1)是速殖子向缓殖子期转换的关键调节因子。

【致病】

1. 致病机制　弓形虫对宿主的致病作用依据虫株毒力、基因型、宿主种类和免疫状况而有很大差异。因此,弓形虫病的严重程度是寄生虫与宿主之间相互作用的结果。

(1)虫体直接损害:速殖子是弓形虫的主要致病阶段,在细胞内迅速增殖,导致宿主细胞破坏,速殖子逸出后又侵入邻近细胞,如此反复,导致局部组织坏死并伴有以单核细胞浸润为主的急性炎症反应,是弓形虫病最基本的病理改变。组织内包囊是引起慢性感染的主要形式,包囊因缓殖子增殖而体积增大,挤压器官,从而导致功能障碍。组织包囊增大到一定程度,可因多种因素而破裂,释放出缓殖子,多数缓殖子被宿主免疫系统所破坏,一部分缓殖子可侵入新的细胞形成假包囊或组织包囊。当宿主免疫功能受损时,组织包囊活化、复苏,缓殖子转化为速殖子。

(2)弓形虫基因型相关毒力分子与致病:弓形虫三个经典的基因型在小鼠体内表现为不同的毒力特征。Ⅰ型为强毒力,感染小鼠多在急性期死亡,代表虫株有 RH 和 GT1 等;Ⅱ型为中等毒力,易在宿主脑、骨骼肌和心肌等组织内形成包囊,成为隐性感染,代表虫株有 PRU 和 ME49 等;Ⅲ型为弱毒/无毒,代表虫株有 VEG 和 CTG 株等。通过对弓形虫三个经典基因型的遗传杂交实验发现,弓形虫 ROP5、ROP18、ROP16 和 GRA15 等多个虫源性效应分子是调节经典基因型不同毒力和小鼠免疫的重要因子。ROP5 是一类具有酶折叠结构但无酶活性的假性激酶,其主要功能是协助 ROP18 帮助毒力虫株逃脱免疫相关 GTP 酶(immunity-related GTPases,IRGs)系统的清除。ROP18 具有丝氨酸/苏氨酸蛋白激酶活性,可靶向鼠类宿主的 IRGs、内质网相关转录激活因子 6β(activating transcription factor,ATF6β)和 NF-κB,从而分别抑制宿主固有免疫和适应性免疫应答,使弓形虫具有急性感染阶段的较强毒力。ROP16 同样具有激酶活性,分泌后定位于宿主细胞核。Ⅰ型和Ⅲ型弓形虫株的 ROP16 可直接磷酸化并持续性激活信号转导及转录激活蛋白(signal transducer and activator of transcription,STAT),活化 STAT3/STAT6,抑制宿主巨噬细胞产生 IL12,从而有利于虫体在宿主细胞内的增殖,直接抑制宿主的固有免疫,导致不良感染结局。Ⅱ型弓形虫 GRA15 可激活 NF-κB 信号通路促进巨噬细胞 IL12 的表达。

上述经典基因型弓形虫在小鼠体内的显著毒力差异与这几个虫源性分子的不同等位基因组合介导的不同免疫应答有关。我国流行的弓形虫优势基因型为 Chinese1,具有迥异的效应分子多态性,具有独特的毒力特征和致病机制。另外,值得指出的是,以上研究结果均是在小鼠细胞或动物模型中获得的,有些并非适用于人体。例如,IRGs 在小鼠抗弓形虫感染中发挥重要作用,但人类细胞中缺乏 IFN-γ 诱导的功能性 IRGs。这些效应分子如何在人体内发挥作用还有待进一步研究。

2. 临床表现

(1)隐性感染:免疫力正常的人群弓形虫感染后,一般无明显临床表现,呈隐性感染,或仅呈轻度的自限性症状和体征,如发热和轻度的淋巴结肿大等。但是,潜伏在感染者体内的包囊可在脑、骨骼肌和心肌等组织存在多年,甚至伴随终生,在宿主免疫力低下时,潜伏的感染可活化,引起弓形虫病。日益增多的文献报告,弓形虫的慢性/隐性感染与某些神经精神系统疾病,如精神分裂症(schizophrenia)、抑郁症(depression)等的发病有关,但具体机制尚不明确。

(2)先天性弓形虫病与不良妊娠结局:孕期初次感染弓形虫的妇女,在母体出现虫血症时,虫体可经胎盘感染胎儿,引起先天性弓形虫病。先天性弓形虫病具有四大典型表现:脑积水、小头畸形、大脑钙化灶或视网膜脉络膜炎。其他常见的症状和体征还包括智力低下、精神障碍、运动障碍、癫痫、眼球震颤、听力损害、肌张力减低、瘫痪和肝脾大等。

先天性弓形虫感染的严重程度及传播的概率与母体感染时间密切相关。妊娠期前 3 个月内感染，胎儿感染概率较低，但后果严重，可致流产、早产、死胎或胎儿畸形儿，如小脑畸形、小眼畸形等。随着胎儿胎龄增加，胎儿感染弓形虫的概率增加，但此时胎儿发育已较成熟，抵抗力增强，所造成的损害随之减小，被感染胎儿多数为隐性感染，有的出生后数月或数年甚至成年时才出现症状。

（3）获得性弓形虫病（acquired toxoplasmosis）：绝大多数弓形虫病是出生后通过摄入弓形虫包囊或卵囊污染的食物或水而感染，在免疫力低下时出现隐性感染活化，转为急性或亚急性弓形虫病。临床上长期肿瘤化疗/放疗患者、接受器官移植患者、长期免疫抑制剂治疗患者以及先天性、后天性免疫缺陷者（如艾滋病患者），都可使隐性感染状态转为急性或亚急性，从而出现严重的全身性弓形虫病，其中多并发弓形虫脑炎而致死。临床表现的严重程度可因虫体侵袭部位、免疫抑制程度和机体反应性不同而有较大变化。常见类型有：①脑型：是最常见的临床类型之一，对于免疫功能缺陷和低下者，表现为脑炎、脑膜脑炎、癫痫和精神异常等；②多脏器损害型：如引起肝脏损害和心脏损害等；③淋巴结肿大型：以颌下和颈后淋巴结肿大多见，可伴有长时间的低热、疲倦和不适等症状；④眼型：以视网膜脉络膜炎多见，表现为视力突然下降，或出现斜视、虹膜睫状体炎、葡萄膜炎、视力障碍等，双侧性病变多见。

【实验室检查】

1. 病原学检查

（1）涂片染色法：将急性期患者的胸腔积液、腹腔积液、羊水、血液或脑脊液等离心沉淀、涂片，或取活组织穿刺物直接涂片，经吉姆萨染色后，镜检弓形虫速殖子。此法虽简便，但阳性检出率不高，阴性者需做进一步检查。采用免疫荧光或酶染色法，可提高虫体的检出率。

（2）动物接种分离法或细胞培养法：将样本接种于敏感动物小白鼠的腹腔内，一周后取腹腔液进行检查，阴性者需盲目传代至少 3 次；还可将样本接种于离体培养的单层有核细胞中进行体外培养，如人成纤维细胞（HFF）和非洲绿猴肾细胞（Vero 细胞）。动物接种和细胞培养分离到弓形虫虽是病原学诊断的金标准，但步骤繁琐，耗时长，灵敏度低，无法满足高效、快速的检测需求，因此在临床实验室少用。

（3）循环抗原检测：可应用弓形虫特异性抗体识别血清或体液中的循环抗原，比特异性抗体出现早，是病原体存在的特征，常用 ELISA 双抗夹心法检测。

（4）核酸检测：运用常规 PCR 和实时荧光定量 PCR（real-time PCR，RT-PCR）检测弓形虫特异性核酸片段，具有灵敏、特异、早期诊断的意义，并开始应用于临床。

2. 血清学检测 弓形虫特异性抗体的检出仍是目前广泛应用的重要诊断参考依据。最经典的血清学检测方法是染色试验（Sabin-Feldman dye test，DT），但由于此方法使用的抗原为活虫体，存在扩散风险，且需要健康人的新鲜血清作为辅助因子，操作繁琐，目前已被以下技术所取代。

（1）酶联免疫吸附试验（enzyme-linked immunosorbent assay，ELISA）：该方法敏感性和特异性好，是现阶段弓形虫抗体检测实验室最常用的方法之一，通常联合进行 IgG 和 IgM 抗体平行检测。检测人血清、血浆或其他体液样品中弓形虫 IgG 抗体，常采用间接酶联免疫吸附试验（ELISA）法；样品中弓形虫 IgM 抗体的检测，常采用抗体捕捉 ELISA 法。

（2）凝集试验：该方法由于在检测过程中不需要第二抗体因而更适合于现场流行病学调查，主要包括直接凝集试验（direct agglutination test，DAT）、改良凝集试验（modified agglutination test，MAT）、间接血凝试验（indirect hemoagglutination test，IHA）和乳胶凝集试验（latex agglutination test，LAT）。其中MAT 是在 DAT 的基础上建立的一种敏感的弓形虫检测方法，不受宿主种类限制，适合不同物种弓形虫感染的检测，广泛应用于实验室诊断和流行病学调查。

（3）间接免疫荧光试验（indirect immunofluorescence assay，IFA）：采用完整虫体为抗原，先与待测

血清反应,再以荧光标记的二抗来检测相应抗体是否存在。此法可通过荧光标记不同类型及亚型的第二抗体,来检测同型与亚型抗体,其中 IgM 的检测具有早期诊断价值。

【流行】

1. **流行概况**   本病为人兽共患的寄生虫病,呈世界性分布,据估计全球约 1/3 的人口弓形虫血清学阳性,但阳性率存在明显地域差异。我国人群的弓形虫感染率在世界范围内属于低感染水平。我国最近一次(2001—2004 年)全国范围内的弓形虫血清流行病学调查显示西部人群弓形虫抗体阳性率为 10.93%(其中苗族高达 25.44%),中部为 6.28%,东部为 7.53%,平均阳性率为 7.88%(标准化阳性率为 7.91%)。性别之间无差异;阳性率随着年龄的增长而升高;动物饲养员等特殊职业人群抗体阳性率高于普通人群。

弓形虫感染广泛流行的原因:①生活史各阶段均有感染性;②中间宿主广泛,家畜、家禽均易感染;③可在终宿主间、中间宿主间,终宿主与中间宿主间互相感染;④包囊可在中间宿主组织内长期存活,有报道猪肉中的包囊在冰冻状态下可活 35 天;⑤卵囊排放量大,且对外界环境抵抗力强,在自然界常温常湿条件下可存活 1~1.5 年。

2. **流行环节**

(1)传染源:受染动物是本病的主要传染源。人类只有经胎盘的垂直传播、器官移植或输血才具有传染源意义。

(2)传播途径:有先天性和获得性两种。前者指胎儿在母体经胎盘血而感染。后者为出生后由外界获得感染,主要经口食入未煮熟的含弓形虫组织包囊的肉制品、被卵囊污染的食品或水而感染。另外,也可经输血/器官移植或经损伤的皮肤和黏膜而感染。

(3)易感人群:人类对弓形虫普遍易感。一般来说,胎儿、婴幼儿、肿瘤和艾滋病患者等免疫功能减退或缺陷人群,更易罹患弓形虫病。特殊从业人员,如兽医、动物饲养员、屠宰人员、家庭养猫者等,随着接触传染源的机会增多感染率也相应上升。

【防治】

根据刚地弓形虫生活史的特点和弓形虫病的流行病学特征,应加强对家畜、家禽和可疑动物的监测和隔离管理,以有效控传染源。要加强肉类检疫、饮食卫生和养猫的管理,教育群众不吃生或半生的肉、生蛋、未消毒的奶制品,并对孕妇定期作弓形虫常规检查,以防止先天性弓形虫病的发生。磺胺嘧啶(sulfadiazine)和乙胺嘧啶(pyrimethamine)的联合使用是弓形虫病的标准治疗方案。螺旋霉素(spiramycin)由于其毒性低且不能通过胎盘,已广泛应用于治疗妊娠期获得性急性弓形虫感染,可减少弓形虫的母婴传播。此外克林霉素(clindamycin)、阿托伐醌(atovaquone)、克拉霉素(clarithromycin)和阿奇霉素(azithromycin)等也具有抗弓形虫作用,可用于对磺胺类药物过敏患者的替代治疗。

要加快弓形虫病疫苗的研发。目前除了唯一商业兽用减毒活疫苗用于预防绵羊和山羊感染外,尚无其他实用的弓形虫病疫苗问世。随着基因编辑技术在弓形虫领域内广泛应用,越来越多的基因缺失虫株被构建,将成为弓形虫减毒活疫苗可能的候选虫株。

Summary

Toxoplasma gondii is a widely distributed intracellular parasite protozoa. Infection in humans can occur by ingesting water, soil, vegetables, or anything contaminated with cysts or oocysts. If mother is infected during the pregnancy, the fetus may acquire the infection directly through the placenta. Most infections in humans are asymptomatic. However, fulminating fetal infections may develop in patients with immune suppression or insufficiency. Clinical diagnosis of *Toxoplasma gondii* is difficult which mainly depends on the laboratory examination.

思考题

1. 与经口感染的其他寄生原虫相比较,弓形虫感染有什么特点?
2. 弓形虫是一种机会性致病原虫,这意味着哪些人群更应注意防止弓形虫感染,为什么?

（余　莉）

第五节　其他孢子虫

一、巴贝虫

巴贝虫（*Babesia*）属梨形虫目（Piroplasmorida），巴贝虫科（Babesiidae），巴贝虫属（*Babesia*），主要由蜱媒进行传播,可引起人兽共患的巴贝虫病（babesiosis）。1888 年,罗马尼亚生物学家 Vitor Babes 在病牛体内最早发现此虫。1893 年,Smith 和 Kilborne 提出巴贝虫是由吸血蜱类进行传播的。人体巴贝虫病的首例确诊报告见于 1957 年,患者是一名来自南斯拉夫的 33 岁无脾脏农夫。我国最早于 1982 年在云南省发现本病,至 2021 年我国已报告感染者 317 例。

巴贝虫种类繁多,现已报道有 100 多种。该虫是动物血液系统中最常见的寄生虫之一,寄生宿主非常广泛,包括有数百种的哺乳动物与一些鸟类。人类通常不是巴贝虫的自然宿主,但可作为其中一些虫种的偶然宿主（accidental host）。现已明确可感染人体的巴贝虫主要有:田鼠巴贝虫（*Babesia microti*）、分歧巴贝虫（*B. divergens*）和邓肯巴贝虫（*B. duncani*）。

【形态】

巴贝虫在人体中只寄生于红细胞内,一个红细胞内可有多个虫体寄生,以 1~4 个为多,并可表现为不同发育阶段。不同种类的巴贝虫大小差异较大,如田鼠巴贝虫与邓肯巴贝虫长约 1.0~2.0μm,分歧巴贝虫长约 3.0~4.0μm。虫体可呈环形、圆形、卵圆形、梨形、阿米巴形等多种形态,其中以梨形最为典型。经吉姆萨或瑞特染色后,虫体胞质呈蓝色,胞核呈红色。巴贝虫在红细胞内单个或成对排列,以双梨形（尖端相互靠近,钝端互成角度）与四联形（分成 4 个,排列成十字形小体,或称 Maltese-cross 型）最具特点。四联形是巴贝虫的特征性形态,常被用于与恶性疟原虫的鉴别诊断（图 2-3-16）。

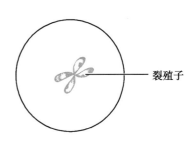

裂殖子

图 2-3-16　巴贝虫形态
Fig. 2-3-16　Morphology of *Babesia*

【生活史】

在自然界中,巴贝虫多在蜱与脊椎动物如野生啮齿类动物、牛、马、羊、犬、猫等家畜之间进行传播。当感染性的蜱叮咬脊椎动物宿主,子孢子侵入宿主的红细胞,发育成为滋养体,滋养体通过无性生殖形成子体。巴贝虫在红细胞内的发育增殖最终导致宿主细胞破裂,逸出的虫体可再次侵入新的红细胞,重复增殖。在宿主红细胞内,某些巴贝虫的滋养体会分化为雌性或雄性配子体。当蜱叮咬感染宿主吸血,配子体随血液进入蜱肠道,雌、雄配子体分别发育为雌、雄配子,两者结合形成合子。合子变形为动合子,并穿过蜱肠道,随血淋巴到达蜱的各器官。动合子若侵入蜱唾液腺可经孢子增殖形成子孢子,当蜱再次吸血时传播给脊椎动物宿主。在分歧巴贝虫等虫种中,巴贝虫亦可经卵传递（transovarian transmission）,即在动合子进入血淋巴后,它们可侵入蜱卵巢,在那里进行多次分裂增殖,并通过卵传递给子代蜱（图 2-3-17）。

人类主要通过被蜱叮咬感染巴贝虫。虫体可侵入人体的红细胞进行无性增殖,但在人体内巴贝

NOTES

虫的生活史无法继续,仅在输血时,巴贝虫才在人与人之间传播。

【致病】

巴贝虫致病与虫体在人体红细胞内的无性增殖相关,并受宿主免疫状态的影响。

免疫功能正常者感染巴贝虫后多无明显临床症状,或是表现为轻度流感样症状,病程多为自限性。通常在蜱叮咬 1~4 周后,患者逐渐出现发热(稽留热或间歇热)、疲倦、食欲减退、肌肉疼痛、头痛、恶心、出汗、寒战、腹痛、抑郁、轻度肝大和尿色变深等非特异性临床表现。重症患者会有不规则高热、寒战、头痛、昏睡等类似于疟疾的症状。极少数危重患者表现为溶血性贫血、黄疸、呼吸短促、血红蛋白尿、肝肾衰竭和昏迷,甚至死亡。

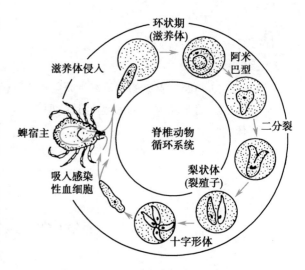

图 2-3-17　巴贝虫生活史
Fig. 2-3-17　Life cycle of *Babesia*

严重感染常常发生在免疫功能受累患者、脾切除患者、老年人或与莱姆病等合并其他病原感染者。感染者可在蜱叮咬后 1~3 周后突发高热,并出现血尿、黄疸、严重贫血、肺水肿、肾衰竭和昏迷等表现,约一半以上的患者会死亡。

【实验室检查】

末梢血涂片染色镜检是诊断巴贝虫病最有效的方法。取外周血制作厚、薄血膜,经吉姆萨或瑞特染色后镜检查找巴贝虫。巴贝虫对红细胞的感染率较疟原虫为高,可达 49.5% 以上。巴贝虫形态上与恶性疟原虫类似,易造成误诊。鉴别诊断主要依靠巴贝虫滋养体在红细胞内会形成四联形排列,以及巴贝虫寄生的红细胞内无色素沉着或其他残留体。

免疫学检测如间接免疫荧光试验(indirect immunofluorescence assay,IFA),分子生物学检测如 PCR 方法可用于巴贝虫病与疟疾的鉴别诊断、巴贝虫虫种的鉴定以及轻症患者或无症状带虫者的筛查。动物腹腔接种是诊断巴贝虫病的敏感方法之一,敏感动物视虫种而定。

【流行与防治】

巴贝虫呈世界性分布,主要以感染动物宿主为主。美国是全球报道巴贝虫病病例最多的国家,每年有 2 000 多例。美国流行的虫种为田鼠巴贝虫,鼠类是其主要动物宿主。欧洲流行虫种为牛源性分歧巴贝虫,黄牛和奶牛是其重要的传染源。我国有病例报告的地区有黑龙江、广西、河南、内蒙古、新疆、甘肃、北京、重庆、山东、福建、浙江、云南、四川、台湾 14 个省(自治区、直辖市),报告病例数较多的是黑龙江、河南、云南和广西,地理上分布在东北、中部平原到西南一线。

巴贝虫病主要通过蜱叮咬由动物传给人,但也可通过器官移植、输血和胎盘传播等方式在人与人之间传播。传播巴贝虫病的主要蜱种有:草原革蜱、森林革蜱、银盾革蜱、中华革蜱、镰形扇头蜱和长角血蜱等。

大多数轻度感染者,不需治疗,疾病也可在一定时间内(约 6 个月)自愈。根据疾病的严重程度可给予患者 10 天至 2 个月的药物治疗。常用的有效药物为奎宁和克林霉素,联合用药效果好,但毒性明显。其他药物有:阿托伐醌(atovaquone)、乙胺嘧啶等。预防措施主要有:防止蜱叮咬,治理蜱孳生环境,灭蜱、消灭或控制野生鼠等传染源,以及发展免疫预防措施等。

二、肉孢子虫

肉孢子虫(*Sarcocystis*)属真球虫目,肉孢子虫科。本虫最早于 1843 年由瑞士科学家 Miescher 在家鼠肌肉组织中发现。1882 年 Lankester 将其属名命名为肉孢子虫属。现已发现的肉孢子虫有 120

多种,寄生于鱼类、爬行类、鸟类和哺乳类等宿主,可引起肉孢子虫病(sarcocystosis)。以人为终宿主的肉孢子虫主要有两种:猪人肉孢子虫(*Sarcocystis suihominis* Taelros & Laarman,1976),其中间宿主为猪;人肉孢子虫(*S. hominis* Railleita & Lucet,1891),其中间宿主为牛。两者均寄生于人体小肠,被统称为人肠肉孢子虫。此外,还有以人为中间宿主,在人的肌肉组织内形成肉孢子囊的人肌肉肉孢子虫,又称林氏肉孢子虫(*S. lindemanni*)。

【形态】

包囊亦称肉孢子囊(sarcocyst)存在于中间宿主的肌肉组织中。根据虫种不同,大小差异较大,有的长达1cm,肉眼可见,而有的则需在镜下观察。典型包囊为圆柱形、卵圆形或纺锤形,白色或灰白色。囊壁结构因虫种和不同发育期而异,囊壁内有许多间隔把囊内缓殖子分隔成簇。

卵囊在终宿主肠道中形成。成熟卵囊为长椭圆形,约9~16μm,内含2个孢子囊(sporocyst)。卵囊壁较薄易破裂,故孢子囊在粪便中常游离存在。孢子囊呈椭圆形或卵圆形,壁双层且透明,内含4个子孢子。人肉孢子虫的孢子囊较猪人肉孢子虫的孢子囊稍大。

【生活史】

牛、猪分别为人肉孢子虫和猪人肉孢子虫的中间宿主,两者因食入终宿主粪便中的卵囊或孢子囊而感染。卵囊或孢子囊进入中间宿主小肠,子孢子在小肠内逸出,穿过肠壁进入血液,在多数器官的血管壁内皮细胞中形成裂殖体。裂殖体经过几次裂体增殖后,裂殖子进入肌肉组织,发育为肉孢子囊。肉孢子囊内的滋养母细胞(或称母细胞,metrocyte)增殖生成缓殖子。缓殖子对终宿主具感染性。当中间宿主肌肉中的肉孢子囊被终宿主吞食后,缓殖子释出并侵入小肠固有层,无须经过裂体增殖就直接形成雌、雄配子,二者结合形成合子,最终发育为卵囊。卵囊在小肠固有层逐渐发育成熟后,随宿主粪便排出。人肠肉孢子虫的终宿主除人以外,也可为猕猴、黑猩猩等。

人肌肉肉孢子虫的中间宿主为人,其终宿主可能是食肉类哺乳动物、猛禽或爬行类(图2-3-18)。

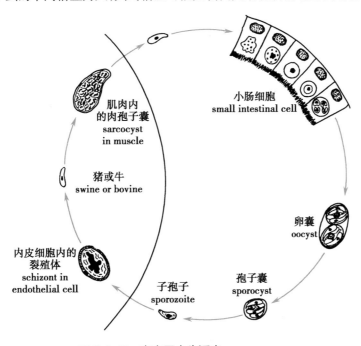

图 2-3-18　肉孢子虫生活史
Fig. 2-3-18　Life cycle of *Sarcocystis*

【致病】

人感染人肠肉孢子虫多与食入牛、猪等中间宿主肌肉中的肉孢子囊相关,肉孢子囊破裂后释放出来的毒素可引起宿主肠细胞变性和炎症。人肠肉孢子虫病的严重程度与宿主感染肉孢子囊的数量和宿主的免疫状态相关。大多数人感染后并无明显临床症状,少数人可出现腹痛、腹泻、恶心、呼吸困难、心悸等表现,严重者可发生贫血、坏死性肠炎等。

在人肌肉中寄生的人肌肉肉孢子虫可破坏肌细胞,并压迫邻近细胞致其萎缩。人肌肉肉孢子虫病的临床表现与孢子囊的寄生部位有关,一般无症状,寄生重要器官如心脏,则可出现心肌出血、坏死、嗜酸性粒细胞浸润等表现。当肌肉中的肉孢子囊破裂可释放出毒性强烈的肉孢子毒素(sarcocystin)作用于神经系统、心、肾上腺、肝和小肠等器官,严重时导致死亡。

【实验室检查】

硫酸锌浮聚法检查粪便中卵囊或孢子囊,活组织检查肌肉内肉孢子囊。

【流行和防治】

人肠肉孢子虫呈世界性分布,热带与亚热带地区多见。人群感染率为 6%~10%,感染者多无明显临床症状,故易被忽视。欧洲人肠肉孢子虫病较其他地区为多,主要与吃生的或未煮熟的肉类有关。1982 年左仰贤等在云南首次报告了我国的人肠肉孢子虫病。2007 我国云南大理的自然感染率平均为 29.7%。寄生于人体肌肉组织内的肉孢子囊一般不引起临床症状,全球报道现有人肌肉肉孢子虫病报道近 50 例,主要分布在东南亚地区。1932 年冯兰洲报道了我国第 1 例人肌肉肉孢子虫病病例。

预防人肠肉孢子虫病应加强猪、牛的饲养管理,加强肉类卫生检疫,不食未熟猪、牛肉。预防人肌肉肉孢子虫病,需加强对终宿主的调查,并防止其粪便污染食物和水源。肉孢子虫病治疗尚无特效药,可试用复方新诺明等药物或对症治疗。

三、等孢球虫

等孢球虫(*Isospora*)属真球虫目(Order Eucoccidiorida)、艾美球虫科(Eimeriidae)。等孢球虫广泛寄生于哺乳类、鸟类和爬行类动物的肠道,可引起等孢球虫病(isosporiasis)。感染人体的等孢球虫主要为贝氏等孢球虫(*Isospora belli* Wenyon,1923)和纳塔尔等孢球虫(*I. natalensis* Elson-Dew,1953)。Virchow 于 1860 年首先描述了贝氏等孢球虫,随后由 Wenyon 于 1923 年命名。贝氏等孢球虫只寄生于人体。

【形态】

贝氏等孢球虫卵囊呈长椭圆形,长 20~33μm,宽 10~19μm,壁薄,光滑,无色。成熟卵囊内含有 2 个椭圆形孢子囊,每个孢子囊含有 4 个半月形的子孢子和一个残留体。纳塔尔等孢球虫的卵囊形态特点同贝氏等孢球虫卵囊相似,但虫体稍大(图 2-3-19)。

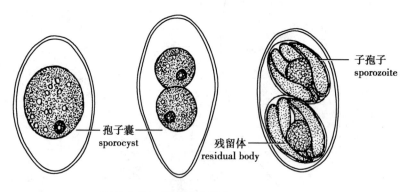

图 2-3-19　等孢球虫形态
Fig. 2-3-19　Morphology of *Isospora*

【生活史】

等孢球虫成熟卵囊被人误食后,卵囊内的子孢子在人体小肠上段逸出,侵入肠上皮细胞发育为滋养体,经裂体增殖发育为裂殖体。裂殖体成熟后释放出的裂殖子可侵入附近的上皮细胞继续进行裂体增殖或形成雌、雄配子体,继而发育为雌、雄配子。雌、雄配子结合形成合子,然后发育为卵囊,卵囊落入肠腔随宿主粪便排出。等孢球虫完成生活史不需要中间宿主。卵囊内的孢子形成可在宿主体内或外界完成。宿主排出的卵囊在外界一定温、湿度环境下,进一步发育为成熟卵囊(图2-3-20)。

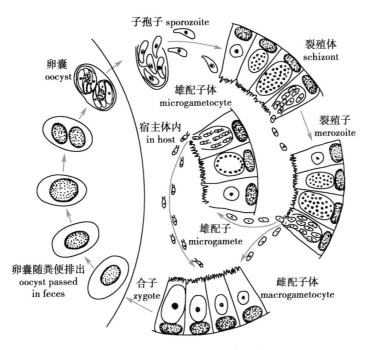

图 2-3-20　贝氏等孢球虫生活史

Fig. 2-3-20　Life cycle of *I. belli*

【致病】

等孢球虫感染可引起小肠绒毛萎缩和隐窝增生,固有层中有大量炎性细胞浸润。感染者一般无明显症状或呈自限性感染,表现为厌食、腹泻、腹痛等。婴儿、AIDS 患者和其他免疫功能障碍者则可出现严重临床症状,如发热、腹痛、呕吐、持续性水泻或脂肪性腹泻等,严重者可引起死亡。

【实验室检查】

粪便直接涂片或硫酸锌浮聚法在粪便中发现卵囊即可确诊。若在粪便中未能查到卵囊又怀疑此虫感染者,可作十二指肠活组织检查。

【流行和防治】

等孢球虫呈世界性分布,尤以热带和亚热带地区比较普遍,如南美、非洲和东南亚。随着 AIDS 发病率增加,全世界人体感染贝氏等孢球虫的报告日趋增多。在美国的 AIDS 患者中,其发病率为15%;纳塔尔等孢球虫报道的病例数较少。

预防本虫感染应以注意饮食卫生为主,搞好个人卫生和环境卫生,防止卵囊污染食物和饮水。复方新诺明治疗有一定效果。

四、微孢子虫

微孢子虫(Microsporidium)最早于 1857 年在家蚕中发现。现已发现的微孢子虫超过 1200 种,可感染多种无脊椎和脊椎动物,引起微孢子虫病(microsporidiosis)。首例人体微孢子虫病见于 1959年,患者是一名日本儿童。迄今已发现有 8 个属 14 种微孢子虫能感染人,较常见的是匹里虫属(*Pleistophora*)、脑胞内原虫属(*Encephalitozoon*)、肠上皮细胞微孢子虫属(*Enterocytozoon*)和微粒子虫属(*Nosema*)中的虫种。微孢子虫属于机会致病原虫,免疫受损及免疫抑制者易被感染。

【形态】

成熟孢子(spore)为卵圆形,不同种属微孢子虫大小各异。可感染人的微孢子虫直径约为

1.0~4.0μm,具折光性,革兰氏染色呈阳性,吉姆萨或 HE 染色着色均较淡,孢子壁光滑;改良三色染色法染色,可染成粉红色。电镜下,可见孢子壁由内外两层构成,内壁里面有一极薄的胞膜,细胞核位于中后部,围绕细胞核有一螺旋形极管(或称极丝)。孢子的前端有一固定盘(anchoring disc)与极管相连,形成一突起,后端有一空泡。

【生活史】

微孢子虫是专性细胞内寄生原虫。成熟孢子经口进入宿主消化道,孢子受刺激后,极管伸出,刺入宿主肠上皮细胞,将孢子质(sporoplasm)注入细胞使其感染。在宿主肠上皮细胞内,虫体反复进行裂体增殖,并可在肠细胞内扩散或经血循环播散到肝、肾、脑、肌等肠外组织细胞。肠上皮细胞内的虫体亦可发育为孢子细胞,进行孢子增殖。发育成熟的孢子聚集在宿主细胞内,导致受感染细胞破裂。成熟孢子随粪便排出宿主体外,继续传播(图 2-3-21)。

【致病】

微孢子虫致病与虫株毒力和宿主免疫状态相关,感染多发生于免疫功能受损的患者或具有免疫豁免的(immuno-privileged)部位(如角膜)。慢性腹泻和消瘦是肠微孢子虫病最常见的临床表现。腹泻多为进行性水样便,粪便无黏液脓血。某些病例可见腹痛、恶心、呕吐和腹胀。中枢神经系统受到感染的患者可有头痛、嗜睡、神志不清、呕吐、躯体强直及四肢痉挛性抽搐等症状。微孢子虫亦可累及肝脏、肾脏、眼、肌肉等部位,引起相应临床表现。免疫功能正常人群也可能感染,但感染后仅有少数人出现体征和症状,如局灶性肉芽肿、脉管炎等。

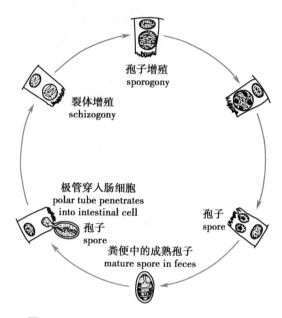

图 2-3-21 微孢子虫生活史
Fig. 2-3-21 Life cycle of Microsporidium

【实验室检查】

电镜检查粪便、尿液或其他体液中的病原体是诊断微孢子虫病、鉴别虫种的金标准,但较耗时且费用较高。替代方法为用光镜结合各种染色方法如革兰氏染色、吉姆萨染色、改良三色染色法进行检测。另外,免疫荧光试验、ELISA 和 PCR 等方法也可用于本病的辅助诊断。

【流行与防治】

微孢子虫呈世界性分布,在发达国家与发展中国家都有流行。本虫的潜在宿主包括有蠕虫、昆虫、鸟类和哺乳动物等。目前,微孢子虫病的传播途径仍未完全确定,可能是人-人传播或动物-人传播。传播途径除经口传播,亦可能经鼻吸入、性传播以及通过胎盘垂直传播。免疫功能受累宿主是微孢子的易感人群,研究显示,HIV 感染者中微孢子虫感染率可达 7%~50%,而 AIDS 患者的慢性腹泻约有 39% 系微孢子虫所致。

迄今为止,对此病尚无满意的治疗方法。目前有效或部分有效的试用药物为阿苯达唑。注意个人卫生及饮食卫生,增强机体免疫力,是预防本病的关键。本病尚无有效疫苗。

五、环孢子虫

环孢子虫(Cyclospora)属真球虫目,亚美虫科,环孢球虫属。该虫最早由科学家在 19 世纪 70 年代从鼹鼠体内分离获得,现已发现的环孢子虫有 19 种,可寄生于爬行类、啮齿类、灵长类动物和人类,引起环孢子虫病(cyclosporiasis)。1977 年 Ashford 在巴布亚新几内亚首次诊断了该虫的人类感染病例,但当时将其归为等孢球虫属。1993 年 Ortega 将其归类于环孢球虫属,并在次年将感染人的环孢子虫命名为卡耶塔环孢子虫(Cyclospora cayetanensis Ortega,1994)。

【形态】

环孢子虫卵囊呈球形,直径约 8~10μm。成熟卵囊中含有两个孢子囊,每个孢子囊有 2 个子孢子。新鲜未染色粪便中的卡耶塔环孢子虫卵囊为不折光,玻璃样球体,与隐孢子虫卵囊相似,但较大(图 2-3-22)。

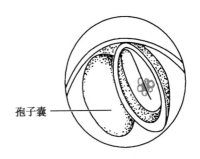

孢子囊

图 2-3-22　卡耶塔环孢子虫卵囊模式图

Fig. 2-3-22　Morphology of *Cyclospora cayetanensis*

【生活史】

环孢子虫生活史尚未完全阐明。人多因进食了被成熟卵囊污染的食物或水而感染本虫。在小肠中,卵囊中的子孢子脱囊而出,侵入小肠上皮细胞进行裂体增殖。经数代增殖后,部分虫体可进行有性的配子增殖形成卵囊,卵囊随宿主粪便排出体外。未成熟卵囊需在适宜的外环境中进行孢子化,经几天至几周发育形成具感染性的成熟卵囊。

【致病】

卡耶塔环孢子虫致病主要与其在肠道增殖引起的炎症反应相关。通常在感染 7d 后发病,起病突然,主要临床症状为持续性水样腹泻,可伴腹痛、腹胀、恶心、呕吐、乏力、体重下降等。病程可持续几天至几周,通常具自限性。免疫功能受累宿主感染本虫可导致严重后果。

【实验室检查】

直接涂片法检查粪便中环孢子虫卵囊。如粪便中卵囊量不多,可用醛-醚浓集卵囊以提高检出率。最常用的辅助诊断方法有:卵囊的免疫荧光染色和 PCR 检测卡耶塔环孢子虫 DNA。

【流行与防治】

环孢子虫流行呈世界性分布,以热带与亚热带地区、发展中国家为多。该病的发病具季节性,主要与环孢子虫的卵囊需在外环境合适条件下发育为具感染性的成熟卵囊有关。近年美国多地出现暴发流行。我国的云南、南京、西安等地也有病例报告。

环孢子虫病的治疗尚无特效药,现临床主要使用的药物是复方新诺明或对症治疗。注意个人卫生及饮食卫生是预防本病的关键。

Summary

Babesia is a genus of protozoan infecting humans through tick bites, which infect the blood and cause a parasitic, hemolytic zoonotic disease known as babesiosis. Many people who are infected with *Babesia* do not have any symptoms. Some people develop nonspecific flu-like symptoms. Babesiosis can be a severe, life-threatening disease, particularly in people who do not have a spleen or have a weak immune system. In symptomatic people, babesiosis usually is diagnosed by examining blood specimens under a microscope.

Sarcocystosis is a disease caused by a microscopic parasite *Sarcocystis*. In humans, two types of the disease can occur, one causes diarrhea, mild fever, and vomiting (intestinal type), and the other type causes muscle pain, transitory edema, and fever (muscular type). *Sarcocystis hominis* and *S. suihominis* use humans as definitive hosts and are responsible for intestinal sarcocystosis in the human host. *S. lindemanni* uses human as intermediate host and causes muscular disease. Pathogen examination of this disease can use the direct fecal smear method, duodenal biopsy and other methods.

Isospora belli is responsible for the condition *isosporiasis*. Infection in humans can occur by ingesting foods contaminated with cysts or oocysts. Infection causes acute, non-bloody diarrhea with cramp abdominal pain, which can last for weeks and result in malabsorption, fever, nausea, and weight loss.

Pleistophora and *Encephalitozoon* are the main pathogens of microsporidiosis, which are the opportunistic pathogenic protozoa. Mature sporocysts of microsporidia are ingested by the host and develop in intestinal cells, then cause the disease. Pathogenic examination of this disease using direct fecal smear method, Giemsa staining method of finding the sporocyst in the urine, duodenal fluid, bile and other body fluids spores.

Cyclospora infects the small intestine (bowel) and usually causes watery diarrhea, with frequent, sometimes explosive, bowel movements. People can become infected with *Cyclospora* by consuming food or water contaminated with sporulated oocyts. The infection usually is not life threatening. Some infected persons do not have any symptoms. Oocyst detected in the feces can make a definitive diagnosis.

思考题

试比较巴贝虫和等孢子虫的感染途径、致病特点和实验室检查方法。

（王兆军　程训佳）

第三篇
医学蠕虫学

第一章

吸 虫 概 论

【学习要点】

1. 吸虫的外部形态与内部结构。

2. 吸虫的生活史特征。

3. 吸虫的生理与分类。

　　吸虫（trematoda）属扁形动物门的吸虫纲（Class Trematoda），种类有万余种，分为三大目，即单殖目、盾腹目和复殖目。人体寄生的吸虫均隶属于复殖目（Order Digenea），故称复殖吸虫（digenetic trematode），其基本结构（图 3-1-1）及发育过程大致相同。

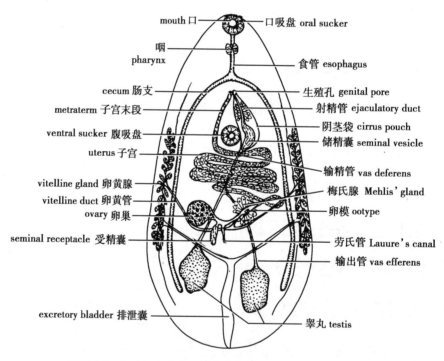

图 3-1-1　复殖吸虫成虫形态构造示意图

Fig. 3-1-1　Diagram of generalized digenetic trematode

【形态与功能】

　　多数复殖吸虫的成虫外观呈叶状、长舌状、椭圆形或线型。背腹扁平，两侧对称；通常具口吸盘（oral sucker）、腹吸盘（acetabulum），大多数雌雄同体。虫体由体壁和内部的实质组织（parenchymal tissue）构成，消化、生殖和排泄器官及神经系统均埋藏于其中，无体腔。

　　体壁组织：体壁由体被（tegument）与肌肉层构成。成虫体被表面有皱褶、凸起、陷窝、体棘、感觉乳突等，其形态、数量、分布等因不同虫种、不同虫体部位而异。体被由具有代谢活力的合胞体（syncytium）构成（图 3-1-2）。从外到内由外质膜（external plasma membrane）、远端胞质（distal

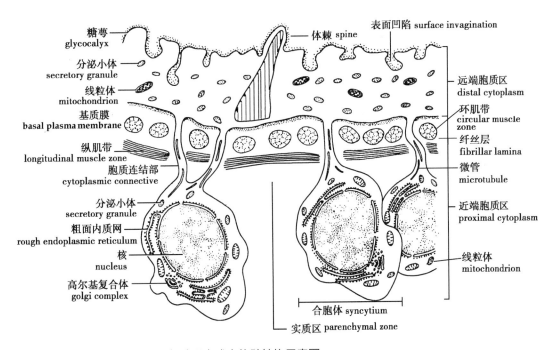

图 3-1-2　复殖吸虫成虫体壁结构示意图

Fig. 3-1-2　Diagram of tegument of a digenetic trematode

cytoplasm）区、基质膜（basal plasma membrane）组成。与外质膜联合在一起的是表面外膜（surface coat），也称糖萼（glycocalyx），它由糖蛋白与糖脂上的糖残基构成。有些虫种，如血吸虫等，这一层脱落、更新很快。远端胞质区内布满基质，感觉器位于其中，它的纤毛伸出体表，另一端有神经突（nerve process）与神经系统相通。在远端胞质区中还有线粒体（mitochondrion）及分泌颗粒（secretory granule）。体棘位于基质膜之上，基质膜之下为基层（basement layer）及肌肉层。肌肉层由外环肌（circular muscle）与内纵肌（longitudinal muscle）组成，交织成袋状。肌肉层之下为近端胞质区（proximal cytoplasm），也称细胞体区（cyton region），内有核、内质网（endoplasmic reticulum）、高尔基复合体（Golgi complexes）、线粒体、分泌颗粒和各种小泡（vesicle）。修复和维持远端区的物质都在此合成并通过窄小的胞质连结部（cytoplasmic connective）输送到远端胞质区。各种吸虫及不同发育阶段的体被不尽相同，但总的来说其功能是保护虫体、吸收营养、排泄代谢产物及感觉。

1. 消化系统　复殖吸虫消化道不完全，由肌性口吸盘围绕的口、前咽（prepharynx）、咽（pharynx）、食管（esophagus）和肠管组成，后者常分为两个肠支（cecum）。口位于口吸盘中央，口、咽、食管构成前肠（foregut）。前肠最里层类似体被结构，即其合胞体细胞由近端区及远端区构成。肠细胞含有丰富的粗面内质网与线粒体，还常有高尔基复合体与各种内含物。肠支内壁为单层细胞层，其胞质伸出具浆膜的绒毛样褶以扩大吸收面积。前肠及肠支虽具有吸收及消化功能，但主要是在前肠及肠管前部进行。吸虫的消化是一种典型细胞外消化，即细胞分泌酶将食物消化，然后由细胞吸收。肠支末端为盲端，消化后残余物由口排出。

2. 生殖系统　复殖吸虫除裂体吸虫外都是雌雄同体（hermaphrodite），即同一虫体内具雌、雄两套生殖系统，通常雄性生殖系统成熟早于雌性生殖系统，这种现象可能与减少自我受精机会有关。雄性生殖系统包括睾丸（testis）、输出管（vas efferens）、输精管（vas deferens）、储精囊（seminal vesicle）、前列腺（prostatic gland）、射精管（ejaculatory duct）或阴茎（cirrus）、阴茎袋（cirrus pouch）等组成。在某些虫种，一些结构，如前列腺、阴茎袋、阴茎等缺失。雌性生殖系统由卵巢（ovary）、输卵管（oviduct）、卵模（ootype）、梅氏腺（Mehlis' gland）、受精囊（seminal receptacle）、劳氏管（Laurer's canal）、卵黄腺（vitellaria）、卵黄管（vitelline duct）、总卵黄管（common vitelline duct）、卵黄囊（vitelline reservior）、子宫（uterus）、子宫末段（metraterm）等组成（图 3-1-3、图 3-1-4）。雌雄生殖系统远端的生殖孔均开口于生

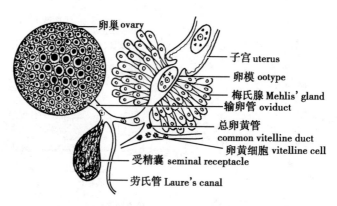

图 3-1-3　复殖吸虫成虫卵巢-卵模结构
Fig. 3-1-3　Diagram of structure of ovary-ootype of digenetic trematode

殖窦（genital atrium）。生殖窦一般位于腹吸盘附近，交配时，阴茎插入子宫末段，精子游进受精囊并储存于此。卵的受精一般在输卵管进行，卵黄细胞颗粒部分在梅氏腺分泌物的作用下，卵壳前体鞣化（tan）为较硬卵壳，或连黏成二硫化物，使之形成更有弹性的卵壳。之后，卵进入子宫经生殖孔排出。与输卵管相连的劳氏管通向背侧体壁，有孔通向外界（有的为盲管），多余的卵黄细胞、精子可能由此排出，有人认为精子也可能从劳氏管开口进入。复殖吸虫的生殖系统很发达，每日产卵量多，所需营养物质也最多，合成代谢与能量代谢也最旺盛。

3. 排泄系统　吸虫排泄系统是对称的管状结构，由焰细胞（flame cell）、毛细管（capillary tubule）、集合管（collecting tubule）与排泄囊（excretory bladder）组成，经排泄孔通体外（图 3-1-5）。焰细胞与毛细管构成原肾（protonephron）单位。同一种吸虫焰细胞的数目与排列很稳定，可用焰细胞排列方式（flame cell pattern）表示。它是吸虫分类的重要证据。焰细胞有细胞核、线粒体、内质网等（图 3-1-5、图 3-1-6）。胞质内有一束纤毛，每一纤毛由两根中央纤丝（fibril）与 9 对外周纤丝组成（图 3-1-6）。活体用显微镜观察时，纤毛有节律地摆动像跳动的火焰，因而得名。纤毛颤动使液体流动并形成较高的过滤压，促使含有氨、尿素、尿酸等废物通过毛细管输入集合管（collecting tube），从两侧集合管汇入排泄囊再从开口于虫体末端的排泄孔排出体外。

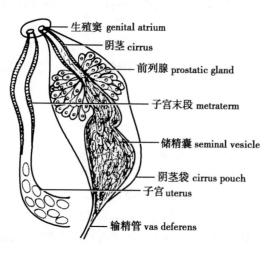

图 3-1-4　复殖吸虫成虫生殖系统末端结构示意图
Fig. 3-1-4　Diagram of the end structure of adult digenetic trematode genitalian

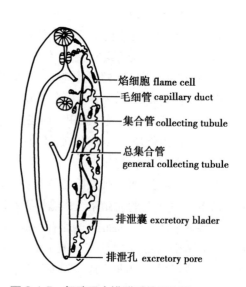

图 3-1-5　复殖吸虫排泄系统示意图
Fig. 3-1-5　Diagram of excretory system of digenetic trematode

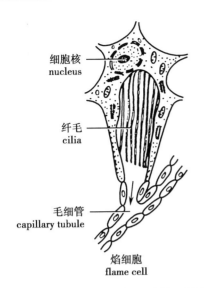
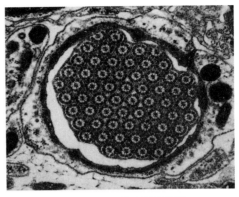

图 3-1-6　焰细胞示意图及其纤毛横切面电镜图

Fig. 3-1-6　Diagram of structure of flame cell pattern and transmission electron micrograph of the ciliary tuft

4. 神经系统　吸虫的咽两侧各有一神经节（ganglion），有食管背索（esophageal commissure）相连。每个神经节分别向前、后各发出背、腹、侧 3 条神经干（nerve trunk）分布于虫体的背面、腹面、侧面。向后的神经干间在不同水平有横索（transverse commissure）相连，使整个神经系统形成"梯形"（图 3-1-7）。由神经干发出的神经末梢到达口吸盘、咽、腹吸盘、生殖系统等器官及体壁外层感觉器，有些则形成特化的感觉单位。这些感觉单位也存在幼虫期的体壁。神经系统有乙酰胆碱酯酶与丁酰胆碱酯酶的活动，神经节中有神经分泌细胞，说明神经系统机能相当活跃。

【生活史】

复殖吸虫的生活史复杂，需经历世代交替即有性世代（有性生殖，sexual generation）与无性世代（无性生殖，asexual generation）的交替。无性世代一般在中间宿主，如软体动物腹足类（gastropod）的淡水螺与斧足类的蚌中进行。有性世代大多在人或其他脊椎动物（终宿主）体内进行。复殖吸虫生活史虽较复杂，各种吸虫也有差别，但生

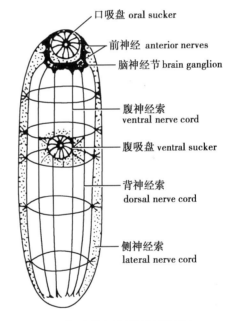

图 3-1-7　复殖吸虫神经系统示意图

Fig. 3-1-7　Diagram of nervous system of digenetic trematode

活史基本阶段相同，包括卵（ovum）、毛蚴（miracidium）、胞蚴（sporocyst）、雷蚴（redia）、尾蚴（cercaria）、囊蚴（encysted metacercariae）、后尾蚴（从囊中脱出的幼虫，metacercariae）与成虫（adult）。吸虫进行交配或自体受精后产卵，卵从成虫所寄生的器官以各种方式排进宿主腔道并随排泄物排出体外，在水中孵出毛蚴或被宿主吞食后才孵出毛蚴。毛蚴侵入淡水螺的淋巴系统或其他器官发育为胞蚴。胞蚴体内胚团分裂发育成多个雷蚴。雷蚴中的胚团再分裂发育为多个子雷蚴。在形态上雷蚴与胞蚴不同，胞蚴无口，雷蚴前端已具口、肌性的咽及短的肠支。胞蚴与雷蚴均靠体表获取其周围组织中的营养。雷蚴或子雷蚴中的胚团分裂发育为尾蚴。一个受精卵或一个毛蚴进入螺体内，发育为成千上万条尾蚴。这些尾蚴的遗传物质相同，它们来自同一个克隆。在不利环境，如寒冷季节，有些吸虫的雷蚴不产生尾蚴而是连续产生数代雷蚴。在血吸虫中，子胞蚴需产生数代后才生成尾蚴。这种变换生殖现

象称为多胚繁殖（polyembryonic proliferation）。有些吸虫缺雷蚴期或囊蚴期，而另一些吸虫却具有两代或两代以上的胞蚴期或雷蚴期。吸虫的感染期是囊蚴或尾蚴。囊蚴被宿主吞食后，后尾蚴脱囊而出并移行到达适宜发育的定居部位。部分吸虫以尾蚴为感染期，尾蚴能穿过宿主皮肤进入宿主体内。不同器官组织为虫体提供不同发育期所需的理化环境与营养物质，虫体能识别不断改变的连续刺激和信息，使大部分虫体能按一定移行途径到达定居部位。非适宜宿主不能提供必需的营养物质和生理信号，因而出现异常的个体发育移行（ontogenetic migration），导致异位寄生或发育迟缓，甚至死亡。有些幼虫长期在这些非适宜宿主体内长期存活，如有机会进入适宜宿主，则继续发育到成熟。

复殖吸虫生活史的各期形态不同，代谢及发育方式也不尽相同，但同一种吸虫所有发育阶段的基因是相同的，只是在不同发育阶段其基因表达水平不同而已，如调节雷蚴发育的基因在胞蚴发育阶段是受抑制的，反之亦然。这种表达与抑制是通过基因表达调控实现的，其精细调控机制至今未明。

【生理】

复殖吸虫生活史中，既有自由生活阶段，又有寄生生活阶段，寄生阶段还需要转换宿主。尽管在不同种类的宿主体内，其理化条件差别很大，但吸虫具有很强的适应性和快速应变能力，适应寄生于不同宿主。

复殖吸虫能量代谢的主要来源是碳水化合物。成虫主要通过糖酵解获得能量。在糖酵解代谢至磷酸烯醇丙酮酸（phosphoenolpyruvate，PEP）后，再通过底物水平磷酸化合成 ATP 并产生乳酸、苹果酸、丙酮酸、琥珀酸等，也可进一以其他方式代谢，如苹果酸化作用或同型乳酸发酵产生能量。酵解的终产物有乙酸、丙酸、乳酸、异丁酸、2-甲基丙酸和琥珀酸等，可因不同虫种、不同阶段而异。在某些虫种的幼虫期，还需从有氧代谢中获得一定的能量，以满足快速生长的需要。有些成虫和幼虫具有克勒勃屈利效应（Crabtree effect），又称葡萄糖效应，即酵解抑制有氧氧化；有些幼虫还具有巴斯德效应（Pasteur effect）——由于氧浓度的增加，从而抑制糖酵解作用和降低乳酸堆积。己糖的吸收主要通过皮层，以被动扩散或以易化扩散（facilitated diffusion）——靠多种介质传递方式进行，后者的吸收速度比前者快。例如，在血吸虫表皮层发现有葡萄糖转运蛋白（schistosome glucose transporter protein，SGTP）SGTP1 和 SGTP4。

蛋白质是维持吸虫生长、发育和繁殖的物质基础，包括结构蛋白（如胶原蛋白、硬蛋白、收缩蛋白及弹蛋白等）、游离蛋白质和各种酶等。蛋白质与酶：参与吸虫的各种酶促反应并维持虫体正常运转；构成吸虫的保护性因子、致病因子、激素、氨基酸储备；参与渗透压调节及氧与二氧化碳运送。吸虫合成蛋白质的氨基酸多从其寄生环境中获得，即通过消化道或体表吸收。例如，血吸虫能通过血红蛋白酶分解宿主的血红蛋白，也能通过其体表的氨基酸转运蛋白吸收宿主的氨基酸。

脂类在吸虫组织中具有多种功能，既是细胞膜的主要结构组分，又是重要的能量储备形式，部分脂类组分也是细胞色素链和膜运转机制中的一个组分，类固醇在代谢调节中起着决定性作用。脂肪酸全部靠从宿主获得，吸虫本身只有加长某些脂肪链功能。在虫体内，脂肪酸主要积存于组织和排泄系统中。

尽管有些吸虫基本上具备三羧酸循环的酶类，但吸虫在宿主体内的有氧代谢不是能量主要来源，只是在合成某些物质时，如卵壳等所必需。氧来自吸虫体表周围或摄取肠道的食物中，通过体表或肠内壁进入虫体。在虫体内，氧在体液中扩散或由血红蛋白携带到所需器官。吸虫所寄生的宿主组织中氧含量差别很大，如在动脉血中氧张力 70~100mmHg，在大肠为 0~5mmHg，在结囊中的后尾蚴及肠道中的成虫，其周围环境氧压几乎为零。由于氧压差异，造成吸虫呼吸代谢方式也相应变化。

【分类】

我国常见寄生人体复殖吸虫目吸虫分类（表 3-1-1）。

表 3-1-1　我国常见寄生人体的复殖吸虫

科	属	种	寄生部位
后睾科 Opisthorchiidae	支睾属 *Clonorchis*	华支睾吸虫 *C. sinensis*	肝胆管
异形科 Heterophyidae	异形属 *Heterophyes*	异形吸虫 *H. heterophyes*	肠管
片形科 Fasciolidae	姜片属 *Fasciolopsis*	布氏姜片虫 *F. buski*	小肠
	片形属 *Fasciola*	肝片吸虫 *F. hepatica*	肝胆管
并殖科 Paragonimidae	并殖属 *Paragonimus*	卫氏并殖吸虫 *P. westermani*	肺或脑
		斯氏并殖吸虫 *P. skrjabini*	皮下或肝
裂体科 Schistosomatidae	裂体属 *Schistosoma*	日本裂体吸虫 *S. japonicum*	门脉系统
棘口科 Echinostomatidae	棘隙属 *Echinochasmus*	日本棘隙吸虫 *E. japonicus*	小肠

Summary

The life cycle of human parasitic trematodes involving 1 or 2 intermediate host, mammalian and other vertebrate definitive hosts. The development stages in trematodes including these basic stages such as egg, miracidium, sporocyst, redia, cercariae, metacercariae, excysted metacercariae and adults.

思考题

1. 试述复殖吸虫的形态特点。
2. 试述复殖吸虫的生活史特点。
3. 试述复殖吸虫的生殖特点。

（吴忠道）

第二章
寄生于消化系统的吸虫

【学习要点】

1. 食源性寄生虫病、人兽共患寄生虫病的概念与防治原则。

2. 华支睾吸虫病与片形吸虫病的鉴别诊断。

3. 不同吸虫需要不同种类淡水螺作为中间宿主。

第一节　华支睾吸虫

华支睾吸虫［*Clonorchis sinensis*（Cobbold, 1875）Looss, 1907］，又称中华分支睾吸虫或肝吸虫（liver fluke）。成虫寄生在人体肝胆管内，可引起华支睾吸虫病，俗称肝吸虫病。本虫于 1874 年首次在印度加尔各答一华侨的胆管内发现，1908 年才证实在我国存在该病。1975 年在我国湖北江陵西汉古尸粪便中发现本虫虫卵，继之又在该地战国楚墓古尸中见该种虫卵，从而证明华支睾吸虫病在我国至少已有 2 300 年历史。

【形态】

华支睾吸虫成虫（图 3-2-1）具典型吸虫成虫形态结构。体形狭长，背腹扁平，半透明，前端稍窄，后端钝圆，形似葵花籽，电镜下可见体棘，雌雄同体。虫体大小约为（10~25）mm×（3~5）mm。口吸盘位于体前端，腹吸盘位于虫体腹面前 1/5 处。口孔位于口吸盘中央，咽呈球形，食管短，其后为两肠支沿虫体两侧直达后端，不汇合，末端为盲端。排泄囊为略带弯曲的长袋，位于体后部中央，前端到达受精囊水平处，并向前发出左右两支集合管，排泄孔开口于虫体末端。雄性生殖器官有睾丸 1 对，前后排列于虫体后 1/3 处，呈分支状。两睾丸各发出 1 条输出管，向前约在虫体中部汇合成输精管，连通储精囊，经射精管进入位于腹吸盘前缘的生殖腔，缺阴茎袋、阴茎和前列腺。雌性生殖器官有卵巢 1 个，边缘分叶状，位于睾丸之前。输卵管发自卵巢，其远端为卵模。卵模周围为梅氏腺。卵模之前为子宫，盘绕向前开口于生殖腔。受精囊呈椭圆形位于睾丸与卵巢之间，与输卵管相通。卵黄腺呈滤泡状，分布于虫体两侧，在腹吸盘水平处向下延至受精囊的水平线，两条卵黄腺管汇合后，与输卵管相通。

虫卵（图 3-2-1）形似芝麻，甚小，大小为（27~35）μm×（12~20）μm。黄褐色，一端较窄且有盖，卵盖周围的卵壳增厚形成肩峰，另一端有小疣。从粪便中排出时，卵内已含有毛蚴。

【生活史】

华支睾吸虫生活史是复殖吸虫生活史的典型代表（图 3-2-2），发育阶段包括成虫、虫卵、毛蚴、胞蚴、雷蚴、尾蚴、囊蚴及后尾蚴。终宿主为人及肉食哺乳动物（狗、猫等）。第一中间宿主为淡水螺，如纹沼螺、豆螺等。第二中间宿主为淡水鱼和淡水虾。成虫寄生于人和肉食类哺乳动物（狗、猫等）的肝内胆管，虫多时可移居至胆总管或胆囊内，也偶见于胰腺管内。

成虫排出虫卵，虫卵随胆汁进入消化道混入粪便排出。虫卵进入水中被第一中间宿主淡水螺吞食后，在螺类的消化道内孵出毛蚴。毛蚴穿过肠壁在螺体内发育为胞蚴，胞蚴经无性增殖产生许多雷蚴，每个雷蚴又经无性增殖产生许多尾蚴，成熟的尾蚴从螺体逸出。自虫卵进入螺体到成熟尾蚴逸出螺体约 100 天。尾蚴在水中遇到适宜的第二中间宿主淡水鱼、虾类，遂侵入其体内肌肉等组织，经

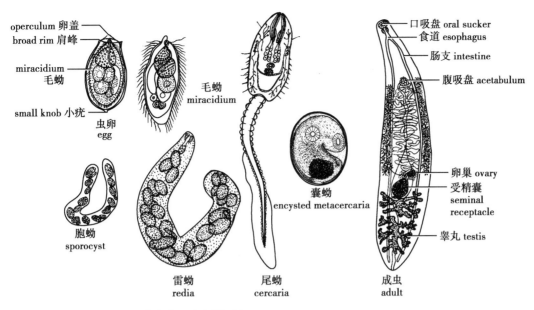

图 3-2-1　华支睾吸虫各期形态

Fig. 3-2-1　Different development stages of *Clonorchis sinensis*

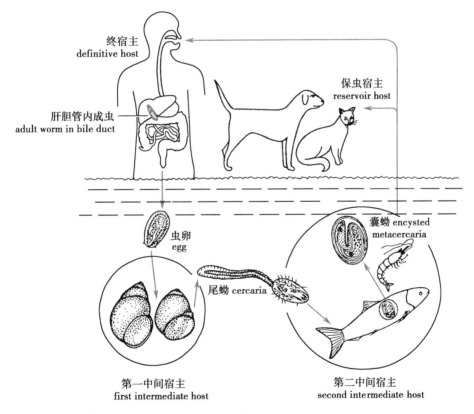

图 3-2-2　华支睾吸虫生活史

Fig. 3-2-2　Life cycle of *Clonorchis sinensis*

20~35 天发育为成熟囊蚴。囊蚴呈椭圆形,大小平均为 0.138mm×0.15mm,囊壁分两层。囊内幼虫运动活跃,可见口、腹吸盘,排泄囊含黑色颗粒。囊蚴在活鱼体内可存活 3 个月到 1 年。囊蚴被终宿主吞食后,在消化液作用下,囊壁软化,囊内幼虫的酶系统被激活,幼虫活动加剧,在十二指肠内破囊而出。一般认为,脱囊后的后尾蚴循胆汁逆流而行,部分幼虫在几小时内即可到达肝内胆管,但也有动物实验发现,将囊蚴注入动物腹腔,其幼虫同样可破囊而出并移行达到肝胆管内,结果提示幼虫可经血管或穿过肠壁达到肝胆管内。可以认为,华支睾吸虫幼虫能从不同途径达到肝胆管内,其可能的机制与虫体所具有的组织趋向性有关。

囊蚴进入终宿主体内至发育为成虫并在粪中查见虫卵所需时间与宿主种类有关,在人体约需1个月,在犬、猫体需20~30天。人体感染成虫数量差别较大,曾有多达21 000条的报道。在终宿主内成虫可寄生长达20~30年。

【致病】

1. 致病机制　华支睾吸虫成虫寄生于宿主肝胆管引起的病变程度与感染虫体数量有关。感染虫数较少时,未有肉眼可见的明显病变,当感染虫数多至数以百计时,则可出现明显病变。

华支睾吸虫病的危害性主要是患者的肝脏受损。病变主要发生于肝脏的次级胆管。成虫在肝胆管内破坏胆管上皮及黏膜下血管,以摄食红细胞和脱落上皮细胞为主要营养来源。虫体在胆道寄生时的分泌物、代谢产物和机械刺激等因素,引起胆管上皮脱落、胆管内膜及胆管周围的炎性反应,出现胆管上皮增生及胆管局限性的扩张。病理研究表明:华支睾吸虫感染时,肝内胆管呈腺瘤样病变、管壁增厚、嗜酸性粒细胞浸润,还有小胆管增生;胆管周围纤维化甚至肝实质纤维化;可见因虫体或其排出的虫卵阻塞胆管导致胆汁淤积和胆管及其周围组织的慢性炎症;感染严重时出现肝细胞的萎缩变性、肝硬化。

由于胆管壁增厚,管腔相对变窄和虫体堵塞胆管,胆汁流通不畅,往往容易合并细菌感染,并发胆管炎、胆囊炎、阻塞性黄疸、胆管肝炎和胆管结石。胆管结石的形成是由于胆汁中可溶的葡糖醛酸胆红素在细菌性 β-葡糖醛酸苷酶作用下变成难溶的胆红素钙。这些物质与死亡虫体的碎片、虫卵、胆管上皮脱落细胞构成核心,并形成结石,胆石的核心往往可找到华支睾吸虫卵。华支睾吸虫病的并发症很多,有报道多达21种,其中较常见的有急性胆囊炎、慢性胆管炎、胆囊炎、胆结石、肝胆管梗阻等。

此外,华支睾吸虫的感染还可以引起胆管癌,主要为胆管腺癌。2009年2月在法国里昂国际肿瘤中心(IARC)召开的世界卫生组织(WHO)有关生物致癌因素审定工作会议上认定了"华支睾吸虫致人类胆管癌证据充分"。关于华支睾吸虫感染并发原发性胆管癌的发病机制目前尚未完全阐明,一般认为是在华支睾吸虫感染的胆管呈腺瘤样增生病变基础上,炎性细胞释放的细胞因子及成虫分泌的排泄物,可能进一步刺激胆管上皮细胞的分裂增殖,外源性致癌物质,如食物中的硝酸盐或亚硝基化合物等,在内源性因素的作用下引起癌变。内源性因素如炎性细胞局部生成氧化氮,可促使亚硝基化合物的生成,使华支睾吸虫病患者体内的内源性亚硝基化率增加。胆管上皮细胞持续接触高浓度亚硝基化合物而出现 DNA 损伤,同时华支睾吸虫或其分泌物等可影响 DNA 损伤的修复,从而诱导细胞发生恶性变,最后发展为胆管癌。此外,患者本身的营养状态、免疫功能、遗传因素可能与胆管癌的发生也有关。

成虫偶尔寄生于胰腺管内,引起胰管炎和胰腺炎。

2. 临床表现　感染者是否出现症状、症状严重程度与寄生的虫数及机体的反应有关,潜伏期1~2个月。

急性期主要是过敏反应和消化道不适,包括发热、胃痛、腹胀、食欲缺乏、四肢无力、肝区痛、血液检查嗜酸性粒细胞明显增多,但大部分患者急性期症状不很明显。临床上见到的病例多为慢性期,患者的症状往往经过多年逐渐发展,慢慢出现,一般以消化系统的症状为主,上腹不适、食欲不佳、厌油腻、消化不良、腹痛、腹泻、肝区隐痛、疲乏、头晕等较为常见。常见的体征有肝大,多在左叶,质软,有轻度压痛,脾大较少见。严重感染者伴有头晕、消瘦、水肿和贫血等,晚期可出现肝硬化、腹腔积液,甚至死亡。儿童和青少年感染华支睾吸虫后,临床症状往往较重,死亡率较高。除消化道症状外,常有营养不良、贫血、低蛋白血症、水肿、肝大以至肝硬化,发育障碍,极少数患者甚至可致侏儒症。

【实验室检查】

1. 病原检查　粪便中找到华支睾吸虫卵是确诊的主要依据,一般在感染后1个月可在大便中发现华支睾吸虫卵。常用的检查方法有:涂片法、定量透明法和集卵法。另外取十二指肠引流液或胆汁检查也可查获虫卵。临床上对患者进行胆汁引流治疗时,引流液中还可见活成虫,可作为诊断的依据。华支睾吸虫卵与异形类吸虫卵、蔬菜花粉及灵芝孢子在形态、大小上极为相似,容易造成误诊,故要注意鉴别。

2. 免疫学检测　常用的方法有 ELISA、IHA、间接免疫荧光试验(IFA)、金标快速免疫诊断。其中 ELISA 法检测华支睾吸虫患者及用于流行病学调查,具有简便、快速、敏感性高、特异性强等优点,是目前较为理想的免疫检测方法。目前国内已有快速 ELISA 诊断试剂盒供应。近年来有学者研究制备胶体金免疫层析检测(immunochromatography test,ICT)试剂盒,检测患者血清和唾液中抗华支睾吸虫 IgG,取得较好结果。

此外,影像学检查也可用于辅助诊断。

【流行】　华支睾吸虫主要分布在亚洲,如中国、朝鲜半岛、越南和东南亚国家,俄罗斯也有分布。在我国除青海、宁夏、内蒙古、西藏等尚未见报道外,已有 27 个省、自治区、直辖市有不同程度流行。据 2001—2004 年第二次全国人体重要寄生虫病现状调查报告,流行区感染率为 2.4%,推算流行区感染人数为 1 249 万人。感染率最高是广东省,为 16.42%,其次是广西和黑龙江,分别为 9.76% 和 4.73%,比第一次全国调查分别上升了 182%、164% 和 630%,疫情呈上升趋势。第三次全国人体重点寄生虫病现状调查发现,全国华支睾吸虫推算感染者 598 万,感染率为 0.47%。其中感染率最高的为广西 6.68%,其次为广东 1.91%,再次为黑龙江 1.62%。

华支睾吸虫病的流行,除须有适宜的第一、第二中间宿主及终宿主外,还与当地居民饮食习惯等诸多因素密切相关。

1. 流行区类型　根据对广东省流行区的调查,可按地理状况将流行区分为两种类型:平原水网型及山地丘陵型。前者如顺德、南海、番禺、中山等珠江三角洲地区,该地区属平原水网地带,淡水养殖业发达,居民吃鱼机会多,而且有食"鱼生"及全家享用的习惯,一般来讲大人吃鱼机会及吃鱼量大于小孩。居民感染以成年为主,感染率、感染度均较高,个别市的平均感染率达 59.5%。山地丘陵型如粤北各县及梅县等地,这些地区鱼塘的数量及规模均较小,但小溪、沟渠纵横交错,其中有许多诸如麦穗鱼等小鱼,这些小鱼一般不作为家庭食物,因此当地居民感染率较低。但少年儿童在野外放牛或游玩嬉戏时,有时将小鱼烧烤吃。这些小鱼往往感染率与感染度都很高。这些地区的感染则以少年儿童为主。随着山区养鱼业的发展,成年人感染人数也有增加的趋势。若按省份分析,有些省以山地丘陵型为主,有些则以平原水网型为主。

2. 传染源　能排出华支睾吸虫卵的患者、感染者、受感染的家畜和野生动物均可作为传染源。在某些地区人可能是主要传染源,而在另一些地区则以动物为主要传染源,该病主要在动物间自然传播,人因偶然介入而感染,因此华支睾吸虫病也是自然疫源性疾病。在大多数疫区都存在人、畜、兽三种传染源。

主要保虫宿主为猫和狗。另外还有牛、鼠类、水貂、狐狸、野猫、獾、水獭、豺、狼、虎等 30 余种哺乳动物也是保虫宿主。在实验室,豚鼠、家兔、大白鼠、海狸鼠、仓鼠等多种哺乳动物均可感染华支睾吸虫。华支睾吸虫的保虫宿主广,其感染率与感染度均高,这对人群感染具有潜在的威胁性。

3. 传播途径　华支睾吸虫病的传播依赖于粪便中的虫卵有机会进入淡水水体,而水体中存在第一、第二中间宿主,并且当地人群有吃生或半生吃淡水鱼虾的习惯。

作为华支睾吸虫的第一中间宿主的淡水螺可归为 4 科 6 属 12 个种,最常见的有:纹沼螺(*Parafossarulus striatulus*)、赤豆螺(傅氏豆螺,*Bithynia fuchsianus*)、长角涵螺(*Alocinma longicornis*)。这些螺均为坑塘、沟渠中小型螺类,适应能力强。各种螺感染华支睾吸虫程度各地报道不尽相同,而且毛蚴感染率随季节变化。如四川安岳县的现场调查表明,华支睾吸虫毛蚴感染赤豆螺以 5~10 月为高,11~次年 3 月感染率接近 0,3 月份以后逐渐升高。这可能与水温有密切关系,也与当地在 3 月份大量施放人粪有关。在螺体内,华支睾吸虫一般只发育至尾蚴阶段。但也有报道华支睾吸虫在螺体内能发育为囊蚴,这可能是尾蚴成熟后因环境变迁,螺不能在水内生活,尾蚴不能逸出,而进一步发育为囊蚴。

华支睾吸虫对第二中间宿主的选择性不强,我国已证实的淡水鱼宿主有15科57属101种。但从流行病学角度看,起传播作用的主要是常见的经济鱼类和常见的野生鱼类。养殖的淡水鲤科鱼类,如草鱼(白鲩,鲩鱼)、青鱼(黑鲩)、鲢鱼、鳙鱼(大头鱼)、鲮鱼、鲤鱼、鳊鱼和鲫鱼等特别重要。野生小型鱼类如麦穗鱼和克氏鲦鱼(*Hemiculter kneri*)感染率很高,与儿童华支睾吸虫病发生有关。有资料表明,在黑龙江佳木斯和绥宾、广东珠江三角洲、安徽合肥、重庆、山东莱西、四川遂宁、吉林永吉等地麦穗鱼感染率可达100%。2006年在广东中山检查从鱼苗场购买的鲩鱼,含囊蚴阳性率为75.7%,野生麦穗鱼感染率为81.3%;而在广东佛山市三水区检查鱼塘中鲩鱼,含囊蚴阳性率甚至达100%。2009年长春市市售淡水鱼华支睾吸虫囊蚴的感染率为1.72%,其中鲤鱼的感染率为5.26%。2015年,广西兴安县自然水体环境华支睾吸虫囊蚴检出率为12%。吉林省2017—2019年监测的淡水鱼中,华支睾吸虫检出率达到4.25%。囊蚴可分布在鱼体的各部分,如肌肉、皮、头、鳃、鳍及鳞等,一般以鱼肌肉内最多,尤其在鱼体中部的背部和尾部较多。也可因鱼的种属不同,囊蚴的分布亦不同。除淡水鱼外,淡水虾如细足米虾、巨掌沼虾、中华长臂虾和螯虾等也发现有囊蚴寄生。

4. 易感人群 人群普遍易感。从各地调查的资料看,华支睾吸虫的感染男性多于女性,有些地区男性感染者比女性感染者几乎多了1倍多,这可能与男女的饮食习惯不同有关。华支睾吸虫的感染与年龄关系,全国各地有所不同。平原水网型地区以成年人为主,大多数感染者年龄分布于20~50岁之间;山地丘陵型以儿童为高。华支睾吸虫感染率与职业并无固定关系,而与是否吃进活的囊蚴直接有关。

华支睾吸虫病在一个地区流行的关键因素是当地人群有吃生的或未煮熟的鱼肉的习惯。实验证明,在厚度约1mm的鱼肉片内含有的囊蚴,在90℃的热水中,1s即能死亡,75℃时3s内死亡,70℃及60℃时分别在6s及15s内全部死亡。囊蚴在醋(含醋酸浓度3.36%)中可存活2h,在酱油中(含NaCl 19.3%)可存活5h。在烧、烤、烫或蒸全鱼时,可因温度不够、时间不足或鱼肉过厚等原因,未能杀死全部囊蚴。成人感染方式以食鱼生为主,如在广东珠江三角洲、广西、香港、台湾等地人群主要通过吃"鱼生""鱼生粥"或烫鱼片而感染;东北朝鲜族居民主要是用生鱼片佐酒吃而感染;小孩的感染则与他们在野外食烧烤未熟透的鱼虾有关。此外,抓鱼后不洗手或用口叼鱼、使用切过生鱼的刀及砧板切熟食、用盛过生鱼的器皿盛熟食也有使人感染的可能。

【防治】

1. 控制传染源 治疗患者和感染者:治疗药物目前应用最多的是吡喹酮与阿苯达唑。对家养的猫、狗如粪便检查阳性者应给予治疗,不要用生鱼虾喂猫、喂狗,以免引起动物感染,增加保虫宿主。

2. 切断传播途径 加强粪便管理,不让未经无害化处理的粪便下鱼塘。结合农业生产清理塘泥或用药杀灭螺类,对控制本病也有一定的作用。

3. 保护易感人群 华支睾吸虫病是由于生食或半生食含有活囊蚴的淡水鱼、虾所致,预防华支睾吸虫病应抓住经口传染这一环节,防止食入活囊蚴是防治本病的关键。做好宣传教育,使群众了解本病的危害性及其传播途径,自觉不吃生的及未煮熟的鱼肉或虾,改进烹调方法和饮食习惯,注意生、熟食的厨具要分开使用。随着淡水养殖业迅速发展,应加强鱼类等食品的卫生检疫工作。

Summary

Clonorchis sinensis resides in the hepatic duct and bile duct of humans and mammalian animals. Human infection results from eating raw or half-cooked fresh-water fish, and freshwater shrimp contaminated by live metacercariae. The pathogenesis of *Clonorchis sinensis* infection is induced by the adult parasite in the hepatic duct and bile duct. The clinical manifestation of *Clonorchiasis sinensis* mainly includes the gastrointestinal symptoms and hepatobiliary symptoms. Eggs detected in the feces or duodenal drainage fluid can make a definitive diagnosis. B-mode ultrasound, X-ray, CT, MRI, and immunological examination can be used for diagnosis.

思考题

为什么在经济发达的广东地区，人群华支睾吸虫感染率仍然较高，部分地区还出现上升的趋势？你认为如何解决这一重要的公共卫生问题？

（吕志跃）

第二节　布氏姜片吸虫

布氏姜片吸虫 [*Fasciolopsis buski* (Lankester, 1857) Odhner, 1902] 是一种寄生在人、猪小肠内的大型吸虫，俗称姜片虫，可致姜片虫病 (fasciolopsiasis)。此病流行于亚洲，故此虫又称为亚洲大型肠吸虫 (Asia giant intestinal fluke)。该虫是人类最早认识的寄生虫之一。早在 1 600 多年前我国东晋时期就有关于该虫的记载。现代医学确诊的第 1 例姜片虫病患者是在我国广州发现 (Kerr, 1873)。

【形态】

姜片虫成虫（图 3-2-3）虫体肥厚，长椭圆形，前窄后宽，背腹扁平，形似姜片。虫体长 20~75mm，宽 8~20mm，厚 0.5~3mm，体表有微细体棘，是寄生在人体中最大型的吸虫。口吸盘小，位于虫体亚前端。腹吸盘大，比口吸盘大 4~5 倍，肌肉发达，呈漏斗状，紧靠口吸盘后方，肉眼可见。咽和食管短，肠支在腹吸盘前分两支，呈波浪状弯曲，向后延至体末端。两个睾丸高度分支呈珊瑚状，前后排列于虫体后半部，阴茎袋呈长袋状。1 个分支的卵巢位于睾丸之前，子宫盘曲在卵巢和腹吸盘之间。卵黄腺较发达，分布于虫体的两侧。两性生殖孔位于腹吸盘前缘。

虫卵（图 3-2-3）为长椭圆形，淡黄色，大小为 (130~140)μm×(80~85)μm，卵壳薄，卵盖不明显，卵内含 1 个卵细胞和约 20~40 个卵黄细胞。

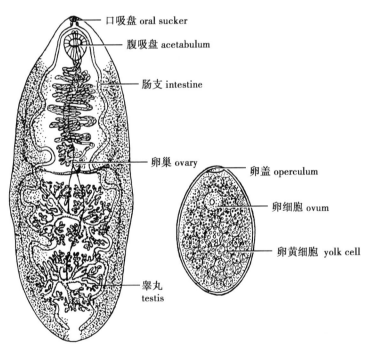

口吸盘 oral sucker
腹吸盘 acetabulum
肠支 intestine
卵巢 ovary
睾丸 testis
卵盖 operculum
卵细胞 ovum
卵黄细胞 yolk cell

图 3-2-3　布氏姜片吸虫成虫与虫卵
Fig. 3-2-3　Adult worm and egg of *Fasciolopsis buski*

【生活史】

姜片虫的终宿主是人与猪，中间宿主为扁蜷螺 (*Segmentina* spp.)，以菱角、荸荠、茭白、水浮莲、浮萍等水生植物为传播媒介。

成虫寄生在终宿主小肠上段，严重感染时可扩展到胃和大肠。受精卵随宿主粪便排出，卵在水中发育，在适宜的温度 (26~32℃) 下经 3~7 周发育为含毛蚴的虫卵，孵出毛蚴并主动侵入扁蜷螺，在螺

NOTES

体淋巴隙内发育为胞蚴,胞蚴经 1~2 个月完成母雷蚴、子雷蚴和尾蚴的发育和无性增殖,大量成熟尾蚴从螺体逸出,一般自毛蚴侵入扁卷螺至尾蚴成熟约需 45 天。从螺体逸出的尾蚴附着在水生植物或其他物体的表面形成囊蚴,尾蚴亦可在水面结囊。囊蚴扁圆形,大小为 $216\mu m \times 187\mu m$,囊壁两层,外层草帽状,内层透明而较坚韧,囊内含幼虫,其排泄囊充满黑色折光颗粒。人和猪生食附有囊蚴的水生植物或饮入含有囊蚴的生水而感染。在终宿主的消化道,囊蚴在消化液和胆汁的作用下,后尾蚴自囊中逸出,吸附在肠黏膜上,摄取小肠内营养物质,经 1~3 个月发育为成虫。成虫寄生于人或猪的小肠,以十二指肠多见。寄生的虫数一般数条至数十条,个别严重感染者可达数百条,甚至数千条(图 3-2-4)。

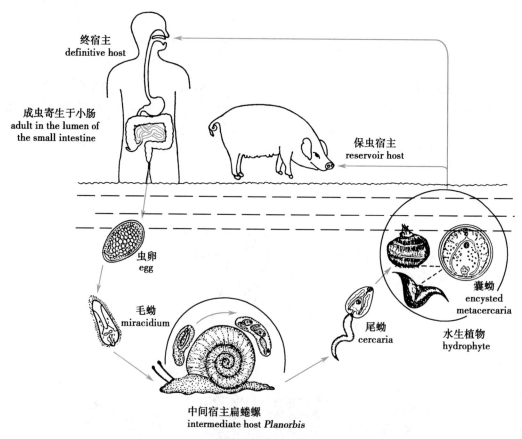

图 3-2-4　布氏姜片吸虫生活史
Fig. 3-2-4　Life cycle of *Fasciolopsis buski*

【致病】
姜片虫的致病作用均由成虫的机械性损伤和代谢产物引起。

姜片虫虫体硕大、腹吸盘发达,吸附力强,吸附在宿主小肠壁上造成被吸附的肠黏膜及其附近组织发生炎症反应、点状出血、水肿。有时,受损的黏膜甚至坏死、脱落,形成溃疡或脓肿。病变部位可见中性粒细胞、淋巴细胞和嗜酸性粒细胞浸润,肠黏膜上皮细胞的黏液分泌增加,血中嗜酸性粒细胞增多。

由于感染轻重的不同,患者体质强弱的差异,姜片虫感染者的临床表现差别很大。一般轻度感染者常无症状和体征。若感染虫数较多,可因虫体争夺宿主营养,覆盖并损伤肠黏膜,影响宿主消化与吸收功能,导致营养不良和消化功能紊乱,甚至虫体成团可引起肠梗阻。临床上患者主要表现为上腹部或右季肋下隐痛,常有消化不良性腹泻,上腹部肠鸣音亢进,多数伴有精神萎靡、倦怠无力等症状。严重感染的儿童可有低热、消瘦、贫血、水肿、腹腔积液、发育障碍和智力减退等表现。

姜片虫成虫偶可寄生在胆道,患者可出现右上腹反复隐痛,伴低热腹胀。

【实验室检查】

直接涂片法从患者粪便中检获虫卵。因虫卵大,易识别,一般易检出。粪便浓集法可显著提高检出率。反复多次粪检或作粪便定量计数以确定其感染度,对诊断或病情分析具有重要意义。免疫学检测可用于感染早期的辅助诊断或人群普查。

姜片虫卵与肝片吸虫卵和棘口类吸虫卵的形态十分相似,光镜下不易区分,可采用分子生物学技术进行鉴别。

【流行】 姜片虫病主要分布在亚洲的温带和亚热带地区,包括东北亚、东南亚、南亚地区的 10 余个国家。在我国湖北、湖南、江苏、浙江、上海、江西、安徽、四川、甘肃、广东、广西、福建、海南、贵州、辽宁、山东、河南 17 个省、自治区、直辖市均有流行。2015 年第三次全国人体重点寄生虫病现状调查结果显示:在农村抽样调查中,姜片虫的感染率约为十万分之 1.7,估计全国感染人数约为 1 万人。

本病是人、猪共患的寄生虫病。猪姜片虫病的流行区较人姜片虫病的流行区广。姜片虫病主要流行于水源丰富、地势低洼,种植菱角等经济水生植物的地区。近年来,由于一些生态环境的改变,如农村都市化,农业区变工业区、农作物种植的改变以及猪饲料和养猪条件的改变等,许多经济发展较快的地区感染率和感染度均迅速下降,但也有一些地区出现新的流行点。目前就全国而言,该病流行区在缩小,人群感染率已明显降低。

患者、带虫者和猪是本病的传染源,家猪是主要保虫宿主,野猪和猕猴亦有自然感染的报道。

姜片虫在发育过程中只需一个中间宿主,它们属于扁蜷螺科的一些小型扁螺。扁螺适应性较强,分布广泛,沼泽、水田、稻田、池塘、沟渠以及缓流的小河边都可孳生。一般生活于水下 2~15cm 之间。螺的密度与栖息地的水生植物、烂叶、杂草的多少有关。气温对螺的生长繁殖有很大影响,气温高对其生长繁殖有利。一年中除冬季外,其他时间都可看到扁螺在水面活动,夏秋两季数量最多,也是感染的主要季节。

姜片虫囊蚴具有一定的抵抗力,在潮湿的情况下,生活能力较强,对干燥及高温的抵抗力较弱。人工加温处理,煮沸 1min,囊蚴即失去活力。

姜片虫病能在某一地区流行与以下因素有关:用新鲜的人粪和猪粪向种植经济水生植物的池塘、河、湖水面施肥;水体中有中间宿主扁蜷螺分布及众多的水生植物均可作为姜片虫的传播媒介;当地的居民有生食菱角、荸荠、茭白和喝生水的不良习惯;农民用新鲜水生植物(如水浮莲、菱叶、浮萍、蕹菜等)作猪饲料而致猪感染。

【防治】

在姜片虫病流行区大力开展健康教育,普及防治本病的知识。预防人体感染主要是注意饮食卫生,不生吃菱角、荸荠等水生植物,不生饮河塘水;勿用被囊蚴污染的青饲料喂猪;加强粪便管理,严禁人、猪的鲜粪下水;在流行区开展普查普治,治疗患者和病畜最有效的药物是吡喹酮。在不影响农业生产的前提下,有计划地把种植水生植物的水田改为旱地,或把菱塘改为鱼塘,可切断传播途径。

Summary

Fasciolopsis buski adult reside in the small intestine of humans and pigs. Human infection results from eating water inhabiting plant and raw water contaminated by live metacercariae. The pathogenesis of *Fasciolopsis buski* infection is induced by the adult parasite in the small intestine. The clinical manifestation of *Fasciolopsis buski* mainly included the digestive system symptoms. Eggs detected in the feces or duodenal drainage fluid can make a definitive diagnosis. Immunological examination can be used for diagnosis.

思考题

为什么姜片虫病主要流行于有生猪饲养的地区？

（吕志跃）

第三节 片形吸虫

片形吸虫是寄生在牛、羊和其他反刍动物肝胆管内的大型吸虫。人亦可感染，引起片形吸虫病（fascioliasis）。寄生人体的片形吸虫主要包括肝片形吸虫（*Fasciola hepatica* Linnaeus，1758）和巨片形吸虫（*Fasciola gigantica* Cobbold，1855）。

【形态】

肝片形吸虫和巨片形吸虫的形态相似，大小不同。肝片形吸虫成虫大小为（20~40）mm×（8~13）mm，巨片形吸虫成虫大小为（33~76）mm×（5~12）mm。片形吸虫成虫背腹扁平，呈叶片状，红褐色，雌雄同体，被覆皮棘。虫体前端有明显突出的圆锥状头锥，腹吸盘位于头锥基部稍后方。消化系统由咽、食管和两肠支组成，两侧的肠支一直延伸至虫体后端，并向内外两侧发出分支。两个睾丸高度分支，前后排列于体中部；卵巢较小，分支细，子宫较短，盘曲在卵巢与腹吸盘之间，其内充满虫卵，开口于生殖孔。卵黄腺分布在虫体两侧，自头锥基部直达虫体后端。

片形吸虫的虫卵形态与布氏姜片吸虫的虫卵相似，呈长椭圆形，淡黄褐色，卵的一端有一小盖。卵壳薄，分两层。卵内充满多个卵黄细胞和一个卵细胞。肝片形吸虫的虫卵大小为（130~150）μm×（63~90）μm；巨片形吸虫的虫卵大小为（144~208）μm×（70~109）μm（图 3-2-5）。

【生活史】

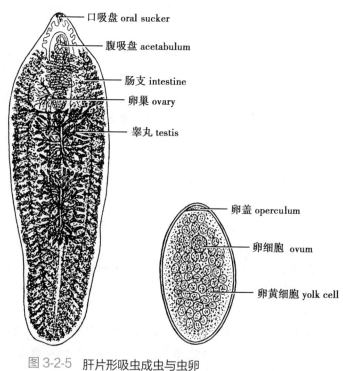

图 3-2-5 肝片形吸虫成虫与虫卵
Fig. 3-2-5 Adult worm and egg of *Fasciola hepatica*

片形吸虫的终宿主主要为牛、羊等反刍动物，人因摄入含活囊蚴的水生植物、生水等而感染。成虫寄生在终宿主的肝胆管内，产出的虫卵随胆汁流入肠腔，混在粪便中排出体外。虫卵入水后，经9~12d 发育为含毛蚴的虫卵，在适宜条件下孵出毛蚴。毛蚴侵入中间宿主小土蜗等椎实螺科淡水螺，在螺体内经胞蚴、母雷蚴、子雷蚴和尾蚴四个阶段的发育和繁殖。尾蚴成熟后从螺体逸出，附着在水生植物或其他物体表面形成囊蚴。终宿主因食入囊蚴而感染，囊蚴内后尾蚴在宿主小肠上段逸出，主动穿过肠壁，约 2h 后进入腹腔。在腹腔内约经 48h 便钻破肝被膜而至肝实质中，数周后，进入胆管中寄生，后尾蚴也可经肠系膜静脉或淋巴管进入胆管，约经 4 周发育为成虫。在移行过程中，部分童虫可在肺、脑、眼、皮下等脏器处异位寄生，造成损害。完成一个生活史周期大约需要 11 周。每条成虫日产卵量为 20 000 个左右。成虫在人体可存活长达 12 年（图 3-2-6）。

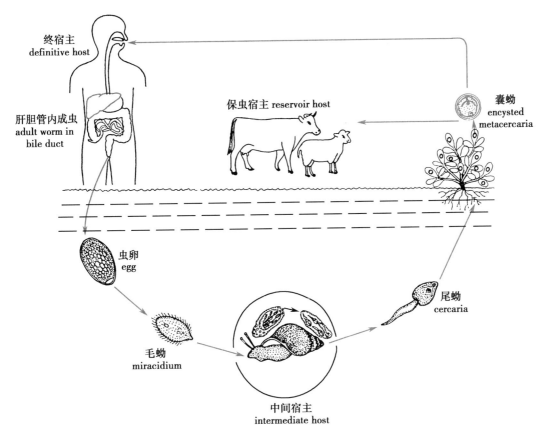

图 3-2-6 肝片形吸虫生活史
Fig. 3-2-6 Life cycle of *Fasciola hepatica*

【致病】

片形吸虫的童虫和成虫均可致病,包括片形吸虫童虫在腹腔和肝实质中移行所造成的急性期损害,以及成虫寄生于胆管内所致的以胆管上皮增生、胆管及胆囊炎症等为主的慢性期损害。

在终宿主小肠内逸出的后尾蚴,自钻入肠壁起至进入胆管寄生的过程中,随着寄生部位的变更和虫体的发育,对宿主可产生一系列的机械性损害和化学刺激,肠壁可见出血灶,童虫损伤血管可致肝实质损害,肝脏组织可出现损伤性肝炎。随着童虫的逐渐成长,损害更加明显而广泛,可致纤维蛋白性腹膜炎。

成虫寄生期的主要病变在胆管上皮。虫体的吸盘和皮棘等引起的机械性刺激,可致胆管壁炎症性改变,易并发细菌感染,引起胆管炎。片形吸虫产生的大量脯氨酸在胆汁中积聚,是引起胆管上皮增生的重要原因。片形吸虫感染较轻时胆管呈局限性增大,而重感染者胆管的各分支均有管壁增厚。从肝表面可见白色的条索穿行于肝组织中,有时增厚和钙化的胆管可突出于肝表面。此外,虫体阻塞胆管引起胆汁淤积,造成管腔扩张。

片形吸虫感染者的临床表现可分为急性和慢性两个时期。也有少数为无症状带虫者。

1. 急性期 相当于童虫在组织中的移行过程,亦称侵袭期。发生在感染后 2~12 周不等,患者突发高热、腹痛、乏力或伴有厌食、呕吐、腹胀、腹泻等症状;肝大、肝区叩痛等体征,部分患者出现腹腔积液、贫血等体征。外周血嗜酸性粒细胞的百分比和 / 或绝对值增高。

2. 慢性期 为成虫在胆管内寄生引起胆管炎和胆管上皮增生阶段,亦称阻塞期。患者主要有乏力、右上腹疼痛或胆绞痛、恶心、厌食脂肪食物、贫血、黄疸和肝大等表现。

3. 异位损害 童虫在腹腔移行过程中,虫体可穿入或被血流带至肝脏以外的脏器和组织而引起异位损害,如皮下组织、腹壁肌肉、腹膜、肺、眼、脑及膀胱等部位的异位寄生,以皮下组织较多见。异

NOTES

位损害的临床表现较为复杂多变,一般通过手术确诊。在有生食牛、羊肝习惯的地方,动物肝脏内的片形吸虫进入患者咽部,可引起咽部片形吸虫病。

【实验室检查】

1. 病原诊断　对于慢性片形吸虫病患者,粪检或十二指肠引流液沉渣检查以发现虫卵为诊断依据。虫体寄生较少者易漏检,要注意与姜片虫卵、棘口吸虫卵鉴别,以免误诊。

临床上有不少病例是经胃镜检查、外科剖腹探查、胆管手术或病理切片发现片形吸虫虫体而确诊。肝脏表面的白色条索状隆起及胆管增粗现象,提示有片形吸虫寄生的可能。

2. 免疫学检测　对急性期患者及异位寄生的病例,粪便或十二指肠引流液中没有虫卵,宜采用免疫学检测帮助诊断。用 ELISA、IHA 和 IFA 等方法检测患者血清中特异性抗体均有较高的敏感性。由于片形吸虫与其他吸虫有较多的共同抗原成分,对其检出的阳性结果应结合病史及临床表现进行分析。

3. 其他检查　血常规检查白细胞总数和嗜酸性粒细胞均增多;胆囊造影有时可发现片形吸虫;B型超声波可显示不同程度肝大,肝实质不均匀,肝胆管扩张,胆囊壁肥厚,有时可发现胆道内片形吸虫呈现 0.3~0.5cm 圆形阴影。

【流行与防治】

片形吸虫在全球 70 多个国家均有人体感染病例报道,其中南美洲的玻利维亚高原、厄瓜多尔高原和秘鲁高原,埃及的尼罗河三角洲,以及越南中部为主要流行区。估计全球至少有 240 万人感染片形吸虫。2015 年第三次全国人体重点寄生虫病现状调查结果显示:在农村抽样调查中,肝片形吸虫的感染率约为十万分之一。目前,我国福建、江西、湖北、内蒙古、广西、云南等 21 个省(自治区、直辖市)有人体片形吸虫病例报道。

片形吸虫是一种畜主人次型寄生虫,草食动物感染最为常见,家畜以羊和牛的感染率为高,分布地区极广。片形吸虫病的感染使牲畜产奶、产肉量降低,造成巨大的经济损失,严重影响人类健康和畜牧业经济发展。

片形吸虫的中间宿主为椎实螺科的淡水螺,其中肝片吸虫的中间宿主为小土窝螺、斯氏萝卜螺;巨片形吸虫的中间宿主为耳萝卜螺,也有小土窝螺的报道。

人体感染片形吸虫是偶然的,可因生食水生植物(如水芹、鱼腥草)或饮生水而感染囊蚴,也可因生食或半生食含片形吸虫童虫的牛、羊内脏(如肝)而获得感染。在一些低洼潮湿的沼泽地牧区,牛、羊的粪便污染环境,又有中间宿主椎实螺的存在,牛、羊吃草时易获得感染。牧民喝生水或吃未煮熟的野菜也会获得感染。

预防人体片形吸虫病的关键措施是健康教育,使居民认识到生食水生植物和动物内脏的潜在危害。注意饮食卫生,不生食水生植物,不饮生水。

三氯苯达唑(triclabendazole)是世界卫生组织推荐治疗本病的首选药物,推荐剂量为 10mg/kg 一次,连服两次,两次服药之间间隔 12h,与食物同服。三氯苯达唑对成虫、幼虫和童虫均有高效驱杀作用。对动物片形吸虫病的防控要结合当地的流行特点,制定适宜的综合性防控措施。

Summary

Two *Fasciola* parasites are common parasitic flatworms that infect the hepatic and bile duct of various mammals, including humans. Human infection results from eating water-inhabiting plant contaminated by live metacercariae. The pathogenesis of *Fasciola* infection is caused by migrating larvae and adult parasites in the hepatic and bile duct. The person infected felt debility, right upper quadrant pain, biliary tract pain, nausea, anorexia fat foods, anemia, jaundice, hepatomegaly and other symptoms. Eggs detected in the feces can make a definitive diagnosis. Immunological examination can be used for diagnosis.

思考题

简述片形吸虫与华支睾吸虫生活史及致病性的异同点。

（吕志跃）

第四节　寄生于消化系统的其他吸虫

一、异形吸虫

异形吸虫（*Heterophyid trematodes*）属异形科（Heterophyidae），是一类小型吸虫。成虫主要寄生于鸟类、哺乳动物，偶可寄生于人体，引起人兽共患的异形吸虫病。我国常见的异形吸虫有十余种，其中已有人体感染报道的有 11 种，即异形异形吸虫（*Heterophyes heterophyes* V. Siebold, 1852）、横川后殖吸虫（*Metagonimus yokagawai* Katsurada, 1912）、微小后殖吸虫（*Metagonimus minutus* Katsuta, 1932）、钩棘单睾吸虫（*Haplorchis pumilio* Looss, 1896）、多棘单睾吸虫（*Haplorchis yokagawai* Katsuta, 1932）、扇棘单睾吸虫（*Haplorchis taichui* Katsuta, 1932）、台湾棘带吸虫（*Centrocestus formosanus* Nishigori, 1924）、犬棘带吸虫（*Centrocestus caninus* Leiper, 1912）、长棘带吸虫（*Centrocestus longus* Onji and Nishio, 1916）、尖端棘带吸虫（*Centrocestus cuspidatus* Looss, 1896）和镰刀星隙吸虫（*Stellantchasmus falcatus* Onji & Nishio, 1924）。

【形态与生活史】

成虫虫体微小，体长为 0.3~3mm，呈椭圆形，前半略扁，后半较肥大，体表具有鳞棘。除口、腹吸盘外，有的种类还有生殖吸盘。生殖吸盘或单独存在或与腹吸盘相连构成腹殖吸盘复合器（ventrogenital sucker complex）。睾丸 1~2 个，卵巢 1 个，位于睾丸之前（图 3-2-7）。虫卵较小，呈芝麻粒状，大小为（28~30）μm×（15~17）μm。棕黄色，卵盖明显，肩峰不明显，内含毛蚴。除台湾棘带吸虫的卵壳表面有格子状花纹外，其他各种异形吸虫的虫卵形态相似，且与华支睾吸虫卵在形态上难以鉴别。

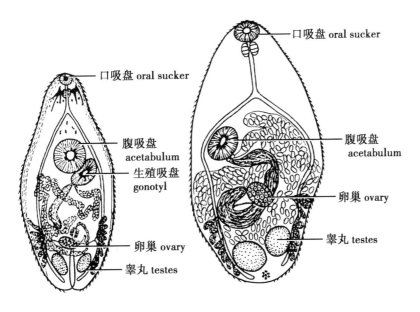

图 3-2-7　异形异形吸虫与横川后殖吸虫成虫

Fig. 3-2-7　Adult worms of *Heterophyes heterophyes* and *Metagonimus yokagawai*

各种异形吸虫的生活史基本相同。成虫寄生于终宿主鸟类及哺乳动物的小肠,产出的虫卵随宿主粪便入水,虫卵在水中被第一中间宿主淡水螺类如瘤拟黑螺(*Melanoides tuberculata*)等吞食,毛蚴在螺体内孵出,经过胞蚴、雷蚴(1~2代)和尾蚴阶段的发育繁殖后,尾蚴从螺体逸出,侵入第二中间宿主淡水鱼(如麦穗鱼)和蛙体内,发育为囊蚴。人或其他终宿主因生食或半生食含囊蚴的淡水鱼或蛙而感染,囊蚴经口进入终宿主的小肠内脱囊,发育为成虫。

【致病】

成虫体小,在小肠内寄生一般只引起轻度的炎症反应。但成虫有时可钻入肠壁组织或血管内,引起肠壁炎症,导致宿主腹泻及其他消化功能紊乱症状。深入黏膜下层的虫体,其产出的虫卵可随血流到达脑、脊髓、肝、脾、肺、心肌等组织或器官,造成严重的后果。若虫卵沉积在脑、脊髓,可有血栓形成、神经细胞及灰白质退化等病变,甚至可出现血管破裂而致死;若虫卵沉积在心肌或心瓣膜,可致心力衰竭。

【实验室检查】

常规的病原学检查方法是粪便直接涂片法或沉淀法镜检虫卵,但因各种异形吸虫的虫卵形态相似,且与华支睾吸虫卵难以鉴别,故应结合生物学、流行病学等特点加以鉴别。若能获得成虫,也可根据成虫形态进行确诊。

【防治】

异形吸虫种类繁多,分布广泛,菲律宾、日本、韩国、朝鲜、印度尼西亚、美国、澳大利亚及印度等国均有人体感染病例报道。在我国,主要分布在广东、海南、安徽、福建、湖北、新疆、江西、湖南、上海、浙江、广西、山东和台湾等省、自治区和直辖市。至今,我国报告的人体异形吸虫病例有300余例,广东省较多,约占50%。

异形吸虫病的流行因素和防治原则与华支睾吸虫病相似。在一些华支睾吸虫病流行区,常混合有异形吸虫感染。注意饮食卫生,不生食或半生食鱼肉和蛙肉是防止异形吸虫感染的重要措施。治疗药物首选吡喹酮。

二、棘口吸虫

棘口吸虫(*Echinostoma*)属棘口科(Echinostomatidae),种类繁多,全世界已报道的有600余种。成虫主要寄生于鸟禽类,其次是哺乳类、爬行类,少数寄生于鱼类。棘口吸虫也可寄生于人体,引起棘口吸虫病(echinostomiasis)。

寄生于人体的棘口吸虫主要分布于东南亚地区,已知的有38种,我国已报道的有16种,主要有:圆圃棘口吸虫(*Echinostoma hortense* Asada,1926)、马来棘口吸虫(*Echinostoma malayanum* Leiper,1911)、接睾棘口吸虫(*Echinostoma paraulum* Dietz,1909)、卷棘口吸虫(*Echinostoma revolutum* Frohlich,1802)、卷棘口吸虫日本变种(宫川棘口吸虫)(*Echinostoma revolutum var.* japonica,Vkurisa,1932)、曲领棘缘吸虫(*Echinostoma recurvatum* Linstow,1973)、日本棘隙吸虫(*Echinochasmus japonicas* Tanabe,1926)、抱茎棘隙吸虫[(*Echinochasmus perfoliatus* (Von Ratz,1908)Dietz,1910)]、藐小棘隙吸虫(*Echinochasmus liliputanus* Looss,1896)、福建棘隙吸虫(*Echinostoma fujianensis* Chen,1992)和埃及棘口吸虫(*Echinostoma aegyptica* Khalil,1924)等。

【形态与生活史】

成虫呈长形,前端稍窄,略似瓶状。体表有棘,口吸盘周围有环口圈或头冠,环口圈或头冠之上有1~2圈头棘。腹吸盘发达,位于虫体前部或中部的腹面。睾丸2个,前后排列于虫体的后半部。卵巢球形,位于睾丸之前(图3-2-8)。虫卵呈椭圆形,大小为(74~85)μm×(45~56)μm。淡黄色,卵壳薄,一端有卵盖。卵内含未分化的卵细胞和若干个卵黄细胞。

成虫寄生于终宿主的小肠,偶可寄生于胆管。成虫产出的虫卵随宿主粪便入水,在水中孵出毛蚴。毛蚴在水中活动,遇到第一中间宿主淡水螺类,如纹沼螺和瘤拟黑螺等,侵入其体内,经胞蚴和

2代雷蚴阶段后发育成尾蚴。尾蚴侵入第二中间宿主(如淡水鱼、蛙或蝌蚪)体内,发育为囊蚴。棘口吸虫对第二中间宿主的选择性并不严格,尾蚴也可在同一螺体中的子雷蚴体内成囊,或逸出后在原来的螺体表成囊,或侵入其他螺体或双壳贝类体内成囊,有的还可在植物上成囊。人或动物因食入含活囊蚴的第二中间宿主而感染,囊蚴在小肠内脱囊,约7~9天发育为成虫。

【致病】

成虫寄生于小肠上段,以头部插入肠黏膜,引起局部炎症。轻度感染者常无明显症状,或仅有腹痛、腹泻等消化道症状。严重感染者可出现厌食、下肢水肿、贫血、消瘦等,甚至合并其他疾病而死亡。

【实验室检查】

常用的粪便检查方法,如直接涂片法、水洗沉淀法等都可采用。由于各种棘口吸虫的虫卵在形态上相似,故不易区分。若能获得成虫,则有助于鉴定虫种。

【流行与防治】

人体棘口吸虫病主要见于亚洲的韩国、朝鲜、日本、中国、泰国、印度尼西亚、菲律宾和印度等国,多为散发病例。在我国主要分布于湖南、广东、新疆、安徽、海南、湖北、福建、江西、四川、云南、浙江、黑龙江、辽宁和台湾等地。

人多因生食或半生食含囊蚴的淡水鱼、蛙、螺及水生植物或生饮含囊蚴的水而感染。改变不良的饮食习惯是预防本病的关键。治疗药物首选吡喹酮。

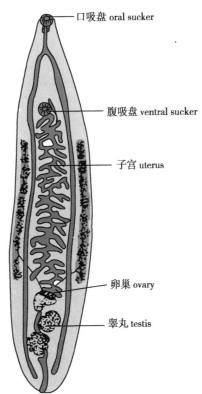

图 3-2-8　卷棘口吸虫成虫
Fig. 3-2-8　Adult worm of *Echinostoma revolutum*

三、后睾吸虫

后睾吸虫(*Opisthorchis* Blanchard,1895)属后睾科(Opisthorchiidae Braun,1901)、后睾亚科(Opisthorchinae Looss,1899)、后睾属(*Opisthorchis* Blanchard,1895)。后睾属吸虫与支睾属吸虫不同之处在于后睾属吸虫的睾丸呈裂瓣状,斜列于虫体后端,且限于两肠支之间;其排泄管呈S形穿过两个睾丸之间到达虫体末端。本属吸虫主要寄生于禽类,也可寄生于哺乳动物,其中猫后睾吸虫和麝猫后睾吸虫可寄生于人体。

(一)猫后睾吸虫

猫后睾吸虫[*Opisthorchis felineus*(Rivolta,1884)Branchard,1895]最早由Curlt于1831年在意大利猫体内发现,Winogradoff于1892年首次在人体内发现本虫,Branchard于1895年将其最后定名为猫后睾吸虫。人体感染该虫后引起猫后睾吸虫病(opisthorchiasis felinea)。

【形态与生活史】

成虫外形似华支睾吸虫,但略小,大小为(7~12)mm×(2~3)mm。前端较窄,后端钝圆,体表无棘。口吸盘和腹吸盘大小相近。睾丸2个,分叶,前后斜列于虫体后1/4处。卵巢椭圆形,位于虫体后1/3起始部的中线上,子宫位于卵巢前,从中线盘曲向前(图3-2-9)。虫卵呈长椭圆形,浅棕黄色,大小为

图 3-2-9　猫后睾吸虫成虫
Fig. 3-2-9　Adult worm of *Opisthorchis felineus*

（26~32）μm×（11~15）μm。卵壳厚,有卵盖,肩峰不明显,内含一个成熟的毛蚴。

本虫的终宿主是人及哺乳动物,如猫、犬、狐及野猪等。成虫寄生于终宿主的肝胆管内。第一中间宿主是凸豆螺,第二中间宿主是淡水鱼(主要是鲤科鱼类)。囊蚴寄生于鲤科鱼类的肌肉内,人主要因生食或半生食含有囊蚴的淡水鱼而感染。

【致病】

成虫寄生于人体肝胆管内,可引起胆管上皮细胞的炎性反应、腺样增生和纤维化,胆管扩张和胆汁淤积,严重时可波及胆囊,还可出现门脉周围性肝硬化,个别可发展为胆管癌和肝癌。

轻度感染者多无明显临床症状,感染较重者可出现腹痛、腹泻或便秘、食欲减退、恶心、呕吐和消瘦等。

【实验室检查】

粪便检获虫卵是确诊的依据。应用于华支睾吸虫的病原学及免疫学检测方法,均适用于猫后睾吸虫的实验诊断。

【流行与防治】

本病主要流行于欧洲、西伯利亚及东南亚的一些国家或地区,以13~15岁年龄组儿童感染率最高。

流行因素和防治原则同华支睾吸虫。治疗药物首选吡喹酮。

（二）麝猫后睾吸虫

麝猫后睾吸虫（*Opisthorchis viverrini* Poirier,1886）,可引起人麝猫后睾吸虫病（opisthorchiasis viverrini）。1911年,Leiper在泰国清迈一个监狱进行尸检时首次发现人体感染本虫。1965年,Wykoff证实了本虫的生活史。

【形态与生活史】

成虫形态与猫后睾吸虫相似,大小为（5.4~10.2）mm×（0.8~1.9）mm。卵巢分叶较多,卵黄腺常聚集成若干个颗粒样腺群。睾丸2个,呈深裂状,多分为4叶(图3-2-10)。虫卵呈卵圆形,黄褐色,大小为（19~29）μm×（12~17）μm。一端有卵盖,另一端有突起,内含毛蚴。

成虫寄生于人和哺乳动物,如麝猫、猫、犬等终宿主的肝胆管内。第一中间宿主是豆螺,第二中间宿主为淡水鱼(主要为鲤科鱼类)。鱼体内的囊蚴是感染阶段,人主要因生食或半生食含有囊蚴的淡水鱼而感染。

【致病】

本虫导致的病理变化和临床表现与猫后睾吸虫基本相同。

【实验室检查】

粪便查获虫卵是诊断本病的直接证据。方法同猫后睾吸虫和华支睾吸虫。因其虫卵与猫后睾吸虫卵难以区别,鉴别虫种主要依据尾蚴、后尾蚴的形态及其焰细胞的排列公式等。

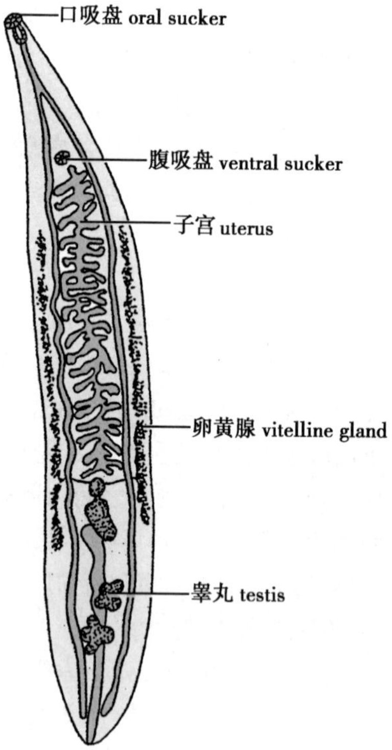

【流行与防治】

麝猫后睾吸虫主要流行于泰国、老挝、越南和柬埔寨等东南亚国家。我国尚未有病例报道。

流行因素和防治原则同华支睾吸虫。

口吸盘 oral sucker

腹吸盘 ventral sucker

子宫 uterus

卵黄腺 vitelline gland

睾丸 testis

图3-2-10　麝猫后睾吸虫成虫
Fig. 3-2-10　Adult worm of
Opisthorchis viverrini

Summary

Heterophyid trematodes parasitizes in the intestinal tract of birds, mammals and humans. Human infection results from eating raw or undercooked freshwater fish and frog contaminated by live metacercariae. Patients may have diarrhea and other gastrointestinal symptoms. It is difficult to distinguish the eggs of *Heterophyid trematodes* with the eggs of *Clonorchis sinensis* by fetal smear examination.

Echinostoma parasitizes in the birds, poultry, mammals and some other hosts. Human infection results from eating raw or undercooked freshwater fish, frogs and snails contaminated by live metacercariae. Patients may have abdominal pain, diarrhea and other gastrointestinal symptoms.

Opisthorchis parasitizes in the poultry and mammals, among them, *Opisthorchis felineus* and *Opisthorchis viverrini* can also parasitize in the humans. Human infection results from eating raw or undercooked freshwater fish and frog contaminated by live metacercariae. Patients may have diarrhea and other gastrointestinal symptoms.

Laboratory diagnosis is accomplished by detection of eggs in the feces. Change the bad eating habits is the key way to prevent the infection. Praziquantel is the drug of choice to treat these diseases.

思考题

异形吸虫病、棘口吸虫病及后睾吸虫病的病原学诊断有哪些注意事项？

（张唯哲）

第三章
寄生于血液和组织中的吸虫

【学习要点】

1. 全球血吸虫病的流行与危害。

2. 血吸虫病的免疫病理机制、病原学诊断与综合防治措施。

3. 并殖吸虫病的鉴别诊断与防治原则。

寄生于血液和组织中的吸虫主要有血吸虫、并殖吸虫等。

第一节 血 吸 虫

血吸虫（blood fluke）即裂体吸虫（Schistosome），隶属于扁形动物门、吸虫纲、复殖目、裂体科、裂体属。成虫寄生于人和哺乳动物的静脉血管内，故亦称住血吸虫。

寄生于人体的血吸虫主要有6种，即日本血吸虫（Schistosoma japonicum Katsurada,1904）、埃及血吸虫（S. haematobium Bilharz,1852）、曼氏血吸虫（S. mansoni Sambon,1907）、间插血吸虫（S. intercalatum Fisher,1934）、湄公血吸虫（S. mekongi Voge et al,1978）及马来血吸虫（S. malayensis Greer et al,1988）。其中日本血吸虫、埃及血吸虫及曼氏血吸虫引起的血吸虫病流行范围最广，危害最大。

血吸虫寄生于人体引起血吸虫病（schistosomiasis）。血吸虫病主要分布于亚洲、非洲和拉丁美洲，我国仅有日本血吸虫病。1905年，Logan在湖南常德首次在一位男性青年粪便中检出日本血吸虫卵。湖南长沙马王堆出土的西汉女尸和湖北江陵出土的西汉男尸体内均发现典型的日本血吸虫卵，由此提示早在2 000多年前我国已有血吸虫病流行。

【形态】

1. 日本血吸虫的形态

（1）成虫：雌雄异体，虫体呈圆柱形，外观似线虫。口、腹吸盘位于虫体前端。雄虫长10~20mm，宽0.5~0.55mm，乳白色，背腹扁平，自腹吸盘以下虫体两侧向腹面卷曲，故虫体外观呈圆柱形，卷曲形成的沟槽称抱雌沟（gynecophoral canal）。雌虫圆柱形，前细后粗，虫体长12~28mm，宽0.1~0.3mm，腹吸盘不及雄虫的明显，因肠管内含较多的红细胞被消化后残留的物质，故虫体呈灰褐色。雌虫常居留于抱雌沟内，与雄虫呈合抱状态（图3-3-1）。

1）消化系统：包括口、食管、肠管。肠管在腹吸盘后缘水平处分为左右两支，延伸至虫体中部之后汇合成单一的盲管。

2）生殖系统：雄虫由睾丸、输出管、输精管、储精囊及生殖孔组成。睾丸多为7个，呈串珠状排列，每个睾丸发出一输出管，汇于输精管，向前通于储精囊，生殖孔开口于腹吸盘后方。雌虫生殖系统包括位于虫体中部、呈长椭圆形的卵巢一个，由卵巢下部发出一输卵管，绕过卵巢向前，与来自虫体后部的卵黄管在卵巢前汇合成卵模，卵模为虫卵的成形器官，外有梅氏腺并与子宫相接。子宫开口于腹吸盘下方的生殖孔。

（2）虫卵：成熟虫卵大小平均为89μm×67μm，淡黄色，椭圆形，卵壳厚薄均匀，无卵盖，一侧有一逗点状小棘，表面常附有许多宿主组织残留物。卵壳内侧有一薄层胚膜，内含一成熟的毛蚴，毛蚴和

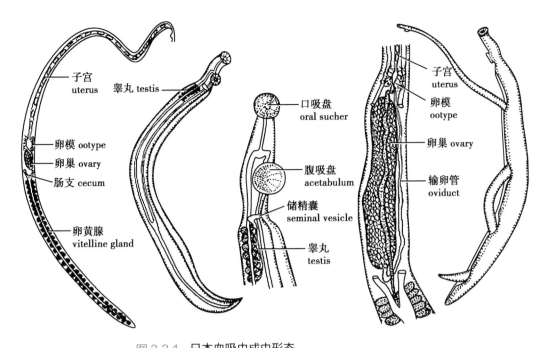

图 3-3-1　日本血吸虫成虫形态

Fig. 3-3-1　Adult worm of *Schistosoma japonicum*

胚膜间常可见到大小不等的圆形或椭圆形的油滴状毛蚴分泌物(图 3-3-2)。电镜下可见卵壳有微孔与外界相通。

（3）毛蚴：从卵内孵出的毛蚴游动时呈长椭圆形，静止或固定后呈梨形，平均大小为99μm×35μm。周身被有纤毛，为其运动器官。前端有一锥形的顶突(亦称钻孔腺)，体内前部中央有一袋状的顶腺，开口于顶突，顶腺两侧稍后各有一个长梨形的侧腺，开口于顶腺开口的两旁。毛蚴的腺体分泌物中含有中性黏多糖、蛋白质和酶等物质，是可溶性虫卵抗原(soluble egg antigen，SEA)的主要成分。在毛蚴未孵出前，此类物质可经卵壳的微孔释出。

（4）尾蚴：属叉尾型，长约 280~360μm，分体部和尾部，尾部又分尾干和尾叉。尾蚴外被一层多糖膜，称糖萼(glycocalyx)。体部前端为头器，内有一单细胞头腺。口孔位于虫体前端正腹面，腹吸盘位于体部后 1/3 处，由发达的肌肉组成，具有较强的吸附能力。腹吸盘周围有 5 对左右对称排列的单细胞腺体，称钻腺。位于腹吸盘前的 2 对称前钻腺，内含钙、碱性蛋白和多种酶类，如丝氨酸弹性蛋白酶，具有降解宿主皮肤内一些大分子蛋白的能力；腹吸盘后的 3 对称后钻腺，内含丰富的糖蛋白、酶以及较细的嗜碱性分泌颗粒。前、后钻腺分别由 5 对腺管向体前端分左右 2 束开口于头器顶端(图 3-3-2)。

（5）童虫：尾蚴钻入宿主皮肤时脱去尾部，进入血流，在体内移行直至到达寄生部位，在发育为成虫之前均被称为童虫(schistosomulum)。

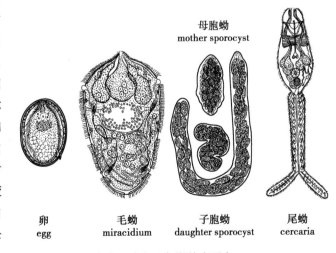

图 3-3-2　日本血吸虫卵及各期幼虫形态

Fig. 3-3-2　Egg and larvae of *Schistsoma japonicum*

2. 其他种人体血吸虫成虫的形态　其他人体血吸虫成虫、虫卵的形态见图 3-3-3、表 3-3-1。

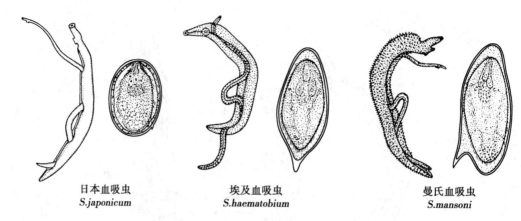

日本血吸虫
S.japonicum

埃及血吸虫
S.haematobium

曼氏血吸虫
S.mansoni

图 3-3-3　3 种主要人体血吸虫的成虫和虫卵形态
Fig. 3-3-3　three speciese of human schistosomes

表 3-3-1　6 种人体血吸虫成虫和虫卵形态的比较

比较点		日本血吸虫	曼氏血吸虫	埃及血吸虫	间插血吸虫	湄公血吸虫	马来血吸虫
大小/mm	（♂）	（10~20）×（0.5~0.55）	（6~14）×（0.8~1.1）	（10~15）×（0.75~1.0）	（11~14）×（0.3~0.5）	（15~17.8）×（0.2~0.41）	（43~92）×（0.24~0.43）
	（♀）	（12~28）×0.3	（7~17）×0.25	（20~26）×0.25	（11~26）×0.25	（6.48~11.3）×0.28	（6.5~11.3）×0.21
表皮	（♂）	无结节,有细尖体棘	结节明显,上有束状细毛	结节细小	有结节和细体棘	有细体棘	无结节,有细体棘
	（♀）	小体棘	小结节	末端有小结节	光滑	小体棘	小体棘
肠支		体后半部汇合,盲管短	体前半部合,盲管长	体中部后方汇合,盲管短	体后半部汇合,盲管短	体后半部汇合,盲管短	体中部后方汇合,盲管短
睾丸/个		6~8	2~14	4~5	4~6	3~6	6~8
卵巢位置		体中部	体中线之前	体中线之后	体中线之后	体中部	体中线
虫卵		卵圆形或圆形,侧棘短小	长卵圆形,侧棘长而大	纺锤形,一端有小棘	纺锤形,端棘长、细尖	卵圆形,侧棘短小	卵圆形,侧棘短小

【生活史】

血吸虫的生活史包括卵、毛蚴、母胞蚴、子胞蚴、尾蚴、童虫和成虫等阶段(图 3-3-4)。6 种人体血吸虫的生活史大致相同,终宿主为人和多种哺乳动物,中间宿主为淡水螺类。现以日本血吸虫为例,阐述血吸虫的生活史。

日本血吸虫成虫寄生于人和多种哺乳动物的门脉-肠系膜静脉系统,借吸盘吸附于血管壁上,以血液为营养。雌雄虫体合抱交配后常逆血流移行至肠黏膜下层的小静脉末梢产卵。雌虫产卵于肠黏膜下层静脉末梢内,产卵时可半离开或完全离开雄虫的抱雌沟,阵发性地成串产出虫卵。每条雌虫每日可产 3 000~3 500 个卵,一部分虫卵随门静脉血流沉积于肝组织内,另一部分虫卵沉积于肠壁的小静脉内,其中位于肠黏膜下层和黏膜层的虫卵才有机会进入肠腔,其发生机制是:由于成熟卵内毛蚴分泌物渗出卵壳,引起虫卵周围血管壁和肠黏膜组织的炎症和坏死,同时在血管内压、肠蠕动和腹内压作用下,虫卵可随破溃的坏死组织落入肠腔,并随宿主粪便排出体外。沉积在肝、肠等组织中无法排出的虫卵引发局部病变后,逐渐死亡、钙化。由于虫卵成串排出,故在宿主肝、肠血管内常呈念珠状沉积。成虫产的初产期卵,在宿主组织中约经 11d 发育为含毛蚴的成熟卵。成熟卵一般存活 10~11d 后死亡,故虫卵在组织内的寿命为 21~22d。关于虫卵在宿主组织内的分布,据报道在日本血吸虫大陆株感染的小鼠体内,22.5% 的虫卵沉积在肝脏,69.1% 的虫卵沉积在肠壁,0.7% 在其他组织,仅 7.7%

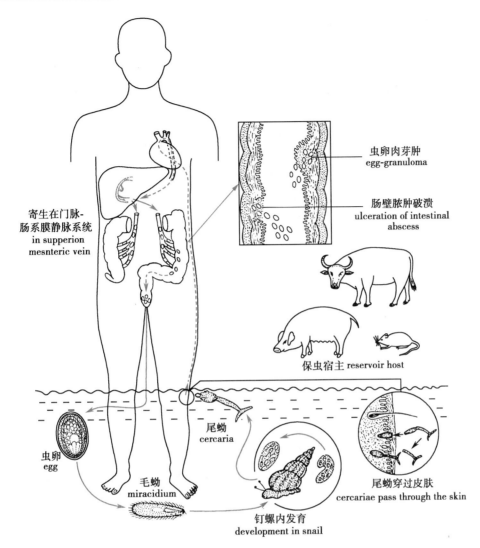

图 3-3-4　日本血吸虫生活史

Fig. 3-3-4　Life cycle of *Schistosoma japonicum*

的虫卵自粪便排出。

　　成熟虫卵内的毛蚴在宿主组织、血液、肠内容物或尿液中不能孵化,必须入水才能孵出。毛蚴孵出与水的渗透压、pH、温度和光照等条件有关,其中水的渗透压被认为是孵化的主要条件。在清水中(渗透压接近 12mOsm/kg)毛蚴的孵化率为 100%,盐浓度达 1.2% 时孵化被完全抑制。温度和光照对孵化过程起促进作用。日本血吸虫毛蚴在温度低于 10℃ 或高于 37℃ 时,孵化被抑制,黑暗也可抑制日本血吸虫毛蚴孵化。孵化的最适 pH 为 7.5~7.8,自来水中余氯含量大于 0.3ppm 或 3×10^{-5} mg/L 时也可影响毛蚴的孵化。

　　毛蚴孵出后,利用其体表的纤毛在水中作直线游动。不同种的血吸虫毛蚴的向性不尽相同,日本血吸虫毛蚴具有向光性和向上性,因此多分布于水体的表层。毛蚴孵出后在水中一般能存活 15~94h,孵出的时间愈久,感染钉螺的能力愈低;环境温度愈高,毛蚴活动愈剧烈,死亡也愈快。37℃ 时,毛蚴在 20min 内活动已大为减少,至 2h,毛蚴几乎不再活动而死亡。当毛蚴遇到中间宿主钉螺时,螺类分泌排泄物中含一种毛蚴松(miraxone)的化学物质,可吸引毛蚴在其头足部进行探索性游动,并利用其头腺分泌物的溶组织作用及纤毛的摆动和虫体的伸缩而主动钻入钉螺体内,再经过母胞蚴、子胞蚴的无性增殖阶段发育成尾蚴。一个毛蚴钻入螺体后通过无性增殖可产生成千上万条尾蚴。

　　成熟尾蚴从螺体内逸出的首要条件是水,钉螺即使在只有露水的草地或潮湿的泥土上也能逸出尾蚴。水温、光照和 pH 也影响尾蚴逸出。尾蚴逸出的最适温度为 20~25℃,1~3℃ 无尾蚴逸出,5℃

仅有少量尾蚴逸出。全黑暗时无尾蚴逸出,随着光照强度的增加,尾蚴逸出数量也增多。在自然条件下,日本血吸虫尾蚴逸出的高峰时间为上午 8~12 时。

尾蚴逸出后可自主游动,日本血吸虫尾蚴多集中于水面(数量较多时可相互黏附成团),而曼氏血吸虫尾蚴则混悬于水体中。尾蚴从螺体逸出后在水中的生存时间与其感染力均因环境温度、水的性质和逸出后时间长短而异。环境温度愈高,寿命愈短;逸出的时间愈长,其侵袭力愈差。尾蚴在水中游动时若与终宿主皮肤接触,可迅速利用其吸盘黏附于宿主皮肤表面,然后借助腺体分泌物的酶解作用、体部的强烈伸缩和尾部的摆动而钻穿宿主皮肤。尾蚴钻入皮肤的过程很快,在 20~25℃,日本血吸虫尾蚴 10s 内即可侵入小鼠和家兔皮肤。

尾蚴钻入皮肤时,尾部和体表的糖萼脱落,但近来对曼氏血吸虫的研究发现,大部分尾蚴钻入宿主皮肤时尾部并未脱落。钻入宿主体内的虫体在宿主皮下组织作短暂停留后,进入血管或淋巴管,随血流经右心到肺。近年来的研究证实,日本血吸虫童虫在宿主体内移行的速度远快于其他血吸虫,通常感染后 3d 即可到达肺部,而曼氏血吸虫、埃及血吸虫和间插血吸虫至少要在感染后 6d 才到达肺部。到达肺部的童虫再由左心进入体循环,到达肠系膜动脉的童虫可穿过毛细血管进入肝门静脉,在肝门静脉发育到性器官初步分化后,雌、雄合抱并移行到肠系膜静脉及直肠静脉寄居、交配、产卵。从尾蚴钻入皮肤到虫体发育成熟并产卵,日本血吸虫约需 24d,曼氏血吸虫需 30~35d,埃及血吸虫需 60~63d。

终宿主体内,两性童虫必须合抱、相互作用才能发育成熟,即雌虫在雄虫的抱雌沟内与其紧密接触是两性童虫发育为成虫的必要条件。若单性尾蚴感染,尤其是单性雌虫感染,甚难发育成熟,感染 268d 仍处于童虫阶段;此时若补充感染雄尾蚴,雌虫即可恢复发育。单性雄虫感染,虽偶尔能发育成熟,但发育时间延长,其产生的精子体积也甚小。一般认为,雄虫可释放性信息素(pheromone),通过合抱由体壁传递给雌虫;最新研究揭示,曼氏血吸虫在合抱后雄虫会分泌一种特殊的非核糖体肽信息素 β-丙氨酰色胺,从而诱导雌虫启动生殖发育并产卵。同时,雌、雄虫体的营养性联系和化学物质交换也可促进双方发育成熟。

不同种的血吸虫在人体内的寿命不一,日本血吸虫的平均寿命为 4.5 年,曼氏血吸虫为 3.5 年,埃及血吸虫为 3.8 年。曾有报道,血吸虫病患者离开流行区到非流行区定居多年后,仍能在其组织中检出活虫卵,据此分别推测埃及血吸虫的最长寿命可达 27 年,曼氏血吸虫为 32.5 年,日本血吸虫为 46 年,但缺少虫卵孵化阳性的证据,因此这些结论尚存争议。

6 种人体血吸虫生活史的区别见表 3-3-2。

【摄食、消化和营养】

血吸虫生长、发育所需要的营养来源于宿主。体壁和肠道是血吸虫吸收营养的两个界面。两个界面对所吸收的物质具有选择性,体壁主要摄取单糖和若干种氨基酸,如半胱氨酸和脯氨酸。血吸虫通过口部不断地吞食宿主红细胞,在其肠道中的蛋白分解酶作用下,红细胞被降解为血红蛋白,其中的珠蛋白进一步被降解成多肽和游离氨基酸,通过虫体肠道上皮细胞所吸收。血吸虫肠道内的棕黑色物质是红细胞消化后的残存物。新近研究证实,血吸虫具有能进一步降解血红素的血红素加氧酶和胆绿素还原酶。

【致病】

在血吸虫感染过程中,尾蚴、童虫、成虫和虫卵均可对宿主造成损害,损害的主要原因是寄生人体的血吸虫各发育期释放的抗原均能诱发宿主产生特异性免疫应答,由此引发一系列免疫病理变化。因此,目前普遍认为血吸虫病是一种免疫性疾病。

1. 尾蚴所致的损害　尾蚴钻入宿主皮肤后可引起尾蚴性皮炎,表现为尾蚴入侵部位出现瘙痒的小丘疹。初次接触尾蚴的人这种皮疹反应不明显,重复接触尾蚴后反应逐渐加重,严重者可伴有全身水肿及多形红斑。病理变化为局部毛细血管扩张充血,伴有出血、水肿和中性粒细胞及单核细胞浸润。尾蚴性皮炎发生机制中既有速发型(Ⅰ型)超敏反应,也有迟发型(Ⅴ型)超敏反应。

表 3-3-2 6 种人体血吸虫生活史的区别

区别点	日本血吸虫	曼氏血吸虫	埃及血吸虫	间插血吸虫	湄公血吸虫	马来血吸虫
成虫寄生部位	肠系膜下静脉,门脉系统	肠系膜小静脉,痔静脉丛,偶可寄生在肠系膜上静脉、膀胱静脉丛及肝内门脉	膀胱静脉丛,骨盆静脉丛,直肠小静脉,偶可寄生在肠系膜门静脉系统	肠系膜静脉,门脉系统	肠系膜上静脉,门脉系统	肠系膜静脉,门脉系统
虫卵在人体的分布	肠壁,肝	肠壁,肝	膀胱及生殖器官	肠壁,肝	肠壁,肝	肝,肠壁
虫卵排出途径	粪	粪,偶尔尿	尿,偶尔粪	粪	粪	粪
保虫宿主	牛、猪、犬、羊、鼠	猴、狒狒、啮齿类等	猴、狒狒、猩猩、猪	羊、灵长类、啮齿类	牛、猪、羊、犬、田鼠	啮齿类
中间宿主	湖北钉螺	双脐螺	水泡螺	水泡螺	开放拟钉螺	小罗伯特螺
地理分布	中国、菲律宾、印尼、日本	非洲、拉丁美洲、亚洲	亚洲、非洲、葡萄牙等欧洲国家	喀麦隆、加蓬、乍得、扎伊尔	柬埔寨、老挝、泰国	马来西亚

2. 童虫所致的损害 童虫在宿主体内移行时,所经过的器官组织可因机械性损伤出现血管炎、局部炎性细胞浸润和点状出血等。在童虫发育为成虫前,患者可有潮热、背痛、咳嗽、食欲减退甚至腹泻等症状,血常规检查可出现白细胞特别是嗜酸性粒细胞增多,这可能与童虫机械性损害和其代谢产物引起的超敏反应有关。

3. 成虫所致的损害 成虫寄生于血管内,利用口、腹吸盘交替吸附于血管壁而作短距离移动,因而可引起静脉内膜炎。成虫的代谢产物,分泌、排泄物和更新脱落的表膜在宿主体内可形成免疫复合物,引起免疫复合物型(Ⅲ型)超敏反应。

4. 虫卵所致的损害 虫卵是血吸虫最主要的致病阶段。在组织中沉积的虫卵发育成熟后,卵内毛蚴释放的可溶性虫卵抗原(solution egg antigen,SEA)经卵壳上微孔渗到宿主组织中,经巨噬细胞呈递给辅助性 T 细胞(Th),致敏的 Th 细胞再次受到同种抗原刺激后产生各种淋巴因子,引起淋巴细胞、巨噬细胞、嗜酸性粒细胞、中性粒细胞及浆细胞趋向、集聚于虫卵周围,形成虫卵肉芽肿(egg granuloma)(Ⅳ型超敏反应)。虫卵肉芽肿的形成有利于隔离虫卵所分泌的可溶性抗原中的肝毒抗原对邻近肝细胞的损害,避免局部或全身免疫性疾病的发生或加剧。与此同时,虫卵引起的肉芽肿及纤维化又可不断破坏肝、肠的组织结构,这是引起慢性血吸虫病的主要原因。

日本血吸虫产卵量大,急性期的虫卵肉芽肿易液化而出现嗜酸性脓肿,虫卵周围出现许多浆细胞伴以抗原-抗体复合物沉着,称何博礼现象(Hoeppli phenomenon)。当卵内毛蚴死亡后,逐渐停止释放抗原,肉芽肿直径开始缩小,虫卵逐渐崩解,代之以纤维化形成。虫卵肉芽肿位于肝脏门脉分支的终端,重度感染时门脉周围出现广泛的纤维化,阻塞窦前静脉,导致门静脉高压,引起肝、脾大,腹壁、食管及胃底静脉曲张,上消化道出血及腹腔积液等症状,此为肝脾型血吸虫病。有人认为肝脾型血吸虫病的发生与人类白细胞抗原(HLA)的不同表型有关。晚期血吸虫病患者与 HLA-A1 有显著相关性,而与 HLA-B5 相关性不显著;晚期血吸虫病肝硬化和巨脾腹腔积液型患者的 HLA-A1 和 HLA-B13 出现频率显著增高。

【临床表现】

1. 急性血吸虫病 常见于初次感染者,慢性患者再次大量感染尾蚴后亦可发生。潜伏期长短不一,大多数病例于感染后 5~8 周出现症状,此时正是成虫大量产卵,卵内毛蚴向宿主血循环释放大量抗原的时候。毛蚴释放的抗原引起特异性抗体水平急剧升高,在抗原过剩的情况下,形成抗原抗体复合物,引发由Ⅲ型超敏反应介导的血清病样综合征(主要表现为全身发热、肝肠受损及过敏等)。少数病例潜伏期短于25d,最短者为14d,此时的临床症状主要是由童虫的代谢产物引起。急性血吸虫病最易发生于流行区的儿童或青少年以及外来非流行区人群。主要因为这些人群不具备有抵抗感染的获得性免疫力。

临床上表现为畏寒、发热、多汗、淋巴结及肝大,常伴有肝区压痛、肝大左叶较右叶明显、质地较软、表面光滑;亦常见食欲减退、恶心、呕吐、腹痛、腹泻、黏液血便或脓血便等;脾大常见于重症感染;呼吸系统症状多表现为干咳,偶可痰中带血丝,有气促、胸痛,X线检查可见点状、云雾状或雪花状浸润性阴影,多在发病后月余出现,一般持续2~3个月消失。重症患者可有神志迟钝、黄疸、腹腔积液、高度贫血、消瘦等症状。患者除有皮疹外,还可能出现荨麻疹、神经血管性水肿、出血性紫癜、支气管哮喘等过敏反应。

2. 慢性血吸虫病　急性期症状消失而未经病原治疗者,或经反复轻度感染而获得免疫力的患者常出现隐匿型间质性肝炎或慢性血吸虫性结肠炎,临床上可分为无症状(隐匿型)和有症状两类。隐匿型患者一般无症状,少数可有轻度的肝或脾大,但肝功能正常。其可能原因是特定人群(如流行区成年人)对血吸虫感染已具有一定抵抗力,抑或是其他人群仅被少量血吸虫尾蚴感染或急性期症状消失后的转归,在血吸虫长期慢性刺激下宿主产生免疫调节,使病变局限,所以多数患者临床症状较轻或以消化系统症状为主。有症状的患者主要表现为慢性腹泻或慢性痢疾,症状呈间歇性出现。肝大较为常见,肝表面光滑,质稍硬,无压痛。肝功能检测除丙种球蛋白可增高外,其余在正常范围。脾脏多数呈轻度肿大。血常规检测出现嗜酸性粒细胞多增高。

3. 晚期血吸虫病　晚期血吸虫病是指肝硬化后出现门静脉高压综合征、严重生长发育障碍或结肠显著肉芽肿性增殖的血吸虫病患者。由于反复或大量感染,虫卵肉芽肿严重损害肝脏,出现干线型肝纤维化,临床上出现肝脾大、门静脉高压和其他综合征。根据主要临床表现,我国将晚期血吸虫病分为巨脾型、腹腔积液型、结肠增殖型和侏儒型。巨脾型指脾大超过脐平线或横径超过腹中线。脾大达Ⅱ级,且伴有脾功能亢进、门静脉高压或上消化道出血者亦属此型。腹腔积液型是晚期血吸虫病门静脉高压与肝功能代偿失调的结果,常在呕血、感染、过度劳累后诱发。高度腹腔积液者可出现食后上腹部胀满不适、呼吸困难、脐疝、股疝、下肢水肿、胸腔积液和腹壁静脉曲张,此型容易出现黄疸。结肠增殖型是一种以结肠病变为突出表现的临床类型,表现为腹痛、腹泻、便秘或便秘与腹泻交替出现,严重者可出现不完全性肠梗阻。本型可能并发结肠癌。侏儒型系患者在儿童时期反复感染血吸虫,引致慢性或晚期血吸虫病,影响内分泌功能,其中以患儿脑下垂体前叶和性腺功能发育不全最为明显。患者表现为身材矮小、面容苍老、无第二性征等临床征象。此型患者现已罕见。

晚期血吸虫病的主要并发症有上消化道出血和肝性昏迷。50%以上的晚期患者死于上消化道出血,出血部位多位于食管下段或胃底静脉。肝性昏迷占晚期患者总数的1.6%~5.4%,以腹腔积液型为最多。晚期患者若并发肝性昏迷,死亡率达70%以上。

在我国,血吸虫病患者并发乙型肝炎的比率较高。有人对298例晚期血吸虫病患者进行肝细胞活检,发现62.4%的病例呈HBsAg阳性,这可能与晚期患者的免疫功能明显下降有关。当血吸虫病合并乙型肝炎时,常可促进和加重肝硬化的发生与发展。

4. 异位血吸虫病　重度感染时,童虫也可能在门脉系统以外寄生并发育为成虫,此为异位寄生(ectopic parasitism)。异位寄生的成虫产出的虫卵沉积于门脉系统以外的器官或组织,也可引起虫卵肉芽肿反应,由此造成的损害称异位损害(ectopic lesion)或异位血吸虫病。异位寄生与损害多发生在大量尾蚴感染的急性期,慢性期及晚期患者亦可出现。当肝纤维化引起的门-腔静脉吻合支扩张时,肠系膜静脉内的虫卵也可能被血流带到肺、脑或其他组织,造成异位损害。人体常见的异位损害部位在肺和脑。经侧支循环进入肺的虫卵可引起肺动脉炎,甚至肺源性心脏病;如虫卵进入脑和脊髓可导致严重的神经系统并发症。异位寄生还可见于皮肤、甲状腺、心包、肾、肾上腺皮质、腰肌、疝囊、生殖器及脊髓等组织或器官。

【血吸虫感染免疫】

1. 抗原 血吸虫是一种多细胞蠕虫,且生活史复杂,不同的发育阶段处于不同的环境条件下,因此,其生理、生化和相应的结构特征也随虫期变化而不停调整,不同虫期的新陈代谢产物也不尽相同,其中有些代谢产物在不同虫期中普遍存在,但有些代谢产物却具有种、株,甚至虫期的特异性。由此可见,不同种的血吸虫既具有共同抗原,又具有特异性抗原。特异性抗原在血吸虫病的免疫诊断、免疫病理或诱导宿主的保护性免疫方面均具有重要作用。

血吸虫的表面抗原和排泄/分泌抗原可直接接触并致敏宿主的免疫细胞。虫体的表面抗原常是免疫效应攻击的靶抗原,而排泄/分泌抗原进入血流成为循环抗原。循环抗原可诱发宿主产生保护性免疫,或形成抗原抗体复合物引起免疫病理变化。循环抗原也可作为免疫诊断中的检测靶标。血吸虫除表面抗原外,内部结构中的某些成分,如副肌球蛋白等,也可诱发宿主产生保护性免疫应答。

2. 免疫应答 血吸虫侵入人体后,尾蚴、童虫、成虫和虫卵的抗原物质均可使宿主免疫系统致敏并引起免疫应答,从而诱导免疫病理或保护性免疫的产生。

3. 获得性免疫 人体对血吸虫无先天性免疫抵抗力。宿主感染血吸虫后可对再感染产生一定程度的抵抗力,即获得性免疫。这种抵抗力主要表现为对再次入侵的童虫具有一定的杀伤作用,而对原发感染的成虫不起杀伤作用,这种原发感染(成虫)继续存在,而对再感染(童虫)具有一定抵抗力的免疫现象称为伴随免疫(concomitant immunity)。

在国内流行区现场研究证实,反复感染是日本血吸虫病流行区人群获得保护性免疫力的重要原因。日本血吸虫感染所诱导的宿主免疫抵抗力发展慢、持续时间短,需要频繁的重复刺激。血吸虫感染的获得性免疫具有年龄依赖性,即再感染率和再感染强度随年龄增长而降低。

4. 获得性免疫的杀虫机制 人类对血吸虫的主要免疫效应机制可能为抗体依赖细胞介导的细胞毒作用(ADCC),所涉及的抗体有 IgG 和 IgE,效应细胞包括嗜酸性粒细胞、巨噬细胞、中性粒细胞和肥大细胞,主要作用于幼龄童虫,因此,再感染时童虫被清除的部位主要在皮肤和肺脏。血吸虫抗原经抗原呈递细胞(APC)处理后激活 CD4⁺T 细胞,分泌高水平的 Th1 和/或 Th2 类细胞因子,促进抗体的产生和细胞免疫应答,从而增强抗感染作用。

5. 血吸虫的免疫逃避 血吸虫能在宿主体内长期生存,表明血吸虫具有逃避宿主免疫攻击的能力,此种能力是血吸虫与宿主长期共进化过程中形成的。血吸虫逃避宿主免疫攻击的机制尚不完全清楚,现有研究提示可能有如下几种机制。

(1)封闭抗体的作用:童虫表面的糖蛋白和虫卵的大分子多糖有共同的抗原表位,因此,宿主产生的针对虫卵多糖抗原的抗体可与再感染时入侵体内的童虫表面糖蛋白发生交叉反应,从而阻碍抗童虫抗体与童虫的结合,使之不能发挥免疫效应作用。

(2)抗原伪装和抗原模拟的作用:寄生在宿主体内的血吸虫,其体表可被多种宿主成分包被,如宿主的血型抗原(A、B、H)、补体激活旁路途径的调节因子 H(alterative pathway regulator factor H,fH)和组织相容性抗原,此为"抗原伪装"。此外,随着寄生虫基因组学研究的进展,现已证实血吸虫与其哺乳动物宿主具有高度同源的基因序列,当血吸虫寄生于宿主体内时,在宿主某些因素的刺激下,这些基因能表达宿主样抗原于虫体表面,此为"抗原模拟"。这种抗原伪装或抗原模拟使得宿主免疫系统难以识别"异己",并阻碍抗体与虫体的结合,从而逃避宿主的免疫攻击。

(3)表面 Fc 受体的作用:该假说认为童虫逃避宿主免疫攻击与童虫表面存在 Fc 受体有关。实验证明,尾蚴钻皮后的早期童虫体表具有 IgG 的 Fc 受体,IgG 能与这些受体发生特异性结合。同时,童虫体表含有多种蛋白酶和肽酶,这些酶不仅能分解结合于虫体表面的特异性抗体,使抗体依赖细胞介导的细胞毒作用(ADCC)不能发生,而且抗体分解过程中产生的三肽(Thr-Lys-Pro)可抑制巨噬细胞的激活,从而影响巨噬细胞对童虫的效应功能。

(4)表膜改变的作用:血吸虫的童虫和成虫表膜为脂质双层结构,其外层基本无抗原性,在宿主体内发育过程中或遭受免疫攻击时表膜能迅速脱落和更新,这种表膜的变化或表面抗原的表达缺失可使虫体逃避宿主的免疫攻击。此外,虫体表膜还能吸附宿主的糖蛋白配体(glycoprotein ligands)从而也有利于逃避宿主免疫系统的识别。

（5）抑制宿主免疫功能:血吸虫也可能通过如下途径抑制宿主免疫功能,包括特异性 B 细胞克隆耗竭、激活 CD4$^+$CD25$^+$调节性 T 细胞(Treg)和 Ts 细胞、诱导 Th1/Th2 免疫应答的转换及促使 T 细胞凋亡等。

【实验室检查】

1. 病原学检查　当前在传播阻断与控制地区,常用改良加藤厚涂片法与尼龙绢袋集卵孵化法,在受检者粪便中检获到日本血吸虫卵或观察到有毛蚴孵出,即为阳性;为增加检出率,可用收集全部粪便以及连续送检 3 次粪便。对慢性和晚期血吸虫病患者,由于肠壁发生纤维化后虫卵排出受阻,粪检结果常为阴性,但对具有较典型的临床症状患者,此时应考虑采用直肠镜活组织检查,这有助于发现沉积于肠黏膜内的虫卵,从而显著提高检出率。肠黏膜中的虫卵可出现不同类型,如活卵、近期变性卵、远期变性卵及钙化卵,可对死活进行鉴别。其鉴别诊断意义为:查见活卵表明体内有活虫;仅查见近期变性卵者应结合临床和治疗史作出诊断;只查见远期变性卵及钙化卵的患者仅说明曾经患过血吸虫病。

2. 免疫学检测

（1）检测循环抗体:常用的方法有环卵沉淀试验(circum-oval precipitating test,COPT)、IHA、ELISA、免疫印迹技术(immunoblotting)、IFT、胶乳凝集试验(latex agglutination test,LAT)和快速试纸法(dipstick assay),其中 IHA、ELISA 和快速试纸法具有操作简便、快捷和经济等优点,适合流行病学调查或疫情监测时使用。由于血清抗体在患者治愈后仍能存在较长的时间,因此,检测抗体的方法不能区分是现症感染还是既往感染。

（2）检测循环抗原:宿主血液或体液中的循环抗原由活虫产生,感染一旦终止,宿主体内的循环抗原也会很快消失,因此,检测循环抗原无论在诊断上,还是在考核疗效方面都具有重要意义。目前检测循环抗原的技术主要采用夹心 ELISA 法,但其有待于进一步研究以提高诊断效果。

3. 分子生物学检测　检测日本血吸虫的特异性 DNA 片段与病原学检测具有同样的确诊价值。检测方法主要包括聚合酶链反应(polymerase chain reaction,PCR)、实时定量 PCR(real-time PCR)和环介导核酸恒温扩增技术(loop-mediated isothermal amplification,LAMP)等。这些方法的敏感性与特异性高,适用于早期诊断、确定现症感染和疗效考核等。

【流行与防治】

1. 地理分布和流行概况　日本血吸虫、曼氏血吸虫和埃及血吸虫是寄生人体的 3 种主要血吸虫,广泛分布于热带和亚热带的 74 个国家和地区,其中日本血吸虫病流行于亚洲的中国、菲律宾及印度尼西亚。

日本血吸虫病曾在我国长江流域及以南的湖南、湖北、江西、安徽、江苏、云南、四川、浙江、广东、广西、上海和福建等 12 个省(自治区、直辖市)流行,累计感染者达 1 160 万人,受威胁人口在 7 000 万以上。新中国成立后,经过 70 余年的努力,我国血吸虫病防治工作取得了举世瞩目的成就。《"健康中国 2030"规划纲要》提出,2030 年全国要实现消除血吸虫病的目标。截至 2019 年底,全国 12 个血吸虫流行的省(自治区、直辖市)中,浙江、福建、广东、广西、上海继续巩固消除成果,四川、江苏分别达到传播阻断标准,云南、湖北、安徽、江西和湖南继续维持在传播控制标准。全国 450 个流行县(市、区)中有 301 个(66.89%)达到消除标准,128 个(28.44%)达到传播阻断标准,21 个(4.67%)达到疫情控制标准。目前全国血吸虫病流行达到了历史最低水平,防治工作已跨入血吸虫病消除阶段的新时期。2020 年,全国累计报告晚期血吸虫病患者 29 517 例,主要分布于湖南、湖北、江西、安徽、江苏、云南和四川 7 个省;5 个血吸虫病消除省份中,仅浙江省报告晚期血吸虫病患者 896 例。我国血吸虫病防治工作虽然已取得显著成效,但要实现全国消除血吸虫病目标,其任务依然艰巨。

2. 流行环节

（1）传染源：日本血吸虫病属人兽共患寄生虫病，终宿主包括人和多种家畜及野生动物，其中患者和病牛是最重要的传染源。患者或感染动物粪便中含有能孵化出毛蚴的活虫卵，是有螺地区虫卵污染的主要来源。我国台湾的日本血吸虫系一动物株，主要感染犬，尾蚴侵入人体后不能发育为成虫。

（2）传播途径：血吸虫的传播途径包括虫卵入水、毛蚴孵出、侵入钉螺、尾蚴从螺体逸出和侵入终宿主这一全过程。在传播途径的各个环节中，含有血吸虫卵的粪便污染水体、水体中存在钉螺和人群接触疫水（含尾蚴的水体）是3个重要环节。

湖北钉螺（*Oncomelania hupensis*）属两栖淡水螺类，是日本血吸虫的唯一中间宿主。钉螺雌雄异体，螺壳小呈圆锥形，长10mm左右，宽约3~4mm，壳口呈卵圆形，外缘背侧有一粗的隆起称唇嵴，有6~8个右旋的螺层。平原地区的钉螺螺壳表面有纵肋，称肋壳钉螺；山丘地区钉螺表面光滑，称光壳钉螺。

钉螺在自然界生存的基本条件是适宜的温度、水、土壤和植物，食物包括腐败植物、藻类、苔藓等，寿命一般为1~2年。肋壳钉螺孳生于平原水网型地区和湖沼型地区的潮湿、有草、腐殖质多的滩地泥岸，多在河道水线上下一尺左右的岸上和水中。在水流缓慢、杂草丛生的小沟里钉螺密度较高，与有螺沟渠相通的稻田、水塘也有钉螺孳生。光壳钉螺孳生在山丘型地区的小溪、山涧、水田、河道及草滩等处。在流行区，钉螺的分布具有聚集性。钉螺主要在春季产卵，螺卵分布在近水线的潮湿泥面上，并在水中或潮湿的泥面上孵化。在自然界，幼螺出现的高峰季节多在温暖多雨的4~6月份。

（3）易感者：所谓易感者是指对血吸虫有易感性的人或动物。不同种族和性别的人对日本血吸虫均易感。但在流行区，人群对血吸虫再感染的感染度随年龄增长而降低。

3. 流行因素 影响血吸虫病流行的因素包括自然因素和社会因素。自然因素主要包括与中间宿主钉螺孳生有关的地理环境、气温、雨量、水质、土壤、植被等。社会因素涉及影响血吸虫病流行的社会经济制度、生活水平、文化素质、生产方式和生活习惯、农田水利建设以及人口流动等。在控制血吸虫病流行过程中，社会因素起主导作用。

4. 流行区类型 根据流行病学特点和钉螺孳生地的地理环境，我国的血吸虫病流行区划分为3个类型，即水网型、湖沼型和山丘型。

（1）水网型：又称平原水网型，主要指长江与钱塘江之间的长江三角洲的广大平原地区。这类地区气候温和，雨量充沛，河道纵横如蛛网，钉螺随网状水系而分布。目前，这类地区有螺面积占全国钉螺总面积的0.04%，人群主要因生产或生活接触疫水而感染。

（2）湖沼型：亦称江湖洲滩型，主要指长江中下游的湘、鄂、赣、皖、苏5省的沿江洲滩及与长江相通的大小湖泊沿岸。该地区水位有明显的季节性涨落，洲滩有"冬陆夏水"的特点。该地区有螺面积约占我国钉螺总面积的94.65%，为当前我国血吸虫病流行的主要地区。

（3）山丘型：该型的地理环境复杂，包括平坝、丘陵和高山，现主要分布在四川、云南的大山区。钉螺一般沿山区水系分布，水系以山峰为界，因此钉螺的分布单元性强。山丘型流行区有螺面积约占我国钉螺总面积的5.31%，面积虽不很大，但由于地形复杂、交通不便和当地经济水平的限制，血吸虫病的防治难度较大。

【防治】

1. 控制传染源 人畜同步化疗是控制传染源的有效措施。吡喹酮是当前治疗血吸虫病的首选药物，具有安全有效、使用方便的特点。人群化疗措施分为全民化疗、选择性化疗和高危人群化疗三种。各地可根据当地的流行程度，因地制宜。在我国，在疫区推广"以机代牛"农耕措施对于减少和控制日本血吸虫病主要传染源发挥了重要作用。

2. 切断传播途径

（1）灭螺：灭螺是切断血吸虫病传播的关键，主要措施是结合农田水利建设和生态环境改造，改变钉螺孳生地的环境以及局部地区配合使用杀螺药。目前世界卫生组织推荐使用的化学灭螺药为氯硝柳胺。在短期内不易消灭钉螺的湖沼洲滩地区,采用建立"安全带"的方法,即在人、畜活动频繁的有螺地带(即易感地带)进行反复灭螺,以达到预防和减少感染的目的。

(2)粪便管理:血吸虫感染者(患者和病畜)的粪便污染水体是造成血吸虫病传播的重要环节,因此,管好人、畜粪便在控制血吸虫病传播方面至关重要。由于人尿和尿素分解后的氨可杀灭虫卵,因此采用粪、尿混合贮存的方法杀灭粪便中的虫卵,有助于控制血吸虫病的传播。

(3)安全供水:结合农村卫生建设规划,因地制宜地建设安全供水设施,以减少水体污染和居民直接接触疫水的机会。尾蚴不耐热,在60℃水中立即死亡,因此家用水可采用加温方法杀灭尾蚴。此外,漂白粉、碘酊及氯硝柳胺等对尾蚴也有杀灭作用。

3. 保护易感者 人类感染血吸虫主要是缺乏保护的行为方式所致。加强健康教育,引导人们改变自己的行为和生产、生活方式对预防血吸虫感染具有十分重要的作用。对难以避免接触疫水者,可使用防护药、具,如穿长筒胶靴、经氯硝柳胺浸渍过的防护衣或涂擦苯二甲酸二丁酯油膏等防护药物。由我国学者自行研制的青蒿素衍生物蒿甲醚和青蒿琥酯对童虫有很好的杀灭作用,对已接触过疫水者,在接触疫水后第7天至第10天服用青蒿琥酯,可达到早期治疗的目的。

血吸虫病的防治是一个复杂的过程,单一的防治措施很难奏效。世界卫生组织针对血吸虫病防治工作于1984年提出了人畜化疗结合健康教育,辅以局部或季节性灭螺的策略。目前我国血吸虫病防治已进入全面控制阶段,将继续"实施以控制传染源为主"的综合防治策略,争取早日实现消除血吸虫病的目标。

【附】 尾蚴性皮炎

裂体科下分10个属,其中只有裂体属的虫种能在人体寄生,其他属的虫种寄生于鸟类或哺乳动物,但有些虫种的尾蚴可钻入人体引起皮肤超敏反应。由禽类或兽类血吸虫尾蚴钻入人体皮肤引起的超敏反应称尾蚴性皮炎(cercarial dermatitis)。尾蚴性皮炎在不少国家都有流行或病例报道,我国的吉林、辽宁、江苏、上海、福建、广东、湖南、四川等省也有流行。人群主要在种植水稻、养鸭或捕鱼等活动中被感染。在我国的稻田区,尾蚴性皮炎又称稻田性皮炎;在国外,人多因游泳而感染,故称游泳者痒疹(swimmer's itch)。

在我国引起尾蚴性皮炎的主要是寄生于鸭的多种毛毕吸虫(*Trichobilharzia* spp.)和寄生于牛的东毕吸虫(*Orientobilharzia* spp.)。其中间宿主为椎实螺,分布于稻田、水沟和池塘,人因接触疫水而发生皮炎。

尾蚴性皮炎属Ⅰ型和Ⅳ型超敏反应。在尾蚴侵入皮肤后1小时至2天,入侵部位出现刺痒,继之出现点状红斑和丘疹,反复感染者丘疹数量多且可融合成风疹块,如搔破皮肤,可出现继发性感染。反应一般在3~4天达高峰,1周左右消散。

尾蚴性皮炎属自限性疾病,若无继发感染,一般几天后即可自愈。治疗主要是止痒,局部止痒可用1%~5%的樟脑酒精、鱼黄软膏或复方炉甘石洗剂,中药如五倍子、蛇床子等煎水洗浴也有止痒作用。症状严重的可用抗过敏药。

Summary

The adult of schistosome inhabits in the vein of mammalian. There are six species of schistosomes that parasitize humans. The schistosomiasis caused by *S. japonicum*, *S. mansoni* and *S. haematobium* endemic widely and are of major importance. Among the development stage of schistosome, cercaria, schistosomulum, adult and egg can induce damage to the human bodies, however, the egg deposition in the liver induce the maximal damage. Eggs can deposit in the liver, intestine, bladder and reproductive organs (*S. haematobium*) and cause egg granuloma and fibrosis and result in chronic schistosomiasis. Human infection mainly results from exposure to the contaminated water containing cercariae of *Schistosoma*. Eggs detected in the feces, urine and tissue can make a definitive diagnosis. Control strategy for schistosomiasis requires multiple efforts consisting of health education, eliminating the disease from infected, controlling snail, and developing a protective vaccine. Praziquantel is the drug of choice to treat this disease.

思考题

1. 根据血吸虫的生活史,试述血吸虫病传播的基本过程。
2. 为什么说血吸虫病是一种免疫性疾病? 其主要致病因子是什么?
3. 如何在我国实现消除血吸虫病的目标?
4. 仅引起尾蚴性皮炎的血吸虫与人体血吸虫有什么差异?

（夏超明）

第二节　并殖吸虫

并殖吸虫(*Paragonimus*)隶属于并殖科。因成虫的雌雄生殖器官左右并列而得名。由于早期发现的成虫均寄生于终宿主的肺内,故又称肺吸虫(lung fluke),引起并殖吸虫病(paragonimiasis),也称肺吸虫病(lung fluke disease)。目前世界上累计报道的并殖吸虫有50余种(包括同种/物异名),其中,我国报道的有32种。在我国,对人体有致病性的并殖吸虫主要有卫氏并殖吸虫(*Paragonimus westermani*)和斯氏并殖吸虫(*Pagumogonimus skrjabini*)。

一、卫氏并殖吸虫

卫氏并殖吸虫[*Paragonimus westermani*(Kerbert,1878)Braun,1899]是人体并殖吸虫病的主要病原体,本虫最早于1850年由Diesing在巴西水獭的肺内发现。此后,Cobbold于1859年在印度灵猫及Westerman于1877年在荷兰阿姆斯特丹动物园的孟加拉虎肺内发现本虫。人体感染的首例报道为1879年英国医生Ringer在我国台湾一名葡萄牙籍水手的尸体肺内检出成虫,次年Manson在福建厦门一名患者痰液中发现肺吸虫卵。1899年,Braun将此虫命名为卫氏并殖吸虫。成虫主要寄生于人和多种肉食类哺乳动物的肺脏,引起卫氏并殖吸虫病(paragonimiasis westermani)。

【形态】

成虫虫体肥厚,椭圆形,腹面扁平,背面隆起,似半粒花生米。活虫呈红褐色,稍透明,固定后呈灰白色。体长7~12mm,宽4~6mm,厚2~4mm。虫体体表披细小单生型皮棘。口、腹吸盘大小相近,口吸盘位于虫体前端,腹吸盘位于虫体中横线之前。生殖系统为雌雄同体,卵巢分6叶,与子宫并列于腹吸盘之后。睾丸2个,分支如指状,左右并列于虫体后1/3处。卵黄腺由许多密集的卵黄滤泡组成,分布在虫体两侧(图3-3-5)。成虫的外部形态、口腹吸盘大小比例、卵巢分叶、睾丸分支及长度等特征是并殖吸虫形态鉴别的重要依据。

虫卵呈椭圆形,金黄色,左右不对称,大小为(80~118)μm×(48~60)μm,前端较宽,有一大而明显的卵盖,后端稍窄。卵壳厚薄不均匀,卵盖对端卵壳常增厚。卵内含1个卵细胞和10多个卵黄细胞(图3-3-5)。

囊蚴呈圆球形或椭圆形,乳白色,直径约300~400μm,具有内、外两层囊壁,内含后尾蚴,光镜下可见充满黑色颗粒的排泄囊和2个弯曲的肠支。

【生活史】

卫氏并殖吸虫生活史包括虫卵、毛蚴、胞蚴、母雷蚴、子雷蚴、尾蚴、囊蚴、童虫和成虫发育阶段。

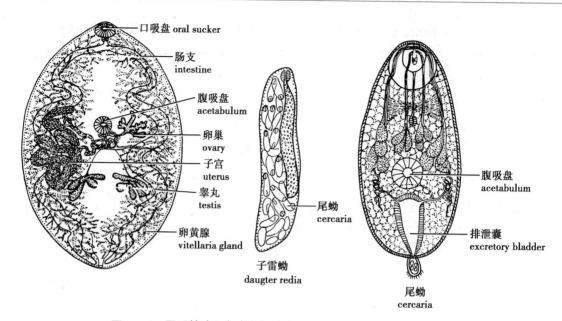

图 3-3-5　卫氏并殖吸虫成虫与虫卵

Fig. 3-3-5　Adult worm and egg of *Paragonimus westermani*

　　终宿主为人和多种肉食类哺乳动物,如犬、猫、虎、豹、狐和狼等。第一中间宿主为淡水螺类蜷科(*Thiaridae*)和黑贝科(*Pleuroceridae*)中的某些螺,第二中间宿主为甲壳纲的淡水蟹或蝲蛄。

　　成虫主要寄生于终宿主的肺内,所形成的虫囊与支气管相通,成虫产出的虫卵可经气管随痰液排出或随痰液被宿主吞咽后经粪便排出体外。虫卵入水后,在适宜的温度(25~30℃)下,约经 3 周的发育孵出毛蚴。毛蚴在水中活动时遇到第一中间宿主淡水螺类(如川卷螺),则主动侵入其体内,经胞蚴、母雷蚴和子雷蚴的发育与无性生殖,形成许多尾蚴。尾蚴成熟后逸出螺体,凭两个吸盘的交替吸附及肌肉的伸缩运动,在水中主动侵入或被吞食入第二中间宿主淡水蟹或蝲蛄体内,发育为囊蚴。

　　人或其他终宿主因生食或半生食含有活囊蚴的淡水蟹或蝲蛄而感染。囊蚴经口到达终宿主的小肠后,约经 30min,在消化液的作用下,囊蚴内的后尾蚴自囊中脱出发育为童虫。童虫依靠虫体强有力的伸缩活动和前端腺体分泌物的作用,穿过肠壁进入腹腔,游走于腹腔脏器之间或侵入邻近组织或腹壁,经 1~3 周的移行和发育,童虫由肝表面或经肝实质穿行或直接从腹腔穿过膈肌经胸腔进入肺,在肺组织中发育为成虫。自感染囊蚴至成虫产卵,需 2~3 个月。成虫在人体内一般可存活 5~6 年,长者可达 20 年(图 3-3-6)。

　　【致病】

　　1. 致病机制　卫氏并殖吸虫的致病主要是由于童虫或成虫在组织器官中移行、窜扰、寄居造成的机械性损伤及其代谢产物引起的免疫病理反应所致。

　　童虫穿过肠壁可形成出血性、纤维素性炎症或形成脓性窦道。若进入腹腔游走,可引起浆液纤维素性腹膜炎,腹腔积液浑浊或呈血性,内含大量嗜酸性粒细胞;童虫侵入腹壁可致出血性或化脓性肌炎;虫体在肝表面移行,所经之处肝表面有纤维蛋白附着,呈"虫蚀"样病变;若虫体从肝脏穿过,则肝表面呈针点状小孔,肝组织局部出血、坏死,有时出现局灶性肝硬化;若虫体穿过横膈、脾等处,可形成点状出血、炎症。虫体进入肺后形成典型的虫囊,虫囊在肺内引起的病理过程大致可分为 3 期:

　　(1)脓肿期:主要是由于虫体在肺组织移行,引起组织损伤、出血及继发感染。肉眼可见病变处呈窟穴状或隧道状,内有血液,随之出现以中性粒细胞和嗜酸性粒细胞浸润为主的炎性渗出,逐渐形成脓肿,继而病灶周围产生肉芽组织而形成薄膜状囊肿壁。X 线检查可见边缘模糊、界限不清的浸润性阴影。

　　(2)囊肿期:由于炎性渗出,大量细胞浸润、聚集、死亡、液化,脓肿内容物变成赤褐色液体。镜检

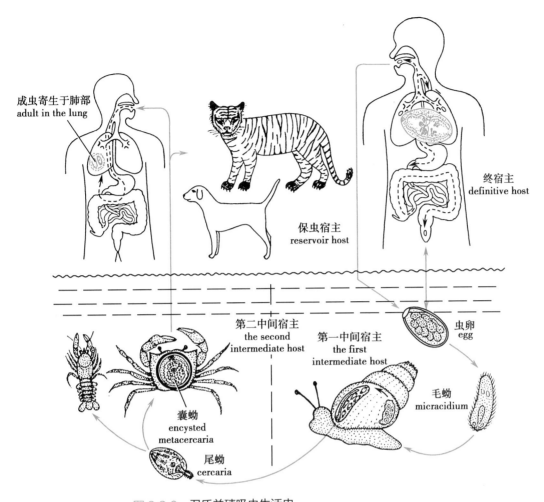

图 3-3-6　卫氏并殖吸虫生活史
Fig. 3-3-6　Life cycle of *Paragonimus westermani*

可见大量虫卵和夏科-莱登结晶。囊壁因肉芽组织增生而肥厚,形成边界清楚的结节状虫囊。囊肿壁上皮本身就是细支气管上皮,故有人认为囊肿是虫体穴居引起细支气管扩张及炎性增厚所致。X 线检查可见显示边缘锐利的结节状阴影。若虫囊之间相互贯通,则可见多房性囊样阴影。

（3）纤维瘢痕期:若虫体死亡或转移至他处,囊肿内容物逐渐被吸收或通过支气管排出,囊内被肉芽组织充填,继而纤维化形成瘢痕。X 线检查可见结节状或条索状阴影。

由于虫体在肺组织内不断移行,新病灶不断出现,故以上 3 期病变常同时存在于同一器官中。

2. 临床表现　复杂多样,与感染虫数的多少、虫体寄生的部位及宿主的免疫力密切相关。

急性期症状多出现在食入囊蚴后数天至 1 个月左右,偶有在第 2 天,甚至 2~4h 即出现症状者。急性期表现轻重不一,轻者仅表现为低热、食欲缺乏、乏力、腹痛、腹泻等症状。重者起病急骤,初发症状为腹痛、腹泻、黏液血便;继而出现畏寒、高热、胸痛、咳嗽、气促、肝大和荨麻疹等。血常规检查白细胞总数增多,其中嗜酸性粒细胞明显增多,一般为 20%~40%,高者可达 80% 以上。胸部 X 线检查有时可见云絮状或片状阴影。急性期症状可持续 1~3 个月。

在慢性期由于虫体移行、窜扰,可造成多个器官受损,其受损程度轻重不一,故临床表现较复杂,临床上根据受损害器官的不同,分为以下几型:

（1）胸肺型:最常见,以胸痛、咳嗽、咳果酱样血痰等为主要症状,血痰中可查见大量虫卵、嗜酸性粒细胞甚或夏科-莱登结晶。当虫体在胸腔窜扰时,可侵犯胸膜,导致渗出性胸膜炎、胸腔积液及胸膜粘连等。虫体侵入心包可引起心包炎、心包积液等。

（2）腹型:约占 1/3 的病例,由于虫体穿过肠壁,在腹腔及各脏器间游窜,患者可出现腹痛、腹泻及便血等症状。腹痛部位可在全腹或右下腹,多为隐痛。严重者可出现腹腔脏器广泛粘连、肠梗阻等。

（3）肝型:多见于儿童,虫体在肝内移行和寄生,患者可出现肝大、肝区疼痛、肝功能异常等。

（4）皮下包块型:约 10% 的病例可出现游走性皮下包块。包块大小不一,直径多为 1~3cm,初起时质软,后期稍硬,触之可动,常呈单个散发,偶可见多个成串,皮肤表面正常。好发部位为腹壁、胸壁、眼眶和阴囊等处。取病变部位进行活组织检查时可见童虫、成虫或虫卵。

（5）脑脊髓型:约占病例的 10%~20%,多见于儿童和青少年。虫体沿纵隔向上经颅底孔进入颅内破坏脑组织,由于虫体游窜,造成多处组织损伤,临床表现复杂多样。常见的症状有阵发性剧烈头痛、癫痫和瘫痪,也可表现为颅内占位性病变、脑膜炎、视力障碍及蛛网膜下腔出血等症状。偶因虫体在脊髓旁形成囊肿,造成脊髓受压,致下肢感觉和运动障碍,甚至截瘫等。

（6）亚临床型:在流行区,有些感染者有生食或半生食淡水蟹或蝲蛄史,皮内试验及血清免疫学试验阳性,嗜酸性粒细胞增高,X 线可有典型改变,但无明显的临床症状和体征。这类患者可能为轻度感染,也可能是感染早期或虫体已消失。

（7）其他类型:由于幼虫几乎可以侵犯人体所有器官,引起相应病变,故除上述常见的几种类型外,尚有其他受损类型,如肾型、心包型、眼型、阴囊肿块型等。有时同一患者可同时或先后出现多种临床类型。

【实验室检查】

1. 病原学检查 从患者痰液或粪便中查到虫卵或从手术摘除的皮下包块中查到虫体或虫卵即可确诊。轻症患者应留取 24h 痰液,加等量 10% 氢氧化钠溶液消化后,取沉淀镜检。粪便检查可用直接涂片法或浓集法。

2. 免疫学检查 ELISA 法敏感性高、特异性强,检测特异性抗体的阳性率可达 90%~100%,是目前最常用的检测方法。皮内试验常用于普查初筛,虽阳性率高,但假阳性和假阴性均较高。抗原斑点酶联免疫吸附试验（AST-ELISA）检测循环抗原的阳性率可达 98%,可用于早期诊断及疗效考核。

3. 影像学检查 X 线、CT 及 MR 等影像学检查适用于胸肺型及脑脊髓型患者的辅助诊断,具有较高的参考价值。

【流行】

1. 分布 卫氏并殖吸虫分布于世界各地,以亚洲地区为最多,如日本、朝鲜、韩国、中国、菲律宾、马来西亚、印度和泰国等,俄罗斯以及非洲、南美洲的一些国家和地区也有报道。在我国,除西藏、新疆、内蒙古、青海、宁夏未见报道外,其余 29 个省、自治区、直辖市均有本病的报道。2015 年开展了第三次全国人体重点寄生虫病现况调查,在曾经的流行区,对 484 210 人进行了粪便检查,检出肺吸虫虫卵阳性 8 人,阳性率为 1.67/10 万,结果提示我国仍然存在感染肺吸虫的风险疫区。

2. 疫区类型 依第二中间宿主种类可分为两类,即溪蟹型流行区和蝲蛄型流行区。目前,溪蟹型流行区的特点是疫区为山区或丘陵地区,患者数不多,呈点状分布,一经发现,很容易得到控制。蝲蛄型流行区分布于东北三省,因当地蝲蛄的减少,患者数明显减少。

3. 传染源 能排出虫卵的患者、带虫者和保虫宿主是本病的传染源。本虫的保虫宿主种类繁多,如虎、豹、狼、狐、豹猫、大灵猫、果子狸等野生动物以及犬、猫、猪等家畜。受染的野生动物是自然疫源地的主要传染源。在某些地区,如辽宁省宽甸县,病犬是主要传染源。

4. 中间宿主 第一中间宿主为淡水螺类的蜷科和黑贝科中的某些螺。第二中间宿主为淡水蟹及蝲蛄,如南方的溪蟹、华溪蟹、拟溪蟹、石蟹等 50 多种蟹,以及北方的东北蝲蛄、朝鲜蝲蛄等。有报道一些淡水虾也可作为中间宿主。第一、二中间宿主常共同栖息于水流清澈、卵石较多的山溪或河沟中,故本病多流行于山区和丘陵地带。

5. 转续宿主 野猪、猪、恒河猴、山羊、绵羊、家兔、大鼠、小鼠、蛙、鸡、鸭等至少 15 种动物已被证实可作为卫氏并殖吸虫的转续宿主。大型肉食类动物如虎、豹等因捕食这些转续宿主而感染,这种感染机会比其捕食第二中间宿主感染的机会更大。人也可因生食或半生食转续宿主的肉类而感染。卫氏并殖吸虫的转续宿主种类多、数量大、分布广,在流行病学上具有重要意义。

6. 感染方式　本病是一种食源性寄生虫病。人感染卫氏并殖吸虫主要是食入了含活囊蚴的淡水蟹或蝲蛄。流行区居民常有生食、半生食溪蟹或蝲蛄的饮食习惯,如喜食腌蟹、醉蟹、烤蝲蛄、蝲蛄酱及蝲蛄豆腐等,这些烹调方法不能完全将食物中的囊蚴杀死。此外,活囊蚴污染炊具也可致感染;溪蟹或蝲蛄死后,囊蚴落于水中,生饮含活囊蚴的水也可导致感染;生食或半生食转续宿主的肉类及其制品也是不可忽视的感染方式。

【防治】

不生食或半生食溪蟹、蝲蛄、转续宿主的肉类及其制品,不饮生水是预防本病的重要措施。加强人、畜粪便管理,防止虫卵污染水源。积极治疗患者和带虫者、捕杀或治疗病兽,控制传染源。

目前常用的治疗药物是吡喹酮,具有疗效高、疗程短等优点。阿苯达唑也有较好的治疗效果。对于脑型或较重的患者,则需要延长疗程。对于局限病灶或脑、脊髓有压迫症状者,可采取手术治疗。

二、斯氏并殖吸虫

斯氏并殖吸虫(*Paragonimus skrjabini* chen,1959)由我国学者陈心陶于1935年在果子狸的肺内发现,1959年命名为斯氏并殖吸虫。1963年又将该虫划归为狸殖属,并更名为斯氏狸殖吸虫[*Pagumogonimus skrjabini*(chen,1959)chen,1963]。1999年Blair基于线粒体细胞色素C氧化酶亚单位1(CO1)基因和核糖体DNA第二间隔区(ITS2)基因序列,对狸殖属与并殖属的虫种进行了比较研究,发现在种系发生树中狸殖属不是一个自然分类单元,从而认为狸殖属不能单独成立,斯氏狸殖吸虫应为斯氏并殖吸虫。目前,关于该虫种的确切分类仍有争议。斯氏并殖吸虫是人兽共患以兽为主的致病虫种,成虫主要寄生于果子狸、猫、犬等动物肺内,人是该虫的非适宜宿主,斯氏并殖吸虫在人体内一般不能发育为成虫,童虫在人体内引起幼虫移行症。

【形态】

成虫虫体狭长,两端较尖,前宽后窄,最宽处约在虫体前1/3或更前,呈梭形,大小为(11.0~18.5)mm×(3.5~6.0)mm。口吸盘位于虫体前端,腹吸盘位于虫体前1/3处,略大于口吸盘。生殖系统为雌雄同体,卵巢分支细而多,形如珊瑚。子宫盘曲庞大,可掩盖部分卵巢。睾丸2个,呈分支状,左右并列于虫体后1/3处(图3-3-7)。

虫卵呈椭圆形,稍不对称,大小为79.2μm×45.6μm。卵壳厚薄不均,卵内含1个卵细胞和9~12个卵黄细胞。

【生活史】

斯氏并殖吸虫生活史与卫氏并殖吸虫相似。终宿主为猫科、犬科、灵猫科的多种家养或野生动物,如果子狸、家猫、豹猫、犬、狐狸等。第一中间宿主为圆口螺科(*Pomatiopsidae*)的小型及微型螺类。第二中间宿主为多种华溪蟹和石蟹等。多种动物,如蛙、鼠、野猪、鸡、鸭、鸟等可作为本虫的转续宿主。

终宿主吞食了含活囊蚴的淡水蟹后,后尾蚴在十二指肠逸出发育为童虫。童虫穿过肠壁进入腹腔,在各脏器间游走、发育,约28d后进入胸腔,侵入肺组织,形成虫囊,发育为成虫并开始产卵。约50d后在终宿主粪便中可查到虫卵。虫卵入水后,在适宜的温度下,约16d孵化出毛蚴,毛蚴钻入第一中间宿主淡水螺体内后,经胞蚴、母雷蚴、子雷蚴的发育和增殖,逸出大量尾蚴。尾蚴钻入第二中间宿主淡水蟹体内发育为囊蚴。人是斯氏并殖吸虫的非适宜宿主,人若生食或半生食含活囊蚴的淡水蟹,童虫在人体各组织器官间徘徊,难以定居,仅有极少数在肺中发育成熟并产卵(图3-3-8)。

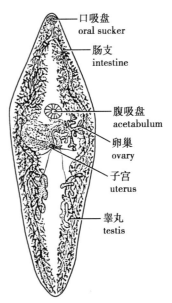

口吸盘
oral sucker

肠支
intestine

腹吸盘
acetabulum

卵巢
ovary

子宫
uterus

睾丸
testis

图 3-3-7　**斯氏并殖吸虫成虫**
Fig. 3-3-7　Adult worm of *Pagumonimus skrjabini*

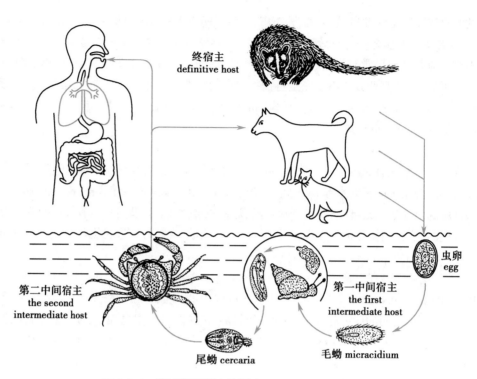

图 3-3-8　斯氏并殖吸虫生活史

Fig. 3-3-8　Life cycle of *Pagumonimus skrjabini*

【致病】

斯氏并殖吸虫是人兽共患以兽为主的致病虫种,在终宿主内,虫体寄生于肺、胸腔等处形成虫囊,发育成熟并产卵,引起与卫氏并殖吸虫相似的病变。如侵入肝,在肝浅表部位形成急性嗜酸性脓肿,亦可在肝脏成囊并产卵。人是本虫的非适宜宿主,侵入人体的虫体大多数处于童虫状态,在人体组织器官内移行、窜扰,可造成多个器官或全身性的损害,引起皮肤或内脏幼虫移行症。

1. 皮肤型　最常见,约占病例的 50%~80%。主要表现为游走性皮下包块或结节,常见于腹部、胸部、腰背部,也可见于四肢、臀部、腹股沟、头颈部、阴囊、腋窝等处。包块大小一般为 1~3cm,也可大如鸡蛋,多为单个,偶为多个或成串,形状呈球形或长条形,边界不清,皮肤表面正常。切开包块可见隧道样虫穴,有时可见童虫,镜检可见嗜酸性粒细胞肉芽肿及夏科-莱登结晶等。

2. 内脏型　因幼虫侵犯的器官不同而出现不同的临床表现。侵犯肺、胸腔时可引起炎症渗出,临床表现可有胸痛、咳嗽、痰中偶带血丝等症状,痰中无虫卵;胸腔积液较多见,且量较多,胸腔积液中可见大量嗜酸性粒细胞。近年来,有报道斯氏并殖吸虫进入肺并发育成熟产卵,其所引起的胸肺部症状、体征与卫氏并殖吸虫引起的基本相似。侵犯腹部,可出现腹痛、腹泻、便血及腹内肿块等;如侵犯肝脏,则出现肝脏肿大、肝区疼痛、转氨酶升高等表现;如侵犯脑、脊髓、眼、心包或其他器官,可出现相应的症状和体征。在出现局部症状的同时,患者往往伴有低热、乏力、食欲减退等全身症状。血常规检查嗜酸性粒细胞明显增多,可达 80%。因本病受损器官不定,且同时有多个器官受损,故临床表现多样,误诊率很高,应注意与肺结核、结核性胸膜炎、肺炎、肝炎等相鉴别。

【实验室检查】

患者的痰液、粪便中均查不到虫卵。对皮肤型患者,取皮下包块或结节做活组织检查是最确切的病原学诊断方法。此外,免疫学检查也是常用的辅助诊断方法。

【流行与防治】

斯氏并殖吸虫主要流行于我国,印度、越南等国家也有报道。在我国主要分布于甘肃、山西、陕西、河南、四川、重庆、云南、贵州、湖北、湖南、浙江、江西、福建、广西、广东 15 个省、自治区及直辖市。

本病的传染源是果子狸、家猫、豹猫、犬等动物。蛙、鼠、鸡、鸟等多种动物可作为本虫的转续宿主。人因生食或半生食含有活囊蚴的淡水蟹或含有童虫的转续宿主的肉类而感染;直接饮用溪水或使用被囊蚴污染的炊具等也可能被感染。

流行因素和防治原则与卫氏并殖吸虫病相似。治疗药物首选吡喹酮。

Summary

Paragonimus westermani is the main pathogen of human Paragonimiasis. The adults reside in the lungs of humans and a variety of carnivorous mammals and people get infected by digestion of raw or undercooked fresh crabs, crayfishes or transport host meats containing encysted metacercariae. Paragonimiasis westermani is mainly caused by migration and location of the larva and adult through the tissues and organs, including intestinal wall, liver, pleura, lung, brain and heart, etc. giving rise to tissue and organ damage. Thus, the clinical manifestations of the disease are complicated and it is easy to be misdiagnosed. An etiological diagnosis is accomplished by recovery of the characteristic eggs or adults from stool specimens, sputum specimens or subcutaneous masses. And immunological and imageological examinations can be helpful in diagnosis.

Paragonimus skrjabini adults mainly parasitize in the lungs of mammals, such as civet cats, domestic cats, ferrets, dogs, foxes, whereas humans are its non-permissive hosts. Migration of the larvae in skin or viscera leads to the formation of skin nodules or lesion of organs. A subcutaneous mass or nodule biopsy is the most reliable etiological examination. Praziquantel is the choice drug for treatment of the two parasites.

思考题

1. 为什么说卫氏并殖吸虫病既是一种人兽共患寄生虫病,又是一种食源性寄生虫病?
2. 简述卫氏并殖吸虫在人体内移行、寄居与其所致临床表现的关系。
3. 卫氏并殖吸虫生活史中需要哪些宿主? 哪些宿主在流行上起重要作用?
4. 卫氏并殖吸虫和斯氏并殖吸虫对人致病有什么不同?

(张唯哲)

第四章

绦 虫 概 论

【学习要点】

1. 绦虫的一般形态特征。

2. 中绦期的定义及常见类型。

3. 圆叶目和假叶目绦虫的一般生活史过程。

绦虫（cestode）又称带虫（tapeworm），属于扁形动物门的绦虫纲（Class Cestoda）。寄生人体的绦虫有 30 余种，分属于多节绦虫亚纲的圆叶目（Cyclophyllidea）和假叶目（Pseudophyllidea）。绦虫成虫大多数寄生于脊椎动物的消化道内，幼虫则寄生于组织中。生活史需要 1~2 个中间宿主，人可作为某些绦虫的终末宿主或中间宿主。

【形态】

1. **成虫** 白色或乳白色，带状，分节，背腹扁平，体长因虫种不同可从数毫米至数米不等。虫体一般可分为头节（scolex），颈部（neck）和链体（strobilus）（图 3-4-1）。

（1）头节：细小，呈球形、方形或梭形，上有固着器官，如吸盘（sucker），吸槽（bothrium）或吸沟（groove），有的还有 1~2 圈棘状或矛状的小钩（hooklet）和能伸缩的顶突（rostellum）。圆叶目绦虫头节多呈球形，顶端有 4 个吸盘，吸盘中央有能够伸缩的圆形突起称顶突，顶突周围可有 1 到数圈棘状或矛状小钩。吸盘具有固着吸附的功能，并能协助虫体移动。假叶目的绦虫头节一般呈梭形，在其背腹面各向内凹陷形成两条纵行沟槽。沟槽的附着能力较弱，主要功能是移动（图 3-4-2）。

（2）颈部：颈部一般比头节细，不分节，内含生发细胞（germinal cell），具有生发功能。颈部向后不断芽生（budding）出新的节片（proglottid）形成链体（strobila）。

（3）链体：由颈部生出的节片前后相连构成链体。靠近颈部的节片较细小，其内的生殖器官尚未发育成熟，称为未成熟节片或幼节（immature proglottid）。向后至链体中部节片逐渐增大，其内的生殖器官逐渐发育成熟，越往后则越成熟。生殖器官发育成熟的节片称为成熟节片或成节（mature proglottid）。链体后部的节片子宫中已有虫卵，称为妊娠节片或孕节（gravid proglottid）。孕节体积最大，圆叶目绦虫的孕节中除了储满虫卵的子宫外，其他器官均已退化。末端的孕节可逐节或数节成串地从链体上脱落或裂解，新的节片又不断从颈部长出，这样使绦虫得以始终保持一定的长度。假叶目绦虫孕节与成节的结构相似（图 3-4-2）。

（4）生殖系统：雌雄同体，链体每个成熟节片内均有雄雌生殖器官各一套。雄性生殖器官一般都比雌性先成熟。雄性生殖系统有睾丸数个到数百个，睾丸呈圆形滤泡状，位于节片上、中部背面的实质中。每个睾丸发出一输出管，汇合成输精管，延伸入阴茎囊，输精管在阴茎囊内或外可膨大成储精

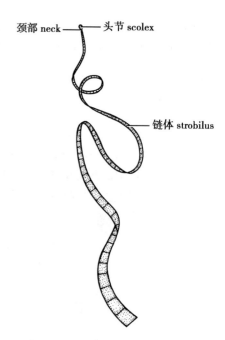

颈部 neck —— 头节 scolex

链体 strobilus

图 3-4-1　绦虫成虫
Fig. 3-4-1　Adult of tapeworm

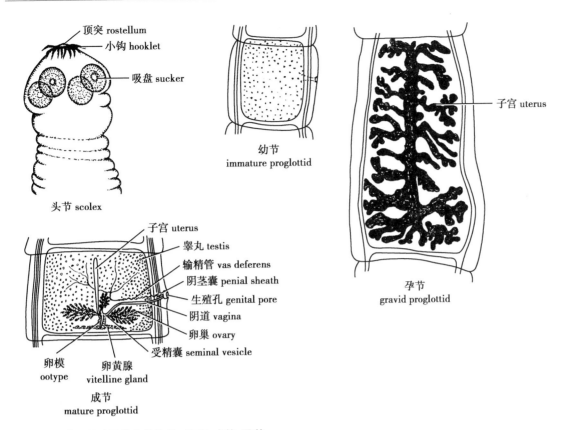

图 3-4-2　圆叶目绦虫的头节、幼节、成节、孕节
Fig. 3-4-2　Scolex, immature proglottid, mature proglottid, gravid proglottid of Cyclophyllidea

囊。前列腺位于储精囊内或囊外,包绕在输精管周围,输精管继续延伸为射精管,射精管的末端是阴茎,为交合器官。

雌性生殖系统有一个卵巢,大多分成左右两叶,位于节片腹面的中后部。有些绦虫的卵黄腺是众多滤泡状体,均匀分散在节片中;有些绦虫卵黄腺聚集成单一的致密实体,位于卵巢后方。由卵黄腺发出的卵黄小管汇集成卵黄总管,常膨大成卵黄囊与输卵管相连。输卵管自卵巢发出后膨大成卵模,再与子宫相通,子宫呈管状或囊状。圆叶目绦虫为囊状子宫,位于节片中部,无子宫孔,孕节中的子宫随着虫卵的增多和发育而膨大,子宫可向两侧分支,几乎占满整个节片。阴道多与输精管平行,开口于节片侧面的生殖孔(图 3-4-2)。假叶目绦虫子宫为管状,盘曲在节片中部,有子宫孔,开口于腹面(图 3-4-3)。

(5)神经系统:头节中有一神经节,由此发出 6 根纵行的神经干,贯穿整个链体。在头节和每个节片中还有横向的连接支。感觉末梢分布于皮层,与触觉器官和化学感受器相连。

(6)排泄系统:由若干焰细胞与 4 根纵行的排泄管组成,排泄管贯穿链体,在每一节片的后部有横支左右连通,虫体最后一个节片的排泄管与外界相通。排泄管中衬有微绒毛(microvilli),有助于输送排泄物。排泄系统不仅有排出代谢产物的功能,而且还可调节体液平衡。

(7)消化系统:绦虫无消化器官,靠皮层吸收营养。

(8)体壁结构:绦虫的体壁有两层,即皮层(tegument)和皮下层。皮层为合胞层,是具有高度代谢活性的组织,电镜下可见其外表面具有无数微小的指状胞质突起,称微毛(microthrix),微毛顶部为小棘样尖端。微毛遍布全身,包括吸盘表面。微毛也作为附着的结构使虫体免于从消化道排出,其端部致密的棘可擦伤宿主肠上皮细胞,从而使高浓度、富于营养的细胞质浸于虫体表面。微毛下是较厚的具大量空泡的胞质区,空泡具有对营养物质的胞饮作用和运输作用。胞质区下即皮层的最内层,线粒体密集。整个皮层部分无细胞核,皮层的内层有明显的基膜,与皮下层截然分界。

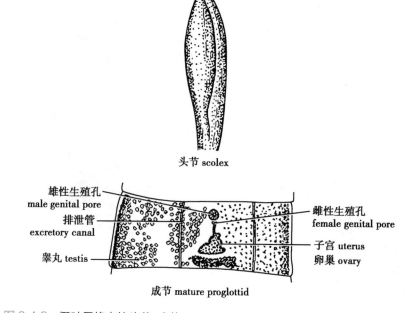

头节 scolex

雄性生殖孔
male genital pore

排泄管
excretory canal

睾丸 testis

雌性生殖孔
female genital pore

子宫 uterus
卵巢 ovary

成节 mature proglottid

图 3-4-3　假叶目绦虫的头节、成节
Fig. 3-4-3　Scolex, mature proglottid, gravid proglottid of Pseudophyllidea

　　皮下层在基膜下,由表层肌(superfacial muscle)组成,包括环肌、纵肌及少量斜肌,均为平滑肌。它们包绕着虫体整个实质器官,贯穿整个链体。节片成熟后,节片间的肌纤维逐渐退化,导致孕节自链体脱落。肌层下的实质结构中有大量的电子致密细胞或核周体。核周体通过若干连接小管穿过表层肌和基膜通向皮层。绦虫实质组织中还散布着许多钙和镁的硅酸盐微粒,外面被以胞膜而呈椭圆形,称为石灰小体,可能有缓冲平衡酸碱的作用,或可作为离子和二氧化碳的补给库(图 3-4-4)。

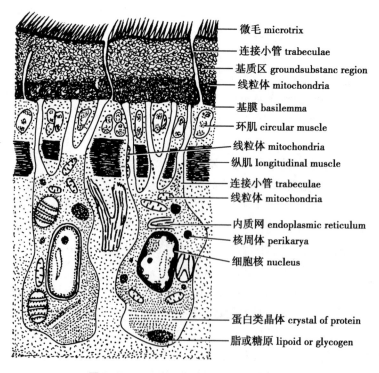

微毛 microtrix
连接小管 trabeculae
基质区 groundsubstanc region
线粒体 mitochondria
基膜 basilemma
环肌 circular muscle
线粒体 mitochondria
纵肌 longitudinal muscle
连接小管 trabeculae
线粒体 mitochondria
内质网 endoplasmic reticulum
核周体 perikarya
细胞核 nucleus
蛋白类晶体 crystal of protein
脂或糖原 lipoid or glycogen

图 3-4-4　绦虫体壁超微结构示意图
Fig. 3-4-4　Tegument of a cestode

2. 中绦期 绦虫在中间宿主体内发育的阶段称为中绦期(metacestode),各种绦虫中绦期的形态结构各不相同,常见以下类型(图 3-4-5):

(1)囊尾蚴(cysticercus):俗称囊虫(bladder worm),为半透明泡状囊,其中充满囊液,囊壁上有一向内凹入的头节悬于囊液中。

(2)似囊尾蚴(cysticercoid):体型较小,前端有很小的囊腔和相比之下较大的头节,后部则是实心的带小钩的尾状结构。

(3)棘球蚴(hydatid cyst):是棘球绦虫的中绦期,为一种较大的圆形囊状体,其内充满液体。囊内的生发囊、子囊和大量的原头蚴(protoscolex)可附着于囊壁上,也可脱落悬浮于囊液中,称为棘球蚴砂(hydatid sand)或囊砂。

(4)泡球蚴(alveolar hydatid cyst):或称多房棘球蚴(multilocular hydatid cyst),属棘球蚴型,囊较小,但可不断向囊内和囊外芽生若干小囊,而使体积不断增大。囊内充满的不是囊液而是胶状物,其中头节较少。

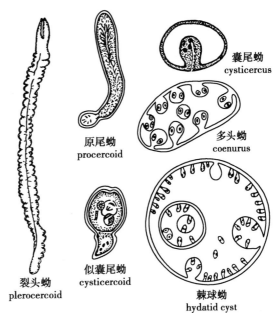

图 3-4-5 中绦期幼虫
Fig. 3-4-5 Larvae of metacestode

(5)多头蚴(coenurus):一个囊尾蚴中具有多个从生发层(germinal layer)生长出来的头节,为羊体内寄生的多头带绦虫的中绦期。

(6)原尾蚴(procercoid):假叶目绦虫在第一中间宿主甲壳类或桡足类节肢动物体内发育的幼虫。为一实体,无头节的分化,但在一端有带 6 个小钩的小突,称为小尾。

(7)裂头蚴(plerocercoid):假叶目绦虫的幼虫,原尾蚴被第二中间宿主吞食后发育而成。裂头蚴已失去小尾及小钩,并开始形成附着器,分化出头节。

3. 虫卵 假叶目和圆叶目的绦虫卵形态区别较大。假叶目绦虫卵与吸虫卵相似,为椭圆形,卵壳较薄,一端有小盖,卵内含一个卵细胞和若干个卵黄细胞(图 3-4-6)。圆叶目绦虫卵多呈圆形,卵壳很薄,易脱落,内有一很厚的胚膜,卵内为含有 3 对小钩的幼虫,称六钩蚴(onchosphere)(图 3-4-7)。

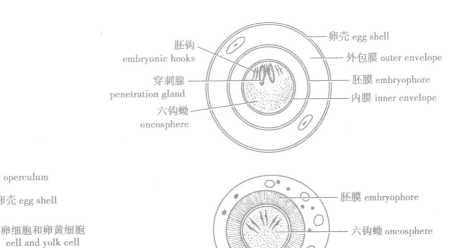

图 3-4-6 假叶目绦虫卵
Fig. 3-4-6 Egg of Pseudophyllidea

图 3-4-7 圆叶目带绦虫卵
Fig. 3-4-7 Egg of Cyclophyllidea

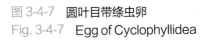

【生活史】

绦虫的成虫寄生于脊椎动物的消化道中,虫卵自子宫孔排出或随脱落的孕节排出。假叶目绦虫在外界的发育与圆叶目很不相同(图 3-4-8)。

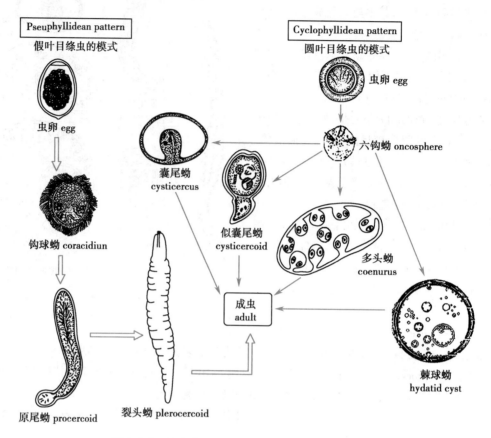

图 3-4-8　绦虫生活史
Fig. 3-4-8　Life cycle of two patterns of cestode

1. **假叶目绦虫**　生活史需要有水的环境和 2 个中间宿主。虫卵自子宫孔排出后必须入水,孵出的幼虫称为钩球蚴(coracidium)。体内具有 3 对小钩,体外被有一层纤毛,能在水中游动。钩球蚴如被第一中间宿主甲壳类或桡足类节肢动物体食入,在其体内发育为原尾蚴。第二中间宿主鱼或蛙等脊椎动物若食入含有原尾蚴的第一中间宿主,原尾蚴在其体内发育为裂头蚴,裂头蚴必须进入终宿主肠道后才能发育为成虫。

2. **圆叶目绦虫**　生活史只需 1 个中间宿主,个别种类甚至可以无须中间宿主。由于圆叶目绦虫无子宫孔,虫卵需随脱落的孕节自粪便排出,并因孕节被挤压或自身活动破裂才能散出。虫卵若被中间宿主吞食,在其小肠内六钩蚴孵出并钻入宿主肠壁,随血流到达组织内,发育成中绦期幼虫,如囊尾蚴、棘球蚴、泡球蚴、似囊尾蚴等。

中绦期幼虫被终宿主吞食后,在肠道内头节翻出,发育为成虫。成虫在终宿主体内存活的时间随种类而不同,有的仅能活到几周,而有的则长达几十年。

【生理】

绦虫成虫缺乏消化道,靠体壁吸收营养。成虫生活在宿主的肠道内,节片直接浸浴在宿主半消化的食物中。带有尖棘的体表微毛既增加了吸收面积,又因其尖棘而擦伤宿主肠黏膜,使营养物质浸透到虫体周围,大大提高了营养吸收效能。另外,皮层还可通过扩散和主动运输等方式吸收各种营养物质。有的绦虫头节上的顶突可穿入宿主的肠腺,经胞饮作用摄取黏液和细胞碎片以及其他营养微粒。绦虫从宿主肠内吸收的营养物质有氨基酸、糖类、脂肪酸、甘油、维生素、核苷以及嘌呤和嘧啶等。绦虫主要通过糖代谢获得能量。成虫主要靠糖酵解,少数也可通过三羧酸循环和电子传递系统获得能量,如细粒棘球绦虫的原头节就具有完全的三羧酸循环功能。绦虫有合成蛋白质和核酸的能力,合成脂类的能力较弱。

绦虫的交配及受精可以在同一节片或同一虫体的不同节片间完成,也可以在两条虫体间进行。除成虫营有性生殖外,中绦期幼虫营无性生殖,如芽生生殖。棘球蚴可从囊壁生发层长出许多原头节和生发囊。曼氏裂头蚴在宿主免疫功能受抑制或受到病毒感染时,也可能发生异常的芽生增殖,引起严重的增殖型裂头蚴病。裂头蚴具有一定的再生能力,在部分虫体被切除后,可重新长成完整的虫体。

【致病】

寄生于宿主肠道的绦虫成虫可大量掠夺宿主的营养。另外,虫体的固着器官吸盘、小钩以及微毛会对宿主肠道产生机械刺激和损伤,加上虫体释放的代谢产物等,均可引起宿主腹部不适、饥饿痛、消化不良、腹泻或腹泻与便秘交替出现等。个别种类如阔节裂头绦虫因大量吸收维生素 B_{12} 可引起宿主贫血。

寄生于人体的绦虫(表 3-4-1)幼虫造成的危害远大于成虫,其严重程度因寄生的部位、虫数而异。

表 3-4-1　我国人体内常见的绦虫

目	科	属	种
假叶目 Pseudophyllidea	裂头科 Diphyllobothriidae	迭宫属 *Spirometra*	曼氏迭宫绦虫 *S. mansoni*
		裂头属 *Diphyllobothrium*	阔节裂头绦虫 *D. latum*
圆叶目 Cyclophyllidea	带科 Taeniidae	带属 *Taenia*	链状带绦虫 *T. solium*
			肥胖带绦虫 *T. saginata*
			亚洲带绦虫 *T. asiatica*
		棘球属 *Echinococcus*	细粒棘球绦虫 *E. granulosus*
			多房棘球绦虫 *E. multilocularis*
	膜壳科 Hymenolepididae	膜壳属 *Hymenolepis*	微小膜壳绦虫 *H. nana*
			缩小膜壳绦 *H. diminuta*
		假裸头属 *Pseudanoplocephala*	克氏假裸头绦虫 *P. crawfordi*
	囊宫科 Dilepididae	复孔属 *Dipylidium*	犬复孔绦虫 *D. caninum*
	代凡科 Davaineidae	瑞列属 *Raillietina*	西里伯瑞列绦虫 *R. celebensis*
			德墨拉瑞列绦虫 *R. demerariensis*
	中殖孔科 Mesocestoididae	中殖孔属 *Mesocestoides*	线中殖孔绦虫 *M. lineatus*
	裸头科 Anoplocephalidae	伯特属 *Bertiella*	司氏伯特绦虫 *B. studeri*

囊尾蚴和裂头蚴可在皮下和肌肉内引起结节或游走性包块；若侵入眼、脑等重要器官尤可引起严重的后果。棘球蚴在肝、肺、眼、脑等处寄生，除产生占位性病变外，其囊液一旦进入宿主组织可诱发超敏反应而致休克，甚至死亡。

Summary

Human cestodes, or tapeworms, belong to the order of Cyclophyllidea and Pseudophyllidea. The body of the adult cestodes consists of scolex, neck and strobila. And strobila can be divided into immature, mature and gravid proglottids. The muscular suckers, chitinous hooks, rostellum and bothrium are its anchoring organs, located at anterior end of the parasite. It is a hermaphrodite. The testes are scattered throughout the medullary region of proglottid while the ovary is lobulated, which is located at the ventral surface of the proglottid. The life cycle of cestodes which belongs to the Order of Pseudophyllidea is more complicated than that which belongs to the Order of Cyclophyllidea. Human being is a definitive or intermediate host. The most common metacestodes include cysticercus, hydatid cyst, alveolar hydatid cyst, procercoid and sparganum. The adults parasitize in host intestine and absorb nutrients, causing both mechanical and chemical stimulation or damage. The larvae often migrate and parasitize in vital organs of their host, which cause more serious pathological change than the adults.

思考题

1. 与吸虫相比较，绦虫的形态结构有什么特点？
2. 与吸虫相比较，绦虫的生活史有什么特点？
3. 为什么绦虫幼虫引起的疾病一般较成虫严重？
4. 为什么绦虫成虫寄生于人体肠道内不易被排出？

（刘文琪）

扫码获取
数字内容

第五章

寄生于消化道中的绦虫

【学习要点】

1. 带绦虫病与囊尾蚴病的定义。

2. 曼氏迭宫绦虫病与裂头蚴病的定义。

3. 裂头蚴病的感染方式。

4. 囊尾蚴病的感染方式。

5. 曼氏迭宫绦虫与猪带绦虫生活史的主要特点。

6. 裂头蚴病与囊尾蚴病的主要临床表现、诊断方法及防治措施。

成虫阶段在人体消化道内寄生的绦虫主要有阔节裂头绦虫、链状带绦虫、肥胖带绦虫、亚洲带绦虫、微小膜壳绦虫、缩小膜壳绦虫等,引起绦虫病;也有报道曼氏迭宫绦虫成虫可在人消化道寄生。部分绦虫的幼虫阶段也可在人体内寄生,引起囊虫病或裂头蚴病。

第一节 曼氏迭宫绦虫

曼氏迭宫绦虫(*Spirometra mansoni*),常用的同物异名有欧猬迭宫绦虫(*Spirometra erinaceieuropaei*)与猬迭宫绦虫(*Spirometra erinacei*),曾用名有曼氏裂头绦虫(*Diphyllobothrium mansoni*)、猬裂头绦虫(*Diphyllobothrium erinacei*)等。该绦虫的成虫主要寄生于猫、犬等食肉动物的小肠内,原尾蚴寄生于剑水蚤(第一中间宿主)血腔内,裂头蚴寄生于蛙类(第二中间宿主)和蛇、鸟、猪(转续宿主)及人体皮下肌肉等组织内。人体感染是因皮肤外敷或经口生食含有裂头蚴的蛙肉或转续宿主,或饮入含有原尾蚴的剑水蚤的水而引起。裂头蚴在人体小肠偶可发育为成虫,引起曼氏迭宫绦虫病。本虫的主要危害是裂虫蚴侵入并在人体组织器官移行导致,引起皮下肌肉、眼、口腔、脑等部位的曼氏裂头蚴病(sparganosis mansoni)。

【形态】

1. **成虫** 外形呈带状,乳白色,大小为(60~100)cm×(0.5~0.6)cm。头节细小呈指状,背腹两面各有一条纵形的吸槽。颈部细长,链体节片约有 1 000 个。成节和孕节的结构基本相似,均具雌、雄性生殖器官各一套。节片中近背面两侧有数百个小泡状睾丸,由睾丸发出的输出管在节片中央汇合成输精管,然后弯曲向前膨大成储精囊和阴茎,再通入节片中央腹面的雄性生殖孔。卵巢分两叶,位于节片后部,自卵巢中央发出短的输卵管,其末端膨大为卵模后与子宫相连。阴道为纵形的小管,其月牙形的外口位于雄性生殖孔下方,另一端膨大为受精囊,再与输卵管连接。子宫位于节片中部,膨大且呈螺旋状盘曲,紧密重叠,基部宽而顶部窄,呈金字塔形,子宫孔开口于阴道口之后。孕节子宫中充满虫卵。

2. **虫卵** 呈椭圆形,两端稍尖,浅灰褐色,大小为(52~76)μm×(31~44)μm,卵壳薄,一端有卵盖,内含一个卵细胞和若干个卵黄细胞。

3. **原尾蚴** 是寄生于剑水蚤并可感染人体的阶段。呈长椭圆形,具有 6 个小钩,大小为 260μm×(44~100)μm,前端略凹,后端有圆形或椭圆形的小尾球。

169

4. 裂头蚴　是感染人体和致病的主要阶段。虫体呈长带形,乳白色,大小(100~360)mm×0.7mm;体前段较细小,但头节稍膨大,中央有一明显凹陷,体后段较粗大,末端钝圆;体不分节,但具有不规则横皱褶。裂头蚴活动时伸缩能力很强,其头颈部组织具再生能力,其头颈部感染猫可在其小肠内发育为成虫,感染小鼠可在其体内发育为新的裂头蚴。去除头节的体部虽可增长,但不能再生其头节。

【生活史】

曼氏迭宫绦虫完成生活史需要一个终宿主和两个中间宿主(图 3-5-1)。终宿主主要是猫和犬,其次是虎、豹、狐等食肉动物。第一中间宿主是剑水蚤,第二中间宿主要是蛙。蛇、鸟类和猪等多种脊椎动物可作为其转续宿主。人是该虫的偶然宿主(accidental host),可作为其第二中间宿主、终宿主或转续宿主。

成虫寄生在终宿主的小肠内,虫卵自子宫孔产出后随宿主粪便排出体外。在水中适宜的温度下,经 2~5 周发育,孵出钩球蚴(钩毛蚴)。钩球蚴借周身纤毛在水中作无定向螺旋式游动,当碰击到第一中间宿主(剑水蚤)时即被吞食,穿过剑水蚤肠壁入血腔,经 3~11d 发育成原尾蚴。一个剑水蚤血腔里的原尾蚴数可达 20~25 个。含原尾蚴的剑水蚤被蝌蚪吞食后,失去小尾球,随着蝌蚪逐渐发育成蛙,原尾蚴也即发育为裂头蚴。裂头蚴有很强的收缩和移动能力,常迁移到蛙的肌肉、皮下、腹腔或其他组织内,尤以腿部内侧肌肉中较多。当受染的蛙被蛇、鸟类或猪等非正常宿主吞食后,裂头蚴不能在

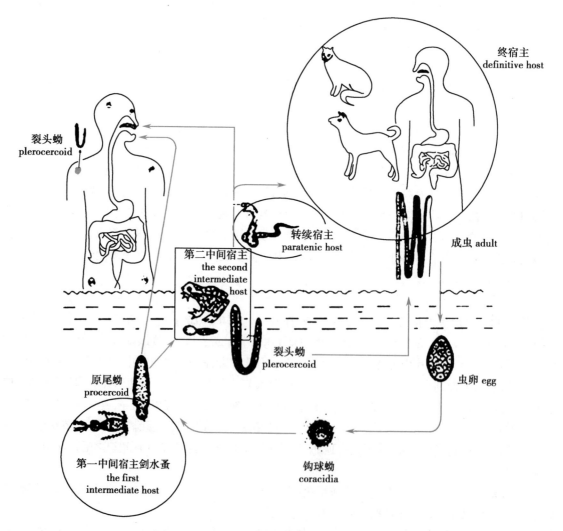

图 3-5-1　曼氏迭宫绦虫生活史
Fig. 3-5-1　Life cycle of *Spirometra mansoni*

其肠中发育为成虫,而是穿过肠壁,移居到腹腔、肌肉或皮下等处继续生存。蛇、鸟、猪是本虫的转续宿主。猫、犬等终宿主吞食了感染有裂头蚴的第二中间宿主或转续宿主后,裂头蚴在其肠内逐渐发育为成虫。一般感染3周后,可从终宿主粪便中查见虫卵。成虫在猫体内寿命约3.5年。

绝大多数裂头蚴在人体保持幼虫状态,可侵犯人体各种组织器官并移行造成不同程度的损害,可有少则1条,多则数十条裂头蚴在人体组织寄生。裂头蚴在人体组织内可存活约12年,最长可存活36年。

人体感染裂头蚴的方式及途径:①用含有裂头蚴的蛙、蛇肉贴敷皮肤伤口,裂头蚴经皮肤、黏膜侵入人体组织;②生食或半生食含裂头蚴的蛙肉、蛇肉、鸡肉、猪肉等动物肉类或吞服活蝌蚪,裂头蚴经口进入消化道,既可直接发育为成虫(少见),也可穿过肠壁侵入组织(常见);③生饮或游泳时咽入湖塘沟渠水时,误食感染原尾蚴的剑水蚤,原尾蚴逸出后可经黏膜或眼结膜侵入人体组织发育为裂头蚴。此外,有报道认为感染原尾蚴的孕妇亦可经胎盘将原尾蚴垂直传给胎儿。

【致病】

裂头蚴被人食入后,虽可在肠道内发育为成虫,但不常见,并且对人的致病力较弱,感染者一般无明显症状,或因虫体的机械性和化学性刺激而引起中、上腹不适、微痛、恶心、呕吐等胃肠道症状。

裂头蚴进入人体后更多见的是保持幼虫阶段并移行至各组织脏器,引起裂头蚴病。该病的严重程度以裂头蚴移行和寄居的部位不同而定。寄生于人体的常见部位依次为皮下、眼部、口腔颌面部和内脏。被侵袭部位可形成嗜酸性肉芽肿囊包,致使局部肿胀,甚至发生脓肿。囊包直径约1~6cm,具囊腔,腔内盘曲的裂头蚴可从1条至10余条不等。裂头蚴病的潜伏期与感染方式有关:裂头蚴直接经皮肤伤口侵入者,一般为6~12d,个别可长达2~3年;吞服活蝌蚪感染者的潜伏期为5~20d;食入未煮熟的蛙(或蛇、鸡、猪)肉感染者,潜伏期较长,为1年至数年。一般是感染程度越重,潜伏期越短。根据临床表现和寄生部位,归纳为以下5型:

1. **皮下裂头蚴病**　最常见。常累及躯干和四肢表浅部位,如腰背部、颈部、胸壁、腹壁、乳房、腹股沟、外生殖器、肛周以及四肢皮下,表现为游走性皮下结节,可呈圆形、柱形或不规则索状,大小不一,直径0.5~5cm,局部可有瘙痒、虫爬感等。若有炎症时可出现间歇性或持续性疼痛或触痛,或有荨麻疹。裂头蚴所致皮下结节应注意与颚口线虫、并殖吸虫、猪囊尾蚴引起的皮下结节相鉴别。

2. **眼裂头蚴病**　常见。患者多有眼部敷贴生的蛙肉、蛙皮、蛇肉或蛇皮史,多累及单侧眼睑或眼球,以眼睑最常见,也可见于双眼。表现为眼睑红肿、结膜充血、畏光、流泪、微疼、奇痒或有虫爬感等;有时可有恶心、呕吐及发热等症状。在红肿的眼睑和结膜下,可有移动性、硬度不等的肿块或条索状物,直径约1cm。偶尔破溃,其虫体可自动逸出而自愈。若裂头蚴侵入眼球内,可发生眼球凸出,眼球运动障碍,严重者出现角膜溃疡,甚至并发白内障而失明。眼裂头蚴病在临床上常被误诊为睑腺炎、急性葡萄膜炎、眼眶蜂窝织炎、肿瘤等,对其诊断往往需在术后才能明确。

3. **口腔颌面部裂头蚴**　较常见。以颊部、口腔为多见,也发生于颌下、唇、舌、颜面或咀嚼肌等部位。多数患者有在口腔或颊部敷贴生的蛙肉、蛙皮、蛇肉或蛇皮治疗牙痛或腮腺炎史,或伴有"小白虫"(裂头蚴)逸出史。口腔黏膜或颊部皮下出现硬结或索状肿物,直径0.5~3cm,患处红肿、发痒或有虫爬感。多数病例的肿块具有迁移性。少数患者因肿块出现时间短、发展快、边界不清、微痛而被误诊为恶性肿瘤。

4. **脑裂头蚴病**　较少见。可发生于脑、脊髓或椎管内,以侵犯额叶、顶叶较多见,也有侵犯颞叶、外囊、内囊、小脑和基底神经节者。脑内裂头蚴可达70mm×(2~5)mm大小,虫体的排泄产物、毒素及虫体蠕动可直接刺激脑组织引起炎性反应,表现为占位性病变,并可致脑细胞异常放电,引发癫痫。临床症状取决于脑组织的受累部位,以癫痫发作最为多见,其次是颅内高压症状,并伴有阵发性头痛史,严重时昏迷、视力模糊、间歇性口角抽搐、肢体麻木、抽搐,甚至瘫痪等。由于临床表现无特异性,故易误诊,特别应注意与脑肿瘤相鉴别。

5. **内脏裂头蚴病**　少见。临床表现因裂头蚴的移行与寄生部位不同而出现相应的临床症状和体征。裂头蚴经消化道可侵入腹膜,侵犯腹腔内脏、肠系膜、肠壁、阑尾,进而可穿过膈肌侵入胸腔并累及胸膜,出现胸腔积液;甚至还可侵入脊髓、椎管、尿道、膀胱和肾周等组织。

此外,国内外文献均报道了数例人体"增殖型"裂头蚴病,认为可能是由于曼氏裂头蚴患者免疫功能受抑或并发病毒感染后,裂头蚴分化不全而引起。虫体较小而不规则,最长不超过 2mm,可广泛侵入各组织行芽生增殖。还有一种增殖裂头蚴病,是由另一种少见的增殖迭宫绦虫(*Spirometra proliferatum*)的幼虫——增殖裂头蚴(sparganum proliferatum)所引起。虫体呈多态性,具不规则的芽和分支,大小约为 10mm,最长者 24mm,亦可移行到人体各组织中进行芽生增殖,预后很差。有关这两种裂头蚴病的发病机制,仍有待进一步研究。

【实验室检查】

1. 病原学检查

(1)粪便检查:曼氏迭宫绦虫成虫在人体肠道寄生,可通过粪检查获其虫卵或节片予以确诊。

(2)组织活检:检查鉴定局部组织标本的虫体。

1)病灶中检获的裂头蚴特征:呈白色带状,常蜷曲成团,活虫有蠕动,完整虫体形态同前述裂头蚴特征,但死虫体或不完整虫体则会失去一些特征。

2)组织病理学检查与免疫组化染色:对疑似感染裂头蚴的活检或手术标本进行组织病理切片,经 HE 染色后进行镜检,切片中的裂头蚴可见体壁有凹凸不均的皱褶,皮层致密较厚呈嗜伊红深染,高倍镜下可见部分皮层外有微毛,体内有网状疏松的实质结构,无消化器官,可见数量较多的大小不同的圆形、椭圆形或不规则形空泡状石灰小体,且在纵切面和斜切面还可见呈嗜伊红着色的分散条纹状纵向肌纤维束,亦可见排泄管腔。应用裂头蚴粗抗原或排泄-分泌(excretory-secretory,ES)抗原免疫的兔或小鼠的血清,可对疑似裂头蚴切片进行免疫组化染色,裂头蚴切片则为阳性染色。

2. 血清学检测　曼氏裂头蚴感染者通常起病隐匿,局部形成的嗜酸性肉芽肿囊包或脓肿与肿瘤相似,常被误诊或漏诊。血清学检测方法具有敏感性高、特异性强、简便快速经济的特点,尤其对轻度感染、早期感染、隐性感染、异位寄生和深部组织寄生的病例具有非常重要的辅助诊断价值。近年来应用裂头蚴排泄-分泌(excretory-secretory,ES)抗原,通过 ELISA 检测裂头蚴患者血清抗裂头蚴抗体 IgG,敏感性与特异性分别达 100% 和 96.72%;将重组的裂头蚴半胱氨酸蛋白酶作为抗原用于 ELISA 检测,敏感性与特异性分别达 100% 和 98.22%。

3. 分子生物学检测　对活检或手术检获的裂头蚴,提取 DNA 后进行 PCR 扩增,常用的分子标记有核糖体小亚基(18S rDNA)和大亚基(28S rDNA)、核糖体内转录间隔区 1 和 2(ITS-1、ITS-2)及线粒体基因(12S rRNA、COX1、COX3 和 NAD4)等。PCR 也可对石蜡包埋组织中的裂头蚴进行虫种鉴定。

4. 影像学检查　CT 检查脑部裂头蚴病时表现为白质区不规则的低密度占位灶,条索状或点状钙化灶,病灶呈绳索样结节或不规则增强。增强 MRI 扫描时病灶区通常显示有串珠样增强或扭曲的条索样增强,与裂头蚴形态吻合;对患者进行追踪复查,如发现病灶出现迁移或形态改变,则提示有活的裂头蚴存在,对本病的诊断价值更大。

【流行】

曼氏迭宫绦虫分布很广,但成虫在人体寄生的病例不多见,国外仅见于日本、俄罗斯等少数国家。在我国,成虫感染病例报道仅有近 20 例,分布在上海、广东、台湾、四川和福建等地。患者年龄最小 3 岁,最大 58 岁。

裂头蚴病多见于东亚和东南亚各国,欧洲、美洲、非洲和大洋洲也有病例报道。我国已有数千例病例报道,来自 29 个省、自治区、直辖市,且以南方为主。感染者年龄从未满 1 岁到 62 岁,其中以 10~30 岁者为最多,一般男性多于女性。

人体感染裂头蚴的方式及流行原因主要有以下三个方面。

1. 经皮肤伤口或黏膜感染的方式　其原因是我国有些地区的民间传说蛙和蛇有清凉解毒作用,因此,农村中常用生蛙肉或蛇皮敷贴伤口,用于治疗痈、疖和烫伤、烧伤等,用于治疗眼(结膜炎)、口(腮腺肿)、外阴等部位炎症也较常见。此外,熟食前对蛙、蛇加工者,只要手指皮肤有破损,也可为裂头蚴侵入提供机会。裂头蚴在蛙肉或蛇皮中寄生最常见,虫体可直接经伤口或黏膜侵入人体,通过此方式致人感染裂头蚴的临床病例约占半数。

2. 经食源性传播的方式　民间有用口含咬去皮生蛙肉,特别是用生蛙腿部肌肉治疗牙痛或吞食活蛙治疗疮疖和疼痛的陋习;为清凉解毒还有生吞蛇胆、喝蛇血的习俗。例如,河南漯河地区的居民,在每年蝌蚪繁殖季节,都有生食蝌蚪"败火"的陋俗,少则几十条,多则上百条,致使当地经常发现感染曼氏裂头蚴病的病例,而在临床诊治中常出现误诊和误治。

3. 经水传播的方式　通过生饮溪水或误饮湖水、塘水,使水中含有原尾蚴的剑水蚤被误吞入消化道而引起感染:在农村野外作业者,常有生饮河水和溪水的习惯;当成人在游泳时或儿童在意外落入池塘或湖水时,常有被动误吞水的现象或局部伤口接触到从剑水蚤释放出的原尾蚴。据报道,原尾蚴也有直接经皮肤或眼结膜侵入人体的现象。

【防治】

预防本虫感染,主要是加强健康教育,不用蛙肉、蛇皮外贴伤口,不食生的或未煮熟的肉类,不饮生水,以防感染。

在临床中,一般对眼、脑、内脏及口颊部等部位寄生者主要采用手术治疗:取出虫体和切除病变组织。值得注意的是,在术中应将虫体尤其是头颈部取尽,方能根治,必要时可用40% 酒精和2% 普鲁卡因 2~4ml 局部封闭杀虫。对手术后考虑其他部位可能有裂头蚴寄生的患者,或不宜用手术治疗者(如多部位寄生或内脏裂头蚴病患者)可采用吡喹酮进行治疗。

Summary

Sparganosis is a neglected parasitic zoonosis resulting from infection with the plerocercoid larvae (spargana) of *Spirometra mansoni*. The adults parasitize in the small intestine of dogs, cats, and other mammals. The first intermediate hosts are freshwater copepods (cyclops) , whereas the second intermediate or paratenic hosts include amphibians and reptiles (frogs, snakes, pigs, and so on). Human is an accidental and abnormal host. Human become infected mainly by eating raw or undercooked meat of frogs and snakes infected with plerocercoids, using frog or snake flesh as poultices for treatment of skin diseases or eye inflammations, or drinking raw water contaminated with infected copepods. Sparganosis poses a serious threat to human health; the larvae usually lodge in the subcutaneous tissues and sometimes invade the abdominal cavity, eye, and central nervous system causing blindness, epilepsy, paralysis, and even death. A definite diagnosis of sparganosis can be made by detection of the larvae in a biopsy specimen obtained from the subcutaneous nodule, but the confirmative diagnosis is very difficult for visceral and cerebral sparganosis since the larva is found only by surgical removal. ELISA using sparganum ES antigens is the most commonly used diagnostic methods for sparganosis. Surgical removal of the larvae is the most dependable treatment. Praziquantel is a supplementary drug.

思考题

1. 与带绦虫(猪带绦虫、牛带绦虫等)相比较,曼氏迭宫绦虫的生活史有什么特点?

2. 曼氏迭宫绦虫是一种动物源性寄生虫,为什么裂头蚴病既是一种食源性寄生虫病,也是一种水源性寄生虫病?

3. 人体感染裂头蚴的途径与方式有哪些?

(王中全)

第二节   阔节裂头绦虫

阔节裂头绦虫[*Diphyllobothrium latum*(Linnaeus,1758)Lühe,1910]又称阔节绦虫(broad tapeworm)或鱼绦虫(fish tapeworm),是人体内寄生的最大带绦虫之一。人多因食入带裂头蚴的鱼而感染,成虫主要寄生于人体小肠,引起阔节裂头绦虫病(diphyllobothriasis latum)。

【形态】

成虫的形态和结构与曼氏迭宫绦虫基本相似,但较大。虫体扁平,乳白色,长2~10m,最长可达25m,具有3 000~4 000个节片。头节细长,呈匙形或棍棒状,长2~3mm,宽0.7~1.0mm,背、腹面各有1条深裂陷的吸槽。颈部细长,长5~10mm。成熟节片均宽大于长。睾丸为卵圆形或球形,有750~800个。卵巢分两叶,位于节片后1/3处。雄性生殖孔与阴道共同开口于节片前部腹面的生殖腔。管状的子宫盘曲呈玫瑰花状,位于卵巢之前,开口于生殖腔之后。孕节较宽,结构与成节基本相同。

虫卵近卵圆形,长55~76μm,宽41~56μm,卵壳较厚,一端有明显的卵盖,另一端有小棘。卵内含一个卵细胞和多个卵黄细胞。

【生活史】

阔节裂头绦虫生活史与曼氏迭宫绦虫相似,不同点为第二中间宿主是鱼类,如梭鱼、鲈鱼、鳍鱼、蛙鱼等多种淡水鱼,人为主要终宿主。

阔节裂头绦虫的成虫寄生于人以及犬、猫、熊、狼、狐、狮、虎、豹和水獭等食肉动物的小肠内。虫卵每隔3~30d从孕节的子宫孔中周期性地逸出,随宿主粪便排出体外。虫卵在15~25℃的水中经7~15d即可孵出钩球蚴。钩球蚴在水中游动,若被第一中间宿主剑水蚤吞食后,即在其血腔内经过2~3周发育为原尾蚴。当受感染的剑水蚤被第二中间宿主淡水鱼类吞食后,原尾蚴即可在鱼的肌肉、性腺、卵及肝等部位,经1~4周发育为裂头蚴。当大的肉食鱼类吞食小鱼或鱼卵后,裂头蚴可侵入大鱼的肌肉和组织内继续生存。鱼体内的裂头蚴被终宿主食入后,在其肠道经5~6周发育为成虫。成虫在终宿主体内的寿命约10~15年,甚至可更长(图3-5-2)。

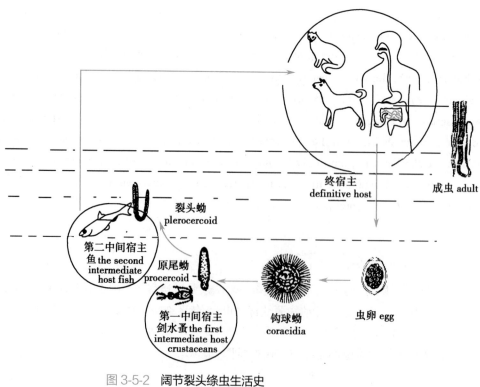

图 3-5-2   阔节裂头绦虫生活史
Fig. 3-5-2   Life cycle of *Diphyllobothrium latum*

【致病】

阔节裂头绦虫成虫寄生于人体小肠,虽然虫体较大,但多数感染者并无明显临床症状。少数感染者会表现有腹痛、腹泻、腹部不适、疲倦、便秘、头痛、过敏反应等。极少数患者因虫体扭结成团可出现肠梗阻,或胆道口阻塞,患者也出现胆囊炎与胆管炎症状。

长期或重度阔节裂头绦虫感染可引起恶性贫血。贫血的原因可能与虫体大量吸收肠道中的维生素 B_{12},致使宿主体内维生素 B_{12} 缺乏,从而影响造血功能有关。此外,还有阔节裂头蚴在人肺部和腹膜外寄生的报告。

【实验室检查】

从粪便中检获虫卵或孕节是诊断此病的主要依据。虫种的鉴别可依靠分子生物学的检测方法。

【流行与防治】

阔节裂头绦虫主要分布于欧洲、北美(阿拉斯加和五大湖区)和亚洲。俄罗斯的患者人数最多,约占全世界该病人数的一半以上。我国现有报道十几例,主要来自黑龙江和台湾。人或动物的粪便污染水源、流行区有适宜的第一与第二中间宿主存在是造成流行的因素。人体感染都是由于误食了生的或未熟的含裂头蚴的鱼所致。

本病防治的关键措施在于加强宣传教育,改变食鱼习惯,不食生鱼或未煮熟的鱼。加强粪便管理,避免粪便污染水源。及时治疗患者与保虫宿主,控制传染源。治疗患者可用吡喹酮口服驱虫,对并发恶性贫血者应补充维生素 B_{12}。

Summary

Diphyllobothrium latum is one of the largest tapeworms. Human and carnivorous animals can be definitive hosts. The first intermediate host is the copepod. The second intermediate host is fresh-water fish. Infection may be acquired via ingestion of plerocercoid-infected fish. The adult worm parasitize in the intestine, which can cause diphyllobothriasis latum. While most infections are asymptomatic, complications include intestinal obstruction, gall bladder disease and pernicious anemia. The diagnosis is based on feces examination to find eggs or proglottids. Praziquantel is recommended for treating the infection.

思考题

1. 如何预防阔节裂头绦虫感染?并简述预防措施的依据。
2. 阔节裂头绦虫感染引起患者贫血的机制是什么?

(王兆军)

第三节 链状带绦虫

链状带绦虫(*Taenia solium* Linnaenus,1758)也称猪带绦虫、猪肉绦虫或有钩绦虫,成虫寄生于人体的小肠内,引起猪带绦虫病(taeniasis solium)。其幼虫猪囊尾蚴可寄生于猪或人体的皮下、肌肉、眼、脑等处引起囊尾蚴病或囊虫病(cysticercosis)。人体囊尾蚴感染早在 1558 年为 Rumler 所发现,德国学者 Kuchenmeister(1855)与 Leuckart(1856)分别以饲养方式证实了猪囊尾蚴与成虫的关系。迄今,猪带绦虫墨西哥株的全基因组测序已完成,全基因组 122.3Mb,编码 12 490 个基因,重复序列较少,仅占 9.9%。

在中国古代医籍中猪带绦虫与牛带绦虫一起被称为寸白虫或白虫。早在公元 217 年,《金匮要略》中即有关于白虫的记载,公元610年巢元方在《诸病源候论》中将该虫描述为"长一寸而色白,形小扁",并指出是因"炙食肉类而传染"。中国《神农本草经》中记录了三种驱白虫的草药。

【形态】

成虫为白色或乳白色,带状,背腹扁平,体分节,长约2~4m,前端较细,向后逐渐变宽。头节圆球形,直径0.6~1mm,有顶突、四个吸盘和两圈20~50个小钩。头节之后,为细小而不分节的颈部,颈部具有很强的生发功能。其后为700~1 000节片组成的链体。连接颈部之后的幼节呈扁长方形,其内生殖器官尚未发育成熟。链体中部的成节近似方形,内部具有发育成熟的雌、雄性生殖器官各一套。成节内有150~200个滤泡状的睾丸,分布于节片背面两侧。输精管向一侧横行,经阴茎囊开口于生殖腔。卵巢位于节片后1/3的中央,分3叶,左右侧叶较大,中央叶较小,位于子宫与阴道之间。卵黄腺集结成块状,位于卵巢之后。生殖孔略凸出,不规则地分布于链体两侧。链体后部的孕节呈长方形,仅见充满虫卵的子宫,子宫向两侧分支,分支不整齐,每侧约有7~13支,每个孕节内含3万~5万个虫卵(图3-5-3)。

幼虫称猪囊尾蚴(cysticercus cellulosae)或囊虫(bladder worm),卵圆形,乳白色半透明,大小为10mm×5mm,囊内充满囊液,囊内有一向内翻卷的白色头节(图3-5-4)。头节形态与成虫头节一样。

虫卵壳薄,自孕节散落出后卵壳多破裂,成为不完整虫卵。不完整虫卵近圆球形,直径为31~43μm,外为较厚的棕黄色胚膜,由许多棱柱体组成,在光镜下呈放射状的条纹;内为六钩蚴,有3对小钩(图3-5-4)。

【生活史】

猪带绦虫发育过程需要两个宿主。人是最主要的终宿主,据报道以猪囊尾蚴实验感染长臂猿和大狒狒已获得成功,提示某些灵长类动物也可以作为终宿主。猪和野猪是主要的中间宿主,人也可作为中间宿主。

成虫寄生在人体小肠上段,以吸盘和小钩附着于肠壁。虫体末端的孕节脱落,随粪便排出。脱落的孕节仍可蠕动,因受压孕节破裂,虫卵散出。孕节或虫卵若被猪食入,虫卵在其小肠内经消化液的作用,胚膜破裂,六钩蚴逸出,借小钩和分泌物的作用,1~2d内钻入肠壁血管或淋巴管,随血循环到达猪的全身各组织器官。在寄生部位,虫体逐渐长大,中间细胞溶解形成空腔,充满液体,经10周左右发育为囊尾蚴。含囊尾蚴的猪肉俗称为"米猪肉"。猪囊尾蚴在猪体内寄生的部位为运动较多的肌肉,以股内侧肌最多,其次为深腰肌、肩胛肌、咬肌、腹内斜肌、膈肌、心肌、舌肌等,还可寄生于脑、眼等处。猪囊尾蚴在猪体内可存活数年。

人若食入含有活囊尾蚴的猪肉,囊尾蚴则在人的小肠内,在胆汁作用下头节翻出,附着在肠壁上,约2~3个月发育为成虫。成虫在人体可活10~20年,有的可长达25年。人如误食虫卵,六钩蚴也可在人体组织中发育为囊尾蚴,但此种囊尾蚴不能继续发育为成虫(图3-5-5)。

【致病】

1. 成虫致病　成虫寄生人小肠,引起猪带绦虫病。寄生于人体的成虫大多为一条,重感染时也可有多条,但个体较小。猪带绦虫病患者常无明显症状,多因粪便中发现节片而就诊。少数患者可出现饥饿感、腹部不适、腹痛、腹泻、消化不良、腹胀及消瘦等症状。偶尔可致肠梗阻、肠穿孔、腹膜炎。

2. 囊尾蚴致病　囊尾蚴寄生人体引起囊尾蚴病,又称囊虫病。因其寄生于组织脏器内,故其危害远大于成虫,是我国重要的寄生虫病之一。其危害程度与猪囊尾蚴寄生部位和数量有关。好发部位有皮下、肌肉、脑、眼、心、舌、口、肝、肺、腹膜和神经鞘等处。寄生囊尾蚴的大小、形态因寄生部位不同而有差异。在疏松的结缔组织和脑室中的囊尾蚴多呈圆形,大小5~8mm;在肌肉中略伸长。在脑底部的可具分支或葡萄样突起,称为葡萄状囊尾蚴。寄生数量可能只有一个,也可多达数千个。活的囊尾蚴可逃逸或抑制宿主的免疫反应,因此在寄生局部组织造成的炎症反应比较弱一般不出现临床表现,少量由于压迫相邻组织或脑脊液流动受阻会出现临床表现;死亡的囊尾蚴由于诱发宿主免疫反应而出现严重的炎症反应,最终导致钙化。囊尾蚴的寿命可达数年至数十年不等。

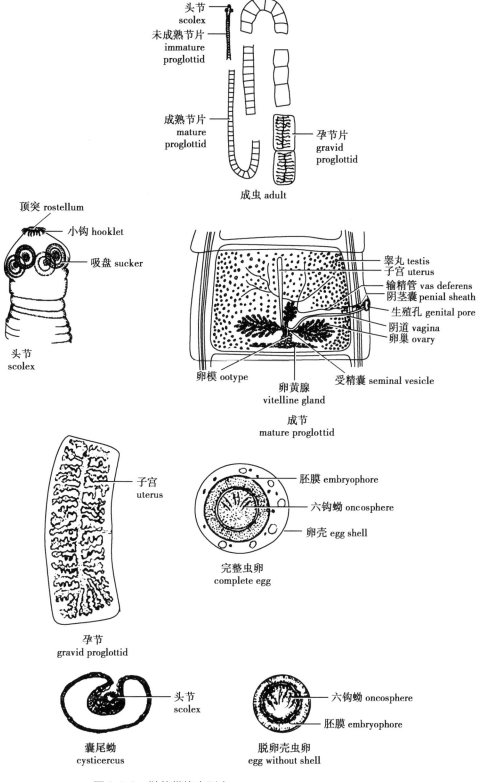

图 3-5-3 链状带绦虫形态

Fig. 3-5-3 Morphological structure of *Taenia solium*

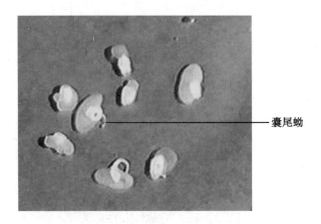

图 3-5-4　链状带绦虫囊尾蚴

Fig. 3-5-4　Cysticercus cellulosae of *Taenia solium*

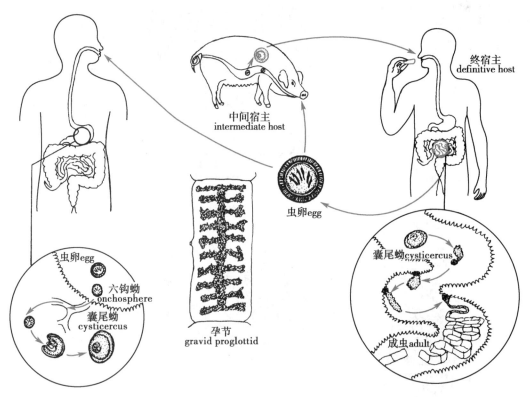

图 3-5-5　链状带绦虫生活史

Fig. 3-5-5　Life cycle of *Taenia solium*

人体囊尾蚴病可归纳以下几类,主要临床表现如下:

(1)皮下及肌肉囊尾蚴病:占 26.29%。囊尾蚴寄生在皮下时呈结节状,圆形或椭圆形,硬如软骨,可在皮下稍有移动,无压痛,与周围组织无粘连。结节数目可从一个至数千个不等,多分批出现,以头部及躯干较多见,并可自行逐渐消失。寄生在肌肉时,可引起局部肌肉酸痛、发胀,轻者也可无症状。

(2)脑囊尾蚴病:占 65.32%。因虫体寄生在脑组织的部位、数量不同,以及人体免疫反应的不同,其症状复杂多样,有的可无症状,有的较为严重甚至突然死亡。发病时间以感染后 1 个月至 1 年为多,最长者可达 30 年。囊尾蚴若寄生于脑实质、蛛网膜下腔和脑室,均可引起颅内压增高。此外,约 10%患者以急性或亚急性脑膜炎的临床表现为主。患者可有脑脊液改变,其特点为白细胞显著增多,尤以淋巴细胞为主。

　　国内将脑囊尾蚴病分为 6 个临床型:即①癫痫型;②脑实质型;③蛛网膜下腔型;④脑室型;⑤混合型;⑥亚临床型。其中以癫痫型为最多见。不同型患者的临床表现和严重性不同,治疗原则与预后也不一样。脑囊尾蚴病合并脑炎可使病变加重而致死亡(图 3-5-6)。

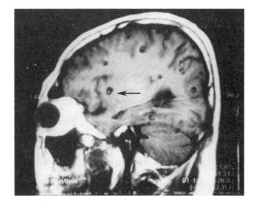

图 3-5-6　脑囊尾蚴病脑 CT 片
Fig. 3-5-6　CT image of brain cysticercus

　　(3)眼囊尾蚴病:囊尾蚴可寄生于眼的任何部位,以眼球深部玻璃体及视网膜下最为常见,也可寄生在结膜下、眼前房、眼眶内、眼肌处等。通常累及单眼,少数患者双眼同时有囊尾蚴寄生。若发生在视网膜后及黄斑区,可造成中心视力的障碍,甚至仅有光感或更差。视网膜下囊尾蚴寄生可致视网膜广泛剥离。囊尾蚴若穿破视网膜进入玻璃体内可致玻璃体混浊,患者自觉有黑影在视野内飘动,形态不一,或呈团块状,或时明时暗,或飞蚊幻影。结膜下囊尾蚴病可使结膜局限性半圆形隆起,伴结膜充血。眼内囊尾蚴寿命约 1~2 年。眼内囊尾蚴存活时,患者尚能忍耐,一旦囊尾蚴死亡,虫体的分解物可产生强烈的刺激,造成眼内组织变性,导致玻璃体浑浊,视网膜脱离,视神经萎缩,并发白内障、青光眼、细菌性眼内炎等,最后可导致眼球萎缩而失明。

【实验室检查】

　　猪带绦虫病患者常有吃生猪肉史或排节片史。

　　1. 病原学检查　主要检查粪便中是否有孕节或虫卵。若患者提供新鲜节片,可将孕节用生理盐水冲洗后,夹在两张载玻片之间,观察子宫侧支数即可确诊。采用该方法时,操作者需注意防止感染虫卵。对可疑患者可采用槟榔南瓜子试验性驱虫,收集患者的全部粪便,用水淘洗检查成虫头节、成节卵巢分叶、孕节子宫侧支数即可确定虫种和明确疗效。猪带绦虫卵因虫卵形态与牛带绦虫虫卵相同,仅靠检获虫卵难以鉴别。

　　2. 免疫学检查　对猪带绦虫病患者而言,粪便抗原的检测比血清抗体的检测更显重要,粪便抗原的检测通常用以绦虫成虫的体壁或其分泌/排泄产物制备的多克隆抗体建立的酶联免疫吸附试验(ELISA)双抗体夹心法,特异性高达 99%,是显微镜检查虫卵的 2.5 倍。

　　3. 影像学检查　CT 和 MRI 是当前囊虫病诊断的重要辅助检查方法。CT 检查下,囊尾蚴为低密度影,翻卷收缩的头节呈高密度结节。如在头颅 CT 下,见单发或多发圆形或椭圆形低密度影,低密度影下见小的高密度结节,可依据临床表现与实验室检查结果综合考虑协助诊断。

【流行】

　　1. 分布　世界各地均有散在猪带绦虫病例,尤以发展中国家较多。本病在我国分布几乎遍及全国,已知在 30 个省、自治区、直辖市有本病的发生和流行,但感染率各地差异较大。东北、华北、云南等少数地区感染率较高,呈区域性流行。患者以青壮年为主,农村多于城市。2014—2016 年在全国 31 个省(自治区、直辖市,未包括港澳台地区)中调查发现,人群带绦虫感染率为 0.06%,推算感染人数约为 37 万。

　　2. 感染方式　人体猪带绦虫病是因为生食、半生食含有活囊尾蚴的猪肉感染;感染囊尾蚴病是因为误食虫卵而感染。人体感染虫卵的方式有 3 种:①自体内重复感染:体内有成虫寄生,由于肠道的逆蠕动,如恶心,呕吐等,将脱落在小肠中的孕节或卵返入胃内,造成自身严重感染;②自体外重复感染:猪带绦虫病患者误食自己排出的虫卵而感染;③异体(外来)感染:误食他人排出的虫卵而感染。猪带绦虫病和囊虫病可同时存在于一身,也可单独发病,且囊虫病多与猪带绦虫病分布一致,调查发现凡是猪带绦虫病发病率高的地方,猪体囊尾蚴和人体囊尾蚴感染率亦高,三者呈平行消长趋势。

　　3. 流行因素　该病流行因素主要由于猪饲养方法不当,有的地方不用猪圈,或是仔猪散养,或是厕所直接建于猪圈之上(连茅圈),猪可吞食粪便,造成猪受染。

　　在猪带绦虫病流行严重的地区,当地居民常有喜食生的或未煮熟猪肉的习惯,这对本病的传播起着决定性的作用,如云南省少数民族地区节日菜肴:白族的"生皮"、傣族的"剁生"、哈尼族的"噢嚅",均系用生猪肉制作。还有熏食或腌肉不再经火蒸煮。另外,西南地区的"生片火锅",云南的"过桥米线",福建的"沙茶面"等,都是将生肉片在热汤中稍烫后,蘸佐料或拌米粉或面条食用。其他地区的散在病例则往往是偶然吃到含有活囊尾蚴的猪肉包子或饺子,或食用未经蒸煮的带囊尾蚴的熏肉或腌肉,或用切过生肉的刀、砧板再切熟食而致人感染。实验证明,猪囊尾蚴在 −5℃条件下存活5d,20℃可活 26d,50℃可活 15min。140g 肉块在生理盐水中煮沸 10min,可杀死全部囊尾蚴,因而掌握烹煮时的温度和时间对预防感染非常重要。近年有资料显示,城市带绦虫病患者半数以上有吃烧烤肉串的病史。

【防治】

　　1. 加强卫生宣传　不吃生肉或半生肉。切生肉、熟肉或蔬菜的刀和砧板要分开。注意个人卫生和饮食卫生,饭前便后要洗手。如有节片排出,应尽早驱虫,防止自体感染囊尾蚴病。

　　2. 防止猪感染　改善养猪方法和条件。提倡圈养,厕所与猪圈应分开以减少猪食入虫卵的机会。猪囊尾蚴病的免疫预防一直是研究的重要课题,开展较早的研究中用于研发抗猪囊尾蚴病疫苗的抗原有:全囊虫匀浆抗原、六钩蚴抗原、六钩蚴排泄/分泌抗原、囊尾蚴体外培养的分泌代谢抗原和组织培养的细胞抗原等,免疫保护性试验结果表明这些抗原作为疫苗均能取得良好的预防效果,可使免疫动物获得抗虫卵攻击感染的抵抗力,多数动物能得到完全保护。但这些抗原都来自虫体本身,不能在体外培养中大量获得,因而限制了其应用。随着分子生物学技术在寄生虫研究领域的应用,通过寻找抗原相关基因,在体外克隆并表达,用表达产物作为抗原研制疫苗已经成为一个新的方向。已有研究证明,无论是 TSOL18 重组抗原,还是六钩蚴全虫体的免疫血清,均能在体外试验中杀死六钩蚴,是抗猪囊尾蚴病疫苗的重要候选抗原。

　　3. 加强肉食的检疫　严格肉类的检疫,严禁销售"米猪肉"。

　　4. 治疗患者　治疗猪带绦虫病患者和带虫者是消除传染源的重要措施。常用的治疗药物有槟榔和南瓜子,具有疗效高,副作用小的优点。多数患者 5~6h 内排出完整的虫体,若只排出部分虫体,可用温水坐浴,让虫体缓慢排出,切勿用力拉扯,以免虫体头节留在消化道内。驱虫后应收集 24h 粪便,检查有无头节排出。若头节排出,表明虫体已驱净。如未检获头节应继续随访,2~3 个月后复查,无孕节、虫卵发现可视为治愈。

　　治疗囊尾蚴病最常用的方法是手术摘除。浅表数量不多的皮下、肌肉囊虫可以手术摘除;眼囊虫病以手术取虫为主,药物杀虫如造成虫体死亡,可引起眼组织的剧烈炎症反应,可导致最终不得不摘除整个眼球的严重后果。数量少、重要部位的脑囊虫如脑室囊虫应予手术摘除。不能手术摘除的囊虫仍以药物治疗为主。吡喹酮和阿苯达唑是治疗囊虫病的有效药物,具有疗效高、药量小、给药方便等优点。脑囊虫病患者药物治疗期间,若囊尾蚴变性和坏死可引起急性颅内压增高和过敏反应,故应在医生的密切观察下进行。

Summary

Taenia solium (*T. solium*) called the pork tapeworm can cause the infection of *T. solium taeniasis*, and its cysticercus cause human cysticercosis.

　　Human is the definitive host as well as intermediate host of *T. solium*. An adult worm parasitizes in the intestine, and fixes the wall by its scolex. The gravid proglottids are excreted passively in the human feces. The eggs are scattered from the proglottids which are damaged or macerated. Pigs are infected after ingestion of the proglottids or eggs presented in an environment contaminated by humans.

　　The oncosphere leaves the embryophore in the pig intestine and migrates to the tissue. A human acquires taeniasis by ingesting *T. solium* cysticerci in raw pork. If humans swallow eggs or gravid proglottids, the oncosphere can develop into bladder worm in human body. But it cannot continue to develop into an adult worm.

For intestinal taeniasis diagnosis, it depends on the demonstration of gravid segments and eggs in the faeces and perianal scrapings by microscopy. For cysticercosis diagnosis, the laboratory diagnosis includes, biopsy and serological diagnosis as well as MRI or CT brain scans. Praziquantel is effective for the treatment of intestinal taeniasis caused by *T. solium*. Surgery is indicated for cysticercosis of the brain and eyes.

 思考题

1. 食米猪肉可能患哪种些寄生虫病？并简述依据。
2. 对脑囊虫病患者是否应该进行粪检孕节或成节？为什么？
3. 绦虫病患者驱虫后如何判断是否治愈？

（吴家红）

第四节　肥胖带绦虫

肥胖带绦虫（*Taenia saginata* Goeze, 1782）又称牛带绦虫、牛肉绦虫或无钩绦虫。成虫寄生于人体的小肠内，引起牛带绦虫病（taeniasis saginate）；幼虫寄生于牛的皮下、肌肉、眼、脑等处引起牛囊尾蚴病。在我国古籍中也称此虫为白虫或寸白虫，它与猪带绦虫同属于带科、带属。两者的形态和发育过程相似。

【形态】

成虫与猪带绦虫相似，乳白色，体长多为 4~8m，节片大而肥厚，由 1 000~2 000 节组成。头节略呈方形，直径约 1.5~2.0mm，有 4 个吸盘，无顶突及小钩。成节内睾丸 300~400 个，卵巢分左右两叶。孕节子宫分支较整齐，每侧 15~30 支，每一孕节内含虫卵约 8 万~10 万个（图 3-5-7）。猪带绦虫与牛带绦虫区别见表 3-5-1。牛带绦虫卵与猪带绦虫卵形态相似，不易鉴别，故统称带绦虫卵。牛囊尾蚴（cysticercus bovis）略小于猪囊尾蚴。头节形态与成虫头节相似。

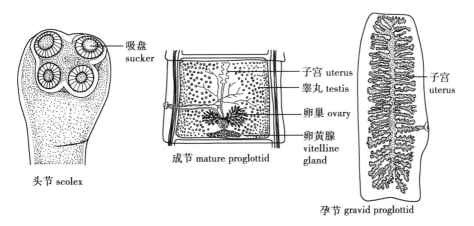

图 3-5-7　肥胖带绦虫形态
Fig. 3-5-7　Morphological structure of *Taenia saginata*

【生活史】

人是牛带绦虫的唯一终宿主。成虫寄生于人体小肠上段,以吸盘吸附于小肠黏膜上,虫体末端的孕节逐节或数节相连脱落,随粪便排出体外。通常每天排出 6~12 节,最多 40 节。脱落的孕节具有明显的活动能力,可主动从肛门逸出。每一孕节含虫卵 8 万~10 万个,但其中 40% 需到外界发育 2 周才成熟并具感染性,另有 10% 为未受精卵。虫卵随孕节蠕动自子宫排出,或由于孕节破裂虫卵散出污染了环境,如草地和水源,若被中间宿主牛食入,卵内六钩蚴在牛的十二指肠孵出,钻入肠壁,随血液循环到达牛体各组织脏器,尤其是到达运动较多的股、肩、心、舌和颈部的肌肉内,经 60~70d 发育为牛囊尾蚴。牛囊尾蚴除寄生于牛科动物黄牛、水牛、牦牛、印度牛等外,也可寄生于羊、长颈鹿、羚羊、野猪等各组织脏器内,但不寄生于人体。牛囊尾蚴寿命可达 3 年。

人食入生的或半生的含有囊尾蚴的牛肉后,囊尾蚴在小肠消化液的作用下头节翻出,附着于肠壁上,经过 8~10 周发育为成虫(图 3-5-8)。成虫寿命可达 20 年以上。

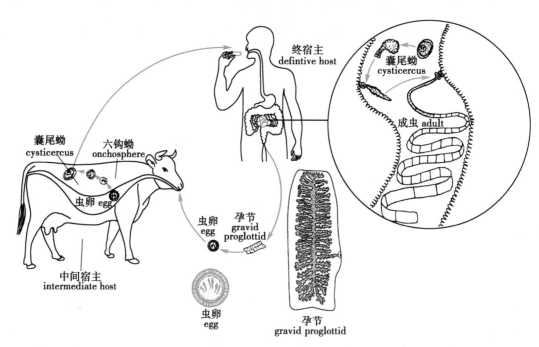

图 3-5-8　肥胖带绦虫生活史
Fig. 3-5-8　Life cycle of *Taenia saginata*

【致病】

寄生人体的牛带绦虫成虫多为一条,严重感染者可达 10 余条或更多。患者一般无明显症状,仅以孕节从肛门逸出或粪便中发现孕节作为患者的唯一主诉。有时患者可出现上腹不适、消化不良、恶心、腹胀、腹泻或体重减轻等。由于孕节自动从肛门逸出,患者自觉有肛门及会阴部的瘙痒感。大量虫体寄生可引起肠梗阻等并发症。

人对牛带绦虫的六钩蚴具有自然免疫力。调查发现,患者指甲缝里虽有大量的牛带绦虫卵,有误食虫卵的机会,但是人体几乎没有牛囊尾蚴寄生。

【实验室检查】

病原学检查方法与猪带绦虫病检查相同。若患者常发现孕节自动从肛门逸出,感染牛带绦虫比感染猪带绦虫的概率大。根据孕节子宫分支数可作为确诊依据,并与猪带绦虫相鉴别。若节片已干硬,可用生理盐水浸软,或以乳酸酚浸泡透明后再观察。

此外,可用透明胶带法、肛门拭子法检查虫卵,或用饱和盐水浮聚法从粪便中查虫卵,但不能确定虫种。

【流行与防治】

本虫为世界性分布,以牧区或以牛肉为主要肉食的民族地区为多见,其他地区散在分布。在我国新疆、内蒙古、西藏、四川、云南、贵州、广西、甘肃及台湾的一些地区有地方性流行,其中以西藏地区感染率最高,可达 70% 以上,患者多为青壮年,男性多于女性。

造成流行的主要因素与患者和带虫者的粪便污染环境及居民食用牛肉方法不当有关。在流行区,牧民常在牧场及野外排便,导致虫卵污染牧场、水源及地面,放牧时,牛吃到虫卵而感染。在广西大苗山区,居民多习惯人畜共居一楼,楼上是厕所,楼下为牛圈,牛容易吃到含孕节或虫卵的粪便而受染,加上当地居民有生食或半生食牛肉的习惯,使得当地居民牛带绦虫感染率较高。此外,非流行区虽无生食或半生食牛肉的习惯,但烹调时肉块过大,温度不够或用切过生肉的刀和砧板再切熟食等,皆可使人因吃到未杀死的牛囊尾蚴,而患牛带绦虫病。

牛带绦虫病的治疗与猪带绦虫相同,采用槟榔、南瓜子合剂疗法,疗效好,副作用小。也可用吡喹酮、阿苯达唑等,但服药后虫体完全崩解,无法检出节片。

在流行区加强卫生宣教、改变不良的饮食习惯、不吃生的或未煮熟的肉类;加强粪便管理、注意牧场清洁;加强肉类检疫、禁止出售含囊尾蚴的牛肉等综合治理措施,可达到阻断传播,降低本病发病率的目的。

Summary

Taenia saginata, called the beef tapeworm, is similar to *T. solium* in life cycle and morphology. It only causes Taeniasis. Taeniasis is in human, but cannot cause human cysticercosis. A human being is the only definitive host of *T. saginata*, which live in the intestine. With *T. saginata* infection, the gravid proglottids with eggs pass daily through the anus. The eggs can survive for several months or years. The eggs develop further when ingested by cattle, an intermediate host. The oncosphere leave its embryophore in the cow's intestine and migrates to the muscles, and develops to the next larval stage-the cysticercus. It can infect humans when ingested with raw meat. Many cases of the infection are asymptomatic. Usually, the gravid proglottid passed in the feces is first noticed and taken to a physician for diagnosis. Chemotherapy with areca nut plus pumkin seed or praziquantel is needed.

思考题

1. 人若误食牛带绦虫虫卵会感染牛带绦虫吗? 为什么?
2. 人生食牛肉,会感染牛带绦虫吗? 为什么?

(吴家红)

第五节　亚洲带绦虫

亚洲带绦虫(*Teania asiatica*)又称亚洲牛带绦虫(*Teania saginata asiatica*),其成虫形态与牛带绦虫相似,成虫 4~8m,也有不足 1m。头节呈方形,有 4 个吸盘,无小钩,似有发育不良的顶突,略有突起或凹陷。链体分幼节、成节和孕节,由 260~1 016 个节片组成。卵巢分两叶。子宫侧支为 11~32 个。囊尾蚴较小,头节有顶突和 2 圈发育不良的小钩,类似猪带绦虫的囊尾蚴。3 种带绦虫的形态区别见表 3-5-1,虫卵和牛带绦虫很难鉴别。

1987 年台湾学者 Chung 等证实,猪是该绦虫的自然中间宿主。1988—1990 年,范秉真等用该绦虫孕节内的虫卵实验感染猪和牛等动物获得成功。1988 年和 1992 年陆续报道食入牛肝脏内和猪体内该绦虫囊尾蚴的志愿者感染了该绦虫,证实人是终宿主。由此弄清了该绦虫的整个生活史。但人是否为唯一终宿主尚无定论。亚洲带绦虫生活史明显不同于牛带绦虫,它以猪和其他一些野生动物为中间宿主。囊尾蚴寄生在家猪、野猪、鹿、野山羊、牛、猴等动物的肝脏实质及其他内脏内。幼虫具有亲内脏性,而不像牛带绦虫具有亲肌肉性。亚洲带绦虫病患者临床症状与传统牛带绦虫病相似。

到目前为止,流行病学调查表明亚洲带绦虫广泛分布于韩国、新加坡、泰国、印度尼西亚、马来西亚、菲律宾、缅甸和越南等国以及我国的台湾、云南、贵州等省。1981 年以来,亚洲带绦虫在我国台湾的 10 个县山地少数民族 27 359 人中平均感染率为 11.3%。2003—2005 年,贵州省都匀市亚洲带绦虫感染率为 2.69%,男性高于女性,布依族感染率显著高于其他民族,以生食猪肝感染为主。2000—2014 年,云南省部分地区感染亚洲带绦虫概率为 16.71%。普米族感染率远高于其他民族,以生食猪肝为主。

实验室检查及防治原则与牛带绦虫相似。

表 3-5-1 猪带绦虫、牛带绦虫、亚洲带绦虫形态的区别

区别点	猪带绦虫	牛带绦虫	亚洲带绦虫
成虫			
体长	2~4m	4~8m	4~8m
头节	球形,直径约 1mm,有顶突和 25~50 小钩	略呈方形,直径约 1.5~2.0mm,无顶突和小钩	直径约 1.4~1.7mm 有或无顶突,无小钩
节片	700~1 000 节,较薄、略透明	1 000~2 000 节、较厚、不透明	260~1 016 节较厚
成节	卵巢分左右两叶和中央小叶,每侧 7~13 支	卵巢分左右两叶,每侧 15~30 支	卵巢分左右两叶,每侧 11~32 支
囊尾蚴			
头节	有顶突和小钩	无顶突和小钩	有顶突和发育不良小钩

Summary

Teania asiatica is similar to *Taenia saginata* in life cycle and morphology. A human being is the only definitive host of *T. asiatica*, which reside in the intestine. Pig and other wild animals are the intermediate host. Humans acquires the infection if ingestion of raw liver of infected pig.

思考题

1. 请简述三种人体带绦虫的生物学特征的异同。
2. 如患者粪检发现带绦虫卵,试问还需要做什么检查以明确诊断? 为什么?

(吴家红)

第六节　寄生于消化道中的其他绦虫

一、微小膜壳绦虫

微小膜壳绦虫 [*Hymenolepis nana*（V. Siebold, 1852）Blanchard, 1891] 又称短膜壳绦虫（dwarf tapeworm），属膜壳科、膜壳属。该属绦虫为中型或小型绦虫，头节具有可伸缩的顶突和小钩；成节内有睾丸 3 个；子宫为袋状。

1845 年 Dujardin 首次在啮齿动物肠道内发现本虫，1851 年 Bilharz 报告首例人体感染病例。1887—1892 年 Grassi 和 Rovelli 证实鼠类经口吞食虫卵，可直接在肠道内发育为成虫，无需中间宿主。近 40 年后，Bacigalupo 实验证实了鼠蚤和面粉甲虫可作为其中间宿主。该虫主要寄生于鼠类小肠，也可寄生于人体小肠，引起微小膜壳绦虫病（hymenolepiasis nana, or rodentolepiasis）。

【形态】

1. 成虫　体长平均 20mm，很少超过 40mm，宽 0.5~1mm。头节呈球形，直径 0.13~0.4mm，有 4 个吸盘和 1 个可伸缩的顶突，顶突上有一圈小钩，约 20~30 个。颈部细长，链体由 100~200 个节片组成，最多时可达 2 250 个。所有节片均宽大于长，并向后逐渐增大。成节有 3 个球形睾丸，横列于节片中部；卵巢呈分叶状，位于节片中央，卵黄腺球形，在卵巢后方，生殖孔均位于节片同侧。孕节子宫呈袋状，其内充满虫卵（图 3-5-9）。

2. 虫卵　圆形或类圆形，大小为（48~60）μm ×（36~48）μm，无色透明。卵壳很薄，较厚的胚膜两端稍隆起并各发出 4~8 根丝状物（极丝），蜿蜒于卵壳和胚膜之间，胚膜内含一个六钩蚴（图 3-5-9）。

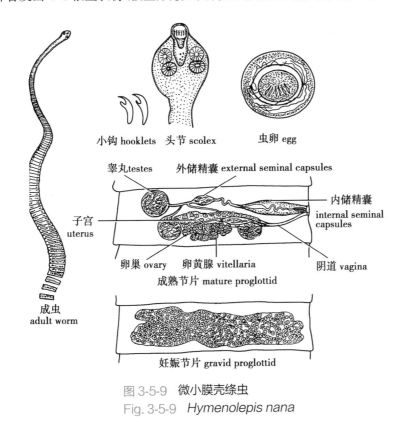

小钩 hooklets　头节 scolex　虫卵 egg

睾丸 testes　外储精囊 external seminal capsules

内储精囊 internal seminal capsules

子宫 uterus

卵巢 ovary　卵黄腺 vitellaria　阴道 vagina

成熟节片 mature proglottid

成虫 adult worm

妊娠节片 gravid proglottid

图 3-5-9　微小膜壳绦虫
Fig. 3-5-9　*Hymenolepis nana*

【生活史】

微小膜壳绦虫的发育既可在同一宿主体内完成，也可经中间宿主完成（图 3-5-10）。

1. 直接感染和发育　成虫寄生于鼠类或人的小肠内，脱落的孕节或散落的虫卵随宿主粪便排

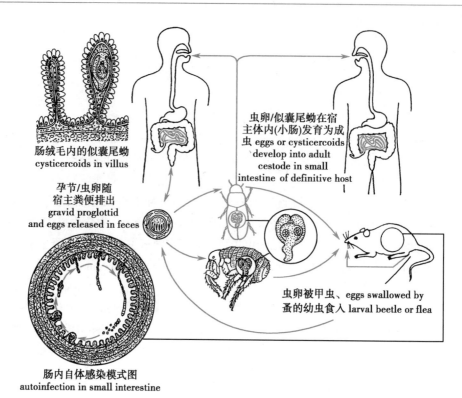

肠绒毛内的似囊尾蚴
cysticercoids in villus

虫卵/似囊尾蚴在宿
主体内(小肠)发育为成
虫 eggs or cysticercoids
develop into adult
cestode in small
intestine of definitive host

孕节/虫卵随
宿主粪便排出
gravid proglottid
and eggs released in feces

虫卵被甲虫、eggs swallowed by
蚤的幼虫食入 larval beetle or flea

肠内自体感染模式图
autoinfection in small interestine

图 3-5-10　微小膜壳绦虫生活史
Fig. 3-5-10　life cycle of *Hymenolepis nana*

出体外,虫卵被另一宿主吞食后在其小肠内孵出六钩蚴,然后钻入肠绒毛,约经 4d 发育为似囊尾蚴(cysticercoid)。6d 后似囊尾蚴破肠绒毛回到肠腔,以头节上的吸盘和小钩附着在肠壁上,逐渐发育为成虫。从吞食虫卵到发育为成虫并开始产卵,在人体内需 2~4 周。成虫寿命为 4~6 周。

此外,成虫的孕节亦可在肠道内被消化而释放出虫卵。若虫卵在宿主肠道内停留时间较长,也可孵出六钩蚴,同样可钻入肠绒毛,发育为似囊尾蚴,再回到肠腔发育为成虫,即在同一宿主肠道内完成其整个生活史,称为自体感染(autoinfection)。国内曾报道,一患者经连续三次驱虫共排出成虫 37 982 条。

2. 经中间宿主发育　印鼠客蚤(*Xenopsylla cheopis*)、犬蚤(*Ctenocephalides canis*)、猫蚤(*C. felis*)和致痒蚤(*Pulex irritans*)等多种蚤类幼虫和面粉甲虫(*Tenebrio sp.*)、拟谷盗(*Tribolium sp.*)等均可作为微小膜壳绦虫的中间宿主。虫卵被这些中间宿主吞食后,六钩蚴可在其血腔内发育为似囊尾蚴。鼠或人若吞食这些含似囊尾蚴的中间宿主,即可被感染。

成虫除寄生于鼠和人体外,实验证明,虫卵也能感染旱獭、松鼠等啮齿动物,并可在其体内发育为成虫。

【致病】

本虫的致病作用主要是成虫头节上的吸盘、小钩和体表的微毛对宿主肠壁的机械性损伤,以及虫体分泌物的毒性作用。在虫体附着部位,肠黏膜发生充血、水肿,甚至坏死,有的可形成溃疡,并伴有淋巴细胞和中性粒细胞浸润。六钩蚴和似囊尾蚴的侵入或穿出肠绒毛,也会对肠壁组织,尤其是肠绒毛和基质造成严重损害,出现炎症。

轻度感染一般无明显症状。感染严重者,尤其是儿童,可出现胃肠道和神经系统症状,如恶心、呕吐、食欲缺乏、腹痛、腹泻以及头晕、头痛、烦躁、失眠,甚至惊厥、癫痫等。少数患者可出现皮肤瘙痒和荨麻疹等过敏症状。此外,微小膜壳绦虫也可侵入其他组织,曾有在患者胸部肿块中检获成虫的报道。

NOTES

【实验室检查】

常用生理盐水涂片法,从患者粪便中查见虫卵或孕节。水洗沉淀法或浮聚浓集法可提高检出率。

【流行】

微小膜壳绦虫呈世界性分布,感染率为 0.3%~50%。国内各地感染率多低于 1%。第三次全国人体重点寄生虫病现状调查发现,农村人群微小膜壳绦虫感染率为 0.005 8%。

由于微小膜壳绦虫的发育可不需中间宿主,由虫卵直接感染人体,因此,该虫的流行主要与个人卫生习惯有关。虫卵自孕节散出后即有感染性,并能在粪尿中存活较长时间;但因对干燥抵抗力较弱,虫卵在外界环境中很快就失去感染性。因此,虫卵主要通过直接接触粪便或通过厕所、便盆的污染再经手到口进入人体造成传播,特别是在儿童聚集的场所更易互相传播。偶然误食含有似囊尾蚴的中间宿主也是感染的原因之一。

人误吞食鼠粪中的虫卵也能造成感染。因此,鼠类在本病的流行上具有重要的保虫宿主作用。

【防治原则】

加强粪便管理,防止污染水源和食物。注意环境卫生、个人卫生和饮食卫生。增加营养,提高机体抵抗力。彻底治愈患者,并消灭鼠类,减少传染源。

驱虫治疗可用吡喹酮,单次剂量至少 20mg/kg,治愈率达 90%~98%。阿苯达唑治疗效果较吡喹酮为低。

二、缩小膜壳绦虫

缩小膜壳绦虫[*Hymenolepis diminuta*(Rudolphi,1819)Blanchard,1891]又称长膜壳绦虫。由 Olfer 于 1766 年在南美洲的鼠体内首次检获,该虫是鼠类和其他啮齿类动物常见的寄生虫,偶然寄生于人体,引起缩小膜壳绦虫病(hymenolepiasis diminuta)。

【形态】

1. **成虫**　形似微小膜壳绦虫,但较大,为(200~600)mm ×(3.5~4.0)mm,有 800~1 000 个节片。头节上的吸盘较小,顶突凹入,不易伸缩,无小钩(图 3-5-11)。

2. **虫卵**　呈圆形或类圆形,黄褐色,较微小膜壳绦虫卵稍大,为(60~79)μm ×(72~86)μm,卵壳较厚,胚膜两端无极丝,胚膜与卵壳之间充满透明的胶状物,卵内含一个六钩蚴(图 3-5-11)。

【生活史】

缩小膜壳绦虫生活史与微小膜壳绦虫相似,但发育必须经过昆虫中间宿主。中间宿主包括蚤类、甲虫、蟑螂、倍足类和鳞翅目昆虫等 60 余种节肢动物,其中以大黄粉虫(*Tenebrio molitor*)、谷蛾(*Tinia granella*)多见。成虫寄生于鼠类或人的小肠内,孕节或虫卵随粪便排出,被中间宿主吞食后,在其消化道内孵出六钩蚴并进入血腔发育为似囊尾蚴。鼠类或人吞食了含有似囊尾蚴的中间宿主而感染,似囊尾蚴在肠腔经过 12~13d 发育为成虫。

【致病与检查】

缩小膜壳绦虫对人的危害较微小膜壳绦虫轻。感染者无体内重复感染情况,寄生虫数一般较少,多无明显临床症状,或仅有轻微的神经系统和胃肠道症状,如头痛、失眠、磨牙、恶心、腹胀和腹痛等。严重感染者可致眩晕、表情呆滞、贫血等。

检查方法同微小膜壳绦虫。用定量透明法检出率高,且可定量。

【流行与防治】

缩小膜壳绦虫分布于美洲、欧洲、亚洲、大洋洲和非洲等地。国内多为散在分布。

缩小膜壳绦虫主要寄生于鼠类,各种家鼠、田鼠等是其重要的传染源和保虫宿主。这些中间宿主常生活于粮食中,人们在日常生活中接触它们的机会较多,故容易误食这些感染性昆虫而受染。

注意个人卫生和饮食卫生,积极消灭粮仓害虫等中间宿主和作为保虫宿主的鼠类是主要的预防措施。治疗同微小膜壳绦虫。

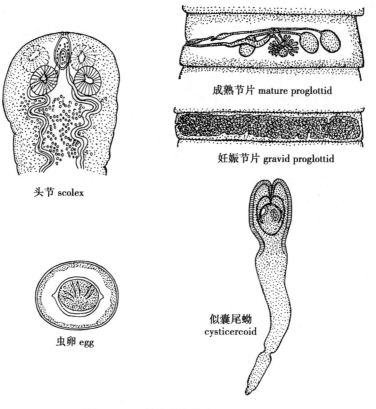

头节 scolex

成熟节片 mature proglottid

妊娠节片 gravid proglottid

虫卵 egg

似囊尾蚴
cysticercoid

图 3-5-11　缩小膜壳绦虫

Fig. 3-5-11　*Hymenolepis diminuta*

三、偶然寄生于消化道的其他绦虫

克氏假裸头绦虫、犬复孔绦虫、西里伯瑞列绦虫、德墨拉瑞列绦虫、线中殖孔绦虫和司氏伯特绦虫的成虫在终宿主肠道内寄生。人常因误食含有似囊尾蚴的食物而感染。实验室检查与治疗原则与膜壳绦虫相似（表 3-5-2）。

表 3-5-2　偶然寄生于消化道的其他绦虫

虫种	形态特点	感染途径及临床表现	治疗用药
克氏假裸头绦虫 *Pseudanoplocephala crawford*	成虫与缩小膜壳绦虫相似，但较大。大小为（97~167）cm×（0.31~1.01）cm，约有 2 000 多个节片。虫卵与缩小膜壳绦虫卵相似，直径为 84~108μm，六钩蚴与胚膜间有明显的空隙	人因偶然误食含似囊尾蚴的赤拟谷盗等中间宿主而感染。 轻度感染者无明显症状，严重时，可出现腹痛、腹胀、恶心、呕吐等症状	巴龙霉素或甲苯达唑
犬复孔绦虫 *Dipylidium caninum*	成虫大小为（10~15）cm×（0.3~0.4）cm，有 200 个节片。头节菱形，有 4 个吸盘和 1 个可伸缩的顶突，其上有数圈刺状小钩。虫卵圆球形，直径 35~50μm，卵壳薄，内含 1 个六钩蚴	人的感染常因与犬、猫接触时误食含似囊尾蚴的蚤所致。 感染严重者，尤其是儿童，可有食欲缺乏、消化不良、腹部不适等症状，若有孕节自动从肛门逸出可引起肛门瘙痒和烦躁不安等	同膜壳绦虫属

续表

虫种	形态特点	感染途径及临床表现	治疗用药
西里伯瑞列绦虫 *Raillietina celebensis*	成虫大小 32cm×0.2cm,有 185 个节片。头节钝圆,顶突缩在顶部微凸的浅窝内,其上有两排约 72 个斧形小钩;吸盘 4 个。虫卵呈橄榄形,大小约 45μm×27μm,具有两层薄壳,内含一个圆形的六钩蚴	人体感染是因误食感染似囊尾蚴的蚂蚁所致。感染者可有夜间磨牙、流涎、食欲缺乏、消瘦、腹痛、腹泻、肛门瘙痒等。部分患者可有贫血、嗜酸性粒细胞增多。个别患者出现头痛、晕厥、惊厥等症状	同膜壳绦虫属
德墨拉瑞列绦虫 *Raillietina demerariensis*	成虫长 10~20cm,有 5 000 个节片,头节具有卵圆形的吸盘。吸盘围绕着小钩,顶突具有两圈小钩	成虫寄生于野生啮齿类动物和猴。人偶有感染。我国尚未发现该虫	
线中殖孔绦虫 *Mesocestoides lineatus*	成虫长 30~250cm,头节较大无顶突和小钩,有 4 个吸盘。虫卵呈椭圆形,无色透明,大小为(40~60)μm×(35~43)μm,卵壳较薄,无卵盖,内含六钩蚴	人因生食或半生食含四盘蚴的蛙、蛇肉,或生饮蛇血或其他动物血而感染。主要有消化不良,轻微腹胀、腹痛、腹泻或便秘等症状	吡喹酮
司氏伯特绦虫 *Bertiella studeri*	成虫长 150~450mm。头节略扁,有 4 个卵圆形吸盘,顶突退化。虫卵为不规则的卵圆形,大小为(45~46)μm×(49~50)μm。卵壳透明,内含一个六钩蚴	人因误食含似囊尾蚴的螨类而感染。症状主要有腹痛、腹泻、呕吐等	吡喹酮或甲苯达唑

Summary

Hymenolepis nana is smaller tapeworm, which adult parasitize in the intestine of rodents. Humans acquires the infection if swallowed eggs. The main clinical symptoms include gastrointestinal and nervous system symptoms. Because the presence of autogenous infection, the patient often need to give repeated treatment.

Hymenolepis diminuta is similar to *Hymenolepis nana* in life cycle, but larva must develop in the insect. Humans acquires the infection if swallowed cysticercoids. The eggs or gravid proglottid can be observed in the faeces.

思考题

微小膜壳绦虫和缩小膜壳绦虫生活史有什么特点?该特点与致病有什么关系?

(刘文琪)

第六章

寄生于组织中的绦虫

【学习要点】

1. 棘球绦虫的种类及包虫病的概念、分型。

2. 棘球绦虫感染人体的途径、幼虫寄生的部位。

3. 包虫病的致病机制及实验室诊断。

4. 包虫病的防治措施。

寄生于组织中的绦虫是指仅幼虫阶段寄生人体的绦虫,以棘球绦虫为常见。棘球绦虫隶属带科,棘球亚科,棘球属。该属绦虫的成虫寄生于食肉类动物的消化道,其幼虫则寄生于反刍类、啮齿类动物或人的肝、肺等脏器。能寄生于人体的棘球绦虫有 4 种,即细粒棘球绦虫(*Echinococcus granulosus* Batsch,1786)、多房棘球绦虫(*Echinococcus multilocularis* Leuckart,1863)、少节棘球绦虫(*Echinococcus Oligarthrus* Diesing,1863)和福氏棘球绦虫(*Echinococcus Vogeli* Rausch et Berstein,1972)。我国主要流行细粒棘球绦虫和多房棘球绦虫,以细粒棘球绦虫最为常见,两种绦虫的幼虫寄生于人或动物(家畜或啮齿类动物为主)的肝、肺等组织脏器引起包虫病(echinococcosis),其中前者引起的包虫病常称为囊型包虫病(cystic echinococcosis)或棘球蚴病(hydatid disease or hydatidosis),后者引起的包虫病则称为泡型包虫病(alveolar echinococcosis)或泡球蚴病(alveococcosis);少节棘球绦虫和福氏棘球绦虫主要分布于美洲和南美洲,国内尚未发现。

另外,水泡带绦虫(*Taenia hydatigena*)偶尔也可寄生于人体组织。该虫为圆叶目、带科、带属绦虫。其成虫寄生于犬和狼的小肠内,幼虫期称为细颈囊尾蚴(cysticercus tenuicollis),主要寄生于猪、羊、牛、骆驼及鹿等动物体内,偶尔也可寄生于人体引起细颈囊尾蚴病(cysticercosis tenuicollis)。本虫为世界性分布,一般在农牧民养犬的地区,其猪、羊、牛等牲畜都有细颈囊尾蚴的感染。人摄入受虫卵污染的食物或水后,虫卵可在人体不同部位发育,引起细颈囊尾蚴病。我国贵州省曾于 1981 年、安徽省曾于 1990 年各报道 1 例细颈囊尾蚴病例。治疗本病以手术为主。

第一节　细粒棘球绦虫

细粒棘球绦虫又称包生绦虫,是一种较常见的小型绦虫。成虫寄生于犬科食肉动物的小肠,幼虫即棘球蚴(hydatid cyst),寄生于多种食草动物(牛、羊等)和人的内脏组织中,引起囊型包虫病或称棘球蚴病。包虫病是一种严重危害人类健康和畜牧业生产的人兽共患病,其分布地域广泛,随着畜牧业的发展,分布的地域不断扩大,已经成为备受关注的全球性公共卫生和经济问题。如今在我国,该病仍为重点防治的寄生虫病之一。

【形态】

1. 成虫　形体微小,长约 2~7mm(平均 3.6mm),是绦虫中最小的虫种之一。除头节和颈部外,整个虫体只有幼节、成节及孕节各 1 节,偶或多 1 节,全部节片长均大于宽。头节呈梨形,具有顶突和4 个吸盘。顶突上有两圈小钩呈放射状排列,约 28~48 个。顶突顶端有一群梭形细胞组成的顶突腺(rostellar gland)。成节结构与带绦虫相似,有睾丸 45~65 个,分布于生殖孔的前、后方,生殖孔开口于

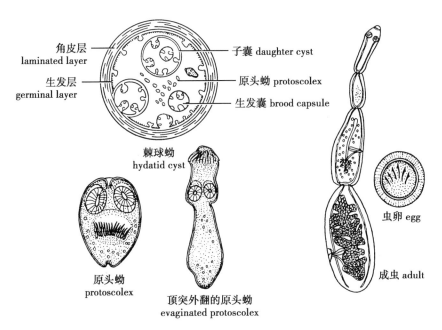

角皮层 laminated layer
生发层 germinal layer
子囊 daughter cyst
原头蚴 protoscolex
生发囊 brood capsule
棘球蚴 hydatid cyst
原头蚴 protoscolex
顶突外翻的原头蚴 evaginated protoscolex
虫卵 egg
成虫 adult

图 3-6-1　细粒棘球绦虫

Fig. 3-6-1　*Echinococcus granulosus*

节片一侧的中部偏后。孕节最大,子宫具有不规则的分支和侧囊,含虫卵 200~800 个(图 3-6-1)。

2. 虫卵　与带绦虫卵相似,光镜下无法区别(图 3-6-1)。

3. 幼虫　即棘球蚴,呈球形囊状体,直径从不足 1cm 至数十厘米不等,大小与寄生的部位、时间及宿主的种类有关。棘球蚴囊壁外有宿主的纤维组织包绕,在临床上也被称为棘球蚴的外囊,对应地将棘球蚴囊壁则称为内囊。棘球蚴为单房性囊,也称单房棘球蚴(unilocular hydatid),由囊壁和内含物组成。囊壁分两层,外层为角皮层(cuticle layer),约 1mm 厚,乳白色、半透明、无细胞结构,似粉皮状,较脆、易破裂;内层为生发层(germinal layer),又称胚层,厚约 20μm,细胞核清楚。内含物由囊液即棘球蚴液(hydatid fluid)、原头蚴(protoscolex)、生发囊(brood capsule)、子囊(daughter cyst)及孙囊(granddaughter cyst)构成。囊液无色透明或微带黄色,比重 1.01~1.02,pH 6.7~7.8,内含多种蛋白质、酶类、尿素、肌醇、肌酐、少量的糖和无机盐等,其中蛋白质和酶对宿主具有较强的抗原性。生发层向囊内生长出许多原头蚴和生发囊。原头蚴又称原头节,呈椭圆形或圆形,大小为 170μm×122μm,为向内翻卷收缩的头节,其顶突和吸盘内陷,内包数十个小钩。原头蚴基本结构与成虫相似,区别在于头节的体积小且缺顶突腺。生发囊是仅有一层胚层的小囊,内含多个原头蚴。生发囊最初由生发层向囊内芽生成群的细胞,然后中间细胞空腔化后,形成小囊,有小蒂与生发层相连,小蒂也可断裂,生发囊游离于囊液中。原头蚴、生发囊可继续发育为子囊。子囊也可由棘球蚴的生发层直接长出。子囊结构与棘球蚴囊相似,囊内也可生长出原头蚴、生发囊及与子囊结构相似的孙囊。从囊壁脱落的原头蚴、生发囊和小的子囊悬浮在囊液中,统称为棘球蚴砂(hydatid sand)(图 3-6-1)。有的棘球蚴囊内无原头蚴、生发囊等,称为不育囊(infertile cyst)。

【生活史】

细粒棘球绦虫的终宿主是犬、豺、狼等犬科食肉动物;中间宿主是羊、牛、骆驼等多种食草动物和人。

成虫寄生于食肉动物的小肠,凭借顶突上的小钩和吸盘固着生活于肠绒毛基部的隐窝内,其孕节或虫卵随终末宿主粪便排出体外。成虫寿命约为 5~6 个月。虫卵或孕节可能污染水源、牧草及畜舍、蔬菜、土壤等外界环境,若被人或牛、羊等中间宿主吞食后,在小肠内经消化液作用,孵出六钩蚴。六钩蚴钻入中间宿主肠壁,经血循环至肝、肺等各组织器官,发育成棘球蚴。一般感染半年后囊的直径达 0.5~1.0cm,以后每年增长 1~5cm,并随寄生时间延长而逐渐长大,最大可达 30~40cm。棘球蚴在人体可存活 40 年,甚至更久。当含有棘球蚴的牛、羊脏器被犬、狼吞食后,囊内无数原头蚴在终宿主小肠内翻出头节,吸附于肠壁发育为数千至上万条成虫。感染后 2 个月,可在终宿主的粪便中检查到虫卵或孕节(图 3-6-2)。

NOTES

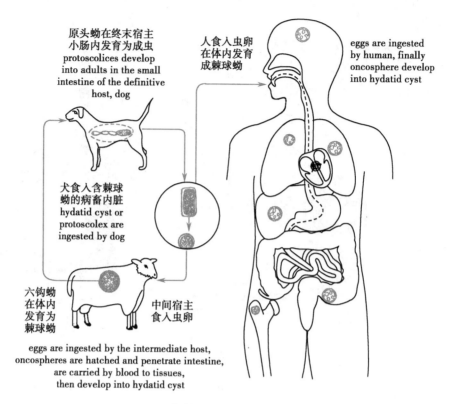

原头蚴在终末宿主
小肠内发育为成虫
protoscolices develop
into adults in the small
intestine of the definitive
host, dog

人食入虫卵
在体内发育
成棘球蚴

eggs are ingested
by human, finally
oncosphere develop
into hydatid cyst

犬食入含棘球
蚴的病畜内脏
hydatid cyst or
protoscolex are
ingested by dog

六钩蚴
在体内
发育为
棘球蚴

中间宿主
食入虫卵

eggs are ingested by the intermediate host,
oncospheres are hatched and penetrate intestine,
are carried by blood to tissues,
then develop into hydatid cyst

图 3-6-2   细粒棘球绦虫生活史
Fig. 3-6-2   Life cycle of *E. granulosus*

【致病】

细粒棘球蚴病,亦称囊型包虫病,对人体的危害以机械损害为主。儿童和青壮年是高发人群,40岁以下者约占 80%,其严重程度取决于棘球蚴的数量、寄生时间、寄生部位和体积大小。

棘球蚴在人体生长时,由于局部组织反应,逐渐形成纤维性外囊。棘球蚴在人体可寄生于任何部位,最多见的寄生部位是肝,约为 80% 且多在右叶,其次是肺,大约为 20%。原发的棘球蚴感染多为单个,也可见到多个寄生,约占 10%~20%。继发性感染常为多发,可同时累及数个脏器。棘球蚴在肺和脾内生长较快,在骨组织内生长极慢,常呈侵蚀性生长。棘球蚴生长缓慢,潜伏期 1~30 年,往往在感染后5~20 年才出现症状。早期多无症状,但棘球蚴不断生长,逐渐压迫周围组织、器官,引起组织细胞萎缩、坏死,棘球蚴囊液的渗出可产生毒性作用和超敏反应等。因此,包虫病的临床表现极为复杂,主要有:

1. 局部压迫和刺激症状   受累部位有轻微疼痛和坠胀感。如寄生于肝脏可有肝区疼痛、坠胀不适、肝大、上腹饱满、食欲减退;位置浅表者可触到有弹性的包块,叩诊时有液性震颤;若压迫了胆道,可出现黄疸;压迫门静脉可致腹腔积液。寄生于肺(右肺下叶居多)可出现胸痛、干咳、咯血、呼吸急促、胸闷等症状。寄生于脑部可出现颅内压增高症状,表现为头痛、恶心、呕吐、视盘水肿、抽搐甚至偏瘫等。寄生骨骼,常见于骨盆、椎体和长骨的干骺端,破坏骨质,易致骨折或骨碎裂。另外,其他部位也有寄生,但较少见,其症状似良性肿瘤。

2. 毒性和过敏反应   棘球蚴囊液渗出或溢出可引起毒性或过敏性反应,常见有食欲减退、体重减轻、消瘦、发育障碍、恶病质、荨麻疹、血管神经性水肿等。若棘球蚴囊液多量渗出或囊肿破裂,囊液溢出可引起严重的过敏反应,如大量进入血循环可导致严重的过敏性休克,甚至死亡。

3. 继发性感染及继发性包虫病   由于运动、外力打击或挤压等各种原因致棘球蚴破裂,囊液及棘球蚴砂等溢出,除引起毒性作用和程度不同的超敏反应外,还可引起继发性感染或继发性包虫病。如肝棘球蚴破裂,囊内容物入腹腔,可引起急性弥漫性腹膜炎,同时棘球蚴砂在宿主腹腔又可发育成多个新的棘球蚴,引起继发性包虫病;如肝棘球蚴破裂,囊内容物入胆道可引起急性炎症,出现胆绞痛、寒战、高热、黄疸等。肺棘球蚴如破裂,累及支气管,患者出现剧烈咳嗽,可咳出小的子囊、生发囊及形似粉皮样的囊壁碎片。

【实验室检查】

1. 病原学检查　一般不宜盲目对囊肿穿刺,但部分患者因为棘球蚴囊破裂,囊壁碎片或内容物被释放出来,可从痰、胸腔积液、腹腔积液中检获棘球蚴碎片或原头蚴等成分,达到病原学诊断的目的。对手术取出的棘球蚴,检查囊液中的棘球蚴砂或镜下观察囊壁结构以明确诊断。

对可疑者应采用影像学检查,如 X 线、B 超、CT、MR(核磁共振)等,对包虫病的诊断及定位有很大帮助,特别是 CT 和 MR 不仅能早期诊断出无症状的带虫者,且能准确检测出各种病理形态的影像。

2. 免疫学检测　是常用的辅助诊断和流行病学调查的重要方法。主要有:①卡松尼(Casoni)皮内试验,简便易行,15min 即可得出结果,阳性率可达 78.6%~100%,但易出现假阳性,约为 18%~67%,也有部分假阴性,本方法可用于流行病学调查,作筛选用,也可作为临床诊断的参考;②酶联免疫吸附试验(ELISA),最常用,敏感性高,特异性较强。目前临床多采用 PVC 薄膜快速 ELISA 检测棘球蚴特异性 IgG,协助诊断。也可以使用亲和素-生物素-酶复合物酶联免疫吸附试验(ABC-ELISA)以及斑点酶联免疫吸附试验(Dot-ELISA)等试验检测棘球蚴特异性 IgG;双抗体夹心 ELISA 采用固相载体包被棘球蚴特异性单克隆或多克隆抗体以检测患者血清中的棘球蚴循环抗原(circulating antigen,CAg)或者循环免疫复合物(circulating immune complex,CIC),本方法特异性强,临床符合率高,但敏感性较低,需要结合其他免疫学实验综合判断;③间接血凝试验(IHA),检测棘球蚴特异性抗体的阳性率可以达到 80% 以上,但敏感性低于 ELISA,目前临床很少应用。

【流行】

包虫病是重要的人兽共患寄生虫病,既危害人体健康,也影响畜牧业发展。

1. 地理分布　细粒棘球绦虫对宿主有广泛的适应性,在一定的自然环境中,终宿主与中间宿主常形成比较固定的动物间循环关系链。依据这种关系链,可将流行区大致分为两型:①森林型(北极型),分布于较寒冷的地区,主要在犬、狼和鹿之间形成野生动物循环;②畜牧型,分布较广泛,遍及世界各大洲的牧区,以犬和偶蹄类家畜之间形成家养动物循环,其中有犬/羊、犬/牛和犬/猪等不同类型。我国分布较广的是犬/羊循环型,其次是犬/牦牛循环型,仅见于青藏高原和甘肃省的高山草甸、山麓地带以及四川西部藏区。

细粒棘球绦虫病呈世界性分布,流行区多为畜牧业发达的国家或地区。在我国主要分布于西部和北部的农牧区,其他省区也有散在病例。2016 年全国人群包虫病患病率为 0.33%,2017 年为 0.41%。2016—2017 年,青藏高原地区流行县人群患病率高于非青藏高原地区。

2. 流行因素　在自然界,细粒棘球绦虫主要在犬及牛、羊等之间传播,人因与这些动物或受污染的环境接触密切而误食虫卵造成感染。流行因素主要包括:

(1) 虫卵污染外界环境:虫卵在外界有较强的抵抗力,能耐受 −56℃ 的低温,在干燥环境中能生存 11~12d,在室温水中能存活 7~16d;对化学药品也有很强的抵抗力,普通化学消毒剂不能杀死虫卵。孕节有较强的活动能力,可在草地沿植物蠕动,致使虫卵污染周围环境,包括牧场、畜舍、皮毛、蔬菜、土壤及水源等。虫卵可以随着犬或人的活动及尘土、风、水散播在人及家畜活动的场所。犬和牛、羊等动物的身体各部位也可沾有虫卵。

(2) 人与家畜及环境的密切接触:在流行区,农牧民家中多有养犬看家护畜的习俗,儿童多喜欢与家犬亲昵、嬉戏,很容易接触到犬皮毛上污染的虫卵,导致感染。流行区人们的生活、生产活动与家畜、牧犬或动物皮毛接触机会较多,如经常从事剪羊毛、挤奶、加工皮毛等,致使人体感染的机会很多;人也可通过食入被虫卵污染的食物、蔬菜、瓜果、水而受到感染。

(3) 病畜内脏喂犬或乱抛:在流行区,家畜屠宰多以家庭为单位分散经营,因缺乏卫生知识,常用病畜内脏喂狗或乱抛,使犬、狼及其他食肉动物的成虫感染率增高,反过来又加重了牛、羊的感染并且对环境的污染更大,人的感染机会增多,局部流行日趋严重。

在非流行区,人因偶尔接触受感染的犬,或接触到来自流行区的动物皮毛而感染。随着我国经济的迅速发展,流行区的皮毛原料及其他畜产品大量流向内地进行加工销售,同时人员往来的日益频繁,非流行区人们在流行区从事生产、商贸或支援建设日渐增多,感染的机会也可能随之增加。

【防治原则】

在流行区应采取以预防为主的综合性防治措施。

1. 加强卫生宣传教育,普及包虫病防治知识,养成良好的个人卫生和饮食卫生习惯;在生产和生活中加强个人防护,杜绝虫卵感染,提高全民防病意识。

2. 加强卫生法规建设和卫生检疫工作,严格、合理处理病畜及其内脏,不用其喂犬,严禁乱抛,提倡深埋或焚烧。

3. 定期为家犬、牧犬驱虫,消除传染源。吡喹酮对细粒棘球绦虫成虫有良好的驱虫作用,我国在青海、西藏、四川等包虫病流行区应用该药对家犬、牧犬驱虫,已取得较好的控制效果。

治疗患者主要采取手术摘除,术中应注意避免囊液外溢,防止发生过敏性休克和继发性感染。难于手术或早期较小的棘球蚴可试用阿苯达唑、吡喹酮或甲苯达唑等药物治疗。联合用药疗效更好。

Summary

Echinococcus granulosus is a common parasitic tapeworm distributed in pastoral areas of China. The adult is parasitic in the digestive tract of carnivores, while the larval stage, hydatid cyst, is parasitic in the liver, lung and other tissues of herbivores or humans, causing echinococcosis. Human infection is caused by ingesting the eggs of dogs, wolves, etc. Hydatid cyst grows slowly and gradually produces compression symptoms, toxic effects and hypersensitivity reactions. Rupture may lead to secondary echinococcosis or anaphylactic shock, or even death. Diagnosis should be combined with medical history, epidemiological data, imaging examination and immunological experiment or pathogen examination. Surgical excision of echinococcosis is the main treatment.

思考题

1. 与猪带绦虫比较,棘球绦虫的生活史有什么特点?
2. 人体肝脏棘球蚴囊破裂可能产生哪些危害?为什么?

（程彦斌）

第二节　多房棘球绦虫

多房棘球绦虫(*Echinococcus multilocularis* Leuckart,1863)形态和生活史与细粒棘球绦虫相似而有差别,其成虫主要寄生于狐,幼虫期称泡球蚴(alveocular hydatid),主要寄生于野生啮齿类或食虫类动物,也可寄生于人体,引起泡球蚴病(alveococcosis)亦称泡型包虫病(alveolar echinococcosis),该病远比囊型包虫病对人体的危害大得多。

【形态与生活史】

成虫与细粒棘球绦虫很相似,但虫体较小,体长 1.2~3.7mm,常有 4~5 个节片。头节有 4 个吸盘,顶突有 13~34 个小钩。成节生殖孔位于节片中线偏前,睾丸数较少,约为 26~36 个,都分布于生殖孔后方。孕节子宫无侧囊,内含虫卵 187~404 个(图 3-6-3)。虫卵形态和大小与细粒棘球绦虫卵相似,光镜下难以区别。

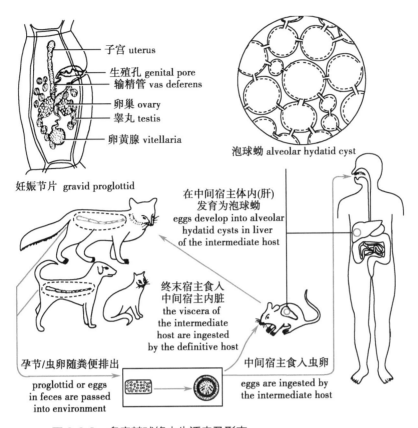

图 3-6-3　多房棘球绦虫生活史及形态

Fig. 3-6-3　Life cycle and morphology of *E. multilocularis*

　　泡球蚴主要寄生在肝,为淡黄色或白色的囊泡状团块,由许多大小囊泡相互连接、聚集而成。每个囊的大小基本相同,呈泡圆形或椭圆形,直径为 0.1~5mm。囊泡内有的含透明囊液和许多原头蚴,有的含胶状物而无原头蚴。囊泡外壁角皮层很薄且常不完整,整个泡球蚴与周围组织无纤维组织被膜分隔。泡球蚴多以外生性出芽生殖不断产生新的囊泡,侵入周围组织,少数也可向内芽生形成隔膜分离出新的囊泡。一般在 1~2 年内,被寄生的器官几乎全部被泡球蚴囊泡占据。呈葡萄状的囊泡群还可以向器官表面蔓延,甚至到达体腔内,酷似恶性肿瘤。

　　多房棘球绦虫的终宿主主要是狐,其次是犬、狼、獾和猫等动物,中间宿主为啮齿类动物,如田鼠、麝鼠、旅鼠、仓鼠、大沙鼠、棉鼠、黄鼠、鼢鼠、长爪沙鼠、小家鼠、鼠兔及牦牛、绵羊等。人是多房棘球绦虫的非适宜宿主,因误食虫卵而感染,虫卵在人体发育为泡球蚴,但囊内只含胶状物而无原头蚴。

　　当体内带有泡球蚴的鼠类或动物脏器被狐、犬、狼等终宿主吞食后,经过 45d,原头蚴在终宿主小肠发育为成虫,其孕节和虫卵随粪便排出。鼠类因觅食终宿粪便而受到感染。地甲虫可起转运虫卵的作用,鼠类可因捕食地甲虫而受到感染(图 3-6-3)。

【致病】

　　人体泡球蚴病通常比包虫病更严重,病死率较高。患者多为青壮年,泡球蚴几乎 100% 原发于肝脏。泡球蚴可为巨块型、弥漫的结节型或混合型。

　　泡球蚴在肝实质内呈弥漫性浸润生长,犹如恶性肿瘤,逐渐波及整个肝脏。泡球蚴在肝实质内向外芽生蔓延形成许多小囊,直接破坏并取代肝组织,其中心部位常发生缺血性坏死、崩解液化而形成空腔或者钙化。周围组织因为受压迫而发生萎缩、变性甚至坏死,产生的毒素又加重了肝损害。泡球蚴可通过血循环转移至肺、脑等其他器官引起继发性损害。

　　由于泡球蚴生长缓慢,感染后一般潜伏期较长。临床表现主要是右上腹部缓慢增长的肿块或肝大,多呈结节状。许多患者有肝区疼痛、压迫感、坠胀感,甚至出现黄疸及门静脉高压的表现。几乎所有的患者都有肝功能损害,如食欲缺乏、消化不良等,易误诊为肝硬化或肝癌。晚期患者多出现恶病质,可因肝性脑病、消化道大出血而死亡。泡球蚴随血行扩散到肺、脑等器官,引起相应的呼吸道和神经系统症状,如咯血、咳嗽、气胸和头痛、癫痫、偏瘫等。泡球蚴病的症状类似肝癌,但其病程可长达1~5年或更长。

【实验室检查】

泡球蚴病的实验室检查与包虫病相似,用于包虫病的各种诊断方法都适用于泡球蚴病。

泡球蚴病应注意与肝癌和包虫病相鉴别,也要注意与肝硬化、肝脓肿、黄疸性肝炎以及肺癌、脑瘤或脑胶质病等疾病的区别。

【流行】

1. **地理分布** 泡球蚴病分布区域较局限,主要分布于北半球高纬度地区及冻土地带,从加拿大北部、美国阿拉斯加州,直至日本北海道、俄罗斯西伯利亚,遍及北美、欧、亚三大洲。在我国,原发患者分布于宁夏、新疆、青海、甘肃和四川。我国有两个地理流行区:①西部流行区,呈点状分布于新疆的23个县和青海的17个县,患者分布与野生红狐分布地区一致,患者主要因为猎狐而感染,也可能通过饮水等间接方式感染虫卵,以牧民居多。这些地区往往同时也有细粒包虫病的流行。②中部流行区,起自宁夏西北部,横穿甘肃东部至四川西北部,多分布于海拔2 000~2 800m的高寒山区。狐狸和野狗是人泡球蚴病重要的传染源,人常因捕猎、饲养狐狸或与野狗接触而感染。

2. **流行因素** 多房棘球绦虫属动物源性寄生虫,终宿主、中间宿主广泛,在野生动物中存在,形成了自然疫源地。虫卵有很强的抵抗力,在冻土、冰雪中仍具有传染性,冬季牧民以融化的雪水作为饮用水是其感染的方式之一。虫卵污染食物和水源也能引起人和动物的感染。流行区居民生产、生活活动的特殊性,如猎狐、饲养狐以及加工、买卖、贩运皮毛制品,是该病流行扩散的重要原因。

【防治原则】

1. 加强卫生宣传教育,注重个人防护、注意个人卫生和饮食卫生,减少被虫卵感染的机会。

2. 消灭野鼠是控制传染源的根本措施。

3. 加强法规建设和卫生检疫。病死的牦牛、绵羊等动物尸体、内脏严禁喂犬或乱抛,应彻底深埋或焚烧。对家犬应定期驱虫。

4. 对流行区人群进行普查,及早发现患者,早期治疗。治疗泡球蚴病仍以手术为主。切除病灶与少量周围组织是治疗晚期肝泡球蚴病的较好方法。化学药物治疗可使用阿苯达唑、吡喹酮或甲苯达唑等。

Summary

The adult of *Echinococcus multilocularis* parasitises foxes, while the larval stage, alveolar hydatid cyst, parasitizes in rodents and insectivorous animals, and may also parasitises human body to cause alveolar echinococcosis. The alveolar hydatid cyst mainly lodge in the liver, which produce proliferative, alveolar hydatid cyst constantly by outward budding, resembling malignant tumors that constantly destroy liver tissue, or spread to lung and brain with blood, causing serious damage. Laboratory tests are similar to echinococcosis, but the differential diagnosis should be noted. Surgergical removal is the main choice for treatment.

思考题

与包虫病比较,为什么泡球蚴病的危害更大? 泡球蚴病如何进行预防?

(程彦斌)

第七章
线 虫 概 论

【学习要点】

1. 线虫的外部形态和内部结构的共同特点。

2. 线虫的生活史特征。

3. 线虫的生理、致病与分类。

线虫（nematode）是一类两侧对称的无脊椎动物,圆柱形呈线状而得名。其隶属线形动物门（或假体腔动物门）。线虫的生态学具有多样性,分布于地球各种不同的环境,是动物界中仅次于节肢动物的第二大门类,目前已超过 30 000 种自由生活的线虫被发现,还有大量的虫种尚未被命名,而寄生于动物体内的线虫约万余种。目前已知寄生于人体并可导致疾病的线虫有 60 余种,在我国有记录的为 35 种,其中重要的肠道寄生线虫有蛔虫、鞭虫、蛲虫、钩虫和粪类圆线虫等;组织内寄生线虫有丝虫、旋毛虫和广州管圆线虫等。

【形态】

1. 成虫形态 外形呈圆柱形或线形,两侧对称,不分节,体表光滑。虫体前端较钝圆,后端逐渐变细。线虫体大小差异明显,如麦地那龙线虫体长可达 1m 以上;粪类圆线虫体长仅有 1~2mm。大多数线虫平均体长为 1~15cm。线虫为雌雄异体,通常雌虫较大,尾端尖直;雄虫较小,尾端卷曲呈钩状或膨大呈伞状,尾部结构特征具有虫种鉴别的意义。

（1）体壁:线虫体壁（body wall）又称皮肌囊,自外向内由角皮层、皮下层和肌层 3 层组织结构所组成（图 3-7-1）。

1）角皮层（cuticle layer）:覆盖于线虫体表,为虫体的保护层。它是由皮下层细胞分泌的一层坚韧透明无细胞的物质。其组化成分为蛋白质、碳水化合物、脂类和酶类等。角皮层分布于体表,其基本结构又分皮质层、基质层和纤维层三层。如细分还可再分为若干层。

线虫的角皮层在虫体的前后和两端衍生形成一些特殊的组织器官结构,如皮刺、小孔、乳突、翼、唇瓣、口矛、交合伞和交合刺等多种器官与结构,这些结构分别与虫体的感觉、运动、附着和交配等生理活动有关,同时也是鉴定虫种的重要依据。

2）皮下层（hypodermis）:介于角皮和肌层之间,亦称表皮层和亚角皮层。它是由合胞体上皮细胞所构成,无细胞界限,其主要功能为分泌形成角皮层。在合胞体中,含有丰富的糖原颗粒和线粒体。皮下层的组织中普遍含有脂肪、糖原、酯酶、磷酸酶以及内质网等成分和亚细胞结构。此层在虫体背腹中线及两侧向原体腔内突出增厚,形成四条表皮索（hypodermal cords）,分别称背索（dorsal cord）、腹索（ventral cord）和侧索（lateral cord）。背索和腹索较小,其内有纵行的神经干;两条侧索较粗大,除有纵行的神经干外,其内还有排泄管穿行。这四条皮下纵索将虫体的原体腔分成 4 个索间区（interchordal area）。

3）肌层（musculature）:线虫的肌肉分为体肌（somatic muscle）和特化肌（specialized muscle）两大类。

A. 体肌:位于皮下层内侧,由单层纵行肌细胞构成,该层肌细胞被纵索分割为 4 个索间区。根据每个区肌细胞的数量、形态和排列方式等不同,将肌层分为 3 种不同的肌型:①少肌型（meromyarian

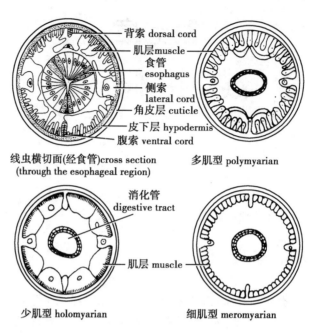

图 3-7-1　线虫横切面模式图,示体壁结构和肌型
Fig. 3-7-1　Cross section in nematodes, showing cuticle and muscle arrangements

type):肌细胞少而大,一般只有 2~5 个大肌细胞,如钩虫;②多肌型(polymyarian type):肌细胞多而长,明显突入原体腔内,如蛔虫;③全肌型(又称细肌型,holomyarian type):肌细胞体积小,但细胞数量密集,如鞭虫(图 3-7-1)。

每个肌细胞由可收缩性的肌纤维和不可收缩性的细胞体构成,前者连接皮下层,含肌球蛋白和肌动蛋白,二者的协同作用使得肌肉收缩或松弛,发生运动;后者含有亚细胞器结构,如细胞核、线粒体、核糖体、内质网、糖原和脂类等,是线虫重要的能量存储场所。

B. 特化肌:是指与虫体组织器官相联系的肌肉,如消化道肌和生殖道肌。

a. 与消化器官相联系的肌肉:如头肌、食管肌、肠肌和肛肌。

b. 与生殖器相连肌肉:如阴户肌、交合刺肌、导刺带肌、交配肌和交合伞肌。

(2)假体腔(又名原体腔,pseudocoelom):为皮肌囊和消化道之间的空腔,是胚胎发育中的囊胚腔。假体腔因没有由中胚层形成的体腔膜包围,与真体腔有所不同,不是真正意义上的体腔,故称假体腔或原体腔。假体腔与体壁中胚层和肠壁内胚层相接触,内充满血淋巴,借助体液流动完成组织器官间氧和营养物质的交换及代谢产物的排泄。原体腔液为密封腔隙,具有流体静压的作用,能将肌肉收缩产生的压力向各方传递,对内部组织器官具有一定的保护作用。同时,其还参与线虫的运动、摄食和排泄等代谢活动。

(3)消化系统:线虫具有完整而简单的消化系统,包括消化管和腺体两部分。消化管由口孔、口腔、咽管(食管)、中肠、直肠和肛门组成。口孔在头部顶端,外有唇瓣围绕,口腔大深称为口囊(buccal capsule)。口囊内有切器(牙齿)用以摄食和附着作用,口腔的形态和口腔内结构因虫种不同而异。食管(又称咽管)为圆柱形,后段膨大成咽管球,其形状亦是重要的分类依据。口腔和咽管前部肌肉的收缩与舒张,使得口腔-咽管交替开闭,产生唧筒样取食作用。大多数线虫的咽管壁肌肉内有 3 个咽管腺,背面 1 个,开口于口腔内,亚腹位 2 个,开口于咽管腔内。腺体细胞可分泌多种消化酶,如淀粉酶(amylase)、蛋白酶(protease)、果胶酶(pectinase)、纤维素酶(cellulase)、几丁质酶(chitinase)和乙酰胆碱酯酶(acetylcholinesterase)等。咽管与肠管交接处有一个三叶形活动瓣称为咽管-肠管阀(esophago-intestinal valve),用以控制食物的流向,防止反流。肠管壁无肌细胞,由单层柱状上皮细胞构成,内缘具微绒毛,外缘为基膜。肠细胞内含有丰富的线粒体、内质网、糖原颗粒及核蛋白体等,具有吸收和输送营养物质的功能。雄虫的直肠末端则与射精管末端汇合,共同通入泄殖腔(cloaca)开口于体外,雌虫的肛门与生殖孔分开,通常位于虫体末端的腹面(图3-7-2)。

(4)生殖系统:为细长弯曲的管状结构。雄虫生殖系统为单管型,由睾丸、储精囊、输精管、射精管以及交配附器构成。射精管最后开口于泄殖腔。有些虫种在射精管处有一对腺体,能分泌黏性物质,当雌雄虫交配后栓塞于雌虫的阴门。雄虫尾端多具单个或成对角质样交合刺,由引带和神经控制,可自由伸缩。雌虫生殖系统大多为双管型(除外旋毛虫为单管型),由卵巢、输卵管、受精囊、子宫、排卵管、阴道和阴门等部分组成。卵细胞在输卵管近端的受精囊内与精子结合受精。两个排卵管末端汇合通入一个阴道,开口于虫体腹面的阴门。阴门的位置虽然依虫种不同而异,但均在肛门之前(图3-7-2)。

(5)神经系统:线虫的神经系统简单,主要包括神经环、神经干、神经结、神经和感觉器官。咽部的神经环是线虫的神经中枢,向前发出3对神经干,支配口周的感觉器官;向后发出3~4对纵行的神经干,行走于背索和腹索中,控制着虫体的运动和感觉功能。神经干包括腹神经、背神经各一条,侧神经1~3对。腹神经为最大的一条神经,在腹索中形成神经链。线虫神经纤维分为兴奋性和抑制性两种类型,前者的神经介质为乙酰胆碱,后者为γ-氨基丁酸。神经结包括腹神经结、背神经结、侧神经结、乳突神经结、肛前神经结、直肠神经结和腰神经结等。线虫的感觉器官主要分布在头端和尾端的

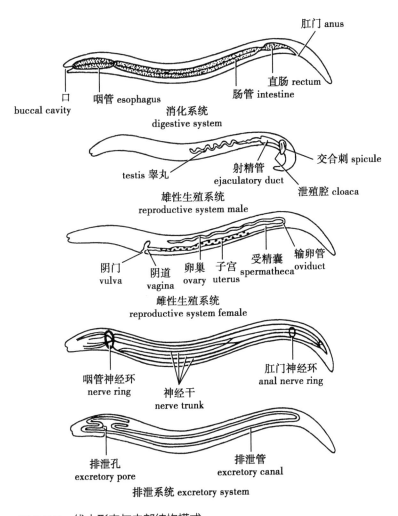

图 3-7-2 　线虫形态与内部结构模式
Fig. 3-7-2 　Diagrammatic representation of the inner structure of nematode male and female

乳突(papilla)、头感器和尾感器(phasmid),这些感觉器官不仅使虫体对机械的或化学的刺激作出反应,还能调节腺体的分泌。头端的乳突的形态与分布特征是重要的分类依据,尾感器亦如此。有些虫种缺少尾感器,如旋毛虫、鞭虫、肾膨结线虫等(图3-7-2)。

(6)排泄系统:线虫的排泄系统分为有管型和腺型两种。有尾感器亚纲的虫种为管型结构,无尾感器亚纲的虫种为腺型结构。管型结构有一对长排泄管,位于虫体两侧的侧索内,并通过一根短横向管彼此相连,构成"H"形、"U"形或倒"U"形等,视虫种不同而异。横向管中央腹面有一小管经排泄孔通向体外。排泄孔的位置在同一虫种中较为恒定,为线虫重要分类特征之一。有些虫种尚有一对排泄腺与横向管相通,其分泌物参与虫体的脱鞘过程。少数线虫的排泄系统为腺型结构,其排泄细胞含有一个大细胞核,位于肠管前端,开口于咽部神经环附近的腹面(图3-7-2)。

2. 虫卵形态　虫卵通常为卵圆形或椭圆形,无卵盖,卵壳呈黄色、棕黄色或无色。卵壳自外而内由3层结构组成,即卵黄膜、壳质层和蛔甙层。①卵黄膜或受精膜(vitelline membrane or fertilization membrane):来源于受精卵母细胞所形成的卵膜。此层很薄,光学显微镜下不易见到,有加固虫卵的作用;②壳质层(chitinous layer):较厚,具有一定硬度,是卵壳主要的组成部分,能抵抗一定的外界机械性压力;③蛔苷层或脂层(ascaroside layer or lipid layer):此层也薄,含脂蛋白和蛔苷,具有调节渗透压的功能,保持虫卵内水分,防止虫卵干燥死亡,同时可阻止外界化学物质对虫卵的破坏作用。有些虫种如蛔虫卵,除有以上3层外,卵壳外还包被了一层由子宫分泌物形成的蛋白质膜,其具有保持水分和延长虫卵寿命的作用。不同线虫卵在排出体外时,有的含有1个尚未分裂的卵细胞,如蛔虫卵;有的已分裂形成4个或8个卵细胞,如钩虫卵;有的已经发育形成胚胎,如蛲虫卵;还有一些线虫则直接产出小的幼虫,如丝虫和旋毛虫等。

【生活史】

线虫的基本发育过程分为虫卵、幼虫和成虫三个阶段。根据线虫生活史过程中是否需要中间宿主,可将其分为两大类:

1. 土源性线虫(soil-transmitted nematode)　这类线虫发育过程中不需要中间宿主,又称为直接发育型。其感染性虫卵或幼虫从外界直接进入人体发育,肠道线虫多属于此型。如蛔虫、鞭虫卵在外界经过一段时间发育,才能成为感染期虫卵;而钩虫、东方毛圆线虫卵在外界需要发育至感染期幼虫。蛲虫卵产出后不久即具有感染力。自然环境因素对线虫卵和幼虫发育有重要的影响,如温度、湿度、氧气等。在一定的条件范围内,随着环境温度的升高,虫体的新陈代谢和生长发育速度会加快;当温度降低时,虫体基础代谢率会降低,活动逐渐减弱(少)。土壤中的湿度过多或过少都会对幼虫生存和生长产生不利的影响。线虫在发育过程中对氧气的需求量因虫种不同而异。

虫卵孵化(hatch)即在卵内幼虫分泌的脂酶、壳质酶和蛋白酶作用下,卵壳溶解,卵内幼虫活动增加,最终导致卵壳破裂,幼虫孵出。一些线虫卵,在适宜的自然条件下,能在外界发育成熟并孵化出幼虫;而有些虫卵先是在外界发育至感染期,进入宿主肠道后,在一些特定的温度、pH、二氧化碳和氧化还原电位等因素刺激下,卵壳内幼虫分泌含有多种酶孵化液,作用于卵壳,使之破裂,孵出幼虫。

幼虫生长发育过程中最为明显的特征是蜕皮(ecdysis)活动。当幼虫蜕皮时,皮下层组织先行增厚,旧角皮与其分离,同时皮下层组织的表面逐渐形成新的角皮层。旧角皮在幼虫分泌的蜕皮液(主要是亮氨酸氨基肽酶)作用下,自内向外逐层溶解,最终导致其破裂而被蜕去(图3-7-3)。

通常线虫蜕皮分为4个时期,其中第2次蜕皮后发育为感染期幼虫,此期为线虫由自由生活向寄生生活转化的一个重要阶段。第4次蜕皮后发育为成虫。线虫释放的蜕皮液可能是一种重要的变应原(allergen),在临床上可能诱发宿主产生超敏反应而导致疾病,如蛔虫性哮喘等。

2. 生物源性线虫(vector-borne nematode)　这类线虫发育过程中需要中间宿主,又称为间接发育型。人体组织内寄生线虫多属于此种类型。这类线虫的幼虫需先在中间宿主体内发育为感染期幼虫,再经皮肤或经口侵入人体。外界环境因素对中间宿主的影响间接影响到生物源性线虫的生长

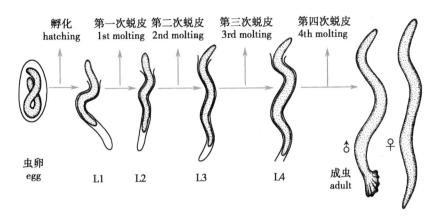

图 3-7-3　线虫的蜕皮与发育

Fig. 3-7-3　Ecdysis and growth of nematodes

发育。因此,与土源性线虫生活史相比较,生物源性线虫生活史更为复杂并且较难完成。

【生理】

1. 营养与代谢

(1)营养:线虫成虫因在人体内寄生部位、寄生方式和食物来源等方面不同,所获取的营养也略有不同。寄生于肠腔内的线虫,多以肠内消化或半消化营养物质为食,如蛔虫、鞭虫。某些虫种咬附于肠黏膜,以血液或组织液为食,如钩虫。寄生于组织和器官中的线虫,主要以体液或组织液为食,如丝虫、旋毛虫。

(2)代谢:包括糖类、蛋白质和脂类代谢过程。

1)糖类代谢:线虫获取能量的主要途径为糖类代谢。在氧充足时,均能通过三羟酸循环获取足够的能量。氧的来源可以通过体壁渗透的方式从寄生环境中获得,亦可从宿主血液中吸取;当氧不充足时,代谢受到抑制,能量供应不足,虫体发育受阻或因缺氧而死亡。很多线虫可以通过厌氧途径来维持低代谢水平,如蛔虫能长期适应于肠腔的低氧环境,是因其具有较完善的糖酵解及延胡索酸还原酶系统,可从无氧代谢中获得较多的能量。临床采用氧气驱蛔虫正是利用蛔虫体内缺乏过氧化氢酶,在给予小肠内大量氧气时,蛔虫体内会生成大量的氧自由基或过氧化氢等强氧化物质并在体内累积,后者破坏虫体细胞结构,切断其能量来源,杀伤虫体并达到驱虫的目的。目前临床上所应用的如甲苯咪唑和阿苯达唑等很多驱虫药物是通过影响线虫糖类的代谢过程,切断其能量来源,而导致虫体死亡。

2)蛋白质代谢:氨基酸及蛋白质代谢对线虫的生长发育、繁殖产卵等过程产生一定的影响,如一条雌性蛔虫每天产卵 20 万个以上,需要大量的蛋白质,这些蛋白质多沉积在卵母细胞内,用于生成卵壳的物质,而不是作为虫体的能量来源。氨基酸及蛋白质代谢的主要产物是氨,后者能改变细胞的 pH,影响细胞膜的通透性等,对虫体生存产生不利的影响。氨的排出主要通过体表的扩散和肠道排出。

3)脂类代谢:线虫的脂类代谢是需氧的,与其寄生环境中氧分压多少有关。当氧气充足时,脂肪酸可氧化释放能量;在缺氧条件下,脂类代谢变缓或停止,游离脂肪酸可形成甘油三酯。大多数线虫的幼虫以脂类代谢为主,维持最低的能量代谢。

2. 呼吸与渗透　线虫是没有呼吸系统与循环系统。大多线虫氧气的来源是通过体壁吸收并扩散至体内各组织器官中。有些线虫氧气是通过食物进入消化道后,再向四周扩散;而有的虫体含有血红蛋白,与氧亲和力高,可用来储存氧气,以供缺氧时使用。

在线虫的吸收与排泄过程中,水的渗透作用是很重要的,虫体体表及其他一些部位均能进行水体的交换。另外虫体体表含有类脂成分,易于某些亲脂分子通过渗透作用进入其体内。

【致病】

大多数线虫幼虫的发育过程是在人体体液或组织器官内移行中完成的,成虫依据宿主特异性选择适合其生长发育的消化系统、脉管系统或器官组织中,完成生活史过程并发育成熟。线虫成虫在人体组织器官内寄居和幼虫的移行窜扰会引发一系列的机械损害和免疫病理反应。线虫对人体所致疾病严重的程度取决于寄生虫种、虫荷(parasitic burden)、发育阶段、寄生部位以及宿主免疫应答状态和防御能力等多方面综合因素。

1. **幼虫所致损害**　幼虫通过不同的途径侵入人体并在体内移行,可以对相应的组织脏器造成不同程度机械和免疫病理损害。如钩虫的丝状蚴经皮肤侵入人体时,会引发钩蚴性皮炎;蛔虫和钩虫的幼虫在人体内移行时,可引起蛔蚴性肺炎和钩蚴性肺炎;旋毛虫幼虫可以侵犯人体心肌细胞,引起心肌炎、心包积液,致心力衰竭,甚至死亡等;广州管圆线虫第 3 期幼虫侵犯人体的中枢神经系统后,可导致严重的嗜酸性粒细胞增多性脑膜脑炎(eosinophile meningoencephalitis)或脑膜炎。还有一些非人体寄生的幼虫一旦进入人体可能引起皮肤或内脏幼虫移行症(larva migrans),引发对人体的损伤。

2. **成虫所致损害**　成虫寄生于人体所造成的营养不良、机械性损伤、化学损伤刺激以及免疫病理改变等,导致组织出现炎症反应、出血和严重的病理损害等,如十二指肠钩虫和美洲钩虫寄生于小肠时,引起人类严重的缺铁性贫血;淋巴丝虫寄生于全身淋巴系统,可引起人体长期慢性阻塞性病变(如象皮肿)等;广州管圆线虫侵入人体中枢神经系统,可导致严重的脑脊髓损害。通常组织内寄生线虫对人体的危害一般较肠道线虫要严重。

【分类】

线虫是一个庞大的种类,据估计有 50 万种,已命名的约 16 000 种。自由生活的线虫约 30 000 多种(海水中约 25 000 种;淡水中约 1 000 种),寄生于动物体中的线虫约有万余种(其中寄生在无脊椎动物的约 1 000 种;寄生在脊椎动物的约 10 000 种)。目前已知寄生于人体并导致疾病的线虫有 60 余种,在我国有记录的为 35 种。

在寄生虫学学习的过程中,寄生虫的分类学是深入研究寄生虫生物学重要的基础。寄生虫分类学的任务是建立、认识和界定动物种群的起源、进化的系统等级状态,以揭示动物种群在长期演化和进化过程中彼此之间关系和发展。

关于线虫在动物界中的分类地位,目前意见尚未统一。依据形态学和分子生物学分类特征,人体寄生线虫隶属于线形动物门(Phylum Nematoda)的尾感器纲(Class Phasmidea)和无尾感器纲(Class Aphasmidea)。

尾感器纲(又称胞管肾纲,Secernentea)身体尾端具一对尾感器,无尾腺,化感器不发达,排泄器官为胞管状,位于身体两侧上皮索内。咽腺通常 3 个,绝大多数为陆生,偶然在淡水中发现,无海产种。在人体寄生的大多数线虫隶属于本纲。

无尾感器纲(又称有腺肾纲,Adenophorea)身体尾端无尾感器,有尾腺,排泄器官为腺状,由单细胞或多细胞腺体组成,在海水、淡水、土壤及动植物体内均有分布,海产线虫仅限于本纲。寄生于人体的鞭虫目和膨结目隶属本纲。

常见人体线虫分类地位及与疾病的关系见表 3-7-1。

表3-7-1 人体常见寄生线虫的分类及其与疾病的关系

纲 Class	目 Order	科 Family	属 Genus	种 Species	感染期 Infective stage	传播途径 Route of transmission	寄生部位 Parasitic site
尾感器纲 Phasmidea							
	小杆目 Rhabditida	类圆科 Strongyloididae	类圆线虫属 Strongyloides	粪类圆线虫 S. stercoralis	丝状蚴	皮肤钻入	小肠
		小杆科 Rhabditidae	小杆线虫属 Rhabditis	艾氏小杆线虫 R. axei	感染期幼虫	经口、泌尿道	消化、泌尿系统
	圆线目 Strongylida	钩口科 Ancylostomatidae	钩口线虫属 Ancylostoma	十二指肠钩口线虫 A. duodenale	丝状蚴	皮肤钻入	小肠
				犬钩口线虫 A. caninum	丝状蚴	皮肤钻入	皮下组织
				锡兰钩口线虫 A. ceylanicum	丝状蚴	皮肤钻入	皮下组织
				巴西钩口线虫 A. braziliense	丝状蚴	皮肤钻入	皮下组织
		毛圆科 Trichostrongylidae	板口线虫属 Necator	美洲板口线虫 N. americanus	丝状蚴	皮肤幼虫钻入	小肠
			毛圆线虫属 Trichostrongylus	东方毛圆线虫 T. orientalis	丝状蚴	经口	小肠
		管圆科 Angiostrongylidae	管圆线虫属 Angiostrongylus	广州管圆线虫 A. cantonensis	感染期幼虫	生食螺类	神经系统
		比翼线虫科 Syngamidae	兽比翼线虫属 Mammomonogamus	喉兽比翼线虫 M. laryngeus	感染期虫卵	经口	呼吸系统
	蛔目 Ascaridida	蛔科 Ascarididae	蛔线虫属 Ascaris	似蚓蛔线虫 A. lumbricoides	感染期虫卵	经口	小肠
		弓首科 Toxocaridae	弓首线虫属 Toxocara	犬弓首线虫 T. canis	感染期虫卵	经口	组织
				猫弓首线虫 T. cati	感染期虫卵	经口	组织
		异尖科 Anisakidae	异尖属 Anisakis	异尖线虫 Anisakis sp.	感染期幼虫	经口	胃肠壁

NOTES

续表

纲 Class	目 Order	科 Family	属 Genus	种 Species	感染期 Infective stage	传播途径 Route of transmission	寄生部位 Parasitic site
	尖尾目 Oxyurida	尖尾科 Oxyuridae	蛲虫属 Enterobius	蠕形住肠线虫 E. vermicularis	感染期虫卵	经口	盲肠,结肠
	旋尾目 Spirurida	颚口科 Gnathostomatidae	颚口线虫属 Gnathostoma	棘颚口线虫 G. spinigerum	感染期幼虫	生食淡水鱼	胃
		筒线科 Gongylonematidae	筒线虫属 Gongylonema	美丽筒线虫 G. pulchrum	感染期幼虫(囊状体)	生食昆虫	口腔,食管黏膜
		吸吮科 Thelaziidae	吸吮线虫属 Thelazia	结膜吸吮线虫 T. callipaeda	感染期幼虫	果蝇舐食眼分泌物	眼结膜囊
		龙线科 Dracunculidae	龙线属 Dracunculus	麦地那龙线虫 D. medinensis	感染期幼虫	误食剑水蚤	皮下组织
	丝虫目 Filariida	盘尾科 Onchocercidae	吴策线虫属 Wuchereria	班氏吴策线虫 W. bancrofti	丝状蚴	蚊媒叮咬	淋巴系统
			布鲁线虫属 Brugia	马来布鲁线虫 B. malayi	丝状蚴	蚊媒叮咬	淋巴系统
			罗阿线虫属 Loa	罗阿罗阿丝虫 L. loa	丝状蚴	斑虻叮咬	皮下组织
			盘尾线虫属 Onchocerca	旋盘尾丝虫 O. volvulus	丝状蚴	蚋叮咬	皮下,眼部
无尾感器纲 Aphasmidea	鞭尾目 Trichurida	毛形虫科 Trichinellidae	旋毛形线虫属 Trichinella	旋毛形线虫 T. spiralis	幼虫(囊包)	生食肉类	肌肉组织
		鞭虫科 Trichuridae	鞭虫属 Trichuris	毛首鞭形线虫 T. trichiura	感染期虫卵	经口	盲肠,结肠
		毛细科 Capillariidae	毛细线虫属 Capillaria	肝毛细线虫 C. hepatica	感染期虫卵	经口	肝组织
	膨结目 Dioctophymatida	膨结科 Dioctophymatidae	膨结线虫属 Dioctophyma	肾膨结线虫 D. renale	感染期幼虫	生食蛙,鱼	泌尿系统

NOTES

Summary

The adults of nematodes come in many sizes, and are generally cylindrical, nonsegmented, symmetric in shape. Most adults of nematodes are dioecious, and the female is usually larger than male. There are digestive, reproductive and nervous systems in the pseudocoele, but without respiratory and circulatory systems. In general, the egg is ovoid without an operculum. Inside the eggs when they are excreted, there are commonly embryos which may be an ovum or a few blastomeres or a completely formed larva. The latter is called ovoviviparous nematode for they have developed into larvae before delivery. They have two types of life cycle, direct development and indirect development. The most important nematodes parasitized in human beings include soil-transmitted nematodes such as *Ascaris lumbricoides*, whipworm, pinworm, hookworms, inhabiting in the intestine and vector-transmitted nematodes such as Trichinella spiralis, filaria, *Angiostrongylus cantonensis*, etc.

思考题

    1. 举例说明线虫生活史有哪两种不同的类型,它们之间有何不同?

    2. 试述线虫在人体内不同的寄生部位所致疾病与严重程度有何不同?

    3. 在热带和亚热带的发展中国家人群中,为什么线虫感染和流行严重? 阐述其原因?

    4. 根据你所学习的知识,阐明土源性线虫病和生物源性线虫病在防治措施上有何不同?

（崔　昱）

第八章
寄生于消化道的线虫

【学习要点】

1. 土源性线虫的感染途径与防治原则。

2. 蛔虫、钩虫、粪类圆线虫的幼虫移行特点。

3. 常见粪便检查方法。

成虫阶段寄生于人体消化道的线虫主要有蛔虫、鞭虫、蛲虫、钩虫、粪类圆线虫等土源性寄生虫。旋毛虫成虫也在人体消化道寄生,但主要是以幼虫致病,因此,旋毛虫放在第九章(寄生于血液和组织中的线虫)介绍。

第一节 似蚓蛔线虫

似蚓蛔线虫(*Ascaris lumbricoides* Linnaeus,1758)又称人蛔虫,简称蛔虫(roundworm),成虫寄生于人体小肠,引起蛔虫病(ascariasis)以及各种严重的并发症。蛔虫是人体最常见的一种消化道寄生虫之一,在全球广泛分布,以热带和亚热带地区最为常见。在我国,蛔虫感染以农村地区居民为主,具有分布广,感染率高的特征。

人蛔虫隶属蛔总科(Superfamily Ascaridoidea),在本科中的犬弓首线虫(*Toxocara canis*,简称犬蛔虫)、猫弓首线虫(*Toxocara cati*,简称猫蛔虫)和小兔唇蛔线虫(*Lagochilascaris minor*)是犬、猫和兔肠道常见的寄生虫,但其幼虫偶可侵入人体,引起内脏幼虫移行症,其中以犬弓首线虫最为严重。

【形态】

1. **成虫** 蛔虫是寄生于人体肠道中最大的一种线虫(图3-8-1)。虫体长圆柱形,形似蚯蚓,头、尾两端逐渐变细,活体呈肉粉色或微黄色,死后灰白色。体表可见许多细环形的横纹和两条明显的纵向侧索。口孔位于虫体顶端,口腔为不规则的三角形,三片唇瓣呈"品"字形排列于口周,背唇瓣1个,较大,亚腹唇瓣2个,略小,唇瓣内缘有1列细齿,侧缘各有感觉乳突1对。直肠短,在雌虫开口于肛孔,在雄虫开口于泄殖腔。雄虫较雌虫体短小,大小为(15~31)cm×(0.2~0.4)cm,尾端向腹面卷曲,生殖器官为单管型,尾部有1对镰刀状交合刺,射精管开口于泄殖腔;雌虫大小为(20~35)cm×(0.3~0.6)cm,尾端钝圆,生殖器官为双管型,盘绕在虫体后2/3,一对生殖管盘绕在虫体的后2/3部分,子宫粗管状,阴门位于虫体前1/3与中1/3的交界处腹面。

2. **虫卵** 自人体粪便排出的蛔虫卵有受精卵(fertilized egg)和未受精卵(unfertilized egg)二种。受精卵呈宽椭圆形,大小为(45~75)μm×(35~50)μm,卵壳较厚,由外向内分别为卵黄膜、壳质层及蛔甙层,壳质层厚而明显,另外两层很薄,在普通光学显微镜下难以区分。卵壳外是一层由虫体子宫分泌物形成的凹凸不平的蛋白质膜,在宿主肠道内被胆汁染成棕黄色,蛋白质膜是蛔虫卵区别于其他线虫卵的特征之一。早期虫卵内含有1个大而圆的卵细胞,在其两端与卵壳间形成新月形空隙。随着虫卵在外界发育,卵细胞不断分裂,此空隙逐渐消失,最后形成内含幼虫的感染期虫卵。另外,虫卵外层的蛋白质膜由于肠道内理化等因素的影响容易脱落,而成为脱蛋白质膜的蛔虫卵,此虫卵表面光滑,无色透明,形态上应注意与钩虫卵相鉴别。未受精卵呈长椭圆形,大小为(88~94)μm×

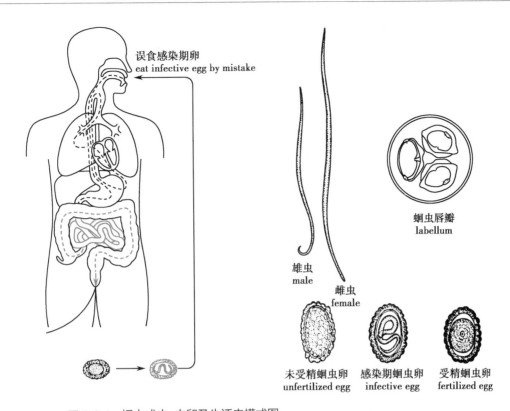

图 3-8-1　蛔虫成虫、虫卵及生活史模式图

Fig. 3-8-1　Adult worm, egg and the life cycle of *Ascaris lumbricoides*

（39~44）μm,壳质层和蛋白质膜均较受精卵薄,无蛔甙层,内含许多大小不等的折光性颗粒(图 3-8-1)。

【生活史】

蛔虫属土源性线虫,生活史为直接发育型,不需要中间宿主,其发育过程包括虫卵在外界土壤中的发育和虫体在人体内的发育两个阶段(图 3-8-1)。

成虫寄生于人体小肠,以空肠最常见,其次是回肠。虫体在肠腔中以消化和半消化食物为营养来源。雌、雄虫发育成熟并交配后,一条雌虫每天排卵量可达 20 万~24 万个。雌虫产出的虫卵大多为受精卵,随粪便排出体外,只有受精卵在外界才能进一步发育,未受精卵不能发育。在潮湿、荫蔽、氧气充足和适宜温度(21~30℃)的土壤中,约经 2 周,受精卵内的卵细胞经分裂并发育为幼虫。再经 1 周,卵内幼虫经第 1 次蜕皮后发育为第二期幼虫,成为感染期虫卵。人误食被感染期虫卵污染的食物、饮水后,虫卵进入消化道。在小肠中,卵内幼虫能分泌脂酶、几丁质酶和蛋白酶,分别作用于蛔甙层、几丁质层和蛋白质膜,消化卵壳后使幼虫破壳孵出。孵出的幼虫可分泌透明质酸酶和蛋白酶,在这些酶的作用下,侵入小肠黏膜和黏膜下层的小静脉或淋巴管中,随血液或淋巴液循环,经肝、右心移行至肺,穿过肺泡毛细血管进入肺泡。幼虫在肺部经第 2、3 次蜕皮后发育为四期幼虫。在肺部停留约 10d 后,再沿支气管、气管上行至咽部,并随宿主吞咽动作再次进入消化道,最终在小肠内经第 4 次蜕皮逐渐发育为成虫。

自感染期虫卵进入人体到雌虫开始产卵约需 60~75d。据统计每条雌虫每天产卵量约 24 万个。雌虫产卵量与其体重具有显著相关性,并与同一宿主体内雌蛔虫的数量相关。蛔虫幼虫发育到成虫是从自由生活过渡到寄生生活的过程,虫卵内幼虫的能量来源包括糖和脂类,代谢过程是需氧性,而到成虫期能量来源于糖类,代谢过程为厌氧性。成虫在人体内存活时间通常为 1 年左右。

【致病】

蛔虫的幼虫和成虫均为致病阶段,都可对人体造成损伤,其致病作用主要包括掠夺营养、机械性损伤、超敏反应和引发严重的并发症。

1. 幼虫致病   幼虫在体内移行时,不仅可造成组织器官的机械性损伤,还可释放抗原性物质,导致局部和全身的超敏反应。幼虫致病的严重程度取决于宿主感染的程度以及机体免疫状况。

(1)肺蛔虫病:幼虫在体内移行过程中聚集于肺部,导致肺部炎症损害,引发蛔虫性肺炎或蛔虫性哮喘。患者常有发热、咳嗽、咳血痰、胸闷、哮喘等临床症状。肺部 X 线检查,可见浸润性病变。痰液检查可见嗜酸性粒细胞与夏科-莱登结晶(Charcot-Leyden crystal),有时还可检获蛔虫幼虫。血液检查可见嗜酸性粒细胞增多,以及 IgE 和 IgM 升高。这种暂时性肺部嗜酸性粒细胞浸润同时伴有血中嗜酸性粒细胞增多的现象,在临床上称吕弗勒综合征(Loeffler's syndrome)。患者病程持续约 7~10d,大多数患者在发病后 4~14d 自愈。

(2)超敏反应:幼虫蜕皮以及代谢产物还可引起全身性超敏反应,如发热、荨麻疹和血管神经性水肿等症状。

蛔虫严重感染时,其幼虫还可侵入患者眼、甲状腺、肝、脾、脑、肾等组织器官,引起异位损害。

2. 成虫致病   蛔虫对人体的致病作用主要由成虫引起,主要包括如下。

(1)掠夺营养和损伤肠黏膜:成虫寄生于小肠内,以肠腔内消化或半消化食物为食,掠夺宿主营养。同时,蛔虫唇齿的机械作用以及代谢产物的刺激还可损伤肠黏膜,影响机体对蛋白质、脂肪、碳水化合物及维生素等营养物质的吸收。患者常有食欲缺乏、恶心、呕吐、脐周间歇性疼痛、腹泻等消化道症状,称肠蛔虫症。儿童严重感染者甚至可出现生长发育障碍。

(2)超敏反应:成虫的代谢产物以及虫体死亡后的崩解产物均是强变应原,被机体吸收后可引起 IgE 介导的 I 型超敏反应。患者可出现荨麻疹、皮肤瘙痒、血管神经性水肿以及结膜炎等症状,严重者可出现蛔虫中毒性脑病。儿童感染者还常伴有神经精神症状,如惊厥、夜间磨牙、失眠等。

(3)并发症:蛔虫成虫具游走和钻孔习性,当肠道寄生环境发生变化时,如发热、胃肠病变、食入辛辣食物、使用麻醉剂或不适当的驱虫治疗时,可刺激虫体钻入与肠壁相通的各种管道,如胆总管、胰腺管和阑尾,甚至钻入肝脏,引起胆道蛔虫病、肝蛔虫病、蛔虫性胰腺炎和蛔虫性阑尾炎。此外大量蛔虫扭结成团还可引起蛔虫性肠梗阻。

1)胆道蛔虫病:蛔虫成虫钻入开口于肠壁的胆管,多见于胆总管,阻塞胆道,引起胆汁淤积或继发性细菌感染。严重者还可合并化脓性胆管炎、胆囊炎、胆结石、胆道大出血、胆囊破裂、胆汁性腹膜炎和蛔虫性肝脓肿等并发症。胆道蛔虫病是临床上蛔虫感染最常见的并发症。

2)蛔虫性肠梗阻:由于大量虫体扭结成团、堵塞肠管所致,同时肠管反射性痉挛可进一步加重肠梗阻。阻塞可发生在小肠各段,以回肠多见。重者还可合并肠扭转、肠套叠和肠坏死等严重病症。

3)蛔虫性阑尾炎:其临床症状与其他病因引起的阑尾炎相似,表现为转移性右下腹痛,体检右下腹有明显压痛点及反跳痛。严重者亦可发生阑尾穿孔,导致腹膜炎。

少数患者可呕吐蛔虫,有报道蛔虫也可进入呼吸道、耳咽管及肠-泌尿生殖道瘘管。

第二次全国寄生虫病分布调查资料显示,在 21 972 例因蛔虫病住院的患者中,以胆道蛔虫病为主(67.71%),其次分别为蛔虫性肠炎(30.29%),蛔虫性肠梗阻(1.78%),蛔虫性胰腺炎(0.15%),蛔虫性阑尾炎(0.05%),蛔虫性肠穿孔(0.02%)等。

【实验室检查】

确诊本病的主要依据是病原学检查,即检获虫卵、幼虫或成虫。

1. 病原学检查

(1)粪便直接涂片法:由于蛔虫产卵量大,常采用生理盐水直接涂片法查粪便中的虫卵。一般要求涂 3 张片,检出率可达 95%。

(2)浓集法:必要时采用饱和盐水浮聚法或沉淀集卵法,可提高检出率。

(3)改良加藤厚涂片法:该方法既可定性,又可定量,简便易行,检出率高。目前已大面积应用于流行病学调查,也可用于驱虫药物治疗后的疗效考核。

(4)虫体鉴定:对疑似蛔虫性肺炎者,可收集痰液检查幼虫。对于患者排出或吐出的虫体,可根据其形态特征进行鉴定。

（5）试验性驱虫：对临床疑似蛔虫病者，而粪检虫卵阴性，可予以试验性驱虫法，根据排出虫体的形态进行鉴定及确诊。此种情况可能是仅有雄虫寄生（约占蛔虫感染的 3.4%~5%），或雌虫未发育成熟。

2. 免疫学检测　因检查粪便中虫卵的方法简便易行，免疫学方法应用较少，主要应用于流行病学调查。常用的方法有 IHA、ELISA 等。

3. 其他　血常规检查、腹部 B 超检查、腹部 X 线检查、纤维内镜检查等也可用于蛔虫病的辅助诊断或鉴别诊断。尤其行腹部 B 超检查时，在胆囊或胆管中发现带状、弧状、"S" 状或麻花状强回声时，应考虑胆道蛔虫病的可能性。

【流行】

蛔虫病呈世界性分布，特别是在温暖、潮湿和卫生条件差的地区，人群感染较普遍。在我国，蛔虫病曾经是农村地区最常见的寄生虫病之一。经过积极的防治，并随着生活水平的提高和卫生条件的改善，我国人群蛔虫感染率逐年明显下降。但在中西部地区和东南沿海的局部地区，蛔虫感染率依然较高。例如，2006 年在贵州省平塘县缺水山区通过调查发现，人群蛔虫感染率高达 69.10%；2014 年在贵州省毕节市七星关区调查发现，人群蛔虫感染率仍高达 20.20%。如上表明蛔虫感染（病）仍然是不容忽视的公共卫生问题之一。第三次全国人体重点寄生虫病现状调查发现（2014—2016 年），人群蛔虫加权感染率为 1.36%，加权感染率最高的生态区为川西南—滇中北山地生态区（10.02%）。全国 31 个省（自治区、直辖市，未包括港澳台地区）都发现蛔虫感染，其中加权感染率最高的分布在四川省（6.83%）；其次是贵州省（6.15%）和重庆市（2.48%）。

造成蛔虫感染率高、分布广泛的原因主要有：①蛔虫产卵量大，1 条雌虫每天可产卵约 24 万个。②虫卵对外界不良环境的抵抗力强。在荫蔽的土壤中或蔬菜上，虫卵一般能存活数月至 1 年，甚至数年；在食醋、酱油或腌菜、泡菜的盐水中不会被杀死；虫卵还可完整地通过蝇、蟑螂的消化道而仍具感染性；由于有蛔蚴层的保护作用，虫卵对一些强酸等化学品有一定的抵抗力，如 10% 的硫酸、盐酸、硝酸或磷酸溶液等均不能影响卵内幼虫的发育。③传播范围广泛，使用未经无害化处理的人粪施肥和随地大便，使蛔虫卵广泛污染土壤及环境，虫卵还可随家禽以及昆虫的机械性携带扩大传播范围。④蛔虫生活史简单，发育过程不需要中间宿主，虫卵在外界直接发育至感染期。⑤蛔虫病高发区人群不良的卫生习惯。此外还与当地经济条件、生活习惯、生产方式以及预防知识的认知程度等社会因素密切相关。

【防治】

防治蛔虫病（感染）应采取综合措施包括普查普治、加强粪便管理及卫生宣教工作。

1. 控制传染源　对患者和带虫者进行驱虫治疗，是控制传染源的重要措施。常用的驱虫药物有阿苯达唑。学龄儿童可采用集体驱虫，服药时间可选择在感染高峰期后的秋、冬季节。

2. 切断传播途径　加强粪便管理，建立无害化粪池，可采用五格三池贮粪法或沼气池发酵法，利用粪水中游离氨的作用和厌氧发酵作用杀灭虫卵。

3. 保护易感人群　加强卫生宣教工作，普及卫生知识，提高防病意识，讲究个人卫生和饮食卫生，做到饭前、便后洗手，不生食未洗净的蔬菜瓜果，不饮生水等，从而减少感染机会。

Summary

Ascaris lumbricoides is the largest intestinal roundworm, characterized by high infection rate and many complications. The adult resides in the small intestine. People get infected directly from ingestion of the infective eggs. Both larvae and adults can cause pathological changes. The larval migration may lead to *Ascaris* pneumonitis and bronchospasm, while the adult worms may cause intestinal obstruction and may migrate into, occasionally force their way into the extraintestinal sites such as the bile ducts, appendix, thus often giving rise to very severe complications. The final diagnosis depends on the recovery and identification of the *Ascaris* eggs in the feces by direct smear examination or nylon bag incubation method. *Ascaris lumbricoides* belongs to soil-transmitted nematode, and therefore there is no intermediate host in the life cycle. As principle of prevention and control, integrated measures should be taken.

思考题

1. 简述蛔虫受精卵和未受精卵的形态特点。
2. 简述我国蛔虫在人群中感染率高、分布广的原因,可采取哪些防治措施?
3. 试述蛔虫的感染阶段、感染方式、寄生部位及常用的病原学检查方法。
4. 试述蛔虫主要导致人体发生哪些并发症? 各有何危害?

（吴　翔）

第二节　毛首鞭形线虫

毛首鞭形线虫（*Trichuris trichiura* Linnaeus,1771）简称鞭虫（whip worm）,呈全球性分布。鞭虫成虫主要寄生于人体盲肠,引起鞭虫病（trichuriasis）。1740 年意大利科学家 Morgani 最早发现了在人体结肠内寄生的鞭虫成虫。1761 年德国内科医生详细描述了鞭虫的形态并绘出其形态图。我国学者在出土的西汉女尸肠内发现有鞭虫卵,由此提示该虫在我国流行至少已有 2 300 多年历史。

【形态】

1. **成虫**　虫体前 3/5 细长,后 2/5 明显粗大,形似马鞭,故得名鞭虫。活虫体呈肉红色。头端有 2 个半月形唇瓣覆盖口孔,两唇瓣间有一尖刀状口矛,活动时可从口部伸出。咽管微细,前段肌性,后段腺性。咽管外由呈念珠状排列的杆状细胞组成的杆状体所包绕。杆状细胞可分泌具有穿透组织和细胞外消化功能的抗原物质。虫体后段的粗短部分,含有肠管及生殖器官等。肛门位于虫体末端。雄虫略小于雌虫,长 30~45mm,尾部向腹面卷曲呈螺旋形,有交合刺 1 根,外有可伸缩的交合刺鞘。雌虫长 35~50mm,尾端钝圆,阴门位于虫体粗大部前方的腹面。雌、雄虫生殖器官均为单管型。

2. **虫卵**　呈纺锤形或腰鼓形,黄褐色,大小为（50~54）μm×（22~23）μm,卵壳较厚,由外向内分别为蛋白质膜、壳质层及脂层,虫卵两端各具一透明塞状突起,称盖栓（opercular plug）或透明栓。虫卵随粪便排出时,卵内含 1 个尚未分裂的卵细胞（图 3-8-2）。

【生活史】

鞭虫属土源性线虫,生活史属直接发育型,发育过程不需要中间宿主,人是其唯一宿主。成虫主要寄生于人体盲肠,感染虫体数多时也可见于结肠、直肠和回肠下端。成虫以宿主血液和组织液为食。成熟雌虫子宫内含虫卵约 60 000 个,每日产卵约 3 000~20 000 个。虫卵随粪便排出体外,在外界适宜的温度（26~30℃）、湿度条件下,约经 3~5 周发育为含幼虫的感染期卵。感染期卵随污染的食物或饮水被人误食后进入小肠。在小肠消化液作用下,卵内幼虫活动加剧,用其口矛刺破脂层,并分泌壳质酶,降解破坏透明栓后从卵壳一端逸出,钻入肠黏膜上皮内摄取营养,经 8~10d 后,幼虫返回肠腔,再移行至盲肠,以其纤细的头端侵入肠黏膜及黏膜下层内继续摄取血液和组织液为食,逐渐发育为成虫（图 3-8-2）。

鞭虫自感染人体到产卵约需 60d。成虫寿命一般为 1~3 年。

【致病】

1. **致病机制**　成虫以其细长的前端钻入肠黏膜、黏膜下层甚至是肌层,造成肠壁机械性损伤,同

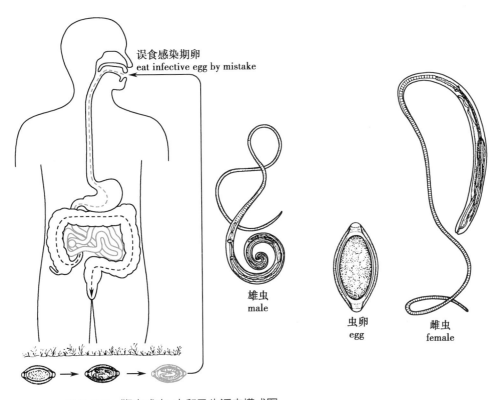

图 3-8-2　鞭虫成虫、虫卵及生活史模式图
Fig. 3-8-2　Adult worms, egg and the life cycle of *Trichuris trichiura*

时虫体分泌物和代谢产物刺激局部组织,引起肠黏膜充血、水肿或点状出血,严重者甚至出现溃疡。少数患者可有细胞增生,肠壁组织明显增厚,形成肉芽肿等病变。

2. 临床表现　轻度或中度感染者多无明显症状或仅有轻微腹泻,只在粪便检查时检获虫卵,才发现有鞭虫感染。少数重度感染者(感染虫荷数达 4 000 条以上)可出现慢性失血,患者出现头晕、食欲缺乏、恶心呕吐、慢性腹泻、下腹部阵发性疼痛、大便隐血或出血及贫血等症状。严重感染的患儿可出现贫血、营养不良和发育迟缓等症状,偶有直肠脱垂现象,后者多见于营养不良或并发肠道细菌感染的患者。

部分患者还可出现发热、荨麻疹、嗜酸性粒细胞增多、四肢水肿等全身超敏反应;如果并发肠道细菌感染,从而加重病情。

大量缠结成团的鞭虫可致急性盲肠梗阻,并导致升结肠穿孔和腹膜脓肿。另外,严重的鞭虫感染还可诱发或加重其他疾病,如阿米巴痢疾、细菌性痢疾、阑尾炎等。

鞭虫除寄生于盲肠、结肠、直肠及回肠下段外,还可异位寄生于胃、十二指肠及阑尾等部位,引起相应组织脏器的病变。

【实验室检查】

1. 粪便检查　鞭虫病的诊断以检获粪便中虫卵为依据,常用方法有粪便直接涂片法、水洗沉淀法、饱和盐水浮聚法、离心沉淀法等。因鞭虫卵较小,且产卵量低,容易漏检,需反复检查,以提高检出率。若需确定感染程度,可采用改良加藤厚涂片法作虫卵计数。

2. 内镜检查　对粪检阴性而又疑似感染者,可行乙状结肠镜或直肠镜检查,可查见成虫及损伤的肠黏膜。该检查检出率高,临床上很多漏诊、误诊的患者因此而明确诊断。

【流行】

鞭虫呈世界性分布,多见于热带、亚热带及温带地区的发展中国家。常与蛔虫感染并存,呈现相似的流行特征,但感染率与感染度均低于蛔虫。我国人群感染率具有南方高于北方、农村高于城市、儿童高于成人的特点。第三次全国人体重点寄生虫病现状调查显示,人群鞭虫感染率为 1.02%。全国 28 个省发现鞭虫感染,其中加权感染率最高的为四川省(6.43%),其次为海南省(4.30%),再次为云南省(4.18%)。

【防治】

防治原则与蛔虫相同。加强粪便管理和注意个人卫生是防治鞭虫病的有效措施。奥克太尔(酚嘧啶)10~15mg/kg,连服 2d,是治疗单一鞭虫感染的首选药物。常用驱虫药物还有:甲苯咪唑、阿苯达唑和左旋咪唑。驱虫效果不及蛔虫,这可能与鞭虫前端插入肠黏膜内而较少受到药物作用有关,故需反复治疗方可达到较好的驱虫效果。

Summary

Trichuris trichiura, commonly known as the whipworm because of its resemblance to a buggy whip, is one of the most common intestinal nematodes. The adults reside in the cecum, usually coexistensive with *Ascaris lumbricoides*. It belongs to soil-transmitted nematodes. Infection may be acquired by ingestion of infective eggs, and the adult is the main stage causing pathological changes. Mild infections are frequently asymptomatic, while heavy infections in children may lead to proctoptosis. Laboratory examinations include direct smear method, centrifugal floatation method, etc. The control principle is similar to *Ascaris lumbricoides*.

思考题

1. 简述鞭虫的致病机制及常见临床表现。
2. 试述鞭虫的感染阶段、感染方式、寄生部位以及临床上常用的病原学检查方法。

(吴　翔)

第三节　蠕形住肠线虫

蠕形住肠线虫(*Enterobius vermicularis* Linnaeus 1758)亦称蛲虫,主要寄生于人体回肠下段、盲肠和结肠,引起的蛲虫病(enterobiasis)。本病呈全球性分布,儿童感染率明显高于成人。1758 年 Linnaeus 最早对本虫进行了描述和命名。Leuckart(1865)、Grassi(1879)和 Calandruccio(1888)等学者随后陆续阐明了该虫的生活史。

【形态】

1. **成虫** 细小,乳白色,形似白线头(图 3-8-3)。头顶端中央为口孔,周围具三个唇瓣。虫体角皮具细小横纹,头端的角皮向外膨出形成头翼(图 3-8-3)。咽管末端膨大呈球状,形成咽管球。雌虫长 8~13mm,宽 0.3~0.5mm,虫体头尾尖细,中部略膨大,尾端尖细部可达体长的 1/3。生殖系统为双管型,前后排列的 2 个子宫汇合与阴道相通,阴门开口于虫体腹面前、中 1/3 交界处。肛门位于腹面中、后 1/3 交界处。雄虫明显小于雌虫,长 2~5mm,宽 0.1~0.2mm,尾端向腹面卷曲,有尾翼、数对乳突及一根长约 70μm 的交合刺。生殖系统为单管型,射精管与直肠末端共同构成泄殖腔,经肛门通向体外。

2. **虫卵** 呈不规则的椭圆形,光学显微镜下虫卵两侧不对称,一侧较扁平,一侧稍凸起,形似英文字母的"D"字形(图 3-8-3)。扫描电镜观察显示,蛲虫卵为不规则的椭球体或近似椭圆的不等面三角体(图 3-8-3)。虫卵大小为(50~60)μm×(20~30)μm,无色透明。卵壳自外向内为蛋白质膜、壳质

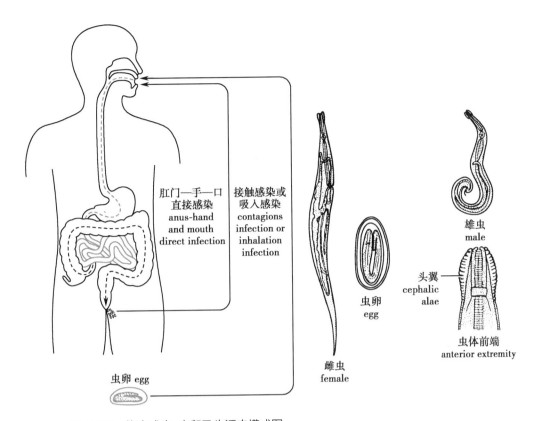

图 3-8-3　蛲虫成虫、虫卵及生活史模式图
Fig. 3-8-3　Adult worm, egg and the life cycle of *Enterobius vermicularis*

层和脂层。电镜下虫卵的一端有一粗糙小区,为幼虫的孵出口,卵内幼虫成熟后自此口孵化逸出。虫卵自子宫排出时,卵内细胞已发育至蝌蚪期胚。

【生活史】

蛲虫成虫主要寄生于人体回肠下段、盲肠、阑尾、结肠和直肠等处。重度感染时,虫体寄居可波及胃和食管等部位。虫体依靠头翼、唇瓣和食管球的收缩附着在肠黏膜上,亦可游离于肠腔,以肠腔内容物、组织液和血液为食。

雌、雄虫交配后,大多数雄虫很快死亡并随粪便排出体外,故宿主肠道内雄虫数量往往少于雌虫。雌虫发育成熟后,子宫内充满虫卵,但在肠内高温和低氧压的环境条件下,一般不排卵或仅排出少量虫卵。当宿主睡眠时,肛门括约肌松弛,雌虫可顺肠道移行至直肠,经肛门爬出至肛周皮肤上。此处由于温度、湿度的改变,以及氧气的刺激,雌虫开始大量排卵,一条雌虫可产卵 4 600~16 000 个。雌虫产卵后大多数死亡,但也有少数雌虫可再钻入肛门返回肠腔;或进入泌尿生殖道,形成异位寄生。

产于肛周皮肤上的蛲虫卵在温度为 34~36℃、相对湿度为 90%~100% 和氧气充裕的适宜条件下,卵内蝌蚪期胚发育很快,自母体排出后 6h 左右,即可发育成为幼虫,并在卵内蜕皮 1 次,成为感染期虫卵。

雌虫的产卵活动极易导致肛周皮肤瘙痒,当患儿用手挠痒时,虫卵污染手指,再经口食入而形成肛门—手—口自体体外重复感染。感染期卵也可通过污染食物、玩具或散落于衣裤、被褥上而被食入或随空气吸入等方式造成感染;此外,有部分虫卵可在肛门周围孵化,幼虫经肛门侵入肠道,造成宿主逆行感染。

感染期虫卵被吞食后,在十二指肠内经消化液作用而孵化,幼虫沿小肠下行,途中蜕皮 2 次,至结肠再蜕皮 1 次而最终发育为成虫。自感染期虫卵进入人体至虫体发育成熟并产卵需 2~6 周。雌虫寿命为 2~4 周,最长可达 101d(图 3-8-3)。

【致病】

1. 致病机制　蛲虫侵入人体后,主要有两方面致病原因:一方面是成虫寄生于肠道内,其头翼和口腔附着于局部肠黏膜,造成肠黏膜轻度机械性损伤,导致肠道慢性炎症和功能紊乱。另一方面是雌虫在肛周皮肤上产卵和虫卵孵化过程中释放出某些化学物质,刺激局部皮肤黏膜,导致肛门及会阴部瘙痒,皮肤挠破后可继发炎症和感染。

2. 临床表现　蛲虫病患者因感染程度和机体免疫状态的不同,在临床上所表现的症状和体征也不同。患者最主要的临床表现是肛门皮肤瘙痒,还可出现烦躁不安、注意力不集中、食欲下降、夜惊、失眠、夜间磨牙等。此外,也可出现腹痛、腹泻、恶心、呕吐等,严重者可引发脱肛。因蛲虫可出现异位寄生,形成以虫体或虫卵为中心的肉芽肿病变,造成机体的严重损害。蛲虫异位寄生涉及的部位较为广泛。

(1)阑尾:蛲虫成虫常寄生在人体的盲肠、结肠及回肠的下段,因阑尾与盲肠直接相连,蛲虫也很容易钻入阑尾,引起蛲虫性阑尾炎。据统计,在阑尾炎手术患者的常规组织病理学检查中发现,6.3%~26.6%的患者阑尾中有蛲虫寄生,提示蛲虫可能是导致阑尾炎的病因之一。蛲虫性阑尾炎常表现为疼痛部位不定,以慢性阑尾炎居多。如能及早进行驱虫治疗,可免于外科手术治疗。

(2)泌尿生殖道:因解剖位置接近,蛲虫雌虫在爬出肛门外后,可经女性阴道、子宫颈逆行入子宫、输卵管和盆腔中造成异位寄生,并引发阴道炎、子宫颈炎、子宫内膜炎或输卵管炎等,严重者并发输卵管脓肿甚至穿孔。

(3)腹腔与盆腔:蛲虫可经患者的泌尿生殖道进入腹腔或盆腔,并在局部组织形成肉芽肿,造成宿主组织脏器的损害。曾有一病例报告在16个月大女婴盆腔内发现有组织肿块,病损累及肠道组织。手术后病理学检查证实为蛲虫性肉芽肿。

(4)肠壁:若患者肠黏膜受损,蛲虫可经损伤的部位钻入肠壁。曾有病例报告,在一患者尸检时发现其直肠、结肠和回肠有数万个小溃疡,并在其肠壁中检出数万条蛲虫。

(5)其他:尚有因蛲虫感染引起皮肤损害、肺部损害和蛲虫性哮喘的病例报告。

【实验室检查】

蛲虫病的临床诊断常结合患者肛周瘙痒、夜惊和失眠不安等临床症状,采用透明胶纸法或棉签拭子法进行病原学诊断。检查时间为病患晨起便前或洗澡前。

1. 透明胶纸法　取长度、宽度与载玻片匹配合适的透明胶纸,使含胶面接触被检者肛周皮肤,用压舌板等工具轻压胶纸,然后将胶纸贴于载玻片,镜检。此法操作简便,检出率高。若首次检查阴性,可连续检查2~3d。

2. 棉签拭子法　用蘸有生理盐水的消毒棉签擦拭受检者肛周皮肤黏膜,直接涂片镜检。也可将棉签置于含饱和盐水的离心管内充分振荡,使虫卵漂浮于饱和盐水表面进行浓集,但此法现已不常用。

【流行】

蛲虫呈全球性分布,估计全世界蛲虫感染者有4亿人以上。发达国家蛲虫病较为常见。我国蛲虫感染也较普遍,各个年龄段人群均有感染,但以5~7岁幼童感染率较高。据统计资料显示,我国儿童蛲虫感染率约为20%。第三次全国人体重点寄生虫病现状调查发现,人群蛲虫加权感染率为0.33%。全国有28个省(直辖市、自治区)发现蛲虫感染,其中加权感染率最高的为海南省(2.78%),其次为江西省(1.65%),再次为广东省(0.91%)。蛲虫感染呈明显的家庭聚集性或集体聚集性,这是由于儿童尚未形成良好的卫生习惯,加之学校、幼儿园等集体机构儿童接触频繁,感染机会多,并进一步传播给家庭成员。

蛲虫为土源性线虫,生活史简单,人是唯一传染源,主要感染方式为肛门—手—口直接感染,其他感染方式有接触或吸入感染。在患者的衣裤、被褥、室内家具及地面上,均可检查到蛲虫卵,再加上蛲虫卵比重小,可随尘埃飘浮于空气中,因而直接接触附于物品上的或吸入尘埃中的蛲虫卵,是人群集体感染的主要方式。也有人提出蛲虫卵可直接在肛周孵化,孵出的幼虫经肛门侵入肠腔发育为成虫,形成逆行感染。

【防治】

蛲虫病具有易治难防的特点。蛲虫对各种肠道驱虫药物均较敏感,驱虫常采用阿苯达唑或甲苯达唑,治愈率接近 100%。根据蛲虫的感染特点,在驱虫治疗的同时,应防止反复感染,普及预防蛲虫病的知识,改善环境卫生,讲究个人和家庭卫生,教育儿童勤剪指甲、不吮手指、饭前便后洗手、勤洗澡或每天冲洗会阴部和换内裤,并为儿童定期清洗和消毒玩具,是防治儿童蛲虫病的有效措施。

Summary

Enterobius vermicularis, commonly known as pinworm, is the most common helminth parasite in children. The adult resides in the caecum, appendix, colon, rectum, etc. The infection stage is the infective eggs. Infection and transmission may occur via the anus-hand-mouth route. The adults can cause pathological changes, thus leading to perianal pruritus and perineal pruritus. The worms may enter the appendix, the pelvic cavity and the urinary and thus give rise to inflammation there. Both patients and carriers are the source of infection. The adhesive cellophane tape method and anal swab method are used to identify characteristic eggs in the perianal region. Comprehensive measures are required to control the infection.

思考题

1. 请比较蛲虫卵与钩虫卵在光镜下的形态学差异。
2. 试述蛲虫的生活史过程及流行病学特点。
3. 简述如何诊断及防治蛲虫感染(病)?
4. 试述蛲虫异位寄生所累及的部位。

(吴 翔)

第四节 十二指肠钩口线虫和美洲板口线虫

钩虫(hookworm)是钩口科线虫的统称,包括 17 个属、约 100 种,其中属于人兽共患的钩虫有 9 种。寄生人体的钩虫主要为十二指肠钩口线虫(*Ancylostoma duodenale* Dubini,1843)和美洲板口线虫(*Necator americanus* Stiles,1902),分别简称十二指肠钩虫和美洲钩虫。钩虫成虫寄生于人体小肠,引起钩虫病(hookworm disease)。锡兰钩口线虫(*Ancylostoma ceylanicum* Looss,1911)和犬钩口线虫[*Ancylostoma caninum*(Ercolani,1859)Hall,1907]偶尔寄生在人体。巴西钩口线虫[*Ancylostoma braziliense*(Gomez de Faria,1910)Biocca,1951]的感染期幼虫也可侵入人体,但一般不能发育为成虫,仅引起皮肤幼虫移行症(cutaneous larva migrans,CLM)。

【形态】

1. 成虫 虫体细长,约 1cm,活时半透明,肉红色,死后呈灰白色。虫体前端较细,顶端有一发达的口囊,由坚韧的角质构成。因虫体前端向背面仰曲,形成颈弯,其仰曲程度(即颈弯大小),因虫种而异。雌虫较雄虫略大,尾端尖细。雄虫较小,尾端角皮扩张形成膨大的交合伞。

钩虫口囊的上缘为腹面、下缘为背面。十二指肠钩虫口囊呈扁卵圆形,其腹侧缘有钩齿 2 对,外齿一般较内齿略大,背侧缘中央有一半圆形深凹,两侧微呈突起。美洲钩虫口囊呈椭圆形,其腹侧缘有板齿 1 对,背侧缘有 1 个呈圆锥状的尖齿(图 3-8-4)。钩虫咽管的长度约为体长的 1/6,其后端略膨大,咽管壁肌肉发达。肠管壁薄,由单层上皮细胞构成,内壁有微细绒毛,有利于氧及营养物质的吸收和扩散。

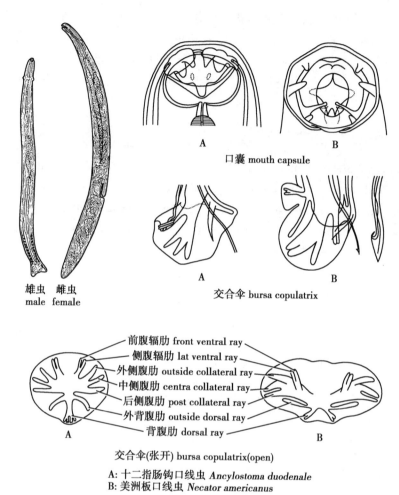

口囊 mouth capsule

交合伞 bursa copulatrix

前腹辐肋 front ventral ray
侧腹辐肋 lat ventral ray
外侧腹肋 outside collateral ray
中侧腹肋 centra collateral ray
后侧腹肋 post collateral ray
外背腹肋 outside dorsal ray
背腹肋 dorsal ray

交合伞(张开) bursa copulatrix(open)
A: 十二指肠钩口线虫 Ancylostoma duodenale
B: 美洲板口线虫 Necator americanus

图 3-8-4 两种人体钩虫成虫的口囊及交合伞
Fig. 3-8-4 Buccal capsule and bursa copulatrix of two species of hookworms

虫体前端有三种单细胞腺体:①头腺 1 对,位于虫体两侧,前端与头感器相连,开口于口囊两侧的头感器孔,后端可达虫体中横线前后。头腺主要分泌抗凝素及乙酰胆碱酯酶,其分泌活动受神经控制。②咽腺 3 个,位于咽管壁内,主要分泌乙酰胆碱酯酶、蛋白酶及胶原酶。乙酰胆碱酯酶可破坏乙酰胆碱,从而干扰神经介质的传递,降低宿主肠壁的蠕动,有利于虫体的附着。③排泄腺 1 对,呈囊状,游离于原体腔的亚腹侧,长可达虫体后 1/3 处,腺体与排泄横管相连,主要分泌蛋白酶,能抑制宿主血液凝固。

雄性生殖系统为单管型,由睾丸、贮精管、贮精囊和射精管组成。交配器官包括交合刺、引带和交合伞。交合刺 1 对,细长鬃状,基部略粗钝,末端尖细,位于肠管背面的交合刺鞘内。交合伞由 2 个侧叶和 1 个背叶组成,其内有肌性指状辐肋,依其所在部位分别称为背辐肋、侧辐肋和腹辐肋。背辐肋的分支特点是鉴定虫种的重要依据之一。雌性生殖系统为双管型,由卵巢、输卵管、子宫和阴门组成。雌虫末端呈圆锥形,有的虫种具有 1 个尾刺。阴门位于虫体腹面中部、前部或后部,阴门位置也是鉴别虫种的依据之一。

根据虫体外形、口囊特点、雄虫交合伞外形及其背辐肋分支、交合刺形态、雌虫有无尾刺及阴门位置等,十二指肠钩虫与美洲钩虫的形态鉴别要点见表 3-8-1。

表 3-8-1　两种人体钩虫成虫的形态鉴别

鉴别要点	十二指肠钩虫	美洲钩虫
大小/mm	♀:(10~13)×0.6	(9~11)×0.4
	♂:(8~11)×(0.4~0.5)	(7~9)×0.3
体形	前端与后端均向背面弯曲,呈"C"形	前端向背面弯曲,后端向腹面弯曲,呈"∫"形
口囊	腹侧前缘有两对钩齿	腹侧前缘有一对板齿
交合伞	撑开时略呈圆形	撑开时略呈扁圆形
背辐肋	远端分两支,每支再分三小支	基部先分两支,每支远端再分两小支
交合刺	两刺呈长鬃状,末端分开	一刺末端呈钩状,常包套于另一刺的凹槽内
阴门	位于体中部略后	位于体中部略前
尾刺	有	无

　　2. 幼虫　分为杆状蚴和丝状蚴。杆状蚴体壁透明,前端钝圆,后端尖细。口腔细长,有口孔。咽管前段较粗,中段细,后段则膨大呈球状。杆状蚴有两期,第一期杆状蚴大小为(0.23~0.4)mm×0.017mm,第二期杆状蚴大小为0.4mm×0.029mm。丝状蚴大小为(0.5~0.7)mm×0.025mm,口孔封闭,在与咽管连接处的腔壁背面和腹面各有1个角质矛状结构,称为口矛或咽管矛。口矛既有助于虫体的穿刺作用,其形态也有助于丝状蚴虫种的鉴定。丝状蚴的咽管细长,约为虫体的1/5,整条丝状蚴体表覆盖鞘膜,为第2期杆状蚴蜕皮时残留的旧角皮,对虫体有保护作用。丝状蚴具有感染能力,故又称为感染期蚴。当丝状蚴侵入人体皮肤时,鞘膜即被脱掉。

　　由于两种钩虫的分布、致病力及对驱虫药物的敏感程度均有差异,因此鉴别钩蚴在流行病学、生态学及防治方面都有实际意义。两种钩虫丝状蚴的鉴别要点见表3-8-2。

表 3-8-2　两种人体钩虫丝状蚴的形态鉴别

鉴别要点	十二指肠钩虫	美洲钩虫
外形	圆柱形,虫体细长,头端略扁平,尾端较钝	长纺锤形,虫体较短粗,头端略圆,尾端较尖
鞘横纹	不显著	显著
口矛	不明显,透明丝状,背矛较粗,两矛间距宽	明显,黑色杆状,前端稍分叉,两矛粗细相等,两矛间距窄
肠管	管腔较窄,为体宽的1/2,肠细胞颗粒丰富	管腔较宽,为体宽的3/5,肠细胞颗粒少

　　3. 虫卵　长椭圆形,壳薄,无色透明,大小约为(56~76)μm×(36~40)μm。随粪便排出时,卵内含有2~4个卵细胞,卵壳与细胞间有明显的空隙。若患者便秘或粪便放置过久,虫卵内细胞可继续分裂为多细胞,呈桑葚状。十二指肠钩虫卵与美洲钩虫卵形态极为相似,不易区别(图3-8-5)。

　　【生活史】
　　两种人体常见钩虫的生活史基本相似(图3-8-5)。
　　成虫寄生于小肠,两性虫体发育成熟后,交配产卵。虫卵随粪便排出体外后,在温暖(23~30℃)、潮湿(相对湿度60%~80%)、荫蔽、含氧充足的疏松土壤中,虫卵内细胞不断分裂,24h内第一期杆状蚴即可破壳孵出。此期幼虫以土壤中细菌及有机物为食,生长很快,在48h内进行第一次蜕皮,发育为第二期杆状蚴。此后,虫体继续增长,并可将摄取的食物贮存于肠细胞内。经5~6d后,虫体口腔封闭,停止摄食,咽管变长,进行第二次蜕皮后发育为丝状蚴,即感染期蚴。绝大多数感染期蚴生存于距地面1~6cm的表层土壤内,但只有被土粒上的薄层水膜围绕时方可生存,并常呈聚集性活动。在污染较重的一小块土中,有时可检获数千条幼虫。此期幼虫还可借助覆盖体表水膜的表面张力,沿植物茎或草枝向上爬行,最高可达 22cm 左右。

丝状蚴(感染期蚴)在土壤中的存活时间与温度有关。十二指肠钩虫丝状蚴的适宜温度为 22~26℃,美洲钩虫丝状蚴的适宜温度为 31~34.5℃。温度过高,丝状蚴活动增强,营养消耗多,并由于丝状蚴口孔已封闭不能进食,随着体内营养贮存大量消耗,其感染能力逐渐下降甚至死亡。但温度过低,丝状蚴呈僵直状态,存活时间也很难长久。45℃时,只能存活 50min;-12~-10℃时,存活不超过 4h。干燥和阳光直射也不利于丝状蚴生存,如美洲钩虫丝状蚴在干燥土壤中只能存活 9d,十二指肠钩虫丝状蚴只能存活 20d。在阳光下暴晒,仅两个小时即死亡。丝状蚴对环境的温度变化十分敏感,具有明显的向温性。当其与人体皮肤接触并受到体温的刺激后,虫体活动力显著增强,经毛囊、汗腺口或皮肤破损处主动钻入人体,时间约需 30min 至 1h。

丝状蚴钻入宿主皮肤后,即进入血管或淋巴管,随血流经右心至肺,穿过肺毛细血管进入肺泡。然后沿着湿润的肺泡壁,向阻力最弱的方向移行,借助于小支气管、支气管上皮细胞纤毛的运动向上移行至咽,再随吞咽进入食管,经胃而达小肠。部分幼虫也可随痰被吐出。到达小肠的幼虫,在第三次蜕皮后,形成口囊,并在 10d 内再进行第四次蜕皮发育为成虫。自幼虫

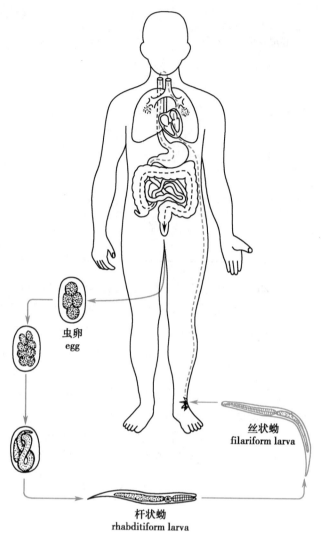

虫卵
egg

丝状蚴
filariform larva

杆状蚴
rhabditiform larva

图 3-8-5　钩虫生活史
Fig. 3-8-5　Life cycle of hookworm

钻入皮肤到成虫交配产卵,一般需时 4~7 周或更长。成虫借口囊内钩齿或板齿咬附在肠黏膜上,以血液、组织液、肠黏膜为食。雌虫产卵数因虫种、虫数、虫龄而不同,每条十二指肠钩虫日平均产卵约为 10 000~30 000 个,美洲钩虫约为 5 000~10 000 个。十二指肠钩虫在人体内存活时间为 3~5 年,美洲钩虫在人体内存活时间为 1~3 年。有报道十二指肠钩虫的生存极限为 7 年,美洲钩虫的生存极限为 15 年。

幼虫进入人体内以后发育速度差异很大,有的幼虫发育暂停,长期驻留在宿主组织并迁延移行。有报道,在对 15 例钩虫感染患者的驱虫治疗中发现,有 8 例出现远期驱出幼虫的现象,其中一例距感染已有 253 天,尚能驱出幼虫 8 条。犬钩虫也存在上述情况,但未发现美洲钩虫迁延移行(persisting migrans)的现象。

钩虫除主要经皮肤感染外,感染期蚴如被人吞食,少数未被胃酸杀死的幼虫也可直接在肠腔内发育成熟。自口腔或食管黏膜侵入血管的幼虫,仍需循上述途径,再到达肠腔发育为成虫。另外还发现母体血液循环内的幼虫通过胎盘侵入胎儿现象。

除人体外,十二指肠钩虫偶尔可寄生于猪、狮、虎、犬、灵猫及猴等动物;美洲钩虫的幼虫期可寄生于猩猩、猴及犀牛等动物,故这些动物可作为美洲钩虫的转续宿主,人若生食这些肉类,也有感染的可能。

NOTES

【致病】

两种钩虫的致病作用相似,其幼虫和成虫都可对人体造成损害。钩虫的致病过程可分为三期,即由幼虫的皮肤(或黏膜)侵袭期、肺部移行期和成虫的肠道寄生期。危害最严重的是钩虫成虫在肠道寄生期,造成患者慢性失血。与美洲钩虫相比,十二指肠钩虫丝状蚴引起皮炎者更多,成虫导致的贫血亦更严重,同时也是引起婴儿钩虫病的主要虫种,因此,十二指肠钩虫较美洲钩虫对人体的危害更大。人体感染钩虫后是否出现临床症状,除与感染钩虫的数量有关外,也与人体的健康状况、营养条件及免疫力有密切关系。有的虽在粪便中检获虫卵,但无任何临床表现者,为钩虫感染(hookworm infection)。既有钩虫感染,又有钩虫病临床表现者,为钩虫病(hookworm disease)。

1. 幼虫致病

(1)钩蚴性皮炎:人裸露手足下地,接触土壤,感染期幼虫侵入皮肤后,数分钟至1小时内即可引起钩蚴性皮炎,足趾或手指间皮肤较薄处或足背部及其他部位暴露的皮肤处可出现充血斑点或丘疹,奇痒无比。搔破后常继发细菌感染,形成脓疮,最后经结痂、脱皮而愈,病程2~3周,有继发感染时病程可达1~2个月。俗称"粪毒"或"地痒疹"(ground itch)。对明确有近期感染史的83例钩虫病患者作临床分析,钩蚴性皮炎发生率达100%。

(2)呼吸道病变:急性感染后,幼虫移行至肺,穿破微血管,可引起出血及炎症细胞浸润,患者出现阵发性咳嗽、血痰及哮喘,甚至大量咯血,此外常伴有发热等症状。钩虫幼虫引起的呼吸道症状,临床上常被误诊为其他肺部疾病。

2. 成虫致病

(1)贫血(anemia):钩虫以其钩齿或板齿咬附肠壁,摄取血液和肠黏膜为营养,使患者长期慢性失血,进而导致铁和蛋白质不断耗损,再加上患者消化和营养不良,血红蛋白的合成速度比细胞新生速度慢,则使红细胞体积变小、着色变浅,故而呈小细胞低色素性贫血。

钩虫寄生引起患者慢性失血的原因包括:虫体自身的吸血及血液迅速经其消化道排出;钩虫吸血时,同时不断分泌抗凝素,致使咬附部位黏膜伤口渗出血液,其渗血量与虫吸血量大致相当;虫体更换咬附部位后,原伤口在凝血前仍可继续渗出少量血液。此外,虫体活动造成组织、血管的损伤,也可引起血液的流失。

(2)腹泻和异食症(diarrhea and allotriophagy):钩虫病早期可出现消化道症状,如上腹疼痛、恶心、呕吐、腹泻等,钩虫病引起的腹泻呈黏液样或水样便,临床上常被误诊。钩虫患者食欲多明显增加,个别患者还常喜食一些粗硬食物,如生米、生果之类。感染及贫血较重者,甚至还喜食茶叶、碎纸、木屑、破布、煤渣、泥土、瓦片、炉灰等,这种异常嗜好被称为异食症。异食症发生的原因不明,似与铁的耗损有关,若给患者服用铁剂后,症状可自行消失。

(3)婴儿钩虫病:多由十二指肠钩虫引起。临床表现为急性血性腹泻,大便呈黑色或柏油样,面色苍白,消化功能紊乱,发热,精神萎靡,肺部偶可闻及啰音,心尖区有明显收缩期杂音,肝大、脾大,贫血比较严重,血红蛋白低于50g/L,生长发育迟缓等。婴儿钩虫病预后差,病死率高。

(4)消化道出血(gastrointestinal bleeding):钩虫病引起消化道出血,患者表现为黑便、柏油样便、血便或血水便,出血迁延不断而加重贫血。钩虫病所致消化道出血常被误诊为消化道溃疡、痢疾、食管-胃底静脉曲张破裂、胃癌或胆石症等,应引起高度重视。

(5)嗜酸性粒细胞增多症(eosinophilia):急性钩虫病患者外周血中嗜酸性粒细胞常达15%以上,最高可达86%,因而引起白细胞总数的增高。由于幼虫侵入人体约需5~6周才可发育成熟并排卵,故早期无法从粪便中检出虫卵而易造成误诊,此时须结合患者流行病学史、血中嗜酸性粒细胞检查和临床症状进行诊断。而非急性期钩虫病也可出现轻度至中度嗜酸性粒细胞增多,而白细胞总数大多正常。但是随着病程进展贫血日趋显著,嗜酸性粒细胞及白细胞总数又逐渐减少。

【免疫】

研究发现,在钩虫病流行区,人群IgM抗体水平与钩虫感染度呈一定的负相关,说明钩虫在自然感染中可诱导宿主产生一定的免疫保护力。已发现钩虫分泌、代谢抗原,如钩虫分泌抗原Ⅰ(ancylostoma-secreted protein-1,ASP-1)、钩虫分泌抗原Ⅱ(ASP-2)、金属蛋白酶、乙酰胆碱酯酶、超氧化物歧化酶、透明质酸酶等均可刺激宿主产生保护性免疫反应,其中 ASP-1 和 ASP-2 被认为是最有前景的疫苗候选抗原。另外,虫体体表抗原也能激发宿主免疫反应。

【实验室检查】

1. 病原学检查　粪便检查中检出钩虫卵或孵化出钩蚴为确诊的依据,常用的方法有:

(1)直接涂片法:简便易行,但轻度感染者容易漏诊,反复检查可提高检出率。

(2)饱和盐水浮聚法:钩虫卵比重约为 1.06,在饱和盐水(比重 1.20)中容易漂浮。该法简便易行,检出率明显高于直接涂片法,为钩虫病诊断的首选检查方法。在大规模普查时,可用 15%、20%的盐水,其检查效果与饱和盐水相同。

(3)改良加藤法:采用定量板-甘油孔雀绿玻璃纸透明计数虫卵的方法,简便易行,不仅能诊断感染,还能定量检测感染度,可用于实验室诊断、疗效考核及流行病学调查。

(4)钩蚴培养法:检出率与饱和盐水浮聚法相似,此法可鉴定虫种,但需培养 5~6d 才能得出结果,可用于流行病学调查。在流行区患者如有咳嗽、哮喘等症状,可作痰液检查,如查出钩蚴也可确诊。

2. 免疫学检测　检测方法有皮内试验、间接荧光抗体试验等,但均因特异性低而很少应用。

【流行】

钩虫病呈世界性分布。据估计全球钩虫感染人数约为 5 亿~7 亿,发展中国家近 4.7 亿人感染,在欧洲、美洲、非洲和亚洲均有流行。

我国淮河及黄河一线以南的广大农村地区,钩虫病的流行曾经相当严重。通过积极防治,人群感染率和感染度已有明显下降,但局部地区感染率仍然较高。第三次全国人体重点寄生虫病现状调查发现,人群钩虫加权感染率为 2.62%。全国有 19 个省(自治区、直辖市)发现钩虫感染,其中四川省加权感染率最高(14.55%),其次为重庆市(5.67%)。两种钩虫混合感染也较为普遍,但各地比例不同,北方以十二指肠钩虫为主,南方则以美洲钩虫为主。

钩虫病患者和带虫者是本病的唯一传染源。钩虫病的流行与自然环境、种植作物、生产方式及生活条件等诸因素有密切关系。钩虫卵及钩蚴在外界的发育需要适宜的温度、湿度及土壤条件,因而感染季节因地区而异。如在广东省,气候温暖、雨量充足,故感染季节较长,几乎全年均可感染。一般在雨后初晴或久晴初雨之后种植红薯、玉米、桑树、烟草、棉花、甘蔗和咖啡等旱地作物时,如果土地施用过未经处理的含钩虫卵新鲜人粪,种植时手、足又有较多的机会直接接触土壤中的丝状蚴,则极易被感染。钩虫卵在深水中不易发育,因而钩虫病的流行与水田耕作关系不大。但如采用旱地温床育秧,或移栽后放水晒秧等,则稻田也有可能成为感染钩虫的场所。在矿井下的特殊环境,由于温度高、湿度大、空气流通不畅、阳光不能射入以及卫生条件差等原因,亦有利于钩虫的传播。据四川省调查不同类型的矿井,煤矿工人的平均感染率为 52.0%。

在 20 世纪,我国婴儿钩虫病报道并非少见,其症状较成人出现早,病情也更重,常因延误诊治而造成严重后果。其感染途径主要有:①母亲在田间劳动时,将婴儿放在含有丝状蚴的地面上,或尿布晾晒在被丝状蚴污染的地面上,且未经晾干即使用,可使婴儿被感染;②我国北方农村,婴儿常可通过用沙袋代替尿布或睡沙袋、麦秸而受感染等。

【防治】

防治钩虫病要采用综合性措施,主要包括治疗患者以控制传染源、加强粪便管理及无害化处理、开展健康教育和加强个人防护。

1. 治疗患者　常用的驱虫药物有:阿苯达唑和甲苯达唑。国产新药三苯双脒肠溶片治疗钩虫感染效果也较好。两种药物并服常可提高疗效,如赛特斯片剂(阿苯达唑和双羟萘酸噻嘧啶)驱虫快,副反应小而轻微。贫血患者还要适当补充铁剂和维生素。

　　对钩蚴性皮炎患者可采用热毛巾敷于皮炎部位,持续 10min。还可用左旋咪唑涂剂或 15% 噻苯唑软膏涂于患处,连用 2d,可快速止痒消肿。

　　2. 加强个人防护和防止感染　耕作时应穿鞋下地,避免手、足与土壤接触。劳动时穿戴防护用具或在手足皮肤涂抹 1.5% 左旋咪唑硼酸酒精或 15% 噻苯唑软膏,对预防感染有一定效果。

　　3. 加强粪便管理　开展农村改厕和加强粪管,推广无害化厕所。切勿使用新鲜粪便施肥和随地大小便,防止虫卵污染环境。

　　4. 开展健康教育　通过宣传教育,提高广大农民的自我防护意识,防止感染。

Summary

Hookworm disease is one of the five important parasitoses in China. The hookworms parasitize humans include *Ancylostoma duodenale* and *Necator americanus*. The life cycle of the hookworm consists of egg, larvae and adult phases. The life cycle is completed in a single host. Human is the only host. No intermediate host is needed. The larvae and adults are pathogenic stages, and the infective larvae (filariform larvae) growing in the feces and/or the soil is the infective stage. The infective filariform larvae invade the human host by direct penetration of the skin. The major pathological changes are caused by the attachment of the adult worms in the small intestine by their buccal capsules. These worms cause considerable loss of blood during their feeding on the intestinal mucosa. The infective larvae at the site of the penetration of the skin produce a local reaction called ground itch. The migration of larvae through the lung can produce minute haemorrhage and infiltration of leukocytes in lung tissues. Microscopy examination of feces and concentration of stool by formalin-ether or simple salt floatation stool is the gold standard method to diagnose hookworm disease. The key measures of hookworm disease prevention include sanitary disposal of human faeces, treatment of infected persons with anthelmintics (such as mebendazole) , and health education with improved use of sanitary latrines and use of footwears.

思考题

　　1. 试比较寄生人体的两种钩虫成虫的形态鉴别要点。
　　2. 试述钩虫的感染阶段、感染方式、寄生部位、致病机制及主要临床表现。
　　3. 试述钩虫病在我国南方农村地区感染率居高不下的原因。
　　4. 试述如何防治钩虫病? 可采取哪些防治措施?
　　5. 试述钩虫与蛔虫的生活史异同点。
　　6. 钩虫所致的贫血是哪种类型? 发病机制是什么? 如何进行治疗?

(吴　翔)

第五节　粪类圆线虫

　　粪类圆线虫［*Strongyloides stercoralis*（Bavay,1876）Stiles and Hassall,1902］是一种既可营自生生活又可营寄生生活的兼性寄生虫（facultative parasite）,生活史复杂,包括自生世代和寄生世代。在寄生世代中,成虫主要在宿主（如人、犬、猫等）小肠内寄生,幼虫可侵入肺、脑、肝、肾等组织器官,引起粪类圆线虫病（strongyloidiasis）。对于免疫功能减退患者（immunocompromised patients）,可致严重感染,甚至死亡。

【形态】

1. 自生世代 雌虫大小为（1.0~1.7）mm×（0.05~0.075）mm，尾端尖细，生殖系统为双管型。成熟雌虫子宫内有呈单行排列的各发育期虫卵，阴门位于虫体腹面中略后。雄虫大小为（0.7~1.0）mm×（0.04~0.05）mm，顶端有明显的口囊，咽管末端呈圆球形，尾端向腹面卷曲，具2根交合刺。

2. 寄生世代 粪类圆线虫在宿主体内的寄生包括成虫、虫卵、杆状蚴和丝状蚴4个发育阶段。雌虫长约2.2mm，宽0.04~0.06mm，虫体半透明，体表具细横纹，尾尖细，末端略呈锥形，口腔短，咽管细长，约为体长的1/3~2/5。生殖器官为双管型，子宫前后排列，各含虫卵8~12个，单行排列。阴门位于距尾端1/3处的腹面。在人体内尚无发现雄虫的报道，但在动物体内发现有雄虫存在。虫卵形似钩虫卵，壳薄而透明，大小为（50~58）μm×（30~34）μm，部分卵内含1条胚蚴。杆状蚴头端钝圆，尾部尖细，长0.3~0.4μm，具双球型咽管。丝状蚴即感染期幼虫，虫体细长，长0.5~0.7μm，咽管约为体长的1/2，尾端分叉或为平端。粪类圆线虫的丝状蚴与钩虫和东方毛圆线虫的幼虫极为相似，应注意鉴别。

【生活史】

粪类圆线虫的生活史有两种形式，包括在土壤中的自生世代，或称异型发育（heterogonic development）和在宿主体内的寄生世代，或称同型发育（homogonic development），见图3-8-6。

1. 自生世代 外界自生生活的成虫在温暖、潮湿的土壤中产卵，数小时内虫卵孵出杆状蚴，1~2d内经4次蜕皮后发育为成虫。环境适宜时，自生世代可在外界持续重复多次，此过程称为间接发育。当外界环境不利于虫体发育时，杆状蚴蜕皮两次，发育为丝状蚴。此期幼虫对宿主具有感染性，可经皮肤或黏膜侵入人体，开始寄生世代，此过程称为直接发育。

2. 寄生世代 丝状蚴侵入人体皮肤后，通过小血管或淋巴管进入血循环，经右心至肺毛细血管。幼虫穿过肺毛细血管进入肺泡后，多数虫体沿支气管、气管上行至咽部，随宿主的吞咽动作进入消化道，钻入小肠黏膜，蜕皮2次后发育为成虫。少数虫体亦可偶见于胆管和胰管。寄生世代罕见雄虫，偶可在肺内被发现。寄生在小肠的雌虫前端多埋于肠黏膜内，并在其中产卵。虫卵滞留于肠黏膜内，经数小时后孵出杆状蚴，后者从黏膜内逸出，进入肠腔，随粪便排出体外。虫卵偶见于粪便中。自丝状蚴感染人体至杆状蚴排出，至少需要17d。被排出的杆状蚴，既可经2次蜕皮直接发育为丝状蚴感染人体，也可在外界进行间接发育为自生世代的成虫。有的虫体可寄生在肺或泌尿生殖系统，随痰排出的多为丝状蚴，随尿排出的多为杆状蚴。

当宿主免疫力低下或发生便秘时，常有自体感染（autoinfection）的现象，感染方式包括3种类型：①自体内直接感染（direct endo-autoinfection）：杆状蚴孵出后，不钻出肠黏膜即侵入血循环继续发育；②自体内间接感染（indirect endo-autoinfection）：杆状蚴自肠黏膜钻出，在肠腔内迅速发育为丝状蚴，经小肠下段或结肠黏膜侵入而感染；③自体外感染（exo-autoinfection）：随粪便排出丝状蚴附着于肛周，自肛周皮肤侵入而感染。

【致病】

粪类圆线虫的致病作用与其感染程度、侵袭部位及机体免疫功能状态密切相关。人体感染粪类圆线虫后可表现出三类不同的临床表现：①患者免疫状态正常，存在有效的免疫应答，轻度感染可被清除，可无临床症状；②慢性自身感染持续存在（可长达数年），可间歇出现胃肠症状；③播散性重度感染（disseminated hyper-infection），长期使用免疫抑制剂或免疫力低下人群（如艾滋病患者）容易发生播散性重度感染，可见幼虫侵入脑、肝、肺、肾及泌尿系统等器官，导致弥漫性的组织损伤。患者可有腹泻、肺炎、出血、脑膜炎及败血症等症状，甚至因严重衰竭而死亡。目前认为粪类圆线虫是一种机会性致病寄生虫。

粪类圆线虫的致病主要有以下几个方面：

1. 皮肤损伤 丝状蚴侵入皮肤后，可引起小出血点、斑丘疹，伴有刺痛和痒感，搔破后致继发性感染。此外，还可出现移行性线状荨麻疹。如有自体外感染，上述病变常反复出现在肛周、腹股沟、臀部等处皮肤。因幼虫在皮内移行较快，故引起的荨麻疹蔓延速度也较快，每小时可达10~12cm。因此

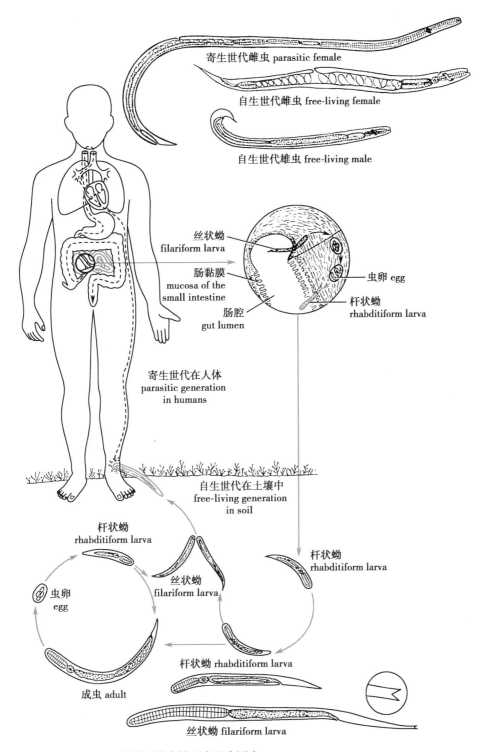

图 3-8-6　粪类圆线虫的形态及生活史

Fig. 3-8-6　Morphology and life cycle of *Strongyloides stercoralis*

荨麻疹的出现部位及快速蔓延,常可作为粪类圆线虫病早期诊断的依据。

2. **肺部病变**　丝状蚴移行至肺部时,可穿破肺毛细血管,引起肺泡出血、细支气管炎性细胞浸润,患者可出现不同程度的哮喘、咳嗽、多痰、呼吸困难和嗜酸性粒细胞增多等。此时如果误诊为哮喘而使用激素治疗,则可引起重度自身感染导致严重后果。幼虫偶可因黏液阻塞在支气管内发育为成虫,若在其内定居产卵,会使肺部症状更加严重,持续时间更长。肺部弥漫性感染的病例,可出现高热、肺衰竭甚至死亡。肺内大量幼虫寄生时,可引起肺泡破裂、出血。胸部 X 线照片表现为粟粒状或网状结节样阴影,有时可见肺空洞和胸膜液渗出。支气管肺泡灌洗液或痰液中可检出幼虫。

3. 消化道病变　雌虫在小肠黏膜内寄生产卵,并迅速孵出幼虫,由于虫体机械性刺激和毒性作用,引起肠组织的炎症反应,病变可分为轻、中、重度三型。轻度表现为以黏膜充血为主的卡他性肠炎,在肠腺隐窝内有虫体存在;中度表现为水肿性肠炎,肠壁增厚、水肿,黏膜皱襞减少,肠壁各层中均可见虫体存在;重度表现为溃疡性肠炎,肠壁增厚、变硬或有多发性溃疡,甚至肠穿孔,整个肠壁内都可发现虫体。患者表现为上腹部烧灼感、恶心、呕吐或间歇性反复腹泻,粪便呈水样或黏液血便,重症感染可出现全腹痛、麻痹性肠梗阻、发热和电解质紊乱,甚至全身衰竭致死。患者还可伴有发热、贫血、周身不适及嗜酸性粒细胞增多(重症可不增高)等表现。国内曾报道重症粪类圆线虫感染并发消化道大出血和死于以慢性肠梗阻为主要表现的粪类圆线虫病例。

4. 弥漫性粪类圆线虫病　又称重度感染综合征(hyperinfection syndrome),是粪类圆线虫导致的一种罕见但严重的并发症。丝状蚴在重度感染者体内可移行至全身各器官,如心、脑、肺、胰、卵巢、肾、淋巴结、甲状腺等,形成肉芽肿病变,引起多器官损伤,导致弥漫性粪类圆线虫病。该病常见于长期使用免疫抑制剂、激素,或患各种消耗性疾病(如恶性肿瘤、白血病、结核病等),以及先天性免疫缺陷人群。组织学研究证实,重度感染病例淋巴结和脾脏的胸腺依赖区均缺乏淋巴细胞,宿主对幼虫缺少炎症反应和免疫应答。由于大量幼虫在体内移行,可将肠道细菌带入血流,引起败血症。患者可表现出多器官严重损害,可出现强烈的超敏反应,如过敏性肺炎、过敏性关节炎等。

由重度粪类圆线虫自身感染致死的报道并非罕见。在慢性消耗性疾病导致的机体营养不良等抗病能力下降,或长期使用激素、免疫抑制剂等患者中,粪类圆线虫病致死率高达 60%~85%,多因严重衰竭而死亡。

【诊断】

粪类圆线虫病患者由于缺乏特征性的临床表现,故常被贻误诊治。凡生活在流行区或与土壤有接触史,若同时出现消化道和呼吸系统症状,伴有嗜酸性粒细胞增高,且用抗生素或抗病毒药物治疗后病情无法得到控制者,均应考虑本病可能性,应进一步进行病原学检查。对于免疫功能减退者,应将本虫列入常规追踪检查项目。另本虫与钩虫较为相似,应注意鉴别,避免误诊为钩虫病。

1. 病原学诊断　主要依靠从新鲜粪便、痰、尿或脑脊液中检获杆状蚴或丝状蚴,或从胃肠黏膜组织病理切片中查见虫体,或在腹泻患者的粪便中检出虫卵作为确诊依据。用直接涂片法查幼虫检出率低,沉淀法检出率可达 75%,贝氏分离法或改良醛醚法的检出率可高达 98%。粪便营养琼脂培养也可显著提高检出率。由于患者有间歇性排虫现象,故应反复多次取新鲜粪便检查。观察虫体时,滴加卢戈(lugol)碘液,可使幼虫呈现棕黄色,且虫体的结构特征清晰,便于鉴别。如在 24h 内的新鲜粪便中能同时查见到杆状蚴和丝状蚴,则提示该患者存在自体感染。注意收集粪便时勿与土壤接触,以避免自生生活的线虫污染标本而混淆诊断。

2. 免疫学检测　采用幼虫虫体抗原做 ELISA 检测患者血清中特异性抗体、虫体冷冻切片抗原做间接免疫荧光试验(IFA),IgG 阳性率都在 90% 以上,对轻、中度感染者,具有较好的辅助诊断价值。

3. 分子生物学检测　采用 PCR 技术对粪类圆线虫 COX I 基因进行特异性扩增,PCR 产物通过测序可用于鉴定虫种。

4. 其他检查　血象显示急性期白细胞增多,嗜酸性粒细胞百分比在轻、中度感染病例中增高,但在重度感染病例中不升高甚至降低;胃和十二指肠液引流查病原体,对胃肠粪类圆线虫病的诊断价值大于粪检。

【流行与防治】

粪类圆线虫病流行较为广泛,呈世界性分布,主要分布于热带和亚热带地区,温带和寒带地区则多为散发感染。在气候温暖、潮湿的地区和卫生条件较差的地区感染率较高。该病已被世界卫生组织(WHO)列为重要的人类肠道寄生虫病之一。全球约有 6 000 万人感染粪类圆线虫,其中,在免疫力低下的感染人群中致死率高达 60%~80%。有些国家的人群感染率达 30% 左右。我国 26 个省(自治区、直辖市)查到粪类圆线虫感染者,平均感染率为 0.12%,主要流行于南部地区,以广西东南部感染率最高,可达 11%~14%。也有个别山区 20 岁以上人群感染率高达 88.2% 的报道。近年来该病有增多的趋势,全国已有多例因重度感染致死的病例报道。

本虫的流行因素与钩虫相似,人的感染主要是与土壤中的丝状蚴接触所致。自体感染可使该病迁延不愈。气候温暖、潮湿的土壤适宜自生世代循环发育,增加了感染的机会。由于该虫幼虫对环境的抵抗力较弱,故本病流行不严重。但由于激素类药物及免疫抑制剂的广泛使用,该病的感染风险逐渐增加。由于犬和猫可作为保虫宿主,因此本病被认为是人兽共患寄生虫病。

本病的防治原则与钩虫相似。预防本病应加强粪便与水源管理,防止土壤和水源被污染。做好个人防护,避免接触被污染的土壤。另需注意避免自体感染的发生,对长期使用激素类药物和免疫抑制剂,以及其他疾病所致免疫力低下人群,应作粪类圆线虫常规检查,以便早期发现并及时给予驱虫治疗。此外,对犬、猫也应进行检查和治疗。

对于确诊病例,应立即驱虫治疗,并保持大便通畅,注意肛门周围皮肤清洁,以防自体感染。治疗药物首选阿苯达唑,噻嘧啶和左旋咪唑也有一定疗效。亦有用依维菌素治愈顽固性粪类圆线虫病例的报道。对重度感染或自体感染患者需用 2~3 个疗程的药物才能获得理想治疗效果。

Summary

Strongyloides stercoralis is an intestinal nematode parasite with a global distribution. The life cycle of *S. stercoralis* is complex, alternating between free-living and parasitic cycles and involving autoinfection. The filariform larvae as an infective stage in the soil penetrate the intact skin of the human host, migrating through the skin and into the circulation, finally reaching the small bowel and becoming a mature egg-laying parthenogenic female adult worm. Effects of strongyloidiasis may be described in three stages: invasive, pulmonary, and instestinal. Fatal hyperinfection can occur in immunocompromised patients. Demonstration of rhabditiform (or occasionally filariform) juveniles in freshly passed stools is a sure means of diagnosis. No entirely satisfactory drug for strongyloidiasis is currently available. Thiabendazole is recommended, but side effects are common.

思考题

1. 粪类圆线虫对免疫功能正常人群和免疫功能减退人群致病的区别有哪些?
2. 请查阅相关文献,简述哪些疾病或因素可导致粪类圆线虫的重度感染。

(程喻力)

第六节　寄生于消化道的其他线虫

一、东方毛圆线虫

毛圆线虫是一类小型寄生线虫,主要寄生于脊椎动物的消化道,对畜牧业生产造成危害。毛圆线虫属的某些种类偶可寄生于人体。现已知在人体寄生的毛圆线虫主要有:东方毛圆线虫(*Trichostrongylus orientalis* Jimbo,1914)、蛇形毛圆线虫(*T. colubriformis*)、艾氏毛圆线虫(*T. axei*)和枪形毛圆线虫(*T. probolurus*)。在印度,蛇形毛圆线虫感染率高达 31%。我国以东方毛圆线虫为主。此外,还有尚未定种的毛圆线虫属(Trichostrongylus)的某些线虫。

【形态与生活史】

成虫纤细,无色透明,口囊不明显,咽管短小。雄虫大小为(4.3~5.5)mm×(0.07~0.08)mm,尾端交合伞明显,由左右两叶组成,交合刺1对,末端有小钩。雌虫大小为(5.5~6.5)mm×0.07mm,尾端为锥形,子宫内有虫卵5~16个,阴门位于虫体后1/6处。虫卵(图3-8-7)为长椭圆形,一端较钝圆,另一端稍尖,无色透明,大小为(80~100)μm×(40~47)μm,比钩虫卵略长,卵壳薄,卵膜与卵壳在两端处的空隙较明显。新鲜粪便中的虫卵,内含10~20个分裂的胚细胞。

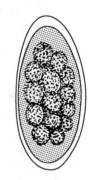

图3-8-7　东方毛圆线虫卵
Fig. 3-8-7　Egg of *Trichostrongylus orientalis*

成虫寄生于绵羊、骆驼、马、牛及驴等动物的胃和小肠内,偶可寄生于人体。虫卵随终宿主粪便排出后,在温暖潮湿的土壤中发育,孵出杆状蚴,经2次蜕皮后成为丝状蚴,即感染期幼虫。人因食入被感染期幼虫污染的蔬菜,或饮用含有幼虫的水而感染。丝状蚴在宿主小肠内经第3次蜕皮后钻入肠黏膜,数日后自肠黏膜逸出返回肠腔,经第4次蜕皮后,虫体头端插入肠黏膜,附着于肠壁发育为成虫。丝状蚴也能经皮肤感染人体,移行途径同钩虫。从感染期幼虫侵入人体到雌虫发育成熟产卵,经口感染约需16~36d,经皮肤感染约需26~36d。

【致病与诊断】

东方毛圆线虫侵犯宿主小肠上皮细胞,所致临床表现与感染度以及宿主的免疫状态有关。一般情况下所致病理损害不明显,引起轻微的肠炎;但严重病例可有食欲缺乏、腹痛腹泻、四肢乏力、头痛头昏、失眠,部分患者可有贫血等表现,以及由虫体代谢产物所引起的毒性反应。血液检查示嗜酸性粒细胞轻度增多。因本虫常与钩虫感染混合存在,故不易对其所致症状与钩虫病区分。

本病诊断以粪便中查见虫卵为准。粪检方法常用饱和盐水浮聚法,亦可用培养法检查丝状蚴。应注意与钩虫和粪类圆线虫的虫卵或丝状蚴相鉴别。

【流行与防治】

东方毛圆线虫的感染呈世界性分布,多见于农村和牧区,具有一定的地区性,如四川个别地区感染率高达50%。1997年全国人体肠道寄生虫感染调查结果表明,全国平均感染率为0.026%,已查到有本虫感染者的省(自治区、直辖市)18个,其中以海南省的感染率最高(0.73%)。本病防治原则与钩虫病基本相同。加强卫生宣教,注意个人卫生及饮食卫生。加强人畜粪便管理。治疗药物包括阿苯达唑和甲苯达唑等,疗效较好。

二、美丽筒线虫

筒线虫是寄生于鸟类和哺乳动物消化道的一类寄生虫。筒线虫属中有34个种,其中寄生于鼠体的是瘤筒线虫(*G. neoplasticum*)和东方筒线虫(*G. orientale*),有学者认为二者是同种异名(synonym)。偶可在人体寄生的是美丽筒线虫(*Gongylonema pulchrum* Molin,1857),引起美丽筒线虫病(gongylonemiasis)。

美丽筒线虫亦称食管蠕虫(gullet worm),主要寄生于许多反刍动物和猪、猴、熊等动物口腔与食管黏膜和黏膜下层,偶尔寄生于人体。

【形态与生活史】

成虫细长,乳白色,在反刍动物体内寄生的虫体较大,在人体内寄生的虫体较小,雄虫大小为(21.00~30.68)mm×(0.16~0.23)mm,雌虫大小为(32~68.8)mm×(0.2~0.37)mm,体表有纤细横纹。虫体前段表皮具明显纵行排列、大小不等、数目不同的花缘状表皮突,在前段排成4纵行,延至近侧翼处增为8行。口小,呈漏斗状,位于前端中央,其两侧具分叶的侧唇,在两侧唇间的背侧和腹侧各有间唇1个,唇外有领环,在领环外的左右各有1个头感器。近头端两侧各有颈乳突1个,其后有分节状的侧翼。雄虫尾部有明显的膜状尾翼,两侧不对称,交合刺2根,长短及形状各异,尾部肛门前后有成对乳突(图3-8-8)。雌虫尾部钝锥状,不对称,稍向腹面弯曲,子宫粗大,内含大量虫卵,阴门位于肛门的稍前方。

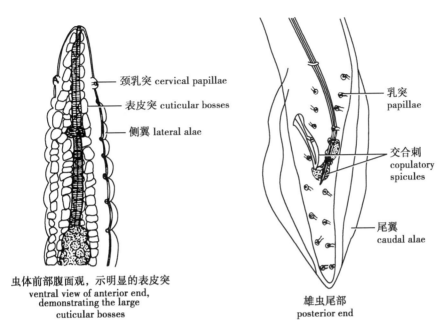

颈乳突 cervical papillae
表皮突 cuticular bosses
侧翼 lateral alae

乳突 papillae
交合刺 copulatory spicules
尾翼 caudal alae

虫体前部腹面观，示明显的表皮突
ventral view of anterior end, demonstrating the large cuticular bosses

雄虫尾部 posterior end

图3-8-8 美丽筒线虫成虫模式图
Fig. 3-8-8 Diagram of adult worm of *Gongylonema pulchrum*

虫卵为椭圆形,大小为(50~70)μm×(25~42)μm,无色,卵壳厚,表面光滑,卵内含幼虫。

美丽筒线虫的发育过程需要终宿主和中间宿主,其终宿主和中间宿主均较广泛。终宿主以反刍动物较多,以及猪、猴、熊等动物,尤以牛、羊、猪较常见,人偶可作为终宿主。中间宿主包括多种甲虫及蜚蠊(蟑螂)。成虫寄生在终宿主的口腔、咽和食管黏膜或黏膜下层。雌虫产出含幼虫的卵从黏膜破损处进入消化道,并随粪便排出。若被甲虫或蟑螂食入,卵内幼虫在昆虫消化道孵出,并穿过肠壁进入血体腔,经两次蜕皮后,幼虫成囊,发育为感染期幼虫。终宿主误食含此期幼虫的昆虫后,幼虫即破囊而出,侵入胃或十二指肠黏膜,再向上潜行至食管、咽或口腔黏膜内寄生,约2个月后发育为成虫。因为人类不是本虫的适宜宿主,成虫在人体寄生一般不产卵。虫体在寄生部位不固定于一处,可自由移动,且移动速度较快,时隐时现。寄生虫体数量可为1条至数十条不等,在人体寄生时间可达1年,长者可达5年以上。

【致病与检查】

美丽筒线虫成虫在人体主要寄生于口腔(依次包括上唇、下唇、颊部、舌部、硬软腭、齿龈、扁桃体附近等)、咽喉或食管黏膜下层,亦可出现在鼻腔内或鼻唇沟等处。寄生的虫体在黏膜及黏膜下层移行,寄生部位可出现小疱和白色的线状隆起,患者口腔内可有虫样蠕动感、异物感、麻木感,以及肿胀、疼痛等,重者舌颊麻木僵硬、活动不便,影响说话,声音嘶哑或吞咽困难等。曾有报道人体感染本虫后被误诊为精神病患者。若在食管黏膜下层寄生,可造成黏膜浅表溃疡,引起出血。外周血嗜酸性粒细胞增多,可占白细胞总数的20%。取出虫体后症状立即消失。患者主诉口腔或食管有虫样蠕动感的症状应初步考虑本病。用针挑破有虫体移行处的黏膜,取出虫体作虫种鉴定是确诊本病的依据。

【流行与防治】

美丽筒线虫终宿主和中间宿主广泛存在,终宿主包括牛、羊、马、骡、骆驼、猪、猴、熊、狗、猫、鼠等哺乳动物,中间宿主包括粪甲虫、蜚蠊、螳螂、蝗虫、天牛、蝈蝈、豆虫等昆虫。人体感染偶然、散在,常

NOTES

因误食或误饮含本虫感染期幼虫的昆虫的食物或水而被感染。

本虫呈世界性分布,包括美国、意大利和德国在内的10多个国家有病例报道。我国自1955年在河南发现第1例患者后,迄今已报道100余散发病例。

治疗本病主要是挑破寄生部位黏膜取出虫体,也可在成虫寄生部位涂抹普鲁卡因溶液,有助于虫体从黏膜内移出。治疗药物以左旋咪唑效果最佳。预防措施为宣传教育,注意饮食卫生,避免食用或误食甲虫、蜚蠊等昆虫,不饮生水。

三、异尖线虫

异尖线虫(Anisakis)成虫寄生于海洋哺乳动物,幼虫寄生于某些海洋鱼类,隶属蛔目(Ascaridida)、异尖科(Anisakidae)。其中有些异尖线虫种类的幼虫被人误食后,可侵犯胃肠壁和其他脏器或组织,引起以急腹症为主要临床表现的人体异尖线虫病(anisakiasis)。可致人体异尖线虫病的虫种包括:简单异尖线虫(*Anisakis simplex*)、典型异尖线虫(*A. typica*)、抹香鲸异尖线虫(*A. physeteris*)、伪新地线虫(*Pseudoterranova decipiens*)、对盲囊线虫(*Contracaccum* spp.)和宫脂线虫(*Hysterothylacium* spp.),其中以简单异尖线虫对人体感染最为常见。

【形态与生活史】

异尖线虫幼虫为白色微透明,体长约13.5~30mm,头端较尾端尖细,头部有唇块,在腹侧有一明显的钻齿,其后可见排泄管开口。体壁肌层较厚,食管与肠管间有一胃室。肠管发达,肠壁由圆柱状上皮构成,较为肥厚,肠管横断面可见其内腔有"Y"形结构(图3-8-9)。在人体寄生的虫体均为第3期幼虫,中肠部体宽为430~550μm,无侧翼。

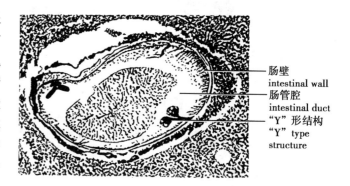

肠壁
intestinal wall
肠管腔
intestinal duct
"Y"形结构
"Y" type structure

图3-8-9 异尖线虫幼虫在肠壁组织中的横断面
Fig. 3-8-9 Cross section of Anisakis larva in the host intestinal wall

异尖线虫的生活史过程(图3-8-10)需要终宿主和中间宿主。终宿主为海洋哺乳动物如海豚、鲸类、海狮和海豹等,中间宿主为浮游类和甲壳类动物如磷虾等。海洋鱼类及软体动物常作为转续宿主传播异尖线虫并导致人类感染。人是该虫的非正常宿主。

成虫寄生于终宿主胃壁上。雌虫产出的虫卵随宿主粪便排出到海水中,适宜温度下(约10℃),卵内发育成第1期幼虫,经过1次蜕皮发育为第2期幼虫。第2期幼虫在海水中被海生浮游甲壳类摄取后在其体内发育为第3期幼虫。第3期幼虫可随浮游甲壳类动物直接被终宿主吞食,但由于磷虾感染率极低而不易导致终宿主感染。第3期幼虫随浮游甲壳类动物被海洋鱼类和软体动物吞食后,经消化道侵入腹腔,进而移行至各脏器和肌肉。这些鱼类和软体动物作为转续宿主,其体内第3期幼虫几乎不再进一步发育,但幼虫数量可逐渐累积增多。终宿主海洋哺乳类动物捕食含有第3期幼虫的鱼类或软体动物而感染,幼虫头部钻入胃壁中并发育为成虫。人因生食或半生食含有感染性幼虫的海鱼而被感染。人不是异尖线虫的适宜宿主,幼虫寄生于人体胃肠壁中,或在腹腔等脏器中移行,但通常不能发育至性成熟阶段。

【致病】

异尖线虫幼虫具有较强的钻刺能力,侵入人体后主要寄生于胃和肠壁等组织(图3-8-11),常侵犯肠黏膜,亦可侵入肠外组织,引起寄生局部组织炎症反应。病理组织学特征是以大量嗜酸性粒细胞浸润为主的肉芽肿或出血性脓肿,或瘤样肿物形成,肿物内可见幼虫及其角皮或肠管等。除在胃肠外,虫体可在腹腔、泌尿系统、皮下组织等处形成肿物。根据病变损害程度,可将其分为异物性蜂窝组织

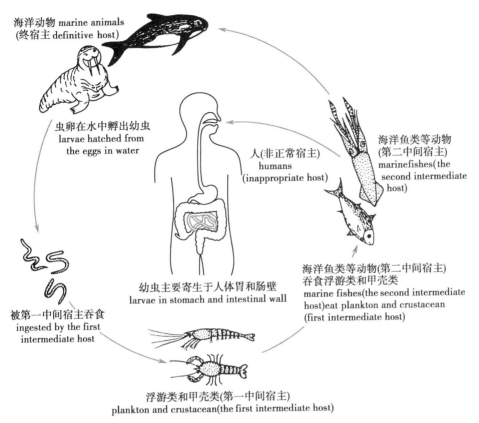

海洋动物 marine animals
（终宿主 definitive host）

虫卵在水中孵出幼虫
larvae hatched from
the eggs in water

人（非正常宿主）
humans
(inappropriate host)

海洋鱼类等动物
（第二中间宿主）
marinefishes(the
second intermediate
host)

幼虫主要寄生于人体胃和肠壁
larvae in stomach and intestinal wall

海洋鱼类等动物(第二中间宿主)
吞食浮游类和甲壳类
marine fishes(the second intermediate
host)eat plankton and crustacean
(first intermediate host)

被第一中间宿主吞食
ingested by the first
intermediate host

浮游类和甲壳类(第一中间宿主)
plankton and crustacean(the first intermediate host)

图 3-8-10　异尖线虫生活史
Fig. 3-8-10　Life cycle of Anisakis

炎型、脓肿型、脓肿肉芽型和肉芽肿型 4 类。此外,虫体的代谢分泌物是一种强烈的过敏原,常引起宿主出现严重的超敏反应。

　　本病临床表现与人体感染幼虫的数量、侵犯部位和宿主的反应性有关。根据幼虫侵入部位及临床表现的不同将异尖线虫病分为胃肠型、异位寄生型(肠外感染)和过敏反应型三种类型。轻者仅有胃肠不适,重者表现为进食后数小时上腹部突发剧痛伴恶心、呕吐、腹泻等症状。急性病例发病急骤,酷似外科急腹症表现。慢性病例呈顽固性腹部疼痛,伴恶心和呕吐,可持续数周或更长。异位异尖线虫病因幼虫移行至消化道外所致,症状因侵入部位而异。异尖线虫过敏症患者血清 IgE 抗体水平升高,症状以荨麻疹最为常见(100%),亦表现为哮喘、皮肤干燥、瘙痒、口腔炎等,在反复感染病例中还可出现Ⅲ型超敏反应。

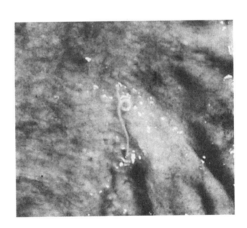

图 3-8-11　胃壁上吸附的异尖线虫幼虫
Fig. 3-8-11　Anisakis larva burrows into the stomach wall observed under fiberendoscope

　　【实验室检查】

　　1. 纤维内镜检查　主要用于诊断胃或食管异尖线虫病,可观察到寄生的虫体及寄生部位胃黏膜水肿、出血、糜烂或溃疡。

　　2. 免疫学检测　用体外培养的幼虫分泌排泄物作抗原检测患者血清中特异性抗体,是对慢性期患者诊断的重要辅助方法。

　　3. 分子生物学检测　提取虫体总 DNA,采用通用引物 PCR 扩增核糖体 DNA 内转录间隔区(ITS),对扩增产物进行序列测定;或采用限制性片段长度多态性聚合酶链反应(PCR-RFLP)方法对

NOTES

扩增产物进行酶切,酶切产物经琼脂糖电泳进行分析。上述方法可用于鉴定异尖线虫不同虫种。

4. 其他检查　感染者外周血中嗜酸性粒细胞常升高。X 线检查可见 80% 的胃异尖线虫病患者出现纵向胃壁皱褶肿胀,有时可见线形虫体样阴影。对肠异尖线虫病患者结合钡剂作 X 线检查可观察到患部呈锯齿状或短棒状阴影,滞留的钡剂呈颗粒状阴影。在急性期取胃液和粪便作潜血试验常为阳性。

【流行与防治】

人体最早病例由荷兰的 Van Thile(1960)报道,而后有大量病例在日本、韩国、斯堪的纳维亚半岛、美国、法国和印尼等地出现,已有近 30 个国家报道人体感染病例的发生,其中在日本流行最为严重,每年有 2 000 多例。本虫感染流行主要是因生食或半生食含有异尖线虫幼虫的海洋鱼类或海产软体动物引起,所致的异尖线虫病已成为重要的食源性海洋疫源性疾病和人兽共患寄生虫病。

在我国原发病例报告较少,可能原因为我国居民多喜熟食鱼类,但尚不能排除误诊或漏诊病例。在国内市售海鱼中,若干种鱼类,例如鲐鱼、小黄鱼、带鱼等小型鱼体肌肉或器官组织内检获到异尖线虫幼虫,感染率高达 100%。从东海和黄海获得的 30 种鱼和两种软体动物发现带幼虫率为 84%。从南海及渤海 100 多种鱼的简单异尖线虫感染率调查结果分别为 60% 和 55%。近年在国内被广泛食用的三文鱼也可被异尖线虫感染,因此我国人群感染异尖线虫病的潜在风险不容忽视。

对异尖线虫病的治疗,目前尚无特效药物,故对确诊病例应尽可能早期取出虫体。对难以找到虫体的患者可用阿苯达唑,并辅以抗感染和抗过敏药进行治疗。预防本病关键在于积极倡导健康卫生的饮食习惯,不生食或半生食海鱼。食品管理部门应加强海产品的严格检疫和规范海产品的生产质量管理。

Summary

Trichostrongylus orientalis is the main species of Trichostrongylus that parasitize the small intestine in humans. Infections occur via ingestion of infective larvae from contaminated vegetables or water. Most patients are asymptomatic, but some may present with diarrhea, abdominal pain, anorexia, and anaemia. The diagnosis is made in stool samples by identification of the characteristic eggs.

Gongylonema pulchrum is the only parasite of the genus Gongylonema capable of infecting humans. Transmission to humans is due mostly to unsanitary conditions and the ingestion of infected coprophagous insects. The most common symptom is the complaint of sensation of a worm moving around the mouth, near the lips, and in the soft palate area. Diagnosis is made by visible recognition of the worm moving through the tissue of the buccal cavity or identification of worm removed from patient's mouth or tissue.

Anisakis is a genus of parasitic nematodes that have life cycles involving marine fish and mammals. Human infections are caused by consumption of raw or undercooked seafood containing larvae of *Anisakis simplex*. The worms reside in the gastrointestinal tract causing anisakiasis presented by severe abdominal pain, malnutrition, and vomiting. Diagnosis is generally made by endoscopy, radiography, or surgery if the worm has embedded.

思考题

生食海产品易导致哪种寄生线虫感染? 请简述其对人体的危害和诊断要点。

（程喻力）

第九章

寄生于血液和组织中的线虫

【学习要点】

1. 生物源性线虫的定义。

2. 生物源性线虫的感染途径。

3. 食源性线虫病的防治措施。

4. 虫媒性线虫病的防治措施。

寄生于人体血液或组织中的线虫主要有旋毛虫、广州管圆线虫和丝虫等。

第一节　旋毛形线虫

旋毛形线虫［*Trichinella spiralis*（Owen，1835）Railliet，1895］，属于有腺纲（Adenophorea）、嘴刺目（Enoplida）、毛形总科（Trichinelloidea）、毛形科（Family Trichinellidae）、毛形线虫属（*Trichinella*）（国内习惯上称为旋毛虫属），简称旋毛虫，是一种严重危害人体健康的、呈世界性分布的人兽共患寄生虫，主要在动物间通过相互残杀食肉或摄食尸肉而流行传播。人因生食或半生食含活的旋毛虫幼虫囊包的猪肉或其他动物肉类而感染，引起旋毛虫病（trichinellosis）。旋毛虫的主要生物学特性是成虫和幼虫分别寄生于同一宿主小肠和骨骼肌细胞内，必须转换宿主才能继续下一代生活史。人和多种哺乳类动物可作为旋毛虫的适宜宿主。旋毛虫病是一种重要的食源性人兽共患寄生虫，严重感染时可致患者死亡。

旋毛虫最早由 Peacock（1828）在伦敦从一死者尸体肌肉中发现。Owen（1835）描述了其幼虫形态并命名为 *Trichina spiralis*。后来由 Railliet（1895）将旋毛虫的属名从 *Trichina*（曾为一种蝇的属名）改为 *Trichinella*，并沿用至今。1862 年德国 Friedreich 对一患者作上肢肌肉活检，发现旋毛虫幼虫，这是世界上确诊的首例患者。1881 年在我国厦门首次发现猪肉中的旋毛虫，1937 年在东北地区发现狗和猫的感染；以后相继在鼠、猫、熊等动物体内检获旋毛虫。1964 年，我国首次报道了人体感染旋毛虫病例。

世界各地流行的毛形线虫属现已分为 10 个种和 3 个未确定分类地位的基因型。我国已发现 2 个旋毛虫种，即旋毛形线虫（*T. spiralis*）与乡土旋毛虫（*T. nativa*）。旋毛虫形线虫流行广泛，也是我国人群感染最为常见的旋毛虫。

【形态】

1. 成虫　虫体呈白色线状，个体微小，雄虫大小为（1.4~1.6）mm ×（0.04~0.05）mm，雌虫大小为（3.0~4.0）mm ×（0.05~0.06）mm。消化道包括口、咽管、中肠、直肠和肛门。咽管长，占体长的1/3~1/2。咽管后段的背侧是一个由 50 个左右单层圆盘形杆细胞（stichocyte）组成的串珠状杆状体（stichosome），分泌具有消化作用和抗原性强的物质。两性成虫生殖器官均为单管型。雌虫子宫较长，中段充满虫卵，后段含幼虫，近阴门处其幼虫发育更完善，旋毛虫雌虫的生殖方式是卵胎生。自阴门产出的幼虫，称为新生幼虫（newborn larva），大小为 124μm × 6μm。

2. 肌肉期幼虫（muscle larva）　亦称为成囊期幼虫（或囊包幼虫，encapsulated larva），是指寄生在宿主骨骼肌细胞内的幼虫，长约 1mm，卷曲于梭形的囊包中。囊包幼虫头端较细，尾端钝圆，咽管结构与成虫相似。幼虫囊包大小为（0.25~0.5）mm×（0.21~0.42）mm，1 个囊包内通常含 1~2 条幼虫，也可多达 6~7 条。囊包壁厚，分内、外两层，内厚外薄（图 3-9-1），由成肌细胞退变及结缔组织增生形成。

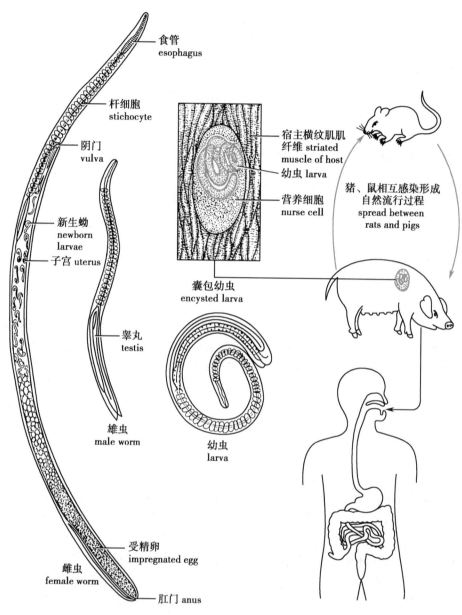

图 3-9-1　旋毛虫的形态与生活史

Fig. 3-9-1　Morphology and life cycle of *Trichinella spiralis*

【生活史】

旋毛虫成虫寄生于宿主的十二指肠和空肠上段肠黏膜处，幼虫则寄生于同一宿主的骨骼肌细胞内，多种旋毛虫幼虫在肌肉内形成囊包，对新宿主具有感染性。旋毛虫必须更换宿主才能继续下一代生活史，被旋毛虫寄生的宿主既是终宿主，也是中间宿主。旋毛虫寄生的宿主范围广，除人外，猪、野猪、鼠、猫、犬、羊、马等 150 多种哺乳动物也可作为该虫的宿主。猪是旋毛虫最常见的宿主，人是旋毛虫的偶然宿主。感染旋毛虫的猪和其他动物均可作为人类感染旋毛虫的传染源（图 3-9-1），但旋毛虫感染人体后，其生活史终结，故人不能作为旋毛虫的传染源，但存在母胎垂直传播感染的方式。在斯洛伐克的一次旋毛虫病暴发中,一位妊娠 12 周的孕妇感染了旋毛虫,随后在人工流产后的胎盘、体腔液和器官中均发现有旋毛虫幼虫。还有报道在 7 月龄的胎儿和 6 周龄的婴儿体内检出过旋毛虫。实验研究显示,旋毛虫在小鼠的母胎垂直传播主要发生在妊娠中期。

人或动物感染旋毛虫主要是因食入含有活幼虫的肉类及肉制品而引起。食入的幼虫囊包在宿主的胃液和十二指肠液的消化作用下,数小时内,幼虫自囊包逸出,并侵入十二指肠及空肠上段的肠黏膜内,经 24h 发育再返回肠腔,在感染后 31h 内,幼虫经 4 次蜕皮后发育为成虫。雄虫寿命短,与雌虫交配后 1 周内死亡。雌虫寿命一般为 1~4 个月。受孕的雌虫迁移到肠壁深部或肠系膜淋巴结处寄生。大约在感染后的 5~7d,雌虫开始产出新生幼虫。雌虫一生可产幼虫约 1 500~2 000 条,产幼虫期可持续 4~16 周或更长。

产于肠黏膜内的新生幼虫,除少数随宿主肠黏膜脱落而排出体外,多数侵入局部淋巴管或小静脉,随淋巴和血循环到达各器官、组织或体腔,但只有侵入骨骼肌的幼虫才能进一步发育。常寄生于活动较多、血液供应丰富的膈肌、舌肌、咬肌、咽喉肌、胸肌及腓肠肌等部位。幼虫引起肌细胞周围出现炎性细胞浸润,纤维组织增生,约在感染后 1 个月内,幼虫周围形成纤维性囊包。如无进入新宿主的机会,大多囊包在半年左右开始钙化,囊内幼虫死亡,但有少数钙化囊包内的幼虫可存活数年,甚至长达 30 年。

【致病】

旋毛虫雌虫寄生于小肠黏膜层,可引起局部充血、水肿等炎症反应以及嗜酸性粒细胞增多,临床可见胃肠功能紊乱等表现。旋毛虫幼虫是主要致病阶段,其致病性及其程度与食入囊包幼虫的数量、活力和侵入部位以及人体对旋毛虫的免疫力等诸多因素有关。此外,不同虫种的旋毛虫,致病力也有所不同。轻者可无症状,重者临床表现复杂多样,这是幼虫引起多脏器损害的结果。典型的临床表现为感染 48h 后出现急性胃肠炎症状,以后出现发热、眼睑或面部水肿、皮疹及肌肉疼痛,其中以腓肠肌疼痛最为明显。严重病例如未被及时诊治,可在发病后 3~7 周内死亡。本病死亡率较高,国外约为 6%~30%,国内在 3% 以下,但暴发流行时可高达 10%。根据虫体侵犯部位和患者的临床表现,可将旋毛虫致病过程分为以下 3 个时期。此外,从感染到发病过程中,还存在一个潜伏期(可无临床表现)。潜伏期长短因幼虫侵入数量和人体免疫力强弱而异,短则 12h,最长为 46d,多数为 7~14d。

1. 侵入期(肠道期)　幼虫在小肠内脱囊并发育为成虫的过程。症状开始于感染后 1~2d。主要病变为小肠黏膜炎症反应,故又称为肠道期。由于成虫以肠绒毛为食以及幼虫对肠壁组织的入侵,可引起肠道广泛性炎症。受累部位出现充血、水肿、黏液增多和瘀斑性出血,甚至形成浅表溃疡。患者可有恶心、呕吐、腹痛、腹泻等急性胃肠炎症状,同时可伴有厌食、乏力、低热等全身性反应。腹痛主要在上腹部及脐周围,呈隐痛或烧灼样痛。腹泻每日数次,呈稀便或水样便,无里急后重感。这些表现极易被误诊为其他疾病。此期病程持续 1 周左右。

2. 幼虫移行期(肠外期,亦称为肌肉期或急性期)　指新生幼虫随淋巴、血循环到达各器官及侵入骨骼肌内发育为囊包幼虫的过程,病程持续 2~4 周。幼虫在移行过程中可穿破各脏器微血管,其毒性代谢产物引起全身中毒症状及超敏反应,导致全身性血管炎和肌炎。本阶段主要病变部位在肌肉,故又称为肌肉期。研究发现,旋毛虫幼虫侵入肌肉后,穿破微血管侵入肌细胞内,在幼虫移行及其代谢产物共同刺激下使肌纤维受损,出现炎性细胞浸润,纤维组织增生。受累的肌细胞出现肌丝崩解和胞核增大等变化,形成了在解剖结构上独立于其他肌肉组织的营养细胞(保姆细胞,nurse cell)。营养细胞周围被一层来源于宿主的胶原所覆盖,胶原囊周围由毛细血管网包裹,由此形成了营养细胞-感染性第 1 期幼虫复合体(nurse cell-infective first stage larva complex)或称为营养细胞-肌幼虫复合体(nurse cell-muscle larva complex),我国将其称为囊包幼虫或幼虫囊包。

幼虫移行时所经之处可发生炎症反应,如急性全身性血管炎。严重感染者,由于大量幼虫侵入,患者可出现面部水肿,特别是眼睑水肿、发热以及血中嗜酸性粒细胞增多等。幼虫侵入骨骼肌后,可引起肌纤维变性、肿胀、排列紊乱和横纹消失。虫体附近的肌细胞坏死、崩解,肌间质出现轻度水肿和不同程度的炎性细胞浸润;患者可出现全身肌肉酸痛、压痛,尤以腓肠肌、肱二头肌、肱三头肌疼痛明显,严重者还可出现吞咽、咀嚼和语言障碍;幼虫移行至肺,可对肺、支气管、胸膜等组织产生各种损害,出现肺部局限性或广泛性出血、肺炎、支气管炎、胸膜炎,患者可出现呼吸困难;幼虫引起的心肌纤维的炎症、坏死和纤维化等病变,患者可出现急性心肌炎或心力衰竭;幼虫累及中枢神经,可致脑不可逆性结节或颅内高压。此期患者常出现畏寒、发热(多在 38~40℃,可高达 41℃)、头痛、出汗和虚弱无力以及全身性肌肉痛等症状,亦伴有食欲缺乏和显著消瘦,部分患者还可有荨麻疹或过敏性皮疹。患者多因出现心力衰竭、败血症、脑炎等严重并发症而死亡。除严重感染者外,此期病程可持续 2 周至 2 个月以上。

3. 囊包形成期(恢复期) 指幼虫周围形成囊包和受损肌细胞修复的过程,即幼虫最终在骨骼肌中形成囊包的时期。随着虫体长大、卷曲,寄生部位的肌细胞逐渐膨大呈纺锤状,形成梭形的肌腔包绕虫体。一般在感染后第 5~6 周,急性炎症(发热、水肿)逐渐消退,但肌肉疼痛仍可持续数月,伴有消瘦、虚弱及肌肉硬结等表现。重症患者可在感染后 4~6 周死于恶病质并发的心肌炎、肺炎或脑炎。

【实验室检查】

在患者肌肉活检标本中查获旋毛虫幼虫即可确诊旋毛虫病,但对早期和轻度感染者均不易检获幼虫,故采用血清学方法检测患者血清中的特异性抗体是目前诊断本病的主要手段。

1. 病原学检查 从患者疼痛部位处肌肉(多为腓肠肌、肱二头肌或三角肌)摘取米粒大小肌肉组织,压片后镜检,观察有无幼虫。一般在感染后第 3~4 周可查见包囊幼虫(其囊包特点为梭形,直径 0.04~1mm,其长轴与肌纤维平行,内含盘曲的幼虫)。由于取样大小局限,其阳性检出率约为 50%,故检测结果阴性的不能排除本病。若肌肉活检病理切片上未发现旋毛虫幼虫,肌细胞的嗜碱性转变也是诊断旋毛虫感染的一个重要标准。此外,若保留有患者吃剩的肉类,也可取样压片镜检或做动物接种,若发现幼虫可作为诊断的佐证。

2. 血清学检查 常用方法有间接免疫荧光试验(indirect immunofluorescence assay,IFA)、ELISA 及免疫印迹试验(Western blot 试验)等,特异性抗体检出率在 90% 以上。其中将肌幼虫 ES 抗原应用于 ELISA 以检测患者血清特异性抗体的方法,其敏感性最高,是目前诊断旋毛虫病最常用的检查方法,当 ELISA 检测结果阳性时,应再进行 Western blot 检测,以进一步证实 ELISA 阳性或排除 ELISA 的假阳性结果。应用旋毛虫成虫与肠道感染性幼虫(intestinal infective larvae)ES 抗原进行 ELISA 检测,在感染后 8~10d 即可检出患者血清特异性抗体 IgG,与应用肌幼虫 ES 抗原相比,可明显缩短旋毛虫病血清学诊断的"窗口期"。旋毛虫重组抗原(rTsSP、rTs31 及 rTsEla)可显著提高 ELISA 诊断旋毛虫病的特异性。对于慢性期患者,在检测抗体时,同时采用双抗体夹心法 ELISA 检测患者血清循环抗原,有助于确定患者体内有无活虫寄生,可区分既往感染和现症感染,并适用于考核疗效。

3. 其他检查 在旋毛虫幼虫移行期,通过血常规检查可发现患者白细胞和嗜酸性粒细胞总数显著增多,患者血清中肌组织特异性酶(如肌酸磷酸激酶、乳酸脱氢酶等)活性明显增高。

【流行】

旋毛虫是一种广泛分布于世界各地的动物源性寄生虫。目前已知猪、狗、羊、狐等 150 多种哺乳动物存在自然感染。亦有研究发现蜥蜴、乌龟、蟒蛇、鳄鱼等爬行动物以及鸟类可感染旋毛虫。动物之间的传播是由相互蚕食所引起,并成为人类感染旋毛虫的自然疫源,其中家猪与野猪是人类感染旋毛虫的主要传染源,其次是家犬和羊。猪感染旋毛虫多因吞食含有活旋毛虫囊包幼虫的肉屑、鼠类或饲料引起。我国除上海、海南和台湾外的其他省份或地区均有猪感染旋毛虫的报道,其中河南和湖北,猪的旋毛虫感染率较高,河南个别乡村地区猪的感染率曾高达 50.4%。人感染旋毛虫主要是通过生食或半生食含囊包幼虫的肉类与肉制品引起。囊包幼虫的抵抗力强,在 −15℃ 条件下可存活 20d,

在 -12℃时可存活 57d,熏烤、腌制和暴晒等方式并不能杀死幼虫。

人类旋毛虫病广泛流行于世界各地,以前在欧洲及北美国家曾严重流行,通过严格的猪肉检疫已使发病率明显下降,目前东欧、南美与亚洲国家的发病率仍较高。该病流行具有地方性、群体性和食源性的特点,如我国云南少数民族地区有吃生皮、生肉或剁生以及散养家猪的习惯,由此成为本病的高发区。1964—2020 年,我国云南、四川、河南、广西、北京等 15 个省(自治区、直辖市)先后发生旋毛虫病暴发疫情 589 次,累计发病人数 25 706 人,死亡 253 人,在其他省(自治区、直辖市)亦有散发病例报道。旋毛虫病暴发多因生食或半生食肉类食物引起。暴发时间多在冬季,因为冬季是当地居民杀猪请客和办喜宴的高峰期。其他一些地区居民虽无吃生肉的习惯,但卫生意识不足,切生肉的刀和砧板未洗净用来切熟食,也应引起注意。近年来,旋毛虫发病率有增高趋势,这可能与涮羊肉、涮猪肉、烤猪肉串等食肉方式越来越受大众欢迎有关。此外,欧洲与北美国家已发生多次因食入熊、海象、美洲狮、鳄鱼等野生动物肉类而引起的旋毛虫病暴发。法国与意大利曾因食马肉而导致 15 次旋毛虫病暴发,累计发病 3 200 多人。我国曾发生过 11 次因食野生动物肉类而引起本病暴发的事件。

【防治】

由于人体感染旋毛虫及旋毛虫病的暴发流行与生食或半生食肉类的习惯有关,因此预防旋毛虫感染的关键是把住“口关”。不生食或半生食肉类,肉类食品要充分做熟,烹调尽量不用“涮”或“轻煮”的加工方法,切生肉的刀具和砧板务必彻底清洗;此外,加强肉类食品卫生管理和进口肉类产品检疫、提倡圈养生猪以减少传染源等方法是预防旋毛虫病的综合措施。

治疗本病的首选药物为阿苯达唑。多数患者服药后 2d 开始退热,3~5d 内体温恢复正常,水肿消退,肌痛明显减轻并逐渐消失。在本病暴发流行时应强调早期诊断和及时治疗,对于幼虫成囊后才就诊的患者应给予 2 个以上疗程的治疗。对重症病例,可同时给予适量肾上腺皮质激素作为辅助治疗。

对确认已生食高危肉类食物或高度怀疑有旋毛虫的早期感染者,可在 1~2d 内服用阿苯达唑,可达到预防发病的作用。

Summary

Trichinella spiralis is a major foodborne parasitic nematode wide distributed. The larvae reside in the skeletal muscles while the adult worms dwell in the small intestine of the same host. Humans acquire trichinellosis by eating raw/semi-raw meat or meat products contaminated by *T. spiralis* muscle larvae (ML). Once ingested, the larvae are liberated from their capsules in the duodenum by the action of the host's digestive enzymes. They penetrate the columnar epithelium at the base of the villus. After undergoing four molts within 31 hours, they become adult worms. Soon after copulation, the male passes out of the host, while the female burrows deeper into the mucosa and submucosa. About 5 days after infection, the ovoviviparous females begin the stage of larval deposition, which continues for as long as the female worms remain in the intestine. The birthing continues for the next 4 to 16 weeks, resulting in the generation of some 1 500-2 000 newborn larvae which circulate through the lymph to the bloodstream and invade the skeletal muscles to be encapsulated for completing their lifecycle. The main clinical manifestations of acute trichinellosis are fever, eyelid edema, myalgia, edema, and eosinophilia. The definitive diagnosis of trichinellosis can be made by detecting larvae in biopsy muscle samples or specific anti-*Trichinella* antibodies, but muscle biopsy is not sensitive to light infections and the early stage of infection. Detection of anti-*Trichinella* IgG by ELISA using ML ES antigens is the most commonly used method for serodiagnosis of trichinellosis. Albendazole is the drug of choice for the treatment of trichinellosis.

思考题

1. 与土源性线虫相比较,旋毛虫生活史有什么特点?
2. 旋毛虫的致病过程分为哪几个时期? 急性旋毛虫病的主要临床表现有哪些?
3. 如何对旋毛虫患者进行病原学检查?
4. 如何预防旋毛虫病?
5. 根据旋毛虫的生物学特性,熏烤、腌制或风干制作猪肉食品能否杀死肉中的旋毛虫幼虫?

（王中全）

第二节 广州管圆线虫

广州管圆线虫[*Angiostrongylus cantonensis*（Chen, 1935）Dougherty, 1946]属小杆纲（Class Rhabditea）、圆线目（Strongylata）、管圆科（Angiostrongylidae）、管圆线虫属（*Angiostrongylus*）。成虫寄生于鼠类肺部血管。幼虫偶尔侵入人体可引起嗜酸性粒细胞增多性脑膜脑炎或脑膜炎。本虫最早由陈心陶（1933,1935）在广东家鼠及褐家鼠体内发现,命名为广州肺线虫（*Pulmonema cantonensis*）。后由Matsumoto（1937）在台湾报道,1946年,Dougherty正式命名为 *Angiostrongylus cantonensis*。

【形态】

1. **成虫** 呈线状,体表具微细环状横纹。头端钝圆,头顶中央有一小圆口,缺口囊。雄虫长11~26mm,宽0.21~0.53mm,交合伞对称。雌虫长17~45mm,宽0.3~0.66mm,尾端呈斜锥形,子宫双管形,白色,与充满血液的肠管缠绕成红、白相间的螺旋纹,十分醒目,阴门开口于肛孔之前（图3-9-2）。

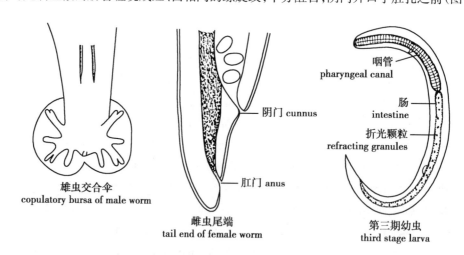

雄虫交合伞
copulatory bursa of male worm

阴门 cunnus
肛门 anus
雌虫尾端
tail end of female worm

咽管
pharyngeal canal
肠
intestine
折光颗粒
refracting granules
第三期幼虫
third stage larva

图3-9-2 广州管圆线虫形态示意图
Fig. 3-9-2 The structural schema of *Angiostrongylus cantonensis*

2. **第三期幼虫** 外形呈细杆状,大小为（0.462~0.525）mm×（0.022~0.027）mm,虫体无色透明,体表具有两层鞘。头端稍圆,尾顶端变尖细（图3-9-2）。

3. **虫卵** 长椭圆形,大小（64.2~82.1）μm×（33.8~48.3）μm,壳薄而透明,新产出的虫卵内含单个卵细胞。

【生活史】

生活史如图3-9-3所示,包括成虫、卵、幼虫3个发育阶段。成虫寄生于多种鼠类的肺动脉内。虫

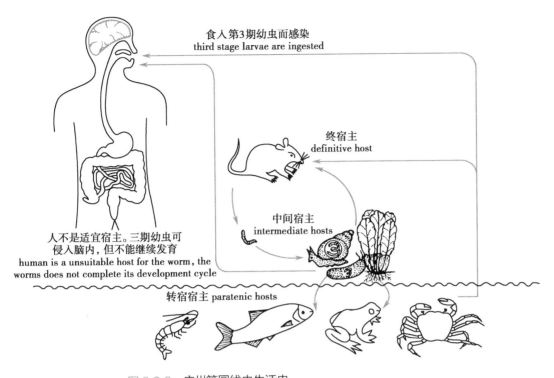

食入第3期幼虫而感染
third stage larvae are ingested

终宿主
definitive host

中间宿主
intermediate hosts

人不是适宜宿主。三期幼虫可
侵入脑内，但不能继续发育
human is a unsuitable host for the worm, the
worms does not complete its development cycle

转宿宿主 paratenic hosts

图 3-9-3　广州管圆线虫生活史
Fig. 3-9-3　Life cycle of *Angiostrongylus cantonensis*

卵产出后进入肺毛细血管，第一期幼虫孵出后穿破肺毛细血管进入肺泡，沿呼吸道上行至咽，再吞入消化道，随宿主粪便一起排出。当此幼虫被吞入或主动侵入中间宿主(螺类及蛞蝓)体内后，在其组织内先后发育为第二及第三期幼虫。鼠类因吞食含有第三期幼虫的中间宿主、转续宿主及被幼虫污染的食物而感染。进入鼠消化道的感染期幼虫侵入肠壁的小血管，通过血循环到达脑组织，经两次蜕皮发育为第五期幼虫，最后经静脉到达肺动脉，发育为成虫。

　　人是广州管圆线虫的非正常宿主，因生食或半生食含感染性幼虫的中间宿主和转续宿主而感染。幼虫侵入人体后，其移行、发育的过程和其在小鼠体内大致相同，幼虫主要停留在中枢神经系统，如大脑髓质、脑桥、小脑和软脑膜等组织部位，虫体多停留在第四期幼虫或成虫早期(性未成熟)阶段。临床上发现幼儿感染广州管圆线虫后，其幼虫可侵入肺部，偶可在肺血管内完成发育。

【致病】

　　广州管圆线虫侵入人体后，随血液循环在体内多器官中移行，最后穿过血脑屏障，在中枢神经系统内发育。幼虫在移行过程中，对肠壁、肺、脑组织造成机械性损伤及引起炎症反应。寄生于脑组织中的幼虫引起的病理损伤最严重，可引起嗜酸性粒细胞增多性脑膜脑炎或脑膜炎。本病以脑积液中嗜酸性粒细胞显著升高为特征。除大脑和脑膜外，病变还可波及小脑、脑干和脊髓。主要病理改变为充血、出血、脑组织损伤及嗜酸性粒细胞浸润性肉芽肿性炎症反应。

　　小鼠感染实验发现，感染后第 7 天，脑实质可出现出血点和斑块状病变，在斑块状病变区及周边区，嗜酸性粒细胞开始浸润，神经元出现凋亡或坏死性凋亡、视网膜节细胞发生变性、神经纤维出现脱髓鞘现象。感染后第 14 天，这种病理变化更加明显。感染后第 21 天，达到高峰。动物实验证实，虫源分子能明显促进嗜酸性粒细胞激活，还能明显上调小胶质细胞高表达 IL-5 和 IL-13 等炎症因子，从而放大/加强这种炎症反应。

　　患者最明显的临床症状为急性剧烈头痛或脑膜脑炎表现，其次为颈项强直，可伴有颈部运动疼痛、恶心呕吐、低度或中度发热，甚至昏迷或伴精神症状。此外，还有鼻部、眼部或肺部广州管圆线虫病的报道。

【实验室检查】

1. 病原学检查　患者多有吞食或接触含本虫的中间宿主或转续宿主史,并出现较典型的症状体征;患者脑积液压力升高,白细胞总数明显增多,嗜酸性粒细胞数超过 10%,外周血嗜酸性粒细胞数上升至 7%~36% 之间;如从患者脑脊液、眼或其他部位发现第四或五期幼虫,可以确诊,但一般获检率极低,据统计发现在台湾仅有 11% 的病例(28/259)发现虫体,而泰国仅有 2%(10/484)。

2. 血清免疫学检测　对诊断本病有重要意义,ELISA 法是一种简便、经济、快速、特异性高的抗体检测方法。

3. 其他　实验室研究也提示,外周血中的非编码 RNA 也有望成为具有诊断价值的生物标志物。影像学检查也具有辅助诊断的价值。

【流行与防治】

人体首例广州管圆线虫病由 Nomura 和 Lin 于 1944 年在我国台湾发现,迄今全球已报道 3 000 多例感染病例。黄贤鳞等(1979)报道了广州地区发现的一例疑似病例,朱师晦和何竟智于 1984 年各报道 1 例在脑积液中查见了幼虫的确诊病例。随后在广东、香港、浙江、天津、黑龙江、辽宁等地陆续有人体感染的病例报道。自 1997 年以来,多起因食用生螺肉而引起的暴发疫情被报道,特别是 2006 年北京出现 160 人因食用凉拌福寿螺肉而同时感染的群体事件,2007—2008 年间云南省大理地区先后确诊了 30 多例广州管圆线虫病患者,2011 年云南省大理地区再次确诊了 16 例广州管圆线虫病患者。1968—2017 年全国广州管圆线虫病确诊病例 521 例,分布在台湾、云南、北京等 13 个省市。广州管圆线虫病已成为一种不容忽视的再现寄生虫病(emerging parasitic disease)。

本病主要分布于热带和亚热带地区,包括泰国、马来西亚、越南、澳大利亚、新西兰、中国、日本、巴西、加勒比群岛等国家和地区。全球已记述的中间宿主包括 49 科 199 种,其中淡水螺类 11 科 87 种,陆生螺类共 38 科 112 种;我国报道 10 科 33 种,其中淡水螺类 2 科 11 种,陆生螺类 8 科 22 种。其中,褐云玛瑙螺(*Achatina fulica*)和福寿螺(*Pomacea canaliculata*)自然感染率较高,个别地区褐云玛瑙螺阳性率可高达 50% 以上。其他淡水螺类、陆生的蜗牛和蛞蝓等也都有感染报道,其中淡水螺有中国圆田螺(*Cipangopaludina chinensis*)、铜锈环棱螺(*Bellamya aeruginosa*)、多棱角螺(*Angulyagra polyzonata*),陆生螺类有皱疤坚螺(*Camaema cicatricosa*)、短梨巴蜗牛(*Bradybaena brevispira*)、中华灰尖巴蜗牛(*Bradybaena ravida*)、同型巴蜗牛(*Bradybaena similaris*)、扁平环肋螺(*Plectotropis applanata*)、淡红毛蜗牛(*Trichochloris rufopila*)、环带毛蜗牛(*T. hungertordiana*)、高突足襞蛞蝓(*Laevicaulis alte*)、光滑颈蛞蝓(*Deroceras laeve*)、罗氏巨楯蛞蝓(*Macrochlamys resplendens*)、黄蛞蝓(*Limax flavus*)、双线嗜黏液蛞蝓(*Philomycus bilineatus*)和双线大蛞蝓(*Meghimatium bilineatum*)等。实验证实,入侵我国广东地区的薥杆双脐螺也可感染广州管圆线虫。广州管圆线虫有转续宿主,如黑眶蟾蜍、虎皮蛙、金线蛙、蜗牛、鱼、虾、蟹和巨蜥等。终宿主以褐家鼠和黑家鼠较多见,此外还有白腹巨鼠、黄毛鼠和屋顶鼠等。

主要感染方式:①生吃或半生吃含有第三期幼虫的螺类如褐云玛瑙螺、福寿螺等;②生食被感染期幼虫污染的蔬菜,饮用被感染期幼虫污染的生水。也有报道,患者因"治病"而吞食蛞蝓或转续宿主如蟾蜍、蛙等而感染。因此,不吃生或半生的螺类、不吃生菜、不喝生水是预防本病的有效措施。此外,疫区的防鼠灭鼠对控制本病传播有着重要的意义。

阿苯达唑为有效的治疗药物,也可使用甲苯咪唑,但使用杀虫药时应联合抗炎药,以防止死虫崩解所诱发的严重炎症反应。

Summary

Angiostrongylus cantonensis is a rodent parasitic nematode, which is a pathogen of angiostrongyliasis. Rats, as definitive host, are infected with *A. cantonensis* and the worms develop to sexual maturity and lay eggs at pulmonary arteries. However, human and mice are accidental hosts, occasionally infected by eating raw or improperly cooked freshwater snails or paratenic hosts such as shrimps, frogs and slugs etc. After ingestion, these larvae migrate to the brain, spinal cord, and nerve roots, leading to eosinophilic meningitis or meningoencephalitis. The diagnosis mainly depends on medical history, clinical symptoms and the combination of immunological detection. Anthelmintic treatment generally insecticide combination hormone.

思考题

1. 为什么说广州管圆线虫病是一种食源性寄生虫病?
2. 与其他线虫相比,广州管圆线虫的生活史有什么特点?

(吴忠道)

第三节 丝 虫

丝虫是由吸血节肢动物传播的一类寄生性线虫,因其虫体形似丝线而得名。丝虫幼虫阶段可寄生于蚊、虻等吸血节肢动物的体内,发育至感染期,并通过这些节肢动物吸食血液传播给两栖类、爬行类、禽类、哺乳类以及人类。成虫在这些脊椎动物或人体内发育成熟。丝虫成虫在人体内主要寄生于淋巴系统、皮下组织、心血管和体腔等器官组织内,引发机械损伤和免疫病理损害,导致丝虫病(filariasis),对人体健康造成严重的危害。

丝虫隶属于丝虫目,本目包括3个科97属,共有537个虫种。目前已知寄生于人体丝虫有5属8个种,其名称、寄生部位、传播媒介、致病性、地理分布以及微丝蚴生物学特征见表3-9-1。

由班氏吴策线虫(*Wuchereria bancrofti*)和马来布鲁线虫(*Brugia malayi*)所致的淋巴丝虫病(Lymphatic filariasis)和由旋盘尾丝虫(*Onchocerca volvulus*)所致的"河盲症"(river blindness)是严重危害人体健康最为主要的三种丝虫病。2000年TDR(UNDP/World bank/WHO Special Programme for Research and Training in Tropical Diseases)联合倡议在全球重点防治的10种主要热带病中,即把淋巴丝虫病和盘尾丝虫病作为两个全球重点防治的寄生虫病。自从2000年WHO全球消除淋巴丝虫病规划启动以来全球丝虫感染人数已下降了74%。但是据2021年10月WHO报告,全世界仍有50个国家,8.59亿人遭受淋巴丝虫病的威胁,感染人数为5 140万人,其中3 600万人长期伴有鞘膜积液和淋巴水肿等多种慢性疾病表现。WHO于2012年提出到2020年要实现全球消灭淋巴丝虫病的目标迄今为止还无法实现,WHO正在加快工作进度,希望到2030年实现这一宏伟目标。

一、班氏吴策线虫和马来布鲁线虫

班氏吴策线虫(班氏丝虫)是人体最常见感染的一种丝虫,约占丝虫病感染人群的90%。1863年Demarquay首次在巴黎从一个哈瓦那阴囊鞘膜积液患者发现了班氏丝虫微丝蚴。1877年和1879年Manson在我国厦门发现蚊媒传播班氏丝虫病以及班氏微丝蚴在患者外周血中出现具有夜现周期性两个重要生物学现象。

除班氏丝虫感染外,人体淋巴丝虫感染大多来自马来布鲁线虫(马来丝虫),帝汶布鲁线虫(帝汶丝虫)只占少许部分。马来丝虫病(filariasis malayi)仅流行于亚洲。1927年Lichtenstein在苏门答腊从一名患者血液中发现马来丝虫微丝蚴,并从临床角度分析了其与班氏丝虫生物学等方面的不同。1933年冯兰洲报告我国也有马来丝虫病分布与流行,并于1934年证实中华按蚊(*Anopheles sinensis*)和常型曼蚊(*Mansonia uniformis*)为我国的重要传播媒介。

表 3-9-1　人体常见丝虫寄生部位、传播媒介、致病性、地理分布及微丝蚴生物学特征比较

虫种	寄生部位	传播媒介	致病	地理分布	微丝蚴生物学特征
班氏吴策线虫（*Wuchereria bancrofti*）	淋巴系统	蚊	淋巴结和淋巴管炎、鞘膜积液、乳糜尿、象皮肿	世界性，北纬40°至南纬30°	具鞘膜、头间隙长宽相等、体核分布均匀、无尾核；在血液具有夜现周期性
马来布鲁线虫（*Brugia malayi*）	淋巴系统	蚊	淋巴结和淋巴管炎、象皮肿	亚洲东部和东南部	具鞘膜、头间隙长：宽=2：1、体核不均、有尾核；在血液具有夜现周期性
帝汶布鲁线虫（*B. timori*）	淋巴系统	蚊	淋巴结和淋巴管炎、象皮肿	帝汶岛和小巽他群岛	具鞘膜、头隙长：宽=3：1、有尾核；在血液呈亚周期性
罗阿罗阿线虫（*Loa loa*）	皮下组织	斑虻	皮肤肿块、也可致各脏器损害	西非和中非	具鞘膜、头间隙长宽相等、体核分布至尾端、在尾尖处有一较大的核；在血液呈现昼现周期性
旋盘尾丝虫（*Onchocerca volvulus*）	皮下组织	蚋	皮肤结节、失明	非洲、中美和南美洲	无鞘膜、头隙长宽相等、尾端尖细、无尾核、寄生皮下
链尾曼森线虫（*Dipetalonema streptocerca*）	皮下组织	库蠓	常无致病性	西非和中非	无鞘膜、头间隙长、尾部弯曲、体核较少、有尾核；寄生皮下
常现曼森线虫（*Mansonella perstans*）	胸腔腹腔	库蠓	无明显致病性	非洲、中美和南美洲	无鞘膜、头间隙长宽约相等、体核分布至尾端、尾端平钝、在最后一个核周围虫体略膨大；在血液无周期性
奥氏曼森线虫（*Mansonella ozzardi*）	腹腔	库蠓	无明显致病性，偶尔致阴囊水肿	中美和南美洲	无鞘膜、头间隙长略大于宽、尾端弯曲似钩状、尾部体核呈7~9个单列、无尾核；在血液和皮下无周期性

　　David 等人于 1964 年和 1965 年分别描述了在东帝汶发现的一种新的寄生于人体的微丝蚴，被命名为帝汶微丝蚴（microfilaria timori）。这种微丝蚴在西帝汶、佛罗雷斯、阿洛尔和松巴等岛上都有发现。1977 年 Partono 等人根据在印尼小巽他群岛帝汶丝虫病流行区，发现帝汶丝虫成虫、微丝蚴形态和生物学特征与马来丝虫不同，而将其定为一个新种，并命名为帝汶布鲁线虫（*Brugia timori*）。帝汶丝虫病的重要传播媒介为须喙按蚊（*An. barbirostris*）。

　　在我国，仅有班氏丝虫和马来丝虫分布，所致疾病涉及 17 个省（自治区、直辖市）。除山东、海南与台湾只有班氏丝虫病流行外，其他地区为两种丝虫病混合流行。WHO 于 2006 年确认我国已达到消除消灭丝虫病的标准。

　　【形态】

　　1. 成虫　班氏丝虫和马来丝虫形态与结构相似（图 3-9-4）。成虫乳白色，半透明，呈丝线状，体表从头至尾具有环状横纹。头端膨大呈椭圆形或球形，顶部正中有圆形的口孔，其外周有 2 圈乳突。班氏丝虫内外两圈乳突各为 4 个；马来丝虫内圈乳突 6 个，外圈乳突为 4 个。肛孔位于尾端的腹面。班氏丝虫雄虫大小为（28.2~42）mm×（0.1~0.15）mm；马来丝虫雄虫大小为（13.5~28.1）mm×（0.07~0.11）mm。雄虫尾部均向腹面螺旋卷曲 2~6 圈，生殖系统为单管型。睾丸位于虫体前部，2 根交合刺从虫体尾端的泄殖孔中向外伸出，大小及形状各异。班氏丝虫雌虫大小为（58.5~105）mm×（0.2~0.3）mm；马来丝虫雌虫为（40~69.1）mm×（0.12~0.22）mm。雌虫尾部略向腹面弯曲，生殖系统为双管型。阴门在靠近头端稍后的腹面。卵巢位于虫体后部，子宫管状粗大，几乎占满整个假体腔。丝虫为卵胎生，子宫起始端内的卵细胞逐步发育，在靠近阴门处，卵胚细胞逐渐分化形成胚胎至幼虫，其外的卵壳形成鞘膜包裹于胚幼，此期的幼虫被称为微丝蚴（microfilaria）。

　　2. 微丝蚴　班氏微丝蚴和马来微丝蚴形态相似亦有不同。

两种微丝蚴呈细杆状,头端钝圆,尾端尖细。虫体外鞘膜经染色后可见,并在虫体内见有许多圆形或椭圆形的体核。头端无体核区称为头间隙或头隙,在虫体的前端 1/5 处有一环带状无核区称为神经环。虫体尾部逐渐变细,近尾端腹面有一肛孔。有些丝虫微丝蚴的尾端具有尾核或缺,视虫种不同而异(表 3-9-1)。班氏微丝蚴和马来微丝蚴的主要形态鉴别见表 3-9-2、图 3-9-4。

表 3-9-2　班氏微丝蚴与马来微丝蚴形态鉴别要点

鉴别要点	班氏微丝蚴	马来微丝蚴
大小/μm	(244~296) × (5.3~7.0)	(177~230) × (5.0~6.0)
体态	柔和、弯曲较自然	硬直、大弯上有小弯
头间隙(长∶宽)	较短(1∶1 或 1∶2)	较长(2∶1)
体核	圆形或椭圆形,各核分开,排列整齐,清晰可数	椭圆形,大小不等,排列紧密,常互相重叠,不易分清
尾核	无	2 个,前后排列,尾核处角皮略膨大

【生活史】

班氏丝虫与马来丝虫生活史的发育过程基本相似,都需经过幼虫在中间宿主蚊体内和成虫在终宿主人体内发育的两个阶段(图 3-9-5)。

1. 人体内发育　丝虫雌、雄成虫寄生于人体淋巴管和淋巴结系统内,以淋巴液为营养,发育成熟后并交配,雌虫产出微丝蚴。微丝蚴可停留在附近的淋巴系统内,但大多数随淋巴液经胸导管进入血液循环,并在此寄居。微丝蚴亦可异位出现在乳糜尿、血痰、乳糜胸腔积液、心包积液和骨髓内,其寿命一般为 2~3 个月。

两种丝虫成虫寄生于人体淋巴系统的部位有所不同:马来丝虫多选择寄生于上、下肢浅部淋巴系统,以下肢为多见;班氏丝虫除寄生全身浅部淋巴系统外,更多选择寄生于深部淋巴系统中,常见于下肢、阴囊、精索、腹股沟、腹腔和肾盂等处,还可异位寄生于眼前房、乳房、肺和脾等处。

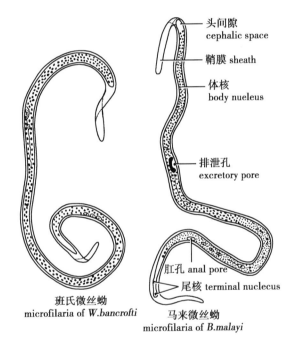

图 3-9-4　班氏丝虫和马来丝虫微丝蚴模式图
Fig. 3-9-4　microfilaria of *W. bancrofti* and *B. malayi*

丝虫感染期幼虫侵入人体后,需要 3~12 个月雌雄虫发育成熟并开始产出微丝蚴,在无再感染的情况下,雌虫可持续产微丝蚴长达 10 年。两种丝虫成虫寿命,一般为 4~10 年。

由于丝虫不同地理株间生物学特性的差异,微丝蚴在肺血管和外周血管中呈规律性出现。我们把微丝蚴出现在外周血中夜多昼少的现象,称为微丝蚴的夜现周期性。根据微丝蚴在外周血液中出现的时间不同和虫数多少差异,将班氏丝虫与马来丝虫分为四种不同类型:周期型(nocturnal periodicity)、昼现周期型(diurnal periodicity)、亚周期型(sub-periodicity)和无周期型(non-periodicity)四型。在我国流行的班氏丝虫与马来丝虫具有夜现周期性,一般在夜晚 8 时以后微丝蚴出现于外周血液中。班氏微丝蚴通常在晚上 10 时至次晨 2 时虫数达到高峰,马来微丝蚴则在晚上 8 时至次晨 4 时达到高峰。世界上多数地区的班氏丝虫与马来丝虫属于周期型。

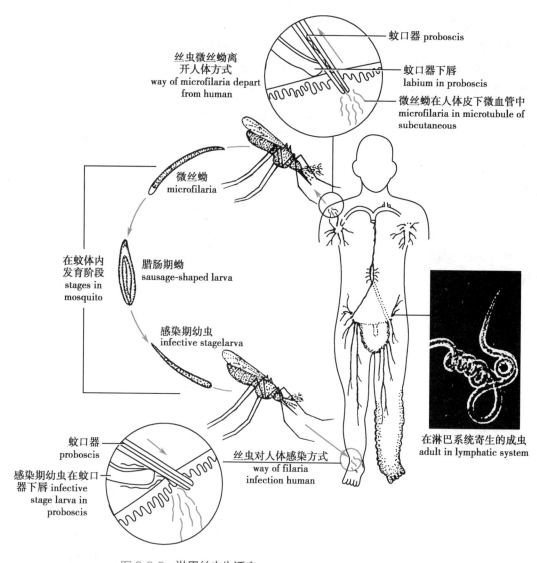

图 3-9-5   淋巴丝虫生活史

Fig. 3-9-5   the life cycle of *W. bancrofti* and *B. malayi*

关于微丝蚴夜现周期性的形成机制目前仍不清楚。一般认为与人体动脉血氧含量多少、体温和蚊媒吸血习性等因素有关。掌握微丝蚴夜现周期性对临床进行病原学诊断和流行病调查具有重要的意义。

2. **蚊体内发育**   当雌蚊叮吸微丝蚴血症者时,微丝蚴随血液进入蚊胃,通常 2h 后脱去鞘膜,穿过胃壁,经血腔侵入蚊胸肌。在胸肌内,虫体经 2 次蜕皮和消化道等器官的发育,由腊肠期幼虫逐渐发育为第三期蚴即感染期幼虫,同时造成蚊体的损伤。微丝蚴在蚊体内经 10d 左右发育感染期幼虫,没有增殖。感染期蚴呈细丝状,体长 1.4~2.0mm,运动活跃。当感染期蚴成熟后,其尾端出现 3 个明显的乳突。大多数感染期幼虫离开胸肌经血腔移入蚊喙中,少数移入腹腔或其他组织部位。当阳性雌蚊再叮吸人血时,感染期幼虫从蚊喙逸出,经皮肤伤口侵入人体。

【致病】

1. **致病机制**   班氏丝虫和马来丝虫的成虫、微丝蚴和感染期幼虫三个时期对人体都有致病作用,以成虫作为主要的致病阶段。很多感染者并没有表现出相应的临床症状和体征,其原因是丝虫的感染和致病受多种因素的共同影响,在很大程度上取决于其引起的炎症损害和免疫应答反应的强度,即包括虫体本身及其分泌物对淋巴组织的直接作用以及宿主对虫体寄生所产生的免疫应答反应、虫体寄居部位中伴有其他病原体的合并感染以及丝虫虫体内共生菌的影响等。

（1）丝虫对淋巴系统的损伤作用：活的丝虫虫体和/或其代谢产物表现出对淋巴管内皮细胞具有明显的致病作用。丝虫寄居的淋巴管和淋巴结周围会出现单核细胞和嗜酸性粒细胞浸润性炎症反应，导致局部形成肉芽肿病变和淋巴管的阻塞。反复慢性的炎症反应逐步发展为淋巴水肿和严重的象皮肿。

（2）丝虫感染的免疫特性：丝虫病患者的免疫反应对丝虫抗原的刺激表现为 Th2 免疫应答倾向性，其分泌的 IL-4、IL-10 量明显上调。IL-4 参与了抑制淋巴细胞的增殖作用；IL-10 亦可降低外周血单个核细胞（peripheral blood mononuclear cell，PBMC）的增殖能力。当宿主感染丝虫后，由于 PBMC 的数量和功能受到明显的影响，表现为患者的 PBMC 对丝虫特异性抗原或丝裂原的增殖反应明显降低或削弱，PBMC 针对丝虫抗原产生的 Th1 细胞型因子 IFN-γ 和 Th2 型细胞因子 IL-5 的应答能力受到抑制。

（3）丝虫感染的免疫应答作用：丝虫感染免疫反应是一个固有免疫和适应性免疫与丝虫相互作用的复杂网络，其主要的免疫学特征是抗原特异性 Th2 型免疫应答和分泌 IL-10 的 CD4⁺ T 细胞的增多。同时，伴随一种低反应性 Th1 型免疫应答过程。人体在丝虫感染时，活化的巨噬细胞的数量发生改变。巨噬细胞的激活有两条途径，并表现出两种不同的效应现象。由 Th1 细胞因子 IFN-γ 激活的巨噬细胞被称为经典激活的巨噬细胞（classically activated macrophage，CAMΦ），其可以释放炎症介质，参与炎症反应；而由 Th2 细胞因子 IL-4 激活的巨噬细胞被称为旁路激活的巨噬细胞（alternatively activated macrophage，AAMΦ），其参与了淋巴细胞增殖的抑制作用。寄生于淋巴系统的活体丝虫不断地释放排泄-分泌物质（ESP），诱发 Th2 细胞免疫应答反应，并激活 AAMΦ。伴随着激活的 AAMΦ，其可控制丝虫病的炎症反应过程，同时继续促进 Th2 细胞的免疫应答。

（4）病原菌协同损害作用：淋巴丝虫感染者伴随发热、寒战等全身炎症表现，被认为主要是由细菌和真菌合并感染所致。研究证明，由于淋巴功能受损使得丝虫感染者非常容易继发性细菌和真菌的感染，触发皮肤和皮下组织中的炎症反应，从而加速淋巴水肿和象皮肿的进展。由于丝虫性淋巴水肿已被证明与淋巴管内细菌和真菌感染虫荷增加有关，其产生的机制可能是这些病原体通过损伤的淋巴管内皮定位转移，并加重淋巴液的渗漏过程。

（5）沃尔巴克氏体的作用：沃尔巴克氏体（*Wolbachia*）是一种主要在节肢动物体内广泛存在、能够经卵传递的革兰氏阴性细胞内共生菌。人体丝虫体内的沃尔巴克氏体已被发现超过 40 年的时间，其可出现于班氏丝虫、马来丝虫和旋盘尾丝虫等生活史的各个阶段中，并对丝虫由胚胎发生，幼虫发育为成虫，直至成虫发育成熟而产生影响，并长期存活。

研究表明沃尔巴克氏体所含有脂多糖（lipopolysaccharide，LPS）是丝虫病炎症的主要介质。LPS 与血清脂多糖结合蛋白（LBP）结合，后者将 LPS 传递给单核细胞、巨噬细胞和中性粒细胞等细胞膜上的 CD14 分子，LPS-CD14 复合物可激活相关细胞上 TLR4，引发信号的级联放大，转录和翻译炎症介质如 TNF-α、IL-1β 等，引发淋巴管炎、淋巴结炎等局部炎症反应以及丝虫热等病征。在沃尔巴克氏体的 LPS 大量释放引起急性炎症反应的同时，机体也会产生 IL-4、IL-10、IL-13 和 TGF-β 等抗炎介质，以控制过度的炎症反应过程，防止内毒素引起休克发生。然而，这些也降低了患者抵抗丝虫再感染的免疫力。由于沃尔巴克氏体和合并感染的细菌、真菌等共同作用，促使患者淋巴水肿、象皮肿等慢性淋巴系统病变向着更为严重的方向发展。

2. 主要临床表现 由于班氏丝虫和马来丝虫成虫寄生部位的不同，造成的病理损害亦有所区别，所以患者可出现不同的临床表现。在不同的丝虫病流行区，即便是同一虫种丝虫的感染，患者也会出现完全不同的症状。当感染者从非流行区进入流行区时，出现的症状体征往往较早，病情的发生、发展较快。淋巴丝虫病患者主要的临床表现可分为无症状微丝蚴血症、急性淋巴丝虫病、慢性淋巴丝虫病和过敏性淋巴丝虫病四种不同的临床类型。

急性期淋巴丝虫病患者在临床上可表现有淋巴结炎或淋巴管炎（adenolymphangitis，ADL）、精索炎、附睾和睾丸炎。目前尚不清楚 ADL 损伤在多大程度上是由丝虫所引起的，还是由内生菌沃尔巴克氏体或外源性细菌引起,抑或这几者兼而有之。急性淋巴丝虫病患者通常表现为发热、寒战、头痛、呕吐和受累部位疼痛等。严重者可表现为毒血症、感觉障碍和尿失禁。受累病变区域通常发生在四肢,有时出现于阴囊等部位。患者还可伴有温热、疼痛、红肿等表现。在发炎的淋巴管上可以看到一条红色的条纹。腹股沟或腋窝的引流淋巴结亦可出现疼痛和肿胀,并可伴有蜂窝织炎或脓肿的形成。

急性淋巴丝虫病患者由于病程迁延不愈、反复发作逐渐发展为慢性淋巴丝虫病。临床上也有些慢性期患者无明显的急性炎症期病史。

慢性淋巴丝虫病由于淋巴管壁的增厚、管腔的扩张、瓣膜功能丧失而导致淋巴液回流的障碍,或因淋巴液滞留、淤积可演变形成慢性丝虫病的临床症状和体征。慢性期淋巴丝虫病患者主要的表现:淋巴水肿(lymphedema)和象皮肿(elephantiasis);班氏丝虫患者可出现睾丸鞘膜积液(hydrocele)、乳糜尿(chyluria)或称淋巴尿(lymphuria)。

【实验室检查】

在流行区,对临床表现有淋巴结炎、淋巴管炎伴有反复性发热的患者,临床上应考虑感染丝虫病的可能,而对于有象皮肿、鞘膜积液或乳糜尿等体征的患者,一般可做出初步的诊断,但确诊取决于实验室检查。丝虫病的实验诊断应参照 2006 年卫生部颁布《丝虫病诊断标准》(WS 260—2006)。

1. **病原学检查**　从患者的外周血液、体液或活检物中查到微丝蚴或成虫时可作为确诊本病的依据。由于微丝蚴有夜现周期性现象,故采血时间应以晚 9 时至次晨 2 时为宜。

(1)厚血膜法:检查微丝蚴首选的方法。取末梢血 3 大滴(相当于 60mm³)涂成 2.5cm × 1.5cm 大小的厚血膜片,染色后镜检,并具有鉴别虫种的意义。

(2)新鲜血滴法:取末梢血 1 大滴加盖片镜检,可观察到活体微丝蚴,但不能鉴别虫种。

(3)乙胺嗪(海群生)白天诱导法:白天给患者口服乙胺嗪(海群生)2~6mg/kg,服药后 30~60min 间采血检查。此法可用于夜间取血不方便的门诊患者,但对低密度感染者易漏检。

此外,可采用离心沉淀物涂片法检测鞘膜积液、淋巴液、腹腔积液、胸腔积液和乳糜尿中的微丝蚴。用直接查虫法和活组织切片检查淋巴系统和组织内的虫体。

2. **免疫学检测**　免疫学检测用以检查患者血清中特异性抗体或抗原,供临床辅助诊断、流行病学调查和疾病防疫监测。常用的方法有:间接免疫荧光试验(IFA)、免疫酶染试验(IEST)、酶联免疫吸附试验(ELISA)和单克隆抗体(McAb)-ELISA,以及 WHO 推荐应用的免疫色谱技术(immunochomatographic,ICT)。

近几年来,有研究证明抗丝虫 IgG4 抗体是一种淋巴丝虫感染检测的指标。当丝虫病患者经药物治疗后,其体内的 IgG4 水平会随之下降,所以检测丝虫特异性 IgG4 水平也可作为判定现症感染的一个重要指标。

3. **分子生物学检测**　目前的 DNA 探针技术已发展为几乎可以检测到所有丝虫基因组中高度重复的 DNA 序列,从理论上讲,其对于检测出单个丝虫幼虫的 DNA 已足够敏感地。例如,马来丝虫 HhaI 家族是一类头尾串联排列的重复 DNA,具有重复单位长度短和拷贝数量高的特点。目前研制的两种马来丝虫探针 pBma68 和 pBma15 都隶属于这个基因家族,用 ³²P 标记的 pBma68 和 pBma15 具有高度敏感性,可检出少于 1 条微丝蚴基因组 DNA 的含量。在尼龙膜原位杂交中,人们能够检测出 5 条以下的微丝蚴或 1 条感染期蚴。

4. **其他实验诊断**　淋巴闪烁显像(lymphangioscintigraphy,LAS)是一种利用放射性核素标记的白蛋白或葡聚糖使淋巴系统显影的方法,能够显示淋巴管异常病变,明确提示淋巴管阻塞程度和部位。即便在无症状、无明显水肿的微丝蚴血症阳性患者中,其也可显示淋巴管的异常,并能清楚而准确地分析淋巴系统的功能。

【流行】

1. 流行班氏丝虫病呈世界性分布,马来丝虫病仅分布于亚洲。自 2000 年全球启动消除淋巴丝虫病规划以来,在世界各国努力下,已为 69 个国家提供了超过 82 亿次治疗。截至 2019 年,在 72

个流行国家中,有 50 个国家认为需要预防性化疗以消除淋巴丝虫病的感染和传播。有 23 个国家或地区已将感染流行率降低到认为传播不可持续的水平。

2. 流行环节及影响流行的因素

（1）传染源:微丝蚴血症阳性的患者和带虫者。

（2）传播媒介:在我国,传播班氏丝虫病的主要媒介是淡色库蚊（*Culex pipiens pallens*）与致倦库蚊（*C. pipiens quinquefasciatus*）,其次是中华按蚊（*Anopheles sinensis*）;而主要传播马来丝虫病的媒介为中华按蚊（*Anopheles sinensis*）和嗜人按蚊（*An. anthropophagus*）。在东南沿海地带及岛屿上,东乡伊蚊（*Aedes togoi*）也是这两种重要淋巴丝虫病的传播媒介之一。

（3）易感人群:在淋巴丝虫病流行区,人群对丝虫感染均易感,感染的发生与受蚊虫叮吸的概率有关。

【防治】

1. 消灭传染源　我国主要采用:①以消灭传染源为主导的控制丝虫病对策;②以开展系统监测为主的消除丝虫病对策。2006 年我国已达到 WHO 要求的消除丝虫病标准,其成功经验包括:①反复查治;②查治结合疫情村全民的服药;③采用乙胺嗪药盐防治。

对微丝蚴血症阳性者主要采用针对抑杀病原体的治疗,使用的药物有乙胺嗪（海群生）和伊维菌素（ivermectin）,也可用阿苯达唑与乙胺嗪（海群生）或伊维菌素联合治疗淋巴丝虫病。对群体性治疗可采用乙胺嗪（海群生）药原粉按 0.3% 比例掺入食用盐中,在流行区大面积投放使用,已证明具有很好的消灭丝虫病效果。

2. 防蚊和灭蚊　蚊虫控制是 WHO 支持的一项重要战略,用于减少淋巴丝虫病和其他蚊媒感染的传播。根据蚊媒的种类,经杀虫剂处理的蚊帐、室内滞留喷洒或者采取个人防护等措施,这些可以帮助人们避免感染。在按蚊作为丝虫病主要传播媒介的地区,建议人们使用药浸蚊帐,可在大规模给药期间和之后进一步遏制丝虫病的感染与传播。

目前,我国丝虫病防治的重点是要对重要流行区做好防治后期疫情监测工作,以巩固防前期消除丝虫病所取得的可喜成果。在流行区,监测工作的主要内容是对人群进行病原学检查、血清学检测以及对蚊媒孳生和传播的监测。在确保监测工作质量的同时,也要对遗留的象皮肿、乳糜尿等慢性阻塞性丝虫患者进行有效的治疗,以提高淋巴丝虫病的防治效果。

二、旋盘尾线虫

旋盘尾线虫（俗称盘尾丝虫,*Onchocerca volvulus*）寄生于人体皮肤、皮下组织、眼部等部位,引起盘尾丝虫病（onchocerciasis）,患者主要临床表现为眼部损害,严重时可导致视力障碍,甚至失明。由于患者常常是在河边被蚋叮咬而感染本病,故本病又称河盲症（river blindness）,或瞎眼丝虫病。

【形态】

成虫呈丝线状,乳白色,半透明,虫体两端渐细而钝圆,角皮层具有明显的横纹,并且体表呈螺旋状增厚,使横纹更加明显。雄虫大小为（19~42）mm×（0.15~0.20）mm,生殖系统为单管型,尾部向腹面卷曲,两根交合刺大小和形态不同;雌虫大小为（33.5~50）mm×（0.27~0.4）mm,生殖系统为双管型,子宫内含有卵圆形的胚卵,至子宫末端逐步发育为微丝蚴,自阴门排出的微丝蚴已脱去鞘膜。

微丝蚴无鞘,有大小两种,可能是雌雄之别,大的为（285~368）μm×（6~9）μm;小的为（150~287）μm×（5~7）μm。头间隙长宽相等,尾端尖细无核,无核处长约 10~16μm。

【生活史】

盘尾丝虫雌雄成虫均寄生于人体皮下组织的纤维结节内,雌虫受精后产出微丝蚴,微丝蚴主要寄生于成虫结节附近的结缔组织和皮肤淋巴管内。盘尾丝虫生活史需要两个宿主,终宿主为人,中间宿主为蚋类。

当雌蚋叮人吸血时,皮肤中的微丝蚴随组织液进入蚋体内,并穿过胃壁经血腔移行至蚋胸肌,在此处蜕皮 2 次,约 6~8d 后发育为感染期幼虫,并逐渐移行至蚋下唇。在适宜条件下(最适温度为 24℃),微丝蚴自蚋吸入发育至感染期幼虫约需 10d。当含有感染期幼虫的蚋再次叮人吸血时,感染期幼虫通过皮肤伤口进入人体,钻入皮下组织,于 3~10d 后蜕 1 次皮,再经 1~2 个月后再蜕皮 1 次,逐渐发育为成虫。幼虫发育为成虫需时间约为 1 年。

成虫寄生于皮下或淋巴间隙,局部引起炎症反应,导致纤维结缔组织增生,形成包围虫体的纤维结节,一个结节内可含数十条虫体。这些虫体常交织成团寄居在一起。约经半年至 2 年的发育,雌虫才产出无鞘膜的微丝蚴,微丝蚴可移入成虫寄生部位附近的结缔组织或淋巴管,也可侵袭眼部组织,或在尿内被发现。微丝蚴很少见于血液中,并且无明显的周期性。雌虫产微丝蚴时间可长达 9~10 年,据估计一条雌虫一生可产幼虫数百万条。成虫寿命一般在 8~15 年,不超过 18 年,微丝蚴寿命约为 1~2 年。

【致病】

盘尾丝虫的成虫和微丝蚴对人体均有致病性,但主要的阶段致病是微丝蚴。

(一)致病机制

1. 成虫致病　成虫寄生于人体皮下组织中的淋巴管汇合处,引起局部炎症反应,导致纤维组织增生,包裹虫体形成盘尾丝虫纤维结节,称为盘尾瘤(onchocercoma)。该结节直径为 5~50mm 或更大,不痛,形似脂肪瘤,但质地较硬,其内含 2 至数条成虫及大量微丝蚴。盘尾丝虫纤维结节数目从 1 到数百个不等,可见于身体任何部位。电镜下可见结节由胶原纤维组成,浸润的炎性细胞以淋巴细胞和单核巨噬细胞为主。

2. 幼虫致病　微丝蚴对寄生部位的损害,除了虫体活动引起的机械性损伤外,微丝蚴的代谢产物或其死亡后释放的毒性物质可引起较强的超敏反应。皮肤病变是由于微丝蚴死亡后,产生的炎症反应所致,可引起各种类型的皮肤损害。微丝蚴从邻近组织进入眼部,也可经血流进入眼的后部,活虫体引起的炎症反应较轻。当微丝蚴死亡后,虫体内部抗原释放可引起较强的炎症反应,在虫体周围形成浸润性炎症,由角膜下方形成点状炎症开始,接着纤维组织增生,角膜逐步呈现绒毛状混浊,严重者可致失明;进入眼前房的微丝蚴死亡则可引起慢性虹膜炎,从最初瞳孔下方纹理消失开始,逐渐出现视力模糊,最终发生虹膜与晶体粘连,瞳孔变形,甚至失明;如微丝蚴侵袭玻璃体或晶状体,可引起继发性白内障,使视力明显下降,并可致盲。

(二)临床表现

人体感染盘尾丝虫后,经 3~15 个月的潜伏期后,逐渐出现临床症状。患者主要的临床损害为皮肤、眼睛和淋巴结的病变。

1. 皮肤损害　皮疹可发生于脸、颈、肩等部位,最初的症状为皮肤剧痒、发热、水肿,有痛感,伴苔藓样变及色素沉着。有时带有异常色素沉着,表现为中心无色,周围为深色斑,外观形似豹皮,故又称豹皮症。随后由于炎症反应反复发作,患者皮肤增厚发展为厚皮症,皮肤常出现变色、裂口,最后失去弹性,皱缩如老人,呈未老先衰面容。

皮下结节常于感染后 1 年左右出现,可见于身体任何部位。在非洲,多见于人体腰部、躯干及下肢大关节附近;在美洲,主要见于人体头面部和躯干上部。从手术活检的皮肤结节中,可见有蜷缩为线球状的成虫。

2. 眼部损害　盘尾丝虫对人体眼部损害最为严重。在许多热带地区,盘尾丝虫病是患者致盲的主要原因。非洲某些地区患者眼部受损者高达 30%~50%,眼部损害的发展缓慢,需要经过很多年,因此,大多数患者的年龄超过 40 岁。微丝蚴可在眼内到处移行,造成机械性损伤和过敏反应,可引起角膜、虹膜、视网膜及脉络膜等炎症。当微丝蚴死亡后,炎症反应会加重,纤维组织增生明显,逐渐导致失明。

3. 淋巴结病变　淋巴结可肿大而坚实,无痛,内含有大量的微丝蚴,这是盘尾丝虫病的一个典型特征。在非洲某些地区,有的患者常出现"悬垂性腹股沟"(hanginggroin),这是皮肤失去弹性引起腹股沟下垂而形成悬垂的囊,内含增大的纤维化淋巴结。此外,本病也可引起患者阴囊鞘膜积液、外生殖器象皮肿以及疝气(特别是股疝)。下肢亦可肿胀似象皮肿,可恢复。

【实验室检查】

盘尾丝虫病的诊断方法主要采用病原学检查和血清学检测,病原学检查是确诊盘尾丝虫病的主要手段。

(一) 病原学检查

1. 皮肤检查微丝蚴　用皮样活检夹在皮下结节附近取直径为 2~3mm 的薄皮片(以不痛不出血为度),置于载玻片上并滴一滴生理盐水,用解剖针将组织稍撕开,静置 3~15min 后,镜检并定量计数,计算出每毫克皮重的微丝蚴量。检查时要注意与皮肤内链尾曼森线虫微丝蚴相鉴别。另外,采取的皮样不能含有血液,以免与其他血液内寄生的丝虫微丝蚴相混淆。

2. 眼部检查　用裂隙灯、检眼镜直接查见眼前房中的微丝蚴。

3. 皮下结节活检　当皮肤出现明显结节时,选用手术法摘取皮下结节,可见有成虫扭结成团呈线球状,在切片中亦可见许多微丝蚴。

4. 尿液和痰液检查　盘尾丝虫病患者的尿液和痰液中亦可见微丝蚴。如尿液中疑有微丝蚴时,可将尿液离心,取沉淀一小滴置于载玻片上镜检;痰液检查时可先用 10% NaOH 处理,待痰液变稀薄后,再离心取沉淀,置载玻片上镜检。由于乙胺嗪(海群生)能明显增加微丝蚴释放入血或排至尿液量,故应用乙胺嗪(海群生)可提高检出率。

(二) 免疫学检测

迄今出现的各种免疫学诊断方法,但实用意义不大,尚需进一步研究。

1. 麦氏 (Mazzotti) 试验　受试者口服乙胺嗪(海群生)2mg/kg,在 1~24h 内皮肤出现奇痒和红斑者为阳性,可作为本病的辅助诊断。

2. 皮内试验　以犬恶丝虫抗原作皮内试验有参考意义,但可出现交叉反应和假阳性。也可用 10~20μg/ml 盘尾丝虫微丝蚴抗原 0.02ml 进行皮试作诊断。

3. 其他血清学方法　如 IFA、ELISA 及放射免疫等方法,虽敏感性较好,但特异性较差。

(三) 分子生物学检测

在盘尾丝虫的基因组中有一段长为 150kb 的基因序列属于盘尾丝虫虫种所特有,应用 PCR 技术扩增此段序列,对该病的诊断具有重要价值。

【流行】

(一) 流行现状

盘尾丝虫病主要分布于热带地区,流行于非洲中西部、中南美洲,以及中东的也门和沙特等地区,以非洲的中部和西部最为严重。拉丁美洲和也门也有小块流行区。99% 以上被感染者生活在撒哈拉以南非洲的 31 个国家。根据《全球疾病负担研究》做出的估计,2017 年全球共有 2 090 万流行性盘尾丝虫病感染,1 460 万感染者患有皮肤病,115 万出现视力丧失。数十年来,通过实施盘尾丝虫病消除计划,WHO 已证实盘尾丝虫病已在哥伦比亚、厄瓜多尔、墨西哥和危地马拉四个国家得到消除。

我国虽无此病流行,但援外和出国人员中屡有感染的病例报道。

(二) 流行环节

1. 传染源　患者和带虫者为本病传染源,亦有蛛猴和大猩猩自然感染的报道,但它们是否作为传染源,目前尚不清楚。

2. 传播媒介　不同流行区传播媒介蚋的种类亦有所不同,在非洲和西亚地区主要为憎蚋复合体(*Simulium damnosum* complex)和洁蚋(*S. neavei* group)两个种群,在中美洲主要为淡黄蚋(*S. ochraceum*)、金蚋(*S. metallicum*)和丽蚋(*S. callidum*),而在乌干达的高发病流行区又以蟹蚋为主要传播媒介。这些媒介孳生于急流的河流和小溪中,靠近人们务农为生的偏远村庄。

3. 易感人群　人类对盘尾丝虫感染普遍易感。在盘尾丝虫病流行区,盘尾丝虫的感染人群有性别和年龄差异,女性高于男性,21 岁以上年龄组血液中微丝蚴数量高于 20 岁以下年龄组。

【防治】

(一)预防

本病预防包括:①普查普治患者和带虫者,消灭传染源;②清理河岸灌木丛,破坏蚋的栖息地;③定期将安全无害的高效杀虫剂撒入河流中,消灭河流中蚋幼虫;④对进入流行区野外作业人员,需涂擦昆虫驱避剂,尽量减少皮肤暴露的面积,防止被蚋叮咬。

(二)治疗

1. 伊维菌素　根据世界卫生组织推荐,伊维菌素作为常规治疗药物,150μg/kg 单剂量,空腹顿服,每年用药 1~2 次,持续 10 至 15 年。2017 年在实施社区指导伊维菌素用药战略的非洲地区,有超过 1.45 亿人获得了治疗,占全球需要治疗人数的 70% 以上。

在盘尾丝虫与罗阿丝虫共存的地方,因血液中罗阿丝虫密度高的患者在大剂量应用伊维菌素进行治疗时,可能会发生严重不良反应,受影响国家应遵循 Mectizan 专家委员会/非洲盘尾丝虫病控制规划关于管理严重不良事件的建议。

2. 乙胺嗪(海群生)　在伊维菌素出现之前,曾是盘尾丝虫病的主要治疗药物,由于该药毒副作用大,用药期间需要住院观察,故目前临床上不主张使用该药治疗盘尾丝虫。

3. 苏拉明(suramin)　对成虫有杀灭作用,可能还具有使雌虫不育的效果。该药副作用大,严重者可引起肾脏损害,因此除少数病例外不能作为常规药物应用。

三、罗阿罗阿线虫

罗阿罗阿线虫(简称罗阿丝虫,亦称"非洲眼虫",Loa loa)寄生于人体皮下组织内,偶可侵犯内脏,引起罗阿丝虫病(loiasis),亦称为游走性肿块或卡拉巴肿(Calabar swelling)。

【形态】

成虫白色线状,虫体头端略细,口周具有 1 对侧乳突和 2 对亚中线乳突,均小而无蒂。体部角皮层具有小而圆顶状的突起。雄虫大小为(25~35)mm×(0.30~0.40)mm,尾端向腹面弯曲并具狭长尾翼,具两根交合刺,形状各异。雌虫大小为(45~55)mm×(0.45~0.55)mm,体壁角质突起多而明显,并且在尾部也可见这种突起特征,阴门开口于虫体前部。

微丝蚴细杆状,头间隙长与宽相等,尾端钝圆,大小为(250~300)μm×(6~8.5)μm,具有鞘膜。体核分布至尾端,尾尖处有一较大的尾核。

【生活史】

罗阿丝虫寄生于人体皮下组织内,常见于胸、背、腋下、腹股沟、阴茎、头皮及眼等处,在眼结膜下常有周期性的爬动现象。

成虫在移动过程中,可间歇性产出微丝蚴,后者逐渐进入外周血并呈现昼现周期性,其机制尚未明了。中间宿主为多种斑虻(Chrysops),主要为分斑虻(C. dimidiata)和静斑虻(C. silacea),这些斑虻通常在白天吸食人血。当微丝蚴进入斑虻中肠后,脱去鞘膜,移行至腹部脂肪体发育为 I 期蚴,再移行至斑虻胸肌,于 7d 内蜕皮 2 次发育为感染期蚴,后者发育成熟后移行至斑虻头部。当斑虻再次叮人吸血时,感染期蚴自其口器逸出,经皮肤创口感染人体。从感染期幼虫侵入人体至发育为成虫约需6~12 个月,成虫在人体内可存活 17 年以上。

【致病】

罗阿丝虫的致病阶段主要是成虫。其致病作用主要是成虫在移行时所造成的宿主机械性损伤及其代谢产物引起皮下结缔组织的炎症反应,使病灶部位出现剧痛的血管性水肿称为卡拉巴丝虫性肿块(亦称游走性肿块)。该肿块以腕部、踝部较多见,据报道肿块可达鸡蛋大小,界限不清,疼痛剧烈。同时,患者伴有皮肤瘙痒和蚁走感等症状。当虫体游离后,肿块亦随之消失。成虫也可从皮下爬出体外,或侵入胃、肾、膀胱等内脏组织器官。如果出现肾脏损害,患者在临床上可表现蛋白尿。成虫也可以侵犯眼球前房,在结膜下移动或横过鼻梁,导致严重的眼结膜炎。或引起球结膜肉芽肿、眼睑水肿和眼球突出等病变。患者主要的临床表现为眼部奇痒。在临床上,本虫偶尔引起丝虫性心包炎、心肌炎、肾病、脑膜炎综合征、视网膜出血、周围神经损害等。

【实验室检查】

通过病原学检查可确诊罗阿丝虫感染。

1. 微丝蚴的检查 由于微丝蚴在外周血中呈昼现周期性,故采血时间最好在中午,经皂素溶血后,采用离心或过滤方法浓集微丝蚴,将沉淀物或浓集物制作成滴片后,镜检发现微丝蚴。如未发现虫体,可采用吉姆莎染色后,镜检。在镜下如查见带鞘膜、尾尖处有一尾核的微丝蚴即可确诊为罗阿丝虫。也可从骨髓液中检查微丝蚴,有时在尿液、痰液、宫颈阴道分泌物及子宫内膜分泌物中也可查到微丝蚴。

2. 成虫的检查 在眼部、鼻梁、游走性皮下肿块中,取活检标本检查罗阿丝虫成虫,根据虫体特征进行确诊。

3. 外周血检查 罗阿丝虫感染可引起血中嗜酸性粒细胞明显增多,有时可高达 60%~90%。

【流行】

1. 流行现状 罗阿丝虫病流行分布于喀麦隆、中非、刚果共和国、刚果民主共和国、尼日利亚和南苏丹,发病率约为 3%~35%。随着国际交往频繁,世界各地均可发现罗阿丝虫感染的病例。我国在非洲援外人员屡见感染该病,在非洲留学生中也发现罗阿丝虫感染病例。随着我国对外交流的日益增加,赴非洲旅游和工作的人员增多,因此医务人员对本病的感染和传播应予以重视。

2. 流行环节

(1)传染源:罗阿丝虫感染者为本病的唯一传染源。虽然自然界有数种猿猴也可感染罗阿丝虫,但其不能感染人体,属于另一种虫株,并呈现周期性。

(2)传播媒介:传播媒介主要是分斑虻和静斑虻,亦称非洲红头苍蝇。媒介斑虻的幼虫通常生活在溪流、池塘、湖泊、沼泽、稻田、河流等岸边的潮湿泥土中,于稠密林荫的缓流溪水或池塘中孳生。雌虻多在树荫下叮吸人血,不仅可叮咬裸露皮肤,还可刺穿衣物叮咬人体。未产过卵的斑虻多在早晨吸血;而产过卵的斑虻多在午后吸血,一般叮人最活跃时间在 13~15 时,很少在夜间吸血。有人报告非洲曼蚊也可能为该病的传播媒介。

(3)易感人群:人们对罗阿丝虫普遍易感。流行区居民如被阳性斑虻反复叮咬后,可产生不同程度的获得性免疫。

【防治】

1. 预防 预防本病主要从治疗入手,大规模开展普查普治患者,以彻底消灭传染源。乙胺嗪(海群生)是一个较好的预防药物。在皮肤上涂抹驱避剂(如邻苯二甲酸二甲酯)能防止斑虻的叮咬。另外清除杂草、用杀虫剂处理幼虫孳生地,能减少流行区斑虻的数量,降低其感染率。

2. 治疗 罗阿丝虫病的药物治疗和用法与淋巴丝虫病基本一致,治疗药物为乙胺嗪(海群生)。乙胺嗪(海群生)既能杀死血中的微丝蚴,又能杀灭组织中的成虫。杀成虫需用大剂量、多疗程的办法才有疗效。为防止死亡虫体崩解而引起的超敏反应,治疗药物应从小剂量开始。为防止超敏反应的发生,也可在治疗患者开始的 2~3 日,同时给予泼尼松配合用药。伊维菌素口服也有效,副作用较小;甲苯达唑对微丝蚴也有治疗作用,且不良反应较轻,但伊维菌素和甲苯达唑均不能杀死成虫。

Summary

Filariasis is a parasitic disease that is transmitted by arthropods as vectors. Around the world, there are eight species infecting human beings, three of which, namely *Wuchereria bancrofti*, *Brugia malayi* and *Onchocerca volvulus*, are widespread and quite harmful to humans. In China, there are only *Wuchereria*

bancrofti and *Brugia malayi*, and they are similar in life cycle. The larvae required development in mosquitoes, the intermediate host, to become infective larvae, and subsequent development in humans, the definitive host, to become adults. The adults reside in lymphatic system, thus causing lymphangitis and blockage of lymph flow. Diagnosis requires demonstration and accurate identification of microfilariae in the blood or tissues.

Onchocerca volvulus parasitizes in subcutaneous tissue where they form nodule, causing serious ocular damage and even blindness, which is transmitted by black flies. Loa loa also parasitizes in subcutaneous tissue, which may inhabit in the internal organs occasionally, giving rise to loaiasis or Calabar swelling. Currently, the disease is mostly distributed in the tropical rainforest area in Africa and transmitted by horseflies. Aetiological diagnosis requires demonstration and accurate identification of microfilariae in the blood or marrow liquid. The confirmative diagnosis is dependent upon the recovery of the adults in the eye or subcutaneous mass by biopsy.

思考题

1. 何为夜现周期性？了解其意义对临床诊断丝虫病有何重要的意义？
2. 慢性丝虫病患者主要临床病变有哪些？阐述丝虫病象皮肿形成的机制。
3. 简述班氏丝虫和马来丝虫微丝蚴形态异同点。
4. 试述丝虫病的病原学诊断方法和检查时应注意的事项。

（崔　昱）

第四节　寄生于组织中的其他线虫

一、结膜吸吮线虫

结膜吸吮线虫（*Thelazia callipaeda* Raillet and Henry, 1910）属于胞管肾纲（Secernentea）、旋尾目（Spirurida）、吸吮科（Thelaziidae），是一种主要寄生于犬、猫、兔等动物眼部的线虫，亦可寄生于人的眼部，引起结膜吸吮线虫病（thelaziasis）。人眼结膜吸吮线虫病例最早发现于北京（Stuckey, 1917）和福州（Trimble, 1917）。此后，国内外陆续有本虫寄生人眼的报道，分布于亚洲居多，因而该病有"东方眼虫病"之称。

另一种可寄生于人眼的是加利福尼亚吸吮线虫（*T. californiensis* Rofoidard Williams, 1915），主要见于美国加利福尼亚州。

【形态与生活史】

成虫细长线状，在眼结膜囊内寄居时为淡红色，离体后呈白色半透明。除头尾两端光滑外，虫体体表均具有边缘锐利的环形褶皱，侧面观呈细锯齿形。头端钝圆，具有圆形角质口囊，无唇瓣。口囊底部为圆孔状的咽，下接食管及肠道（图3-9-6）。雄虫大小为（4.5~17.0）mm×（0.2~0.8）mm，尾端向腹面弯曲，由泄殖腔伸出交合刺两根，长短不一（图3-9-7）。雌虫大小为（6.2~23.0）mm×（0.3~0.85）mm，生殖器官双管型，生殖方式为卵胎生。雌虫子宫内充满大小不等的虫卵，近阴门端子宫内虫卵逐渐变为细长呈盘曲状幼虫，外被是由卵壳演变成的鞘膜。初产蚴大小为（350~414）μm×（13~19）μm，体被鞘膜，尾部拖连一个膜囊。

结膜吸吮线虫需要在终宿主（狗、猫等哺乳动物）和中间宿主［冈田绕眼果蝇（*Amiota okadai*, Maca 1977）］体内发育。人是偶然的终宿主。成虫主要在终宿主眼结膜囊及泪管内寄生。雌虫在结

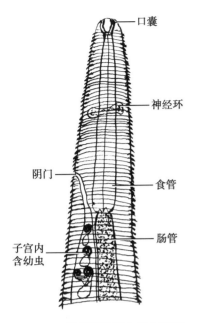

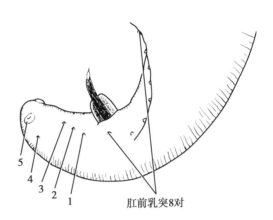

图 3-9-6　结膜吸吮线虫雌虫前端
Fig. 3-9-6　Female front-end of
Thelazia callipaeda

图 3-9-7　结膜吸吮线虫雄虫尾部
Fig. 3-9-7　Male tail of *Thelazia callipaeda*

膜内产出具有鞘膜的初产蚴,当中间宿主果蝇舐吸终宿主眼部分泌物时,新生蚴随眼分泌物进入蝇的消化道,穿过中肠侵入血腔,经两次蜕皮发育为感染期幼虫并进入蝇的头部口器。当该蝇在舐食其他宿主眼部时,感染期幼虫自蝇的口器逸出并侵入终宿主眼部,在 15~20d 内幼虫经 2 次蜕皮发育为成虫。从感染期幼虫发育至成虫产出初产蚴,约需 1~2 个月。成虫寿命可达 2 年以上。

【致病与检查】

1. **致病**　成虫寄生于人眼结膜囊内,以上下睑穹窿内多见,也可寄生于泪小管、泪腺、结膜下、眼睑和皮脂腺管内,多侵犯一侧眼,少数病例可双眼感染(图 3-9-8)。患者眼部可因虫体体表锐利的横纹摩擦、头端角皮口囊吸附等机械性损伤和虫体排泄分泌物的化学性刺激,引起结膜炎症,若合并继发性细菌感染,可使炎症加剧。虫体若到达球结膜或睑结膜下,可导致肉芽肿。早期和轻者可无明显症状,后期可有眼部异物感、痒感、流泪、畏光、分泌物增多等临床表现。婴幼儿有惧怕睁眼和手抓眼的表现,常因家长发现患儿结膜有白色小线状虫爬行而就诊。重者可伴有结膜充血、小溃疡面形成或角膜混浊、眼匪肌麻痹及眼睑外翻等表现。虫体寄生于玻璃体内可导致视力下降。虫体寄生在前房内,可出现眼部丝状阴影移动感,伴有睫状体充血、房水混浊、眼压增高、瞳孔扩大,可继发青光眼,甚至可以引起失明。虫体在泪小管内,可引起泪点外翻。总之,患者的症状、体征与虫体在眼部寄生

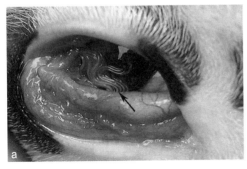

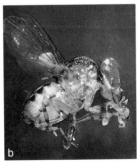

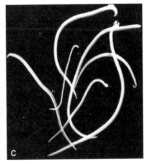

图 3-9-8　结膜吸吮线虫
Fig. 3-9-8　*Thelazia callipae*

NOTES

的不同部位、虫体数量以及个体反应性差异等因素有关。

2. 实验室检查　如患者主述眼部异物感等刺激症状长达 40d 以上者,可取眼内眦处分泌物,压片镜检,查到卷曲的初产蚴便能确诊。还可采取提眼皮暴露结膜囊,观察有无活动的虫体,用镊子或棉签取出,置于生理盐水中镜检,根据虫体形态即可确诊。对于难以合作的幼儿疑似患者,可用 2% 可卡因滴眼,虫体受药水作用而外露,用镊子取出镜检即可确诊。

【流行与防治】

结膜吸吮线虫病主要分布于亚洲,以东亚和东南亚为主,包括日本、韩国、缅甸、菲律宾、泰国、印度、印度尼西亚、中国和俄罗斯的远东地区均有病例报告,其中以中国的病例数为最多。近年来,欧洲的结膜吸吮线虫感染病例呈上升趋势。我国报道的病例分布于除青海、西藏、宁夏、甘肃、海南外的 26 个省(自治区、直辖市,未包括港澳台地区),其中以山东、湖北、江苏、河南、安徽、云南及河北报道的病例较多。已证实冈田绕眼果蝇是我国结膜吸吮线虫的中间宿主和传播媒介。该病农村多于城市,呈季节性发病特点,高峰期在夏秋两季,主要与中间宿主果蝇的活动有关,感染者以婴幼儿为主。保虫宿主有犬、猫、兔、猴、鼠等动物,其中以犬的感染最为普遍。家犬的普遍存在,传播媒介果蝇的广泛分布,加之不洁的眼部卫生,是结膜吸吮线虫病流行的主要因素。

预防本病的关键是注意个人眼部卫生,特别是幼儿,应保持眼部清洁。搞好环境卫生,及时消除果蝇孳生地,对犬类采取季节性用药以提供保护,可有效控制该病的传播。治疗可用 1% 丁卡因或 2% 可卡因滴眼,虫体受刺激从眼角爬出时用镊子或消毒棉签取出即可。若虫体寄生在前房可行角膜缘切开取虫,术后应作抗炎等处理。虫体较多者,常需多次治疗。

二、棘颚口线虫

颚口线虫归类为旋尾目(Spirurida)、颚口科(Gnathostomatidae),已确定的共有 12 种。在我国发现的能寄生于人体的颚口线虫有棘颚口线虫(*Gnathostoma spinigerum*)、刚刺颚口线虫(*G. hispidium*)和陶氏颚口线虫(*G. doloresi*),引起颚口线虫病(gnathostomiasis)。棘颚口线虫是犬、猫的常见寄生虫,也可寄生于虎、狮、豹等食肉动物,偶可寄生于人体。

【形态与生活史】

成虫呈圆柱形,较粗壮,活时呈鲜红色,稍透明,两端稍向腹面弯曲,头端为球形,上有 8~11 圈小钩,颈部狭窄,体前半部和近尾端处被有很多体棘,体棘的形态和数量是分类依据之一,雄虫长(11~25)mm,雌虫长(25~54)mm(图 3-9-9)。虫卵呈椭圆形,棕黄色,表面粗糙不平,一端有帽状透明塞,内含 1~2 个卵细胞。第 3 期幼虫盘曲呈 "6" 字形,长约 4mm,头顶部具唇,头球具 4 环小钩,其数目和形状有重要的虫种鉴别意义。全身和头部表面被有环列体棘,排列紧密,往后逐渐变小,变稀。在体前 1/4 的体内有 4 个肌质的管状颈囊,各自开口于头球内的气室中,内含浆液,这四个颈囊对头球的膨胀和收缩有重要作用(图 3-9-9)。

棘颚口线虫的成虫寄生于终宿主猫、狗的胃壁肿块中,肿块破溃后虫卵落入胃肠道并随粪便排出。虫卵在适宜温度(27~31℃)的水中经 1 周孵出第 1 期幼虫。幼虫被第一中间宿主剑水蚤吞食后,幼虫移入血腔蜕皮 1 次发育为第 2 期幼虫。含此期幼虫的剑水蚤又被第二中间宿主(多为淡水鱼类)吞食后,大部分幼虫穿过胃、肠壁移行至肝和肌肉,经 1 个月发育为第 3 期幼虫,即感染期幼虫。终宿主食入含感染期幼虫的鱼类后,幼虫在胃内脱囊,穿过肠壁移行至肝、肌肉或结缔组织,最后进入胃壁发育为成虫,并在胃黏膜下形成特殊的肿块(图 3-9-10),一个肿块中常有一至数条成虫寄生。有些动物如蛙、蛇、龟、蟹、鸡、猪、鸭及多种灵长类动物食入受染的鱼后,其体内的幼虫不能进一步发育,是本虫的转续宿主。

人是本虫的非适宜宿主,常通过生食或半生食含第 3 期幼虫的淡水鱼类或转续宿主而被感染。寄生于人体组织内的虫体不能继续发育,始终停留在第 3 期幼虫或未完全性成熟的成虫早期阶段。幼虫在人体内可存活数年,长者可达 10 年以上。

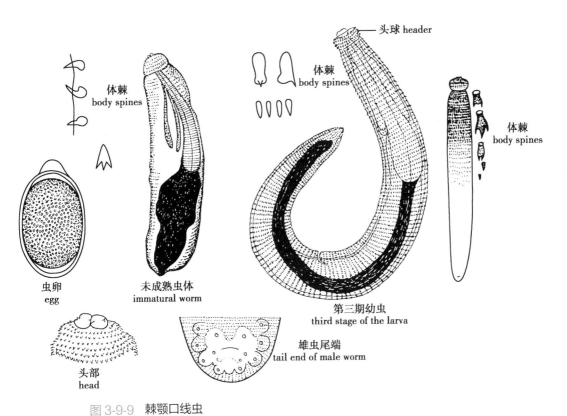

图 3-9-9 棘颚口线虫

Fig. 3-9-9 The morphological schema of *Gnothostorma spinigerum*

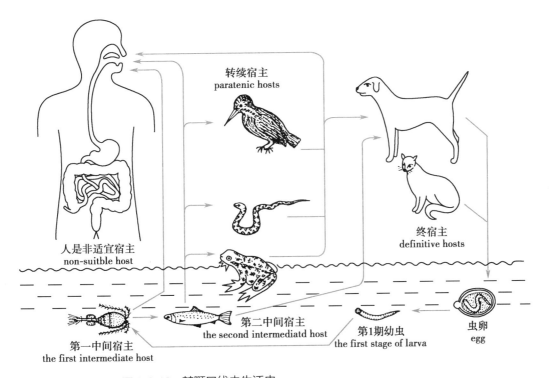

图 3-9-10 棘颚口线虫生活史

Fig. 3-9-10 The life cycle of *Gnothostorma spinigerum*

【致病】

本虫的致病作用主要是第 3 期幼虫在人体组织中移行所致机械性损害,加之虫体分泌的毒素(如类乙酰胆碱、透明质酸酶和蛋白水解酶等)刺激,引起幼虫移行症。病灶局部常出现炎症反应,伴有大量嗜酸性粒细胞、浆细胞、中性粒细胞和淋巴细胞浸润。致病部位极为广泛,几乎遍及全身各处,根据虫体引起的病变部位可分为皮肤型和内脏型两种。皮肤颚口线虫病可在全身各部位表现出匐行疹或间歇出现的皮下游走性包块,如蚕豆或鸡蛋大小。局部皮肤表面稍红,有时有灼热感和水肿,可有痒感,疼痛不明显。内脏颚口线虫病的临床表现随寄生部位不同而异,如进入脊髓和脑可引起嗜酸性粒细胞增多性脑脊髓炎,后果最为严重,可致死亡;也可在消化、呼吸、泌尿系统中移行或寄居,引起相应的症状。

【实验室检查】

从病变组织中检获虫体是确诊依据。对无明显体表损害者可结合感染史,用免疫学方法作辅助诊断。血液检查可见患者嗜酸性粒细胞增多,少数病例还可有轻度和中度的白细胞增多。

【流行与防治】

棘颚口线虫是颚口线虫病的重要病原体之一,感染病例主要分布于东南亚地区,尤其以泰国较为普遍,日本也有较多病例报道。本虫属人兽共患寄生虫,在我国,犬、猫常有感染,但人体病例不多。棘颚口线虫病又是典型的食源性寄生虫病,人体感染主要是由于生食或半生食含有感染期幼虫的鱼类或转续宿主肉类所致。

避免生食鱼、禽类等肉制品是预防本病的关键措施。人体颚口线虫病目前尚无有效的治疗药物,皮肤型患者可通过手术取虫。

三、兽比翼线虫

兽比翼线虫属于圆线目(Strongylida)、比翼科(Syngamidae)、兽比翼线虫属(*Mammomonogamus* Ryjikov, 1948),为一类主要寄生于虎、猫、牛、羊、河马等野生哺乳动物、鸟类、家禽和家畜的线虫。现已知本属虫种共十余种,其中已发现喉兽比翼线虫(*M. laryngeus* Railliet, 1899)和港归兽比翼线虫(*M. gangguiensis* Li, 1998)偶可在人体咽喉部、气管、支气管等部位寄生,引起兽比翼线虫病(mammomonogamosis)或比翼线虫病(syngamosis)。

【形态与生活史】

喉兽比翼线虫成虫活体为鲜红色。雌虫体长 8.7~23.5mm,前端具有发达的口囊,口囊壁有粗厚角质环,底部有脊状齿 8 个,食管紧接口囊后部,向后逐渐膨大,尾部末端尖削;雄虫体长 3.0~6.3mm,交合伞宽短,交合刺 1 根。港归兽比翼线虫成虫的不同之处是:雌虫呈鲜红色,雄虫呈鲜橙红色;虫体前端具唇瓣 6 片;雄虫具交合伞外边缘带,缺交合刺。两种兽比翼线虫卵均与钩虫卵相似,呈椭圆形,无色透明,大小为 $(75~80)\mu m \times (45~60)\mu m$,内含多个胚细胞或幼胚(图 3-9-11)。

本虫生活史过程尚未研究清楚,根据已报道的临床病例,并结合同类寄生虫的生物学资料分析,成虫寄生在终宿主(牛、羊或鸟类)的气道内,虫卵随口腔分泌物或粪便排出体外,在外界发育至感染期虫卵,当人和动物误食被虫卵污染的水或食物时而获得感染。卵内幼虫在小肠孵出,继而侵入肠黏膜,穿过肠壁,经血流到达肺部,穿入肺泡上行至气管,定居于支气管、气管和咽喉部发育为成虫。自感染至发育成熟约需 70d。龟和鳖可能是其转续宿主或中间宿主,幼虫寄生在其肝、胆、肌肉等部位。当人生食或半生食龟蛋及龟、鳖的肝、胆和血时亦可获得感染。

【致病】

幼虫自肺毛细血管钻入肺泡的移行过程中所致的机械性损伤,加之虫体排泄分泌物的刺激作用,引起患者一系列呼吸道症状。本病的临床表现主要为发热、咳嗽、哮喘及咯血,伴外周血嗜酸性粒细胞增多。早期 X 线胸片可见短暂浸润性变化。若虫体寄生在咽喉部,可伴有虫爬感和阵发性干咳,用抗生素药物治疗,症状不能得到明显改善。有的患者可咳出带有红色条状物(即虫体)的痰,有的经支气管内镜检查可发现支气管壁上附有活动的血红色虫体或囊包块。

【实验室检查】

查获成虫或虫卵是确诊兽比翼线虫病的依据。从痰液中检获成虫或虫卵、粪便中检获虫卵，或通过纤维支气管镜查见呼吸道壁附有虫体，以及气管镜检冲洗液查见成虫或虫卵均可确诊。

【流行与防治】

全世界报道的比翼线虫病超过100例，大多来自南美及加勒比地区。我国至今已报道10余例，多有食入生的或未煮熟的龟或甲鱼既往史。本病为人畜共患病，保虫宿主或传染源较多，以食草动物牛、羊、鹿较常见。预防本病的主要措施为注意饮食和饮水卫生，不吃生的蔬菜及动物制品。轻度感染者可自愈，重者可用阿苯达唑、甲苯达唑、伊维菌素等抗线虫药物治疗。

四、麦地那龙线虫

麦地那龙线虫［*Dracunculus medinensis*（Linnaeus，1758）Gallandant，1773］属旋尾目（Spirurata）、龙线虫科（Dracunculidae）、龙线虫属（*Dracunculus*）。成虫可寄生于人和多种哺乳动物组织内，引起麦地那龙线虫病（dracunculiasis），又称几内亚线虫病（Guinea worm disease），是一种人兽共患寄生虫病。

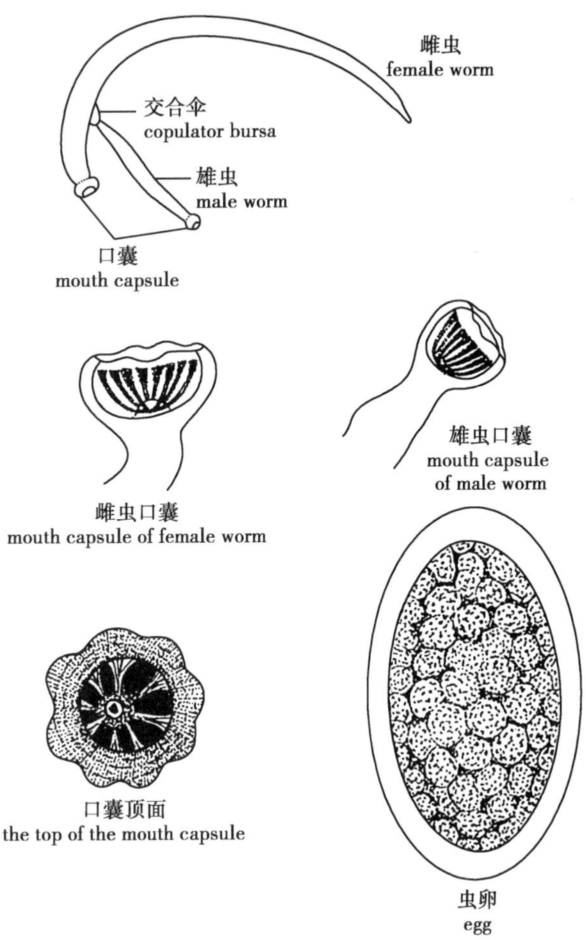

【形态与生活史】

麦地那龙线虫成虫呈乳白色，线状，头端钝圆，体表光滑，镜下可见体表布有环纹。雌虫大小为（60~120）cm×（0.9~2.0）mm，成熟雌虫生殖系统为双管型，假体腔被前、后两支子宫充满，子宫内含大量第1期幼虫；雄虫为（12~40）mm×0.4mm，末端卷曲1至数圈，交合刺两根（图3-9-12）。幼虫（第1期杆状蚴）大小为636.0μm×18.9μm，体表具有明显的纤细环纹，头端钝圆，后端呈长鬃状，尾部约占体长1/3（图3-9-12）。

麦地那龙线虫雌成虫寄生于终宿主（人或哺乳动物）四肢、腹部或背部皮下组织中，头端伸向皮肤。受孕雌虫由于子宫内含大量幼虫，致使孕体内压力增高，加之虫体成熟后头尾两端体壁退化，发生自溶，导致孕虫前端体壁和子宫破裂并释放出大量第1期幼虫（杆状蚴）。这些幼虫可引起宿主强烈的免疫反应，使寄生局部皮肤形成水疱，继而发生破溃。当宿主肢体接触冷水时，破溃皮肤处寄生的雌成虫因受刺激而伸缩性加强，虫体从宿主皮肤破溃处伸出，子宫随之脱垂至破溃皮肤外，释放出大量第1期幼虫。当伸出的子宫内幼虫全部产出后，这部分子宫和体壁随即崩解，剩余部分虫体可从伤口缩回皮下。当患者破溃皮肤再次接触冷水，又重复上述释放幼虫的过程，直至孕虫不断外伸及幼虫全部排出，雌虫自然死亡，伤口随即愈合。

杆状蚴在水中可存活4~7d，若被中间宿主剑水蚤吞食后，在其体内经12~14d经历2次蜕皮，发育为感染期幼虫。当人或动物饮水误吞含感染期幼虫的剑水蚤后，幼虫在十二指肠内逸出，钻入肠

兽比翼线虫形态

雌虫
female worm

交合伞
copulator bursa

雄虫
male worm

口囊
mouth capsule

雄虫口囊
mouth capsule
of male worm

雌虫口囊
mouth capsule of female worm

口囊顶面
the top of the mouth capsule

虫卵
egg

图3-9-11　兽比翼线虫形态
Fig. 3-9-11　The structural schema of *Dracunclus medinensis*

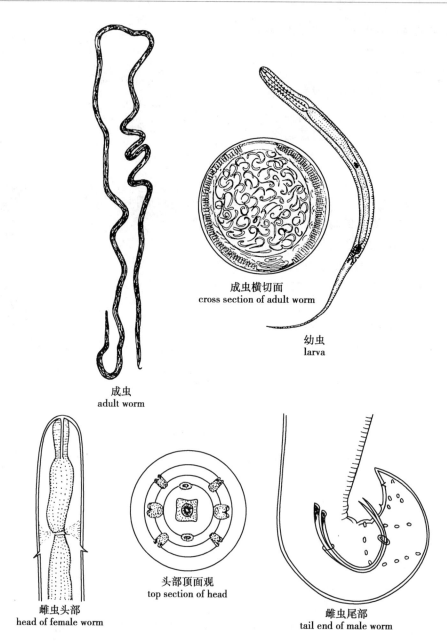

图 3-9-12　麦地那龙线虫形态
Fig. 3-9-12　The structural schema of *Dracunculus medinensis*

壁,经肠系膜、胸腹肌移行至皮下结缔组织。雌、雄虫发育至性成熟,约经 3 个月穿过皮下结缔组织到达腋窝和腹股沟区。雌雄交配后,雄虫在感染后 3~7 个月内死亡。受孕雌虫于感染后第 8~10 个月内进一步移行至终宿主肢端的皮肤,此时子宫内幼虫已发育成熟。人体感染后多于第 10~14 个月皮肤出现水疱并发生破溃,继而雌虫从皮肤破溃处排出幼虫。

【致病】

本虫的致病作用主要是成熟后的孕虫所致。当雌虫移行至皮肤时,由于虫体前端体壁组织的溶解,释放的幼虫及大量代谢产物引起宿主强烈的超敏反应,患者可出现皮疹、瘙痒、腹泻、恶心、呕吐、头晕、呼吸困难等全身症状,并伴有血液中嗜酸性粒细胞增多。孕虫可致患处皮肤出现丘疹、并发展为水疱、脓疱、溃疡等。当水疱破裂后,若无细菌感染,待孕虫自破溃处排尽后,伤口可自愈。若继发细菌感染可引起局部脓肿、蜂窝织炎等。到达皮下组织的成熟雌虫寄生处皮肤可出现条索状硬结和肿块。此外,虫体还可侵犯中枢神经系统,引起截瘫;亦可引起眼部、心脏及泌尿生殖系统的病变;其他并发症包括关节炎、滑膜炎、关节强直和患肢萎缩等。

【实验室检查】

对于疑似病例,应首先检查皮肤的典型水疱。当水疱溃破后,用少许冷水置于伤口,取伤口表面的液体涂片镜检,在低倍镜下查见活跃的第 1 期幼虫即可确诊;若见到自伤口伸出的雌虫是最为可靠的确诊依据;对皮下肿块和深部脓肿可行穿刺,涂片镜检查见幼虫也可确诊。血常规检查常见嗜酸性粒细胞增多,X 线辅助检查宿主体内钙化的虫体,血清学检查如 ELSIA 可以辅助诊断。

【流行与防治】

本病是一种人兽共患寄生虫病,主要分布在非洲和南亚等热带和亚热带地区,南美也有轻度流行。本病曾经是严重危害人类健康的寄生虫病之一,感染人数曾逾 1 000 万。20 世纪 80 年代,由于世界卫生组织(WHO)高度重视,并采取有效的查治患者和安全用水等防治措施,发病人数迅速下降,至 2016 年全球仅有 25 例人体病例报道。在我国,对家畜感染的报告较多,而人体病例至今仅有王增贤(1995)报告 1 例。人的感染主要是误饮含剑水蚤的自然界水体所致。主要保虫宿主有犬、猫、马、牛等。

开展卫生宣教,避免饮用沟、塘、河、井等自然水体中的生水是预防本病的主要措施。治疗本病采用小棒将虫体卷出。具体步骤是每日用冷水置于暴露在伤口外的虫体上,雌虫随即伸出产幼虫,此时便可用小棒卷出约 5cm 长的虫体,每日一次,直至将虫体全部取出。也可手术取虫。药物治疗可用甲硝唑和噻苯达唑等。

五、肾膨结线虫

肾膨结线虫[*Dioctophyma renale*(Goeze,1782)Stiles,1901]俗称巨肾虫(the giant kidney worm),是一种大型寄生线虫。属膨结目(Dioctophymatida),膨结科(Dioctophymatidae),膨结线虫属(*Dioctophyme*)。本虫在世界各地分布广泛,寄生于犬、水貂、狼、褐家鼠等 20 多种动物的肾脏及腹腔内,偶尔感染人体,引起肾膨结线虫病(dioctophymiasis renale)。

【形态与生活史】

肾膨结线虫成虫呈圆柱形,活时呈血红色,体表具横纹;虫体两侧各有一行乳突;口孔位于顶端,其周围有两圈乳突;雄虫长(14~35)cm,宽(0.4~0.6)cm,尾端有钟形无肋的交合伞,交合刺 1 根;雌虫长(20~100)cm,宽(0.5~1.2)cm,阴门开口于体前食管之后的腹面中线上,肛门卵圆形位于尾端;寄生在人体的虫体发育较差,雄虫为(9.8~10.3)cm×(0.12~0.18)cm,雌虫为(16~22)cm×(0.21~0.28)cm。虫卵呈椭圆形,棕黄色,大小为(60~80)μm×(39~46)μm,卵壳厚,卵的两极有明显易见的透明栓样结构,除两极外表面凹凸不平(图 3-9-13)。

肾膨结线虫成虫主要寄生在终宿主(犬、狼、褐家鼠等)的肾脏,虫卵经尿液排出体外入水,并在水中发育为含第 1 期幼虫的卵(含蚴卵)。含蚴卵被中间宿主寡毛类环节动物摄食后,穿过宿主的肠壁,进入腹部血管继续发育,并经两次蜕皮,发育为第 3

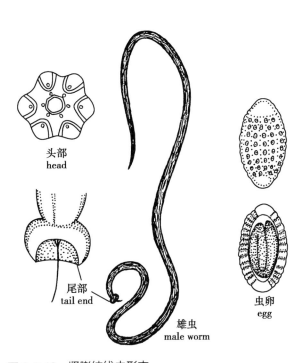

图 3-9-13　肾膨结线虫形态

Fig. 3-9-13　The structural schema of *Dioctophyma renale*

头部
head

尾部
tail end

雄虫
male worm

虫卵
egg

期幼虫。犬、貂等可因食入含有第2期肾膨结线虫幼虫的寡毛类环节动物而获得感染,幼虫穿过胃和肠壁进入腹腔,移行至肾脏或其他脏器内寄生并发育为成虫。淡水鱼或蛙类可作为本虫的转续宿主,幼虫可在其组织内寄生但不能进一步发育。

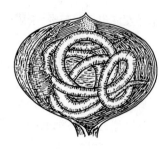

图 3-9-14　肾膨结线虫在肾盂内

Fig. 3-9-14　The structural schema of *Dioctophyma renale* in renal pelvis

人的感染一般是由于生食或半生食含该虫第3期幼虫的蛙或鱼类而引起,亦可因吞食了生水中的或水生植物上的寡毛类环节动物而感染。幼虫进入人体消化道后,穿过肠壁随血流移行至肾盂发育为成虫(图3-9-14),并产卵。虫体亦可在膀胱、卵巢、子宫、肝脏、腹腔等部位寄生。

【致病】

肾膨结线虫寄生于肾脏中,导致肾脏显著增大,约70%的感染者在肾盂背部有骨质板形成,骨质板边缘有透明软骨样物,大多数肾小球和肾盂黏膜乳头变性。肾盂腔中有大量的红细胞、白细胞或有脓液。病变后期,感染肾萎缩,未感染肾因代偿而肥大。由于虫卵表面的黏稠物易凝成块,加上虫体死亡后的表皮残存,可能构成了结石的核心。患者有腰痛、肾绞痛、反复血尿、尿频,可并发肾盂肾炎、肾结石、肾功能障碍等表现。亦可见尿中排出活的或死的,甚至残缺不全的虫体。当虫自尿道逸出时可引起尿路阻塞,亦有急性尿中毒症状,虫体排出后症状随即缓解。除肾脏外,肾膨结线虫还可寄生于腹腔,引起腹膜炎、肝周围炎;偶可寄生于肾脏附近组织引起相应部位的病变和表现。

【实验室检查】

临床上对于有生食或半生食鱼肉或蛙肉史,反复出现肾盂肾炎症状,且久治不愈的患者,应考虑本病的可能;对无症状或仅出现有蛋白尿、血尿、脓尿而用通常方法治疗无效者也应怀疑本病。从尿液中查见虫卵,或发现从尿道排出虫体经鉴定即可确诊。若虫体寄生于泌尿系统以外的部位,或只有雄虫感染的病例则无法查出虫卵。尿道造影、B超或CT检查可能有助于诊断。

【流行与防治】

肾膨结线虫呈世界性分布,主要感染貂、犬等哺乳动物,少见人体感染病例。至今国外报告20例,我国共报告13例,分布于湖北、广东、江苏、河南、四川、宁夏、山东、黑龙江和台湾等地。

加强卫生宣教,不食生的或未煮熟的鱼、蛙和生菜,不饮生水以预防本病。虫体寄生在肾盂者,行肾盂切开取虫为最可靠的治疗办法。阿苯达唑和噻嘧啶可用于本病的治疗,但需反复多个疗程用药。

六、艾氏小杆线虫

艾氏小杆线虫[*Rhabditis*(*Rhabditella*)*axei*(Cobbold,1884)Dougherty,1955]也称艾氏同小杆线虫,属小杆总科的小杆科(Rhabditidae)。本虫属营自生生活的线虫,常出现于污水及腐败的植物中,偶可寄生于人体引起艾氏小杆线虫病(rhabditelliasis axei)。

【形态与生活史】

艾氏小杆线虫成虫为乳白色,细线状,体表光滑,雄虫为(1.18~2.30)mm×(30~40)μm,雌虫略大为(1.38~1.83)mm×(40~43)μm。口孔近圆筒形,有6片等大的唇片,咽呈圆柱形,食管呈杆棒状,前后各有1个咽管球,尾部细长,末端如针状。雄虫生殖腺为一管状,睾丸弯曲于后端;雌虫生殖器官为双管型,子宫内含卵4~6个(图3-9-15),虫体中横线稍前有一明显的生殖孔。虫卵呈椭圆形,无色透明,大小为(48~52)μm×(28~32)μm,卵壳薄而光滑,与卵细胞间有明显的间隙,与钩虫卵相似,但较小。幼虫体长约0.21mm,大小不等,杆状蚴的食管较长,肠管不明显,常有颗粒状物。尾部长而尖细。

本虫营自生生活,雌雄交配,产卵,卵孵化出杆状蚴,杆状蚴进食、生长,经4次蜕皮发育至成虫,常生活在腐败的有机物内或污水中。人体感染本虫的途径可能是幼虫经口进入消化道或经泌尿系统

NOTES

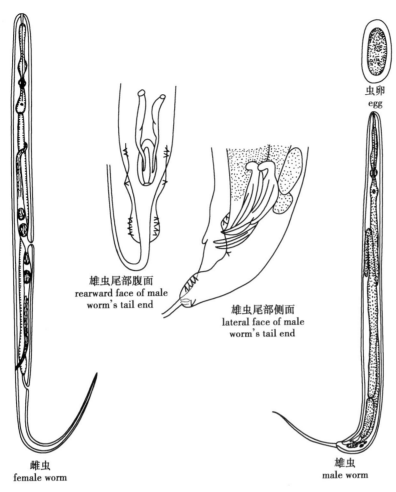

图 3-9-15　艾氏小杆线虫形态

Fig. 3-9-15　The structural schema of *Rhabditis axei*

上行感染,如直接饮用污水或通过游泳、下水捕鱼而接触污水,均可使幼虫有机会侵入人体。虫体在正常人尿中存活不久,但在肾炎、肾病或乳糜尿患者的尿中能生长发育。

【致病】

艾氏小杆线虫可侵犯人体泌尿系统或消化系统。泌尿系统感染可引起发热、腰痛、血尿、尿频或尿痛等症状。当肾实质受累时亦可出现下肢和阴囊水肿、乳糜尿、蛋白尿或脓尿。尿液镜检有红、白细胞和管型,易误诊为肾炎。虫体寄生于消化道时,多无明显症状和体征,少数患者可有间歇性腹痛、腹泻或便秘等症状。

【实验室检查】

从尿液沉淀物或粪便中镜检查见虫体或虫卵是确诊本病的依据。本虫虫卵与钩虫卵相似,易混淆。成虫与粪类圆线虫极易混淆,可用小试管培养法镜检成虫,根据其形态学特征进行鉴别,鉴别要点见表 3-9-3。

表 3-9-3　艾氏小杆线虫与粪类圆线虫成虫形态鉴别要点

鉴别点	艾氏小杆线虫	粪类圆线虫
食管球	前后两个	仅后端一个
食管长度	约占虫体长约 1/5~1/4	约占虫体长约 1/3~2/5
雄虫末端	极尖细而长,呈针状	稍尖,呈圆锥状

【流行与防治】

本病在日本、墨西哥、以色列等国家均有发生。我国迄今共发现近 200 例,分布于 17 个省(自治区、直辖市)。本虫曾在兔、狗、猴、鼠等动物粪便中检获。

预防本病注要意个人卫生,避免饮用或接触污水及腐败的植物。治疗药物有甲苯达唑、阿苯达唑、左旋咪唑等。

Summary

Thelazia callipaeda is a parasitic nematode transmitted by face flies, mainly reside in the conjunctiva sac of humans, dogs and cats and cause thelaziasis. *Gnathostoma spinigerum* reside mainly in the stomachs of carnivores, usually cats and dogs. Occasionally, it causes gnathostomiasis in humans, also known as its clinical manifestations are cutaneous larva migrans. *Mammomonogamus* is a genus of the family Syngamidae that parasitise the respiratory tracts of cattle, sheep, goats. The nematodes can also infect humans and cause the disease called mammomonogamiasis. *Dracunculus medinensis* is a nematode that causes dracunculiasis, also known as guinea worm disease as a result of the emergence of the female worm. *Dioctophyme renale* is a parasitic nematode (roundworm) whose mature form is found in the kidneys of mammals. Human infestation is rare, but results in kidney destruction, usually of one kidney. *Rhabditis* (*Rhabditella*) *axei* is an autochthonous nematode, occasionally invades human urinary system or digestive system, causing rhabditelliasis axei.

思考题

1. 请简述结膜吸吮线虫对人类的主要危害及其防治措施。
2. 请简述麦地那龙线虫病的主要传播方式及预防措施。

(程喻力)

扫码获取
数字内容

第十章

猪巨吻棘头虫

【学习要点】

1. 猪巨吻棘头虫的生活史。

2. 猪巨吻棘头虫感染后的主要临床表现和实验室检查方法。

棘头虫种类繁多,与医学相关的有两种:一种是寄生在鼠肠道内的念珠棘头虫［*Moniliformis moniliformis*（Bremser,1811）Travassos,1915］,中间宿主为蟑螂,全球仅有数例人体病例报道;另一种是寄生在猪肠道内的猪巨吻棘头虫［*Macracanthorhynchus hirudinaceus*（Pallas,1781）Travassos,1916］,中间宿主为鞘翅目昆虫。

猪巨吻棘头虫最早由 Pallas 于 1776 年发现,1916 年由 Travassos 确认其学名。猪巨吻棘头虫是一种介于线虫和绦虫之间的蠕虫,隶属于棘头动物门（Phylum Acanthocephala）,后棘头虫纲（Class Metacathocephala）,原棘头虫目（Order Archiacanthocephala）,稀棘棘头虫科（Family Oligacanthorhynchidae）,巨吻棘头虫属（*Genus Macracanthorhynchus* Travassos,1916）。我国首例人体感染病例由冯兰滨于 1964 年报道,随后,相继有 16 个省（自治区、直辖市）报道了本虫的人体感染病例。我国首例念珠棘头虫病病例报道于台湾（Matsumoto,1941）。

【形态】

猪巨吻棘头虫的生活史主要有成虫、虫卵、棘头蚴（acanthor）、棘头体（acanthella）和感染性棘头体（cystacanth）5 个阶段,后 3 个在中间宿主体内发育,侵入终宿主和人体的是感染性棘头体。

1. 成虫　活体时背腹略扁,固定后为圆柱形;虫体呈乳白色或淡红色,体表可见明显的环状横皱纹,尤以体前部为甚。虫体分吻突、颈和体部。吻突为体前端,呈类球形,直径为 0.05~0.1cm,可伸缩,其周围有 5~6 排透明尖锐的吻钩,能钻入宿主肠壁组织。颈部短,与吻鞘相连。颈之后为体部,前段较粗长,中段向后渐细,尾端钝圆。虫体无口和消化道,有充满液体的假体腔。雄虫长 5~10cm,宽 0.3~0.5cm,尾端交合伞呈钟罩状。雌虫长 20~65cm,宽 0.4~1.0cm（图 3-10-1）。

2. 虫卵　雌虫子宫内的虫卵呈大小不等的乳白色颗粒状物。成熟虫卵呈椭圆形,棕褐色;大小为（67~110）μm ×（40~65）μm;卵壳厚,一端呈隆脊的嵌接处易破裂。成熟卵内含 1 个具有小钩的幼虫,称棘头蚴,孵化时从嵌接处逸出（图 3-10-2）。

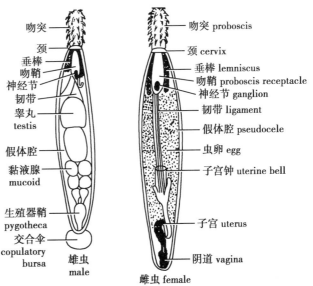

图 3-10-1　猪巨吻棘头虫成虫

Fig. 3-10-1　Adult worm of *Macracanthorhynchus hirudinaceus*

（图中标注）

吻突
颈
垂棒
吻鞘
神经节
韧带
睾丸 testis
假体腔
黏液腺 mucoid
生殖器鞘 pygotheca
交合伞 copulatory bursa
雄虫 male

吻突 proboscis
颈 cervix
垂棒 lemniscus
吻鞘 proboscis receptacle
神经节 ganglion
韧带 ligament
假体腔 pseudocele
虫卵 egg
子宫钟 uterine bell
子宫 uterus
阴道 vagina
雌虫 female

261

3. 感染性棘头体 虫体乳白色,大小为(2.4~3.9)mm×(1.6~2.0)mm×(0.24~0.34)mm,前端较宽,后端较窄,呈芝麻状(图 3-10-2)。虫体表面有一层囊状白色膜,形成皱褶横纹。体前端中央因吻突缩入吻鞘内而稍显凹陷。

【生活史】

猪巨吻棘头虫成虫主要寄生于猪,也可寄生于野猪、犬和猫等终宿主的小肠内。虫体以吻突固着在肠壁上方,一条雌虫每日产 57.5 万~68 万个虫卵,虫卵随终宿主粪便排出,散落在土壤中,可存活数月至数年。当虫卵被鞘翅目昆虫(甲虫)的幼虫吞食后,棘头蚴逸出进入甲虫血腔,经棘头体发育至感染性棘头体。虫卵在中间宿主体内发育至感染性棘头体需要数月到 1 年的时间。感染性棘头体不受甲虫变态发育的影响,在甲虫的幼虫、蛹、成虫各阶段体内均可保持侵袭能力,存活 2~3 年。当终宿主人或动物吞食了含感染性棘头体的甲虫后即可被感染,感染性棘头体在小肠内约经 1~3 个月发育为成虫,感染后第 10 周起可从终宿主粪便中查见棘头虫卵(图 3-10-2)。

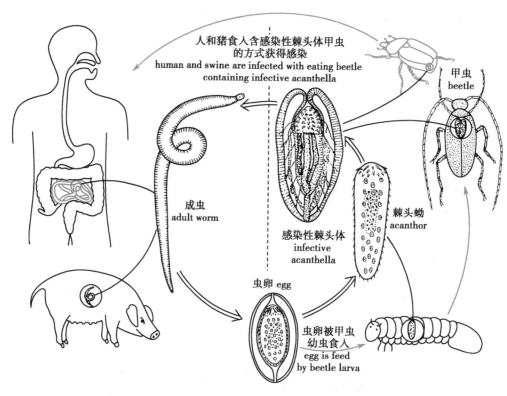

图 3-10-2 猪巨吻棘头虫生活史
Fig. 3-10-2 Life cycle of *Macracanthorhynchus hirudinaceus*

【致病】

本虫属于食源性寄生虫,人体被感染是因食入含活的感染性棘头体的甲虫而引起。人非本虫的最适宜宿主,棘头虫在人体内很少发育成熟和产卵,故在人体粪便中查见虫卵的机会较少。猪巨吻棘头虫通常在人回肠中、下段寄生,虫数一般为 1~3 条,最多 21 条。虫体以尖锐的吻钩固着于肠黏膜,故在寄生部位常可出现黏膜组织充血和小出血,由于虫体经常更换固着部位,故可引起肠壁深浅不一的病灶或多处受损。虫体吻腺所分泌的毒素可使肠黏膜产生坏死性炎症,形成溃疡。炎症消退后,局部出现纤维结缔组织增生,形成直径约为 0.7~1.0cm 大小的棘头虫性结节,突向肠壁浆膜面,外观其中心呈灰白色,周围充血呈暗红色,触及质硬,并可见多数结节与大网膜或邻近肠管形成包块。当虫体侵入肠壁浆膜层时,可穿破肠壁造成肠穿孔,导致局限性腹膜炎及腹腔脓肿。亦可因肠粘连出现肠梗阻,部分患者可发生浆液性腹腔积液或长期的腹胀。儿童患者可因虫体所致大网膜与肠管炎性粘连或腹膜炎而出现"大肚子"样体征。

患者在感染早期症状不明显,一般在感染后 1~3 个月开始发病,出现腹痛、恶心、呕吐、消化不良、饮食减退、腹泻和黑便等症状,久病未治者可出现营养不良、消瘦、贫血,严重者常出现外科并发症。患者的腹痛开始表现为阵发性,随着病情发展,可呈阵发性加重或持续性腹痛,并伴有发热、腹泻和黑便等症状。阵发性腹痛部位以有下腹部最为常见,且在腹部明显压痛处常可触及单个或多个大小不一的圆形或卵圆形包块,压痛明显。在虫体的代谢产物或毒素作用下,患者亦可出现恶心、呕吐、失眠、夜惊等症状和嗜酸性粒细胞增多。少数感染者可不出现任何症状和体征,自动排虫后自愈。猪巨吻棘头虫在人体寄生所带来的主要危害是引起外科并发症,如肠穿孔、腹膜炎、粘连性肠梗阻、肠出血等。其发生率约占病例的 3/4。据国内临床报告,半数以上病例会发生肠穿孔。

【实验室检查】

实验室检查方法:采用虫卵抗原做皮内试验对本病有一定的免疫学诊断价值;外周血嗜酸性粒细胞增多、大便隐血试验阳性、腹腔影像检查异常亦有助于诊断。肠镜观察及组织检查到虫体,或作诊断性服药驱出虫体,或经手术发现虫体,也可帮助确诊。

诊断本病首先应根据临床表现和流行病学史,但要注意与肠道蛔虫病引起的并发症相鉴别。

【流行】

家猪是猪巨吻棘头虫的主要传染源。本虫分布广,呈世界性流行,其中在匈牙利、罗马尼亚、美国、巴西、印度、日本等国猪感染较普遍。在我国辽宁、山东、吉林等 21 个省(自治区、直辖市)均发现本虫,在猪体的感染率为 1.4%~3.0%。

人体猪巨吻棘头虫病国外报道病例数不多。1964—2012 年,该病在辽宁、河南、山东、河北、吉林、安徽、海南、四川、内蒙古、西藏、江苏等 15 个省、区(直辖市)被发现,国内共报告 363 例人体猪巨吻棘头虫病。本病有明显的季节性,如在辽宁,发病时间集中在 9~11 月,在山东则是 6~8 月,这一特点与中间宿主的季节消长特征相一致。

本虫的中间宿主为鞘翅目昆虫,在我国现已发现有 9 科 42 种,其中以大牙锯天牛、曲牙锯天牛、棕色鳃金龟、灰粉鳃金龟、铜绿丽金龟、蒙古丽金龟和拟异丽金龟为主。甲虫体内本虫的感染率约为 0.8%~6.0%,一个甲虫感染棘头虫体可多达 178 个,是人和猪感染猪巨吻棘头虫的重要传播媒介。人感染棘头虫主要与生食或半生食甲虫的习惯有密切关系,人吃甲虫的方式主要是烧和炒,但一般的加工不能将甲虫体内的棘头体全部杀死。在流行区,儿童有捕食天牛和金龟子的习惯,故患者以学龄儿童和青少年为多。此外,也有误食甲虫而感染的病例报道。

【防治】

预防本病需要加强对儿童的宣传教育,不捕食甲虫,也需加强猪的饲养管理及猪粪的无害化处理。另外,及时早期诊断并给予及时的治疗可预防外科并发症的发生。

目前,对本病的病原体治疗尚无特效的驱虫药。据临床观察,服用阿苯达唑和甲苯达唑有一定疗效。若出现外科并发症,需依据病情和并发症的不同,采用相应手术治疗方法,但在术后恢复消化功能时仍需作驱虫治疗。

Summary

Macracanthorhynchus hirudinaceus is a helminth living in the intestines of pigs. Infection may be caused by ingestion of raw or undercooked coleoptera containing cystacanth, causing macracanthorhynchosis characterized by acute abdominal pain, which is quite rare. The definite diagnosis depends on recovery of eggs or parasites from the stool or surgical removal.

思考题

与蛔虫相比较,猪巨吻棘头虫的生活史有什么特点?

(刘文琪)

附:其他罕见致病蠕虫

一、水蛭

水蛭(leech)又称蚂蟥,属水生环节动物,营自生生活,种类多,分布广:有生长在阴湿低凹的林中草地的旱蚂蟥,也有生长在沼泽、池塘中的水蚂蟥;有生长在山溪、泉水中的寄生蚂蟥(幼虫呈白色,肉眼不易发现),也有生活在稻田、沟渠、浅水污秽坑塘等处的嗜吸人畜血的医用蛭(在医疗中可用其吸食患者淤血)。

水蛭也是我国传统中药,《神农本草经》中就有记载。中医认为它有破血、逐瘀、通经的疗效,主要用于治疗瘕症、痞块、血瘀、闭经和跌打损伤。从水蛭及其唾液腺中已提取出多种活性成分,水蛭素是其中活性最显著并且研究得最多的一种成分,是由65~66个氨基酸组成的小分子蛋白质(多肽)。水蛭素对凝血酶有极强的抑制作用,是迄今为止所发现最强的凝血酶天然特异抑制剂。基因工程重组水蛭素已研制成功。据报道,水蛭还具有抗肿瘤、抗血栓(用于治疗心脑血管疾病)、活体水蛭吸血疗法救治皮瓣静脉淤血。

水蛭具有吸血习性,当人下水时水蛭可吸附于人体皮肤上吸血。水蛭尾端有吸盘,前端口吸盘内的颚上约有100颗齿,刺伤皮肤或黏膜后吸血。伤口可流血不止,吸血时蛭体可以膨胀至正常的10倍。水蛭可通过多种机会侵入人体,引起水蛭病(leech disease)。据报道,迄今我国在贵州、云南、四川、广东、广西、福建、江苏、山东、江西、湖南、湖北和河南等多个省、自治区均有水蛭感染人体的病例,国外包括突尼斯、也门等一些国家的报道,共有450多例。寄生部位主要在鼻咽部、阴道、声门下区、消化道、眼部、尿道、膀胱、皮下和上颌窦等处。

【形态与生活史】

水蛭为雌雄同体,身体呈扁筒状或扁平纺锤形,长4~10cm,宽0.5~2cm。身体有多个环节,一节之中有若干环纹,称体环。前端略尖,后端钝圆,两端各具1吸盘,前吸盘不显著,后吸盘较大。在前吸盘口的后面,常有若干小眼点。水蛭的口内有3个颚片,颚片上有密齿,用以咬破寄主组织。咽部的发达肌肉具有强大吸吮能力,其周围的唾液腺,能分泌防止血液凝固的蛭素。此外,水蛭的消化道非常发达,两侧还生出多对盲囊,使他们在宿主身上一次就能吸食大量血液,供胃和肠不断地消化和吸收。体形可随伸缩的程度或取食的多少而变化。水蛭的头部不明显,在头部背方有眼点数对。眼点的数目、位置和形状是鉴别种类的依据。

每条蚂蟥都可产卵繁殖,多于3月下旬至4月产卵茧;卵茧产于泥土中,一般产卵茧1~4个,每个茧内有幼蚂蟥数13~35个,多数20个左右。幼蚂蟥于6月从卵茧中孵化,生长迅速,在孵化后一个月内,一般增长20mm以上,到9、10月幼蚂蟥体长与成虫相似。

【致病与诊断】

水蛭感染人体一般是乘人下水游泳、捕鱼、洗脸、洗物之机而入侵,或通过喝入含水蛭的溪水、池塘生水而引起。水蛭吸血量很大,可吸取相当于它体重2~10倍的血液。同时,由于水蛭的唾液有麻醉和抗凝作用,在其吸血时,人往往无感觉,当其饱食离去时,伤口仍流血不止,常会造成感染、发炎和溃烂。小的水蛭偶然可侵袭阴道或鼻腔引起疼痛、流血。患者往往出现反复出血才就诊。根据寄生部位不同及临床资料报道,常见的水蛭病有两种类型。

1. 鼻咽水蛭病　鼻咽喉部水蛭病虫体从鼻孔或口腔经鼻咽部进入鼻腔或喉部,甚至气管或支气管。在鼻咽部寄生的水蛭,后吸盘附着在鼻腔顶部吸吮血液,常引起鼻衄、贫血等症状,轻者仅有鼻部不适、鼻痒、鼻塞、异物感等表现,重者可出现鼻痛、头痛、紧张甚至休克;喉部水蛭寄生,有喉痒、异物爬动感、剧咳、咯血及声嘶等症状。水蛭寄生在鼻腔和鼻咽部的多见。患者均有反复鼻腔出血史,每天约 3~8 次,量少,每次约 2~10ml,有时为涕中带血,出血常自行停止。此外,还伴有鼻内发痒,蚁行感和不同程度的失眠。部分患者可有虫爬感,头晕、食欲缺乏、心悸等症状。专科检查时多数可见部分患者的鼻腔底部或鼻腔后部或鼻咽顶部有水蛭体蠕动。部分患者因未被检查到虫体而多次就诊,但经详细了解病史和做响水试验见水蛭后有助于确诊。

对鼻咽水蛭病的诊断,主要依据鼻窦内镜和纤维喉镜发现虫体,该法阳性确诊率高达 90% 以上。在临床上,对有水田劳作史或水塘饮水、洗漱、游泳史,有鼻痒、鼻出血症状的患者应高度怀疑之,但对鼻出血应注意鼻咽癌、鼻咽纤维血管瘤、高血压、血液病等原因导致的出血相鉴别。鼻窦内镜或纤维喉镜是提高诊断率的有效手段,在鼻腔深处见蠕动的棕褐色软体动物即可确诊。

2. 阴道水蛭病　生殖泌尿道水蛭病多因人下水时,水蛭经阴道口或尿道口侵入。阴道内或外阴部常被水蛭咬伤后导致大出血。患者常在发病前 1 至数小时内有下水史,此类患者多为 10 岁以下的女孩,患者除表现为阴道出血外,可有头晕、面色苍白、出冷汗,血压下降等临床表现。查外阴处和阴道壁可见出血点或溃疡面。新近报道显示,该类患者均有浅水区停留史,水蛭吸附在阴道黏膜并咬伤阴道。阴道是一个相对缺氧的环境,因此水蛭饮血饱胀后常自动脱出阴道口。水蛭咬伤造成的伤口较浅且水蛭进入阴道位置一般不深,故咬伤主要见于阴道黏膜,多数病例在阴道内无水蛭存在。

诊断阴道水蛭病主要依据感染史、出血表现和发现虫体来诊断。

水蛭侵入其他部位,均可引起相应的临床症状和出血表现。如喉气管水蛭病:可感咽喉部有异物、声嘶、间断呼吸不畅、痰中带血等表现。作电子喉镜检查可发现虫体予以诊断。

水蛭为偶然性寄生虫,人的感染多发生在夏秋季节,此时也是水蛭繁殖和活动频繁的季节,因此,在这个季节若遇到有鼻出血或阴道出血的青少年,并在发病前数日内有下水或喝生水史者,则应考虑水蛭寄生所致,在出血部位发现虫体是确诊本病的依据。

【防治】

无论水蛭寄生于人体何部位,均应采用相应方法及时钳夹取虫,对患者进行止血、抗感染、对症处理是治疗本病的常规措施。对吸附于皮肤的水蛭,用食盐,酒或米醋涂抹于虫体及吸附处,可使水蛭松开吸盘,自行脱落,然后压迫伤口止血;侵入阴道的水蛭,可用棉球浸入 0.1% 的肾上腺素及 2% 盐酸普鲁卡因溶液中,塞入阴道,使水蛭麻醉,然后取出虫体;侵入鼻腔的水蛭,可用 1% 的麻黄素液滴入鼻腔,使鼻腔与虫体均处于收缩状态,便于钳夹取虫。若取虫困难,在鼻咽部可用安冰合剂(复方安息酊 10ml,冰片 0.5g,蒸馏水 90ml)蒸气吸入驱虫;对消化道的水蛭,采用阿苯达唑驱虫使其随粪便排出。

预防水蛭叮咬的方法包括:①在热带丛林中行走要穿长裤和套筒袜,以防水蛭钻附人体,或在鞋面上涂些肥皂或防蚊油,可防止水蛭上爬,涂一次可作用 4~8h;②在外不要在湖边、河边或溪边宿营,并注意身上有无水蛭叮咬,如有水蛭应及时除去;③经过可能有水蛭的河流、溪沟时,应扎紧裤腿,上岸后应检查是否附有水蛭;④不喝生水,因细小的幼水蛭不易发现,喝进后会在呼吸道、食管、尿道等处寄生。

二、铁线虫

铁线虫(*Gordius aquaticus*),又称马鬃虫(horsehair worm)或发形虫(hair worms),形如金属线而得名。本虫属袋形动物门(Aschelminthes)线形纲(Nematomorpha 或 Gordiacea)动物,虫体细长,褐色,马鬃状,长可达 1m。种类繁多(约 300 种)广泛分布于世界各地。与医学有关的属铁线虫目、铁线虫科的铁线虫属(*Gordius*)和索虫科的拟铁线虫属(*Paragordius*)和拟绳铁线虫属(*Parachordodes*)等。铁线虫成虫在海水或淡水中自生生活,幼虫寄生在节肢动物体内。人可因饮入不洁之水、食入生的昆虫、鱼类和螺类等食物偶尔感染，引起铁线虫病（Gordiasis）。全世界 10 多个国家有病例报道，在我国报道铁线虫感染的病例有数十例，其中在山东和湖北发现的病例较多。

【形态与生活史】

铁线虫成虫呈线状，细长，似铁丝，黑褐色，雌雄异体，雌虫大于雄虫，大小约（10~100）cm ×（0.3~3）mm。虫体头端钝圆，具有 0.5~1mm 长的淡黄色区，虫体体表角质坚硬，体壁较厚并极为粗糙，表面有许多小乳突、毛和孔，与线虫的圆线虫类相似，但无背线、腹线与侧线。虫体在体外非常活跃，具有自行打结的习性。雌雄虫体均具泄殖腔，开口于尾部顶端或后段腹面或分叶尾的前腹面。雄虫无交合刺，尾部卷曲，末端分叉，呈倒 "V" 字形。雌虫尾短尖钝。幼虫期具消化管，但在成虫期则退化，靠体壁吸收营养。

铁线虫成虫自生生活于沼泽、池塘、溪流、沟渠等水体中，雄虫除在水边湿地活动外，尚在水中游动，较活跃，有时能在水底中活动，雌虫多在水边湿地上生活，很少在水中游动。雌雄交配后，雄虫死亡，雌虫体内虫卵成熟后在水边产生大量虫卵，一次可产卵数百万个。这些虫卵粘在一起呈绳索状，可长达 15~20cm，雌虫产卵后死亡。卵在水中发育的时间与水温有关，如在水温为 13℃ 时需 35d 发育成熟。孵出的幼虫很小，约 0.25mm。幼虫经口或钻过昆虫宿主（蚱蜢、蟋蟀、蟑螂、甲虫等）外皮进入血腔发育成为稚虫。当宿主接触水或尸体落入水中，带有白色软皮的幼小铁线虫可离开宿主进入水中营自生生活，继续发育为成虫，其外皮逐渐变硬而呈暗棕色。

【致病】

铁线虫偶可感染人体，有寄生于消化道、尿道、阴道、耳道和眼眶的病例报道。对其感染途径尚未完全清楚。人体消化道感染的铁线虫可能是通过接触或饮用含有稚虫的生水、昆虫、鱼类和螺类或食物而引起。尿路感染是由于人体会阴部接触有铁线虫稚虫的水体，有下半身接触自然水史，如在河水里浸浴，经尿道侵入，上行至膀胱内寄生。虫体侵入人体后可进一步发育至成虫，并可存活数年。泌尿道寄生的患者，以女性为多，可出现明显的尿路刺激征，如下腹部疼痛、尿频、尿急、尿痛、血尿、放射性腰痛、会阴和阴道炎等，虫体排出后症状消失，尿中可含少量蛋白及红、白细胞。铁线虫感染人体消化道，可分泌一种物质以缓解肠液对它的损害因而可继续发育。有时虫体可因恶心而被吐出，但多数随粪便排出。所引起的症状可有消化不良、腹痛、腹泻等表现。亦有从眼眶肿物或耳道检出虫体的报告。

【诊断与防治】

铁线虫病是一种罕见的寄生虫病，女性多于男性。诊断本病依据从尿中或粪便中检获虫体。在临床上若遇到有尿路刺激征，久治不愈、而又有饮用生水或会阴部接触过塘、沟水或潮湿草地的患者，应考虑作膀胱镜检。

全世界只有 14 个国家有铁线虫病病例报道。各地因生产生活接触自然水体的人群甚多，其实际感染人数可能远比报告例数多。

防止本病发生，关键要注意个人饮用和接触的水源卫生，如不饮生水、不吃生的昆虫、鱼类和螺类等食物，下水时避免口腔与不洁水体直接接触。寄生于组织内的虫体应行手术治疗。

Summary

Hirudo, or leech, can attach to human skin to suck blood during water contact. Occasionally, it may enter the nasal cavity, throat, trachea, gastrointestinal tract or eyes, causing hemorrhage. People can get infected of horsehair worms (*Gordius aquaticu*) by water contact, drinking water or incidental ingestion of insects, and the juveniles may invade gastrointestinal tract, urethra, auditory meatus or orbits, leading to damage.

（刘文琪）

第四篇
医学节肢动物学

　　节肢动物是节肢动物门（Arthropoda）的动物统称。节肢动物不但数量繁多，而且与人类健康关系密切，许多人类疾病由节肢动物传播，如鼠疫、森林脑炎、疟疾、丝虫病、登革热、恙虫病、Q 热、乙型脑炎、发热伴血小板减少综合征等。医学节肢动物学（medical arthropodology）是研究医学节肢动物的形态、分类、生活史、生态、传病及其防制的科学，是人体寄生虫学的重要组成部分。

第一章
医学节肢动物概论

04篇01章
扫码获取
数字内容

【学习要点】
1. 医学节肢动物的直接危害与间接危害。
2. 医学节肢动物的生理生态与疾病的关系。
3. 医学节肢动物的综合治理措施。
4. 节肢动物在生命科学、医学、司法、生物安全等领域的应用。

节肢动物是节肢动物门（Arthropoda）动物的总称，其种类繁杂、数量庞大、分布广泛，占动物种类的 2/3 以上，是动物界中最大的 1 个门，已被人类命名的昆虫种数就超过 75 万种。

按照目前国际上的分类系统，节肢动物门分为三叶虫亚门(已灭绝)、螯肢亚门、甲壳亚门、六足亚门和多足亚门等 5 个亚门，包括蛛形纲（Arachnida）、肢口纲（Merostomata）、海蜘蛛纲（Pycnogonida）、唇足纲（Chilopoda）、倍足纲（Diplopoda）、少脚纲或少足纲（Pauropoda）、结合纲或综合纲（Symphyla）、昆虫纲（Insecta）、内口纲（Entognatha）、鳃足纲（Branchiopoda）、浆足纲（Remipedia）、头虾纲（Cephalocarida）、颚足纲（Maxillopoda）、介形纲（Ostracoda）和软甲纲（Malacostraca）等 15 个纲。

医学节肢动物是指与医学有关或有医学意义的节肢动物，又称医学昆虫，主要分属六足亚门的昆虫纲（Insecta）、螯肢亚门的蛛形纲（Arachnida），以及甲壳亚门（Crustacea）、多足亚门的倍足纲（Myriopoda）和唇足纲（Chilopoda）等。

第一节　节肢动物种类及主要特征

医学节肢动物是通过骚扰、螯刺、吸血、致病、毒害、寄生及传播病原体等方式危害人类健康的节肢动物，最重要的是蛛形纲及昆虫纲。

一、节肢动物主要类群

1. **昆虫纲**　与医学有关的种群主要分布于有翅亚纲中的 8 个目，如双翅目（Diptera）中的蚊、白蛉、蠓、蚋、虻及蝇等；半翅目（Hemiptera）中的臭虫、锥蝽等，鞘翅目（Coleoptera）中的毒隐翅虫等，膜翅目（Hymenoptera）中的蜂、蚁等；鳞翅目（Lepidoptera）中的一些有毒蛾类和蝶类，如桑毛虫、松毛虫；蚤目（Siphonaptera）的蚤类、虱目（Anoplura）的吸虱类、蜚蠊目（Blattaria）的蜚蠊种类。其中又以双翅目、蚤目及虱目中的昆虫最重要。

2. **蛛形纲**　与医学关系密切的是蜱螨亚纲（Acari）中的蜱、革螨、恙螨、蠕形螨、疥螨、尘螨、蜘蛛、蝎子等类群。

3. **其他**　与医学有关的甲壳亚门种类有淡水蟹、淡水虾、蝲蛄、剑水蚤、镖水蚤等，唇足纲的蜈蚣和倍足纲的马陆等。

几乎所有重要医学节肢动物的种类都属于昆虫纲和蛛形纲，其他各纲重要性相对较小（表 4-1-1）。

表 4-1-1　医学节肢动物主要类群

分类阶元				主要类群
六足亚门 Hexapoda	昆虫纲 Insecta		双翅目 Diptera	蚊、白蛉、蠓、蚋、蝇、虻
			蚤目 Siphonaptera	蚤
			虱目 Anoplura	人虱、耻阴虱
			蜚蠊目 Blattaria	蜚蠊（蟑螂）
			半翅目 Hemiptera	臭虫、锥蝽
			鳞翅目 Lepidoptera	桑毛虫、松毛虫
			鞘翅目 Coleoptera	毒隐翅虫
螯肢亚门 Chelicerata	蛛形纲 Arachnida	蜱螨亚纲 Acari	寄螨目 Parasitiformes	蜱、革螨
			真螨目 Acariformes	恙螨、疥螨、蠕形螨、尘螨
		蜘蛛亚纲 Araneae		毒蜘蛛
		蝎亚纲 Scorpiones		蝎子
甲壳亚门 Crustacea	软甲纲 Malacostraca			淡水蟹、淡水虾、蝲蛄
	颚足纲 Maxillopoda			剑水蚤、镖水蚤
多足亚门 Myriapoda	唇足纲 Chilopoda			蜈蚣
	倍足纲 Diplopoda			马陆

分类阶元参考 CLEVELAND PHJ,SUSAN LK,DAVID JE. Integrated Principles of Zoology. 14th ed. New York：McGraw-Hill Education,2007.

二、主要形态特征

（一）形态与结构特征

1. 形态特征　一般呈两侧对称体形,身体一律分节,即体节进一步分化,各体节的形态结构发生明显差别,身体不同部位的体节完成不同功能,内脏器官也集中于一定体节中。若干体节分别组成头部、胸部、腹部 3 个部分,或头部与胸部愈合为头胸部,或胸部与腹部愈合为躯干部。也有的种类是头、胸、腹 3 部分整个愈合在一起的。附肢成对、分节并有关节。

2. 结构特征　角质层的外骨骼（exoskeleton）绝大多数是由几丁质及鞣制蛋白质（tanned proteins）组成的,非常坚硬,旨在保护躯体并可防止体内水分的丢失。附着于外骨骼上的横纹肌发达,能迅速收缩。消化系统包括口、前肠、中肠、后肠和肛门等结构。循环系统开放式,位于胸部背方,血腔（体腔）内流动着血淋巴（血液与淋巴混合液）。体壁内陷形成气管结构的呼吸器官。神经系统链状,感觉器官发达。

（二）常见节肢动物形态

昆虫纲及蛛形纲包括了几乎所有重要医学节肢动物的种类,其他各纲的节肢动物其医学重要性相对较小。

1. 昆虫纲　虫体分头、胸、腹 3 部。头部生有复眼和触角各 1 对;胸部有足 3 对,如蚊等。

2. 蛛形纲　虫体分头胸和腹两部或头胸腹愈合成一个整体,即躯体（idiosoma）,成虫具足 4 对,

NOTES

无触角,如蜱等。

3. **甲壳亚门**　虫体分头胸和腹两部;触角 2 对在头胸部前方,步足 5 对,生于头胸部两侧,多数种类营水生生活,如淡水蟹等。

4. **唇足纲**　虫体窄长,腹背扁平,通常 10 节以上,由头及若干形态相似的体节组成。头部有触角 1 对,每一体节各有足 1 对,第一体节有一对毒爪,螫人时,毒腺排出有毒物质伤害人体,如蜈蚣等。

5. **倍足纲**　体呈长管形,多节,由头及若干形态相似的体节组成。头部有触角 1 对,除第一体节外,每节有足 2 对,所分泌的物质常引起皮肤过敏,如马陆。

三、发育与变态

多数节肢动物雌雄异体,一般是卵生,需要经历变态(metamorphosis)等发育过程,而蜕皮(ecdysis,molt)是节肢动物生长发育的需要。

1. **变态**　变态发育是节肢动物生长发育过程中的一个重要现象。从幼虫到成虫性成熟的整个发育过程称为胚后发育,它经历从外部形态、内部结构、生理功能到生态习性及行为上的一系列变化,此过程称为节肢动物的变态。

发育过程中需要经历蛹期的变态,称为完全变态(complete metamorphosis),完全变态的昆虫一生要经历卵、幼虫、蛹和成虫 4 个形态完全不同的发育阶段。蛹前的发育期称为幼虫,其外部形态和生活习性都与成虫有显著差别,生活方式和生活场所也完全不相同。例如蝇,成虫飞翔于空中,幼虫在地表蠕动,而蛹是不食不动的。蚊的成虫飞翔于空中,而幼虫生活于水中。雌蚊靠叮吸动物的血液为食,蚊幼虫则以吞食水中的小浮游生物和细菌为生。

发育过程不需要经过蛹期的变态,称为不完全变态(incomplete metamorphosis),成虫前的发育期称为若虫(nymph),其形态特征及生活习性与成虫差别不显著,通常仅表现为虫体较小,性器官未发育或未发育成熟,如虱、臭虫、蜚蠊、蜱、螨等昆虫。

节肢动物的变态发育是长期适应自然环境、协同进化的结果,受激素、营养和基因的精确调控。

2. **蜕皮(molting)**　节肢动物的体表外骨骼是由上表皮(epicuticle)、内表皮(endocuticle)和表皮细胞层(epidermis)组成,上表层和内表皮含蛋白、脂质和多糖,这些成分均是内表皮细胞分泌而来的。体表外骨骼一经硬化后,就不能继续扩大,从而使昆虫生长受到限制,所以昆虫幼虫的发育需要通过蜕皮(molting)实现。因蜕皮激素的作用,表皮细胞层与旧的上表皮和内表皮分离,并一边分泌形成新的上表皮和内表皮,同时分泌几丁质酶和蛋白酶把旧皮中的上表皮和内表皮溶解掉,直到基本被新上表皮和内表皮替换。此时,节肢动物体外包着新旧两层皮。旧皮沿着预定的某些线裂开,身体蜕出。由于新的外骨骼在硬化之前不会限制虫体的体积变大,因此可以完成幼虫的发育。前后两次蜕皮之间的阶段称为龄期(instars)。当昆虫发育为成虫时,蜕皮也就停止。

3. **龄期与世代**　在节肢动物胚后发育过程中,幼虫或若虫通常需要蜕皮数次,完全变态昆虫的幼虫蜕皮的次数也不完全一样。蝇幼虫蜕皮 2 次,蚊幼虫蜕皮 3 次。两次蜕皮之间的虫态称为龄(instar),它所对应的发育时间称为龄期;一般把初孵的幼虫称为第 1 龄幼虫,蜕去第 1 次皮后称为第 2 龄,蜕第 2 次皮后称为第 3 龄。幼虫发育为蛹的过程称为化蛹(pupation);成虫从蛹中蜕出的过程称为羽化(emergence)。

通常每种昆虫从卵开始发育,到孵化进入幼虫期,再发育至蛹期之后,便从蛹壳中蜕皮而出,羽化进入成虫期,达到性成熟,可以繁衍后代为止。这样一个生命历程就是一种昆虫的一生,即一个世代。

4. **滞育(diapause)**　节肢动物是变温动物,外界环境温度高低往往直接或间接地影响虫体的温度,难以应对极端环境的变化,因此,许多节肢动物在进化过程形成了一种滞育的能力,即进入停止发育的阶段。滞育阶段,节肢动物的发育停滞、新陈代谢速度显著下降,而且其化学组成也会发生改变,以应对季节性的波动。对某些节肢动物而言,滞育是其生长发育过程中所必须,其滞育的阶段则因节肢动物种属的不同而不同;对于那些滞育不是必需的节肢动物而言,滞育的发生取决于外周环境的改变。如光照的长短与节肢动物的滞育也有非常密切的关系。白纹伊蚊从 4 龄幼虫起,经 8h 短日照处理后,雌蚊产出的卵大部分发生滞育现象;淡色库蚊雌蚊日照时间短于 13h 就开始滞育越冬。

滞育的主要功能是帮助节肢动物越冬,或度过热带地区的干旱季节。节肢动物的滞育阶段因种属的不同而不同。例如,家蝇以幼虫及蛹过冬。某些伊蚊成虫和大部分幼虫都在冬天死亡,留在容器底部的卵因卵壳有特殊构造,可以抗寒耐旱,到第二年天暖春雨积水后,越冬卵孵化为幼虫。大部分库蚊成虫在冬季死亡,但仍有一小部分雌虫留存下来,随着气温变冷,体内逐渐积聚大量脂肪,蛰伏在卧室或畜舍较温暖、阴暗、潮湿的角落中越冬,待次年春天回暖,又飞出吸血产卵繁殖。有些按蚊种类在一些地区主要以成虫越冬,但卵也可以越冬。

节肢动物的滞育受激素的调控,但是滞育在不同阶段的节肢动物受调控的激素也不同。对于家蚕而言,虫卵阶段的滞育受主要滞育激素的调控,而幼虫阶段的滞育则受幼虫激素的调控。

四、生态

生态就是指一切生物的生存状态,以及它们之间和它与环境之间的相互关系。环境因素对节肢动物生长、发育、繁殖、寿命、取食、栖息和越冬等具有重要的影响。

1. **温度** 温度是节肢动物生命活动的必需条件,每一种节肢动物都有一定的适温范围(optimum range),在该温度范围内寿命最长,生命活动最旺盛。如果温度过高或过低,则发育迟缓,繁殖停滞,甚至死亡。根据温度对节肢动物的影响大致可以分为 5 个温区,即致死高温区、亚致死高温区、适宜温区、亚致死低温区和致死低温区。一般情况下,节肢动物在 5~15℃以上开始活动,25~30℃为生长发育的最适宜温度,38℃以上虫体昏迷甚至死亡。一般在 0℃时虫体失去活动力,在 –15℃大多数虫体将会冻僵而死。

温度除直接影响节肢动物的生长、发育等生命活动外,也可影响节肢动物体内病原体的发育和繁殖。如在 16℃时,间日疟原虫在蚊体内难以发育为子孢子,而在 25℃时,只需 11d 就可完成孢子增殖。

2. **湿度** 主要是相对湿度通过影响节肢动物水分的平衡和代谢,进而对节肢动物的生长、发育等生命活动施加作用。如在相对湿度 70%~80% 的条件下,雌蚊在 16~17℃时开始吸血,并可完成卵巢发育和产卵;但当相对湿度下降到 50% 以下,蚊虫即停止吸血,死亡加快。方形黄鼠蚤松江亚种在 25℃、相对湿度 62% 时,完成一个生活周期需要 26d 左右,当相对湿度增加到 85% 时,约需 19 天,而当相对湿度达到 100% 时,则约需 21 天。在含水量低于 9.80% 的培养粉中,粉尘螨存活难,随着含水量增加,其密度逐渐增加,约在 12.00%~12.30% 的层次中达到高峰,此后,若含水量再增加,螨的密度反而下降。

3. **光照和生物节律** 在自然界,光照有非常稳定的昼夜及季节周期性变化规律,经过长期进化,节肢动物形成了与之相适应的节律性生命活动。节肢动物对光都有行为反应,表现为趋光性和避光性;光照强度也影响节肢动物的昼夜活动。如白蛉、按蚊及库蚊、伊蚊的部分蚊种等都喜欢在夜间活动、吸血、觅食,白纹伊蚊则多在白天吸血、产卵;蝇、虻等也多在白天活动、觅食。婚飞(nuptial flight)是蚊、蠓等昆虫常见现象,最近的研究发现外源光照和温度信号可通过蚊虫的内源生物钟(biological clock)调控其在夏季黄昏时进行婚飞和交配。

4. **生物因素** 对医学节肢动物来说,生物因素主要涉及食物、植被、天敌、寄生虫和病原微生物等因素。食物是节肢动物获取生长、发育、繁殖等生命活动所需能量和营养的直接来源,能否有充足适宜的食物是影响其分布和数量的重要因素。

节肢动物在长期进化过程中形成了对食物的特定要求,不同种类的节肢动物对食物有明显的选择性,而且幼期和成虫的食性也显然不同。就医学节肢动物而言,其食性可分为血食性和非血食性两类,前者以各种动物包括人的血液为食,与医学关系密切,如蚊、白蛉、蠓、虻、蚤的成虫等;后者以植物汁液、微生物、腐败物为食,如多数蝇类、蜚蠊等。一般情况下,单血食性的虫种传病范围窄,而多血食性的虫种传病范围广。如人虱只吸人血,仅在人群间传播疾病;蚊、蚤、蜱等可刺吸多种宿主的血液,传播疾病的种类多,除传播人类疾病外,还可传播人兽共患疾病。

(徐文岳)

第二节　医学节肢动物的危害与防制

一、医学节肢动物对人体的危害

节肢动物对人体的危害是多方面的,大致可分为直接危害和间接危害两大类。

(一) 直接危害

直接危害是由节肢动物虫体本身直接对宿主造成的损害,或骚扰、吸血,或螫刺、毒害,或引起超敏反应,甚至寄生于宿主。

1. 骚扰和吸血　蚊、蚋、蠓、虻、蜱、革螨和恙螨等节肢动物会侵袭、螫刺人体,或叮吸人血,被叮刺处会有痒感,有时可引起皮炎,重者出现丘疹样荨麻疹和继发感染等症状。在种群数量高峰季节,骚扰和吸血活动常干扰人们的日常生活和工作。

蠕形螨的口器、附肢对人体皮肤毛囊上皮细胞、皮脂腺有破坏作用。疥螨主要寄生在人体皮肤表皮层内,以螫肢啮食角质组织和取食渗出的淋巴液,前足跗节爪突机械性刺激损伤皮肤,常引起散在性小丘疹、水疱,奇痒无比,夜间入睡后尤甚。

2. 螫刺与毒害　有些节肢动物有毒腺、毒毛、毒刺或体液有毒,刺螫时通过口器或螫器将毒液注入人体或接触皮肤而使人受害。如蜂类螫人后,排毒管刺入皮肤,其肌性组织出现节律性收缩,将毒液挤入受螫刺者体内;其毒囊内含酸腺和碱腺分泌的组胺、磷脂酶 A 和磷脂酶 B 等,其中磷脂酶 A 和磷脂酶 B 为重要的抗原物质;若螫刺在头面部、颈及四肢可引起红肿疼痛,并向四周扩散,重者出现心悸、出汗、血压下降等休克症状。毒蜘蛛在受惊扰时出现防卫螫刺反应,一般能产生神经毒素、溶血毒素等,能引起全身肌肉痉挛强直、皮肤和周围组织的坏死性改变,严重的可致死。毒蝎尾部有毒腺,毒液为酸性毒蛋白,内含神经毒、溶血素、凝集素等。毒液注入后,局部烧灼、疼痛或坏死;有时可出现全身性症状和体征,如全身神经麻痹、心律不齐等。小蜈蚣刺人一般只引起局部红、肿、痛,很快消退。某些硬蜱和软蜱的唾腺能分泌较强的毒素,引起的蜱瘫痪可能是由于干扰中枢神经系统传导所致,引起宿主急性上升性运动神经元麻痹,肌肉无力,运动失调、不能站立或坐,最后头部无力、吞咽困难,延髓麻痹,呼吸衰竭而死亡。

桑毛虫幼虫有大量微小毒毛,呈箭针形,内贮毒液。成熟幼虫毒毛常脱落,随风飘扬,若落到暴露的皮肤和晾晒的衣服上,均可触刺皮肤,毒液外溢引起局部刺痒感,继而出现水肿性斑疹、斑丘疹等。毒毛偶可累及眼睑、结膜、角膜等处甚至呼吸道。马尾松毛虫毒液是致病的主要因素。松毛虫从三龄开始出现毒毛,毛内空腔充有毒腺细胞的分泌物;四龄末始有毒性,至五、六龄时毒性更强,活虫毒毛和虫尸与人体皮肤接触均可致病,引起接触部位的局部急性炎症。关节持续性肿痛是最常见症状,多为下肢单个小关节;晚期会引起骨质增生,关节僵直畸形。毒隐翅虫的成虫毒素"毒隐翅虫素"(pederin)主要来源于其血淋巴。线状皮炎是虫体毒素与人体皮肤接触所致。在毒隐翅虫发生季节,成虫可进入室内,当人有意、无意压碎虫体时,毒液溢出而致皮肤损害,以头颈部、双臂等裸露部位最常见,所致皮炎大多呈线状或条状,轻者出现红斑,重者有灼痛感、起疱,甚至局部淋巴结肿大。

3. 超敏反应　多种节肢动物以吸血为生,它们常需间断性或周期性叮刺人体吸血,用口器刺入皮肤获得血食,以完成发育繁殖,同时将涎液注入人体内。节肢动物涎腺中的物质成分是重要抗原,如蚊唾腺可分泌凝集素、抗凝血剂、三磷酸腺苷双磷酸酶(apyrase)等。蚊、蜱叮刺人体可引起 I 型超敏反应。节肢动物叮刺引起的超敏反应多局限于皮肤,偶可引起全身性超敏反应。尘螨的排泄物、分泌物和死亡虫体的分解产物等是过敏原,粪粒的致敏性最强。吸入这些微小颗粒后,会引起人的过敏性哮喘、过敏性鼻炎和过敏性皮炎。

4. 寄生   很多节肢动物在不同发育阶段可直接寄生于人的体表或体内。蝇类幼虫侵袭组织器官引起人受害,称为蝇蛆病(myiasis)。蠕形螨寄生于人体毛囊或皮脂腺内,若虫、成虫刺吸毛囊上皮细胞和腺细胞的内容物,使毛囊、皮脂腺失去正常的结构和功能,引起蠕形螨病(demodicidosis)。某些自由生活的螨类,主要是粗脚粉螨(*Acarus siro*)及椭圆食粉螨,腐酪食螨、粉尘螨、屋尘螨、肉食螨等种类,也能进入人体内生活,经呼吸道吸入后可寄生于肺部,引起咳嗽、咳痰等肺螨症(pulmonary acariasis)。

(二)间接危害

医学节肢动物携带病原微生物或寄生虫,在人类和动物之间传播,按照传播过程中病原体与节肢动物媒介的关系,可分为机械性传播和生物性传播两种传播类型。

1. 机械性传播(mechanical transmission)   医学节肢动物对病原体仅起着携带、输送的作用,机械地从一个宿主传给另一个宿主,病原体可以附着在节肢动物的体表、口器或通过其消化道散播,但其形态或生物学特性不发生变化。最常见媒介节肢动物有蝇、蟑螂等。蝇的形态结构和生态习性特点,对于病原体的机械性传播十分有利。蝇通过体表、口器、爪垫接触患者的粪便、排泄物、伤口分泌物、脓血等污物,将病原体机械地传播给新的宿主,或通过污染食物、餐具等将病原体传播给另一个宿主。蝇在摄食过程中边食、边分泌唾液、边排粪便的特点,更增加了机械性传播病原体的作用。由于机械性传播不涉及病原体在媒介体内的发育和/或繁殖的生物学过程,因此是一种非特异性传播。

2. 生物性传播(biological transmission)   病原体在节肢动物体内经历发育和/或繁殖的阶段,是完成其生活史或传播中不可缺少的过程。媒介节肢动物、病原体和宿主动物这三者经历长期演化,达到适应性进化,已具有一定特异性的结合,只有少数节肢动物种类适合于某些病原体的发育和/或繁殖,因此,生物性传播方式显示出病原体与媒介之间长期的进化关系。病原体在适宜的媒介体内,经过一定时间,完成其发育和/或繁殖的循环之后才具有感染力。通常根据病原体在节肢动物体内的发育和繁殖情况,将病原体与节肢动物媒介的关系分为4种形式。

(1)发育传播式(developmental transmission):病原体在节肢动物体内只有发育而没有繁殖过程,即病原体在节肢动物体内仅有形态结构和生理生化特性等变化,在数量上没有增加。例如丝虫微丝蚴进入雌蚊胃后,经过脱鞘进入胸肌发育为腊肠期幼虫、感染期幼虫。

(2)繁殖传播式(propagative transmission):节肢动物为病原体提供繁殖的场所,虽然病原体经过繁殖后数量增多,但形态上没有发生变化。例如黄热病毒、登革病毒在蚊体内,恙虫病东方体在恙螨体内,鼠疫杆菌在蚤体内,回归热螺旋体在虱体内的繁殖等。病原体必须经过数量增加才能传播出去。

(3)发育繁殖传播式(developmental-propagative transmission):病原体在节肢动物体内,必须经历发育和繁殖两个过程,它们不仅有形态上的变化,而且有数量上的增加。病原体只有在完成发育和增殖后,产生感染阶段病原体,再扩散到感染部位,才能传染给人。例如按蚊吸入疟原虫,在其体内经过孢子增殖,形成数以万计的子孢子移行到涎腺,经再次吸血才能传播病原体。

(4)经卵传播式(transovarian transmission):某些病原体特别是病毒和立克次体不仅在节肢动物体内繁殖,而且能够侵入卵巢进入卵子,经卵传递给下一代并使之具有感染性。例如恙螨幼虫一生只吸血一次,叮刺有病宿主感染了恙虫立克次体后,随着恙螨发育为成虫,病原体经成虫产卵传递使下一代幼虫具有感染性。森林脑炎(蜱媒脑炎)、克里木-刚果出血热(蜱媒出血热)、Q热、乙型脑炎病毒和登革病毒等病原体均能经卵传递。经卵传递可产生众多的感染后代,在自然界有效贮存了病原体,因而具有更大的传播作用。这些节肢动物不仅是病原体的传播媒介,也是病原体的贮存宿主。

这种由节肢动物传播的疾病称为虫媒病(arbo-disease),在传染病中具有重要地位。

随着国际航行,交通工具、出入境运输设备货物及开放口岸的大幅增加,境外病媒昆虫和其他有害生物入侵的风险与日俱增。这些输入性医学媒介昆虫主要通过交通工具、集装箱载运携带,来自世界各地,其中相当一部分来自疫区。已报道的输入性病媒昆虫有蜚蠊、蝇、蚊、螨、蚤、蠓类等,这使得由境外传入疾病传播流行的机会大大增加,也给我国检疫和防治带来新的挑战。

二、病媒节肢动物的判定

在一个地区虫媒病的流行病学调查和防制工作中,传播媒介的判定与监测是一项非常重要的工作,必须查明当地相关情况,充分应用资料,进行全面综合分析,从而判定媒介种群及其动态,为制定防治措施提供依据。通常判定虫媒需要从下列几方面进行监测,以取得关于节肢动物媒介的科学证据:

1. 生物学证据

(1)可疑节肢动物与人的关系密切,吸人血,取食人的食物,作为人的食物,出没于人群生活场所。许多重要疾病都是通过节肢动物吸血而传播的,尤以嗜吸人血者更重要;非吸血种类则其活动必须与人的生活有密切关系,如舐吸人的食物或在人的食物上、饮水中排泄等。

(2)可疑节肢动物必须有较大的种群数量,往往是当地的优势种群、常见种群。

(3)可疑节肢动物的个体必须有较长的寿命,以保证病原体有完成发育和增殖所需的时间。例如蚊传疟疾,按蚊的寿命至少应长于完成孢子增殖、子孢子进入涎腺所需的时间。

2. 流行病学证据　在某种疾病发生流行时,可疑媒介节肢动物的地理分布和季节消长应与该疾病的流行地区及流行季节具有相关性或基本一致。

3. 病原学证据　主要从实验室感染和自然感染两方面进行调查。应用人工感染的方法在实验室内证明该病原体能够在可疑媒介节肢动物体内发育,或增殖并能感染易感的实验动物。

4. 自然感染证据　是在流行地区、流行季节采集可疑的节肢动物,在实验室分离到自然感染的病原体,特别是查到感染期虫体,如按蚊涎腺内的子孢子、库蚊或按蚊口器的丝虫感染期幼虫。如蜱媒脑炎病毒可经蜱变态、经卵和经精细胞传递。

符合上述4个方面条件的,可以初步判断这种可疑媒介为当地流行的该种疾病的传播媒介。应该指出,一种虫媒病的传播媒介,在不同的流行区可以相同,也可以不同;在一个地区的某种虫媒病的传播媒介可能只有一种,也可能不止一种,这时区别主要媒介和次要媒介具有重要意义。

三、医学节肢动物的防制

医学节肢动物的防制是指采用各种合理手段和有效方法,把医学节肢动物种群数量降低到不足以造成危害和传播疾病的水平。

从20世纪40年代起,由于发现了DDT的高效杀虫性能,继之许多化学有机杀虫剂的不断发展和广泛应用,以及杀虫器械和杀虫剂使用方法的改进,使医学节肢动物的防制和虫媒病的控制取得了重要的进展。但是,随着化学杀虫剂长期、大量使用,节肢动物的抗药性越来越普遍,杀虫剂污染自然环境及其对自然生态平衡的影响越来越严重。这些问题的存在和发展使人们不得不寻求更加科学有效的防制途径和策略;害虫综合治理(integrated pest management)的理论和措施就应运而生了。

"害虫综合治理"既是一种方法学,又是防制理论。它是从媒介与生态环境和社会条件的整体观点出发,依据标本兼治而着重治本的原则,以及安全(包括对环境无害)、有效、经济和简便的原则,研究与人类疾病的关系,与人类生产活动的关系,危害的途径、条件和机制,可供切入与利用的环节等,研究、引进、移植、发展邻近学科的理论、药械、方法、策略以及调查手段、工具等,因地和因时对防制对象综合采取适当的环境治理、化学防制、生物防治以及其他各种合理手段和有效方法,通过抑制其发生、降低种群数量或缩短其寿命,把防制对象的种群控制在不足以造成危害和传播疾病的程度。

(一)环境治理

环境治理是根据媒介节肢动物的生态和生物学特点,通过改变环境达到减少媒介孳生、预防和控制虫媒病的目的。环境治理包括环境改造和环境处理,环境改造包括排水如翻缸倒罐等清除无用积水、修整沟渠、平整土地,消除蚊蝇滋生地等;环境治理包括对媒介栖息场所和孳生地的定期处理。此外,还通过改善人们的居住条件和生活习惯,搞好环境卫生,减少或避免人、媒介、病原体三者的接触机会,防止虫媒病的传播。

(二)化学防制

使用天然或合成的对节肢动物有毒化学药物,以不同的剂型(粉剂、油剂、水悬剂、水乳剂、颗粒剂、烟剂、缓释剂等)、不同给药途径(吞食、吸入、接触)以及药物不同作用机制(胃毒、神经毒、抑制生长发育等),毒杀或驱避节肢动物。根据化学药物的不同作用方式主要分为杀虫剂和驱避剂。

1. 化学杀虫剂

(1)有机氯类:一般称为第一代杀虫剂,包括 DDT、六六六和林丹等,现已在世界范围内被禁用。这类化合物结构简单、合成方便、价格优廉、广谱。DDT 学名是二氯二苯基三氯乙烷(dichloro-diphenyl-trichloroethane),最早是由一名奥地利学生于 1873 年合成,1933 年瑞士化学家 Paul Mueller 发现它是植物保护杀虫剂,后又发现对甲虫、苍蝇、虱子、蚊虫和跳蚤也有很好的触杀效果,从而证实 DDT 是一个持久的,强大的化学杀虫剂,并在抗虱传斑疹伤寒、疟疾、白蛉热和黄热病等发挥了重要作用。Paul Mueller 因为发现 DDT 能高效触杀传病节肢动物,而有效控制这些疾病传播流行荣获 1948 年诺贝尔生理学或医学奖。但是由于 DDT 化学性质稳定,能在自然界和人、动物体内累积,污染环境,因而已被禁止或限制使用。

(2)有机磷化合物:第二代杀虫剂,也是目前使用较多的杀虫剂。一般具有快速触杀和胃毒作用,有的兼具熏杀或空气触杀或内吸作用,有机磷杀虫剂的品种、产量居当代杀虫剂的首位。代表品种有敌敌畏、敌百虫、马拉硫磷、辛硫磷、倍硫磷、毒死蜱等。主要用于公共场所、疫区以及垃圾处理场等地。

(3)氨基甲酸酯类杀虫剂:其毒理机制是以化合物分子整体与胆碱酯酶结合,拟制其活性。与有机磷不同,其水解后抑制作用降低,故毒性较有机磷低。在动植物体内和土壤中很快降解,不造成环境污染,在体内不蓄积。代表品种有残杀威(propoxur)和灭多威(methomyl)等。

(4)拟除虫菊酯:为第三代杀虫剂。拟除虫菊酯是根据天然除虫菊干花中有效杀虫成分——具有环内烷羧酸酯结构的除虫菊素合成的一系列杀虫剂,其机制是干扰电位依赖 Na^+ 通道闸门开闭的动力学,使得 Na^+ 通道延迟关闭,引起重复后放(repetitive after discharge)和突触传递的阻断。它们大多对害虫具有强烈的触杀作用,现已成为家庭、畜舍及仓储害虫的理想药剂并适合于多种公共卫生场所。主要产品包括丙烯菊酯、胺菊酯、苄呋菊酯、二氯苯醚菊酯、溴氰菊酯等。溴氰菊酯用以浸泡蚊帐,可以控制室内蚊虫密度,达到防止感染疟疾的目的。

(5)昆虫生长调节剂:主要在昆虫发育时期阻碍或干扰昆虫正常发育、生殖等生理功能,抑制害虫的生长发育,达到阻断传播的目的。优点是生物活性高,作用特异性强,对非靶标生物无毒或毒性小,对人畜安全,使用剂量少,易在环境中降解,不造成环境污染,能防止抗性昆虫。缺点是作用缓慢,只限于一定发育阶段。主要包括影响昆虫发育和生长的激素、保幼激素、几丁质合成抑制剂、影响蜕皮物质等。代表品种有灭幼脲Ⅰ号(diflubenzuron,DH60-40)、灭幼脲Ⅲ号、吡丙醚(灭幼宝,pyriproxyfen)、烯虫酯(methoprene)和苯醚威(fenoxycard)等。

目前,使用长效杀虫剂处理的蚊帐(long lasting insecticide-treated nets,LLINs)和室内滞留喷洒(indoor residual spraying,IRS)杀虫剂的方式能有效地防止蚊虫的叮咬和杀死吸血后停留在室内墙壁上的按蚊,在阻断非洲疟疾的方面取得了显著的成效。然而,该措施并不适用于喜欢在白天或傍晚叮咬吸血的野外伊蚊和库蚊。更重要的是,目前几乎所有重要医学昆虫以及疾病媒介种类都有抗性种群发生。抗药性的出现导致用药量的提升和严重环境残留污染。因此,杀虫剂抗性管理(insecticide resistance management,IRM)成了化学防制必须重视的一个方面。

为了避免和延缓抗药性的产生和发展,合理和安全使用杀虫剂是非常重要的环节。①合理计划和适当使用新启用的杀虫剂。在使用杀虫剂前后,有计划地测定靶标昆虫对使用杀虫剂的敏感性,这样有利于杀虫剂的选择和及时发现抗性的产生;②有计划地轮换使用杀虫剂,或混合使用两种不同毒杀机制的杀虫剂,包括使用增效剂,可以延迟对杀虫剂抗性的产生;③使用杀虫剂时应该在许可的范围内使用足够的剂量,以延迟抗性的产生。

2. 昆虫驱避剂(insect repellent) 昆虫如蚊虫,需要吸食人或动物血液促进其性器官的成熟和产卵。昆虫寻找和定位宿主是通过其嗅觉、体温感觉和味觉等感知宿主体味(乳酸)和体温,以及呼出的 CO_2 而实现。驱避剂(repellent),则是通过干扰昆虫的嗅觉、味觉和体温感觉等达到抑制或驱赶昆虫的目的,具有使用简单、产生效果迅速和对环境污染小等优点。驱避剂主要在体表使用,即制成液剂、膏剂或冷霜等,直接涂抹在皮肤,驱避接近的吸血昆虫,但也可制成浸染剂,浸染衣服、织品或防护网等。

虽然至今各国筛选的化学药品已超过 3 万种,但常用的驱避剂不到 10 种,主要为避蚊胺(N,N-二乙基间甲苯甲酰胺)、邻苯二甲酸二甲酯(DMP)、驱蚊灵、苯甲酸苄酯和驱蚊叮等。

(三) 生物防治

宏基因组测序分析发现昆虫体内存在种类繁多的微生物,一些共生微生物(endosymbionts)能直接或间接地抑制或促进病原体在昆虫体内的发育,而有些微生物的感染则可导致昆虫致病,甚至杀死昆虫。另外,自然界中还存在昆虫的天敌,如鱼、剑水蚤、水生甲虫、捕食性蚊虫等。生物防治就是利用昆虫的天敌或微生物直接或间接地降低昆虫的生命周期,甚至杀死昆虫;或利用共生菌抑制病原体在昆虫体内的发育,从而阻断虫媒病的传播。

1. 生物杀虫剂

(1)细菌:具有杀幼作用的细菌主要有苏云金杆菌(*Bacillus thuruingiensis*)和球形芽孢杆菌(*Bacillus sphaericus*)。目前使用较多的苏云金杆菌血清型是 H-14(Bt. H-14)。高浓度时可直接杀死幼虫,低浓度时,幼虫可化蛹,但不能全部羽化或羽化不正常。Bt. H-14 对库蚊、伊蚊、骚扰阿蚊较敏感,对中华按蚊效果较差。常用的球形芽孢杆菌菌株有 BS-1593、BS-2362、C3-41、BS-10、TS-1 等。不同菌株对不同蚊种毒效不一,高毒力菌株如 1593、2362、C3-41 等对库蚊具有很高的毒力,按蚊次之,对伊蚊低毒或无毒。其特点是作用慢,持效长,球状芽孢杆菌对处理后的存活幼虫具有后致死效应,被延续致死或损伤,从而导致蚊虫存活率大大降低,使其具有较高的毒力和较长的持效。

(2)真菌:真菌是昆虫最常见的病原,真菌杀虫剂的有效成分为孢子或菌丝的侵染体,一般从害虫体壁侵入血腔,摄取宿主血腔内营养而繁殖或分泌毒素,害虫因营养衰竭或毒血症而死亡。具有开发应用价值的杀虫真菌主要为半知菌亚门的丝孢纲和接合菌亚门的虫霉目。如灭蚊幼真菌中卡地腐霉(*Pythium carolinianum*)、雕蚀菌(*Coelomomyces*)、绿僵菌、白僵菌和大链壶菌最具潜力,其中绿僵菌(*Metarhizium anisopliae*)对蚊幼虫毒力最强,球孢白僵菌(*Beauveria bassiana*)对蚊、成蝇、蜚蠊有一定的毒杀作用。大链壶菌(*Lagenidium giganteum*)是一种兼性寄生真菌,对多种蚊幼有毒杀作用。

2. 阻断传播共生菌 目前从昆虫体内分离到的共生菌黏质沙雷氏菌(*Serratia marcescens*)能不同程度地抑制枯氏锥虫、巴西利什曼原虫和伯氏疟原虫在各自传播媒介中的发育。另外,还可利用共生菌携带抗病原体分子的方式阻断虫媒病的传播。例如,携带抗疟原虫相关分子的重组共生菌沙雷氏菌 AS1 能有效地抑制恶性疟原虫在按蚊体内的发育。由于野外的蚊虫难以有效摄取重组共生菌,该策略在实际应用中受到明显的限制。然而,研究发现黏质沙雷氏菌在按蚊体内可以经卵垂直传播而得以在蚊虫种群中快速扩散,因此提高了该方法的实际应用价值。

(四) 遗传防制

广义而言,遗传防制是通过改变或移换昆虫的遗传物质,以降低其繁殖势能或生存竞争力,从而达到控制或消灭一个种群的目的;或者使某种重要病原体对重要媒介不易感或产生抗性,以达到不能传播疾病的目的。

1. 昆虫不育技术(steril insect technique,SIT) 即通过释放经化学不育剂处理或辐射导致的绝育雄虫与野生雌虫交配,使其不产生子代,从而降低靶标害虫的种群数量。美国曾在佛罗里达州一个小岛上释放化学不育剂处理过的雄性致倦库蚊,结果其自然种群淘汰了 5~6 代,但这些化学不育剂对人和动物有害,不宜大规模使用。采用辐射导致的绝育雄虫,虽已经成功控制了多种重要农业害虫的数量,但是由于辐射会降低雄蚊的交配竞争力和生存力,该技术在控制蚊虫方面尚未得到广泛应用。

2. 昆虫不相容技术(incompatible insect technique,IIT)   沃尔巴克氏体(*Wolbachia*)是一种在自然界节肢动物体内广泛存在、能经卵传递的革兰氏阴性胞内共生菌,约 66% 的昆虫种类天然携带沃尔巴克氏体。当携带沃尔巴克氏体的雄蚊与不携带或者携带不同沃尔巴克氏体型的雌蚊交配,雌蚊产的卵将不会孵化,该性状称为胞质不相容性(cytoplasmic incompatibility,CI),使雌蚊不育,即昆虫不相容技术。相比 SIT,IIT 的优势在于沃尔巴克菌对于雄蚊的竞争交配力和生存力基本没有影响,而且还能显著降低水平和垂直传播登革病毒、寨卡病毒的能力。IIT 为蚊虫防控提供一种非常有前景的潜在手段,该技术目前正在向农业农村部申报过程中。

3. 基因驱动(gene drive)技术   在经典遗传学理论中,通过孟德尔定律,亲代等位基因有 50% 的机会被下一代遗传。2003 年,进化生物学家 Austin Burt 提出了基因驱动(gene drive)理论,即利用某些元件对目的基因进行改造,使得后代可以以大于 50% 的机会偏好性遗传目的基因,随着后代的延续整个群体的基因型都会被改变。也就是说利用超孟德尔遗传(Super-Mendelian inheritance)对生物群体进行遗传学工程改造。利用被誉为“基因剪刀”的 CRISPR 基因编辑技术,科学家已经成功研发出人工“基因驱动”系统。该基因驱动系统对亲本染色体上的靶基因进行特异的修饰(突变、插入或敲除)的同时插入能持续转录 gRNA 和时期特异性表达 Cas9 蛋白的元件。当突变亲本与野生亲本交配时,50% 的突变亲本野生亲本的靶基因配对形成杂合子,但是受精卵阶段特异表达的 Cas9 蛋白能在 gRNA 的引导下特异切割配对染色体,并以突变亲本染色体的靶基因序列为模板进行同源重组修复(homology directed repair,HDR),最终杂合型目的基因在个体中趋向于变纯合。随着后续子代的继续交配,将有 >50% 的子代携带突变的靶基因。

与 SIT 和 IIT 相比,基因驱动技术的最大优势是不再需要在实验室培育大量的突变种群,而是通过释放少量的突变种群与野生种群交配,逐渐替换野生种群,这使遗传操纵虫媒的策略变得更有操作性。目前基因驱动技术已经在蚊媒的遗传操纵方面取得了很大的突破:①利用基因驱动技术敲除性发育相关基因,可实现绝育蚊媒的种群替换,从而有效防止虫媒病的传播;②利用基因驱动插入抗病原体相关基因,则可实现病原体(疟原虫、登革热病毒)抗性蚊媒的种群替换。然而,基因驱动技术缺乏相应目的基因改造失败后的补救措施,因此存在一定的风险。

(五)物理防制

利用各种机械、热、光、声和电等手段,以捕杀、隔离或驱赶害虫的方法。日常生活中见到的如装纱窗纱门防止蚊蝇等进入室内,挂蚊帐防止蚊虫叮咬,以及高温灭虱、用捕蝇笼、捕蝇纸诱捕蝇等防制手段。

(六)法规防制

指利用法律或条例规定,防止媒介节肢动物传播疾病,对某些重要害虫实行监管,或采取强制性措施消灭某些害虫的工作。这通常包括检疫、卫生监督和强制防制三方面。由于人类社会活动的增强,使昆虫在世界范围内迅速传播,给人类健康带来的危害非常严重,鼠疫、疟疾、黑热病、西尼罗脑炎、昏睡病、登革热、霍乱等各种媒介传染病带给人类的灾难远非经济指标所能计算。每年由医学媒介生物入侵对中国造成的人类健康损失约 29.21 亿元。

(徐文岳)

第三节   节肢动物的医学利用

节肢动物种类多、数量庞大、适应能力强,其医学利用价值也日益受到关注。

一、昆虫可作为基础研究的模型

果蝇由于生命周期短、繁殖力强、易于饲养和有利于进行各种试验和观察,已成为科学家揭示生命奥秘最重要的模式生物之一。黑腹果蝇有 13 601 个基因,在它的基因图谱中,可以找到与 2/3 人类致病基因相似的基因。为此,科学家以果蝇为模型,研究各种与人类健康相关的疾病和问题,涉及发育、衰老、寿命、睡眠、记忆、肿瘤、毒品成瘾和老年痴呆等众多领域。例如:Thomas Hunt Morgan 利用果蝇研究发现染色体在遗传学中发挥重要作用,获 1933 年诺贝尔生理学或医学奖;Hermann Joseph Muller 应用果蝇研究 X 射线对基因遗传的影响,获 1946 年诺贝尔生理学或医学奖;George Beadle 和 Edward Lawrie Tatum 在研究果蝇眼色素发育中发现基因功能受到特定化学过程的调控,获 1958 年诺贝尔生理学或医学奖;Karl von Frisch、Konrad Lorenz 和 Nikolaas Tinbergen 三位科学家利用蜜蜂研究发现了动物个体和群居模式的组织与诱导方式,获 1973 年诺贝尔生理学或医学奖;Richard J. Roberts 和 Phillip A. Sharp 在果蝇中发现割裂基因(即 Notch 基因),获 1993 年诺贝尔生理学或医学奖;Edward B. Lewis、Christiane Nüsslein-Volhard 和 Eric F. Wieschaus 利用果蝇研究早期胚胎发育的遗传控制,获 1995 年诺贝尔生理学或医学奖;Arvid Carlsson、Paul Greengard 和 Eric Kandel 利用果蝇发现神经系统的信号转导,获 2000 年诺贝尔生理学或医学奖;Roderick MacKinnon 从果蝇中克隆了钾离子通道基因,进行离子通道的结构和力学研究,获 2003 年诺贝尔化学奖;Jules A Hoffmann 首次在果蝇中鉴定出 Toll 分子在固有免疫系统中发挥的重要功能,获 2011 年诺贝尔生理学或医学奖。

二、法医昆虫学

早在 13 世纪我国古代法医学《洗冤集录》中,就有利用昆虫破案的记载,这是第一次有明确文字记载的法医昆虫学案例报告。自 20 世纪 80 年代以来,一门利用昆虫生长发育规律为法医学提供线索的新兴学科——法医昆虫学(forensic entomology)得到了迅速发展。

法医昆虫学是法医学和节肢动物学在多个领域相互结合、相互影响所形成的一门新兴交叉学科,其应用范围涉及刑事、民事以及行政案件。法医昆虫学在学科性质上既隶属于法医学(forensic),又隶属于昆虫学(entomology)。法医昆虫学与医学昆虫学、生物分类学以及法医病理学等多个学科有着密切的联系。但在司法实践中,由于法医昆虫学所涉及的内容主要与刑事案件有关,故又称为犯罪医学昆虫学(medico-criminal entomology),其主要研究目的是利用昆虫学以及相关学科的知识来澄清犯罪案件的事实真相。

法医昆虫学研究的主要内容是对尸体内、尸体表面或尸体附近采集到的节肢动物标本,经检验、鉴定、分类,明确节肢动物种类或确定某一节肢动物生长发育状态,根据该节肢动物在尸体上的生态群落演替(the constitution and succession of insect community),帮助法医推断当事人的死亡时间。此外,还可以依据昆虫比较集中聚集的部位或者收集昆虫体内检测出的毒物情况,推断死者损伤部位或者是否存在中毒致死等死因。还可以通过昆虫的地区分布类群、特有种类以及遗传基因分析,判断可能的犯罪现场。

法医昆虫学的研究对象是与尸体有关的医学昆虫,根据它们的食性可分为四类:①食尸性昆虫(necrophagous insects),主要包括双翅目的麻蝇科和丽蝇科,以及鞘翅目的皮蠹科昆虫,它们是法医学中最重要的一类以尸体组织为食的昆虫,测定这些昆虫的日龄常可作为死亡时间推断的重要依据。②杂食性昆虫(polyphagia insects),如膜翅目的蚁科、胡蜂科、蜜蜂科、土蜂科和某些以尸体为食,或取食尸源性幼虫的鞘翅目的埋葬甲科、阎甲科、隐翅甲科、步甲科等科的昆虫。一些双翅目幼虫前期为食尸性,后期作为捕食者捕食其他蛆虫,如丽蝇科的金蝇属、蝇科的齿股蝇属。当此类昆虫数量过多时,将导致食尸性昆虫数量减少,尸体腐败的速度会发生延缓。③寄生类昆虫(parasitical insects),如某些螨类。④ 其他昆虫,如鳞翅目、等翅目、直翅目、半翅目、蜚蠊目、虱目、蚤目,以及部分倍足纲、蛛形纲的昆虫,但上述昆虫一般与尸体的变化联系相当有限。

三、昆虫资源在医学中的应用

1. 用于药材配伍与临床治疗　我国是研究利用昆虫资源历史最悠久的国家之一。昆虫入药主要是通过中药处方与其他药材配伍,达到治病的疗效。例如,"七珍丹"用僵蚕与全蝎、竹黄等制成,用于医治小儿惊风抽搐、乳食停滞;在用于医治血滞经闭、血瘀成块的"大黄虫丸"中用到了蛴螬、虻虫及地鳖虫;以桑螵蛸配乌鸡、人参、当归等制成的"乌鸡白凤丸",可治妇人瘦弱,经血不调,崩漏带下等症。

关于节肢动物可用于临床治疗的报道还包括:①斑蝥可用于治疗痈疽、顽癣、恶疮和口眼歪斜等,现代用斑蝥或其提取物内服或外用治疗急慢性肝炎和肝硬化,斑蝥素及其衍生物有抗癌作用。②蜂毒、蛤蚧和冬虫夏草等可用于治疗呼吸系统疾病。③蜈蚣、全蝎有祛风和定惊之功效,药理研究发现其有抗惊厥作用。④蜂毒(honeybee venom)在抗炎、抗癌、抗菌和杀虫等方面具有一定的效果。⑤蚂蚁用于治疗神经衰弱、类风湿性关节炎等。

蝇蛆治疗(maggot therapy,MT)这种古老的方法在玛雅印第安人时代就有记载。目前,该疗法在美国、以色列和欧洲应用于治疗褥疮、糖尿病所致腿部溃疡以及烧伤、骨髓炎和手术后并发感染等。将无菌培养的蝇蛆直接敷于伤口上,或者用绷带包扎以防蝇蛆逃逸,据报道伤口治愈率可高达68%。2004年,美国FDA和英国国民医疗服务(National Health Service,NHS)批准无菌的丝光绿蝇幼虫正式应用于临床治疗。

2. 用于生物材料　昆虫作为生物材料的应用范围很广,其体表的主要结构组成是几丁质,几丁质是一种糖蛋白。医用几丁聚糖(壳多糖,壳聚糖,chitosan/chitin)是几丁质经脱乙酰基后而成。由于壳聚糖具有优良的生物活性和生物相溶性,可被机体吸收,代谢物为二氧化碳和水,在生物体内可以和许多带负电的生物大分子如黏多糖、磷脂或细胞外基质蛋白发生静电作用而形成血栓,从而起到止血作用。壳聚糖止血活性还与其分子量、脱乙酰度、质子化程度和结晶度等因素有关。利用它的这种特性可进一步制备成多种剂型,包括溶液、粉末、涂层、膜状和水凝胶等,以适应不同伤口类型的治疗需要。因为壳聚糖对人体安全无毒,除可生物降解的特性还兼具减少渗出、促进细胞生长、加速创面愈合,以及透气、保湿等多种功能,已广泛应用于手术缝线和人造皮肤制备、骨组织修复和神经组织修复等多个医疗领域。例如,医用几丁聚糖已先后用于预防术后组织粘连、肌腱粘连、关节粘连、神经粘连和肠粘连等;用甲壳质-壳聚糖制成的人造皮肤,在治疗烧伤、烫伤、止血和消炎方面有独特的疗效,它能活化受伤部位的细胞产生胶原纤维,促进伤口愈合,减少瘢痕形成。蜘蛛丝和蚕丝也可用于制备外科手术缝线。采用丝纤维蛋白制备的三维多孔性支架材料能够支持干细胞的黏附、增殖以及在体内的分化,促进组织修复,已应用于组织工程研究中的骨组织、关节、软骨以及皮肤修复等领域。

抗冻蛋白(antifreeze protein,AFP)是一类抑制冰晶生长的蛋白质,具有独特的降低溶液冰点的特性,它附着在冰晶表面,通过吸附抑制机制,减少水分子,从而降低冰晶的形成。AFP在结构上具有多样性,北极昆虫能够应对极端寒冷天气,昆虫抗冻蛋白的抗冻活性远较其他生物体高。利用基因工程的方法将抗冻蛋白基因导入没有抗冻蛋白的动植物体内,可提高其耐寒能力,从而扩大资源种类的分布范围。另外,还可将抗冻蛋白用于器官的超低温保存和冷冻手术中,或利用AFP研制新型抗冻剂,在医学领域具有广阔的应用前景。

此外,在昆虫体内导入外源基因,可实现多种目标蛋白的真核表达,节肢动物杆状病毒表达系统BEVS现已成功表达了近千种高价值蛋白。昆虫表达系统具有安全性高、易于筛选、表达效率高、可插入外源基因克隆的容量大等优点,而且具有较为完备的翻译后加工修饰功能,现已成为基因工程四大表达系统之一。

四、昆虫与仿生学

在上亿年的进化过程中,昆虫成功演化出了各种各样的适应能力和生存绝技。科学技术的不断进步使得科学家们能够解析不同昆虫新奇的物质组成及其特性,并将他们的新发现成功应用于医学等众多领域的仿生学研究,处处体现了昆虫带给人们的灵感。

1. 昆虫"弹跳天赋"的仿生学应用 在很多昆虫强劲的后肢里有一种橡胶样蛋白(resilin),又称节肢弹性蛋白,它是一种天然的橡胶样聚合蛋白,具有低硬度、高弹性、高强度、高储能性等优良特性,使得昆虫可以自如地远距离弹跳和飞跃。跳蚤就是最好的例证,凭借这种节肢弹性蛋白,跳蚤可以轻松一跃到达其身体长度百倍以上的高度。科学家们在跳蚤"弹跳天赋"的启发下,成功从某些昆虫体内分离出编码这种节肢弹性蛋白的基因片段,研制出了一种超级高弹橡胶,这种人工合成的材料和节肢弹性蛋白一样具有超强弹性。目前,科学家们仍在研究如何将这种高效的弹性蛋白应用于人类关节软骨、心脏瓣膜等相关疾病的治疗中。

2. 昆虫触角嗅觉感受器的仿生学应用 很多昆虫具有高灵敏度、高分辨率、高特异性的嗅觉和触角是昆虫的主要嗅觉器官,其上分布有不同类别的嗅觉感受器,触角结构以及相应的传导网络是它们能对多种气味进行快速分析并且立即作出反应的决定因素。例如,科学家根据苍蝇嗅觉器官的结构,把各种化学反应转变成电脉冲,成功研制了灵敏的小型气体分析仪,目前已广泛应用于多种场所的快速气味物质分析检测。

3. 萤火虫发光器的仿生学应用 萤火虫的发光器位于其腹部,发光器的发光层有几千个发光细胞,它们都含有萤光素和萤光素酶两种物质。萤火虫的萤光素酶在催化其底物萤光素氧化的过程中,可以发出黄绿色光,这个化学反应实质上是把化学能转变成光能的过程,也称为"冷光"。自20世纪90年代萤光素酶生物传感器技术兴起以来,时至今日,萤光素酶报告基因检测系统已被广泛应用于细胞信号通路、siRNA/miRNA、药物筛选等众多医学科学领域的研究中。例如,在转录因子的相关研究中,首先,构建一个将靶启动子特定片段插入到萤光素酶表达序列上游的报告基因质粒;然后,将待检测的转录因子表达质粒与上述报告基因质粒共转染293细胞或其他相关的细胞系。如果该转录因子能够激活靶启动子,则萤光素酶基因就会表达,萤光素酶的表达量与转录因子的作用强度成正比;最后,加入特定的萤光素酶底物(即萤光素),荧光素酶与其底物萤光素反应,产生萤光,通过检测萤光的强度就可以测定萤光素酶的活性,从而判断待检测的转录因子是否能与此靶启动子片段结合并发挥作用。

五、昆虫作为生物武器的作用

在战争和恐怖行动中使用生物或化学武器已有较长的历史。生物武器(biological weapons)是指由生物战剂(即致病微生物及其生物毒素)和相应的施放工具组成的一种特殊武器。常见的生物战剂包括:细菌、病毒、毒素和真菌,其中危险性和毒性最大、传染性最强的是鼠疫、天花和炭疽。1972年生物武器国际会议提出生物武器战剂的概念:"任何形式和数量的微生物或生物制剂或毒素,不论其来源及生产方法,只要不是出于正当的预防和保护或其他和平目的,均属于生物武器战剂"。目前世界上可能用于生物武器载体的媒介生物主要有传播疾病的蚤、蜱、蚊等医学节肢动物,鼠类以及其他媒介生物。

媒介生物恐怖是指恐怖分子用携带具有传染性、致病性微生物或毒素的媒介生物作为恐怖袭击武器的一种攻击方式,具有杀伤面积效应大、危害时间长、致病力及传染性强、易于生产和使用、隐蔽性强、难于防护以及自我增殖能力强等特点。生物恐怖袭击可以通过造成烈性传染病的暴发、流行,导致人群失能或死亡,引发人群恐慌和社会动荡,干扰正常的社会秩序和经济活动,从而给人民生命财产造成重大损失。以美国2001年"911恐袭"之后接连发生的"炭疽事件"为标志,生物恐怖的幽灵不再是危言耸听,而是人类必须面对的现实。为此,我国已经将生物安全纳入国家安全体系。

在未来的战争或恐怖袭击中,用带毒的蚊、蝇、虱、蚤等媒介昆虫进行生物战的可能性仍然存在,这些昆虫与人类关系密切,并且能够大规模繁殖。我们要时刻警惕战争发动者或恐怖分子利用媒介昆虫传播的疾病如鼠疫、Q 热、病毒性出血热、病毒性脑炎等作为生物武器危害人类。

Summary

Medical Arthropods are those harmful to human's health by harassment, stings, bloodsucking, envenomization, parasitism, transmission of pathogens. Among the Arthropoda, two lasses, namely Arachnida and Insecta, are of most importance. The ecological research of Arthropods focuses on the interaction between arthropods and environment and the mechanism of action in order to find out the occurrence and development regularity and thus take more effective measures. Arthropods affect the health and well-being of human mainly in the following two ways, direct injury and indirect injury. Indirect injury is accomplished through transmitting pathogens. There are two ways of transmission, mechanical transmission and biological transmission. According to the fashion of multiplication and development of pathogens in the Arthropods, biological transmission may be divided in the following four manners, propagative biological transmission, cyclodevelopmental biological transmission, cyclopropagative biological transmission and transovarian transmission.

Integrated measures should be taken against medical Arthropods, including environmental management, physical control, chemical control, biological control, genetic control and legal pest control. As basic research models in biomedicine, medical arthropods are widely applied in forensic entomology and resource entomology. We have to be alerted that terrorists may use arthropods as biological weapons to do harm to humans.

思考题

1. 节肢动物的主要特征有哪些?
2. 简述医学节肢动物的种类及其对人体的主要危害。
3. 试述病媒节肢动物传播虫媒病的主要方式。
4. 试述病媒节肢动物判定的依据及其防制原则。
5. 为什么要高度重视虫媒的防控?

(赵　亚)

第二章

蛛 形 纲

【学习要点】

    1. 蛛形纲的基本特征。

    2. 蜱对人体的危害。

    3. 恙螨对人体的危害。

    4. 革螨对人体的危害。

第一节　概　论

蛛形纲（Arachnida）节肢动物身体分为头胸部及腹部两部分,或头胸腹愈合为一体,无触角,无复眼,无翅,成虫有足4对,以气管呼吸。与医学有关的种类主要分布于蝎亚纲（Scorpionida）、蜘蛛亚纲（Araneae）和蜱螨亚纲（Acari）。

【与医学有关种类】

1. 蝎亚纲　虫体分为近方形的头胸部和较长而分节的腹部。头胸部由6节组成,头端有1对短小的螯肢,1对粗长钳状的须肢,口位于腹面。背面有头胸甲,背部中央有1对中眼,前端两侧各有2~5对侧眼,有4对足。腹部分节明显,又分为前腹部和后腹部,前腹部粗大有7节,后腹部窄长有6节,末端具1尖刺,内有毒腺,如蝎子。

2. 蜘蛛亚纲　体分头胸部和腹部,两部分以一细柄相连。头前方背面有2~12个单眼,多数有4对。头端有1对短小的螯肢,毒腺管开口于其前端;以及1对脚状较长的须肢,所以又称脚须,有4对足。腹部球形,多不分节,其末端通常有3对纺器。

3. 蜱螨亚纲　蜱螨类外形为圆形、卵圆形或长形等。螨较小,虫体长0.1~0.4mm。蜱较大,多大于2mm,饱食后可达1cm以上。虫体由颚体（gnathosoma）和躯体（idiosoma）组成。颚体又称假头（capitulum）,包括口器和颚基（假头基）两部分,口器由1对须肢、1对螯肢及其下方的口下板组成。须肢是感觉器官,螯肢和口下板为取食器官。须肢基节愈合成颚基。躯体可分为足体和末体。成虫足4对,通常分为6节,包括基节、转节、股节、膝节、胫节和跗节,跗节末端有爪和爪间突。躯体的表皮有的较柔软,有的形成不同骨化程度的板。此外,在表皮上还有各种条纹、刚毛等。躯体腹面正中线上有生殖孔和肛门,前者位于躯体前半部,后者位于躯体亚末端。气门有或无,其位置和数目各类群不同。

蜱螨幼期的发育分期因类群而异。如硬蜱由卵孵出幼虫,而以后的若虫分期就因种类不同而异,如有的钝缘蜱（Ornithodoros）可分为3~6个若虫期,而恙螨在若虫期前后均有静止期的若蛹和成蛹。幼虫有足3对,若虫与成虫有足4对。若虫与成虫形态相似,但生殖器官尚未成熟。蜱螨有卵生（oviparity）,或卵胎生（ovoviviparity）（即直接产幼虫或第1若虫）。生殖方式主要是两性生殖,但常行孤雌生殖（parthenogenesis）。

【对人体的危害】

蝎亚纲中的毒蝎毒液中含有神经毒素和溶血毒素。人偶然触及毒蝎时,可遭到螯刺,表现为局部疼痛、水肿或皮肤坏死,严重者出现全身神经麻痹,或出现出血、溶血。蜘蛛亚纲中蛛毒含有神经毒素、溶血毒素和细胞因子毒液,毒素类型因虫种而异。神经毒素可使全身的肌肉痉挛强直,溶血毒素可引起局部组织坏死。少数毒蛛可侵害人体。蜱螨亚纲中的许多种类能传播和贮存多种虫媒病的病原体,某些种类可螫刺、寄生、毒害或致敏,引起蜱螨源性疾病。其中有重要医学意义的种类有蜱、革螨、恙螨、蠕形螨、疥螨和尘螨等。

Summary

The body of arachnids divide into cephalothorax and abdomen. They have four pairs of legs in the adult, but without wings, eyes, or antenna. Among them, *Acaridae*, *Scorpiones* and *Araneae* are of most medical importance. In addition to stings, envenomization, parasitism and allergic reactions, they can spread and reserve the pathogens of vector-borne disease, and thus do harm to humans.

(吴家红)

第二节　蜱

蜱(ticks)属于寄螨目(Parasitiformes)、蜱亚目(Ixodida)、蜱总科(Ixodoidea),包括硬蜱科(Ixodidae)、软蜱科(Argasidae)和纳蜱科(Nuttalliellidae)。至2016年,世界已知蜱类有3科20属896种,中国有2科9属128种。硬蜱科的蜱种通称为硬蜱(hard ticks);软蜱科的蜱种通称为软蜱(soft ticks)。

【形态】

虫体分假头和躯体两部分。假头由假头基、一对螯肢、一对须肢和一个口下板组成。假头基与躯体相连,螯肢位于假头基前端背面,呈长杆状,外围螯肢鞘,其末端具齿状的定趾和动趾,用于切割宿主皮肤。口下板位于螯肢腹面,顶端尖细或钝圆,腹面有纵列的逆齿,有穿刺与附着作用。一对须肢位于螯肢外侧可见4节,末节有感受器,当吸血时须肢起固定和支柱作用。躯体椭圆形,表皮革质。未吸血时背腹扁平,体长2~13mm,有的雌蜱饱血后可达30mm,外观似蚕豆或蓖麻籽。气门1对,有气门板围绕,位于第四对足基节的前外侧或后外侧。足分基节、转节、股节、胫节、后跗节和跗节,跗节末端具爪1对及爪垫(pulvillus)1个。第一对足跗节末端有哈氏器(Haller's organ),司嗅觉功能。

1. 硬蜱　躯体前端的假头从背面可见(图4-2-1)。假头基形状呈六角形、矩形或方形,因蜱属不同而异。雌蜱的假头基背面有许多小凹点汇聚而成的1对孔区(porose area),在产卵时其分泌物附在卵表面起抑制氧化作用。口下板的腹面可以见到较发达的逆齿。须肢第1节很短;第2、3节较长,形

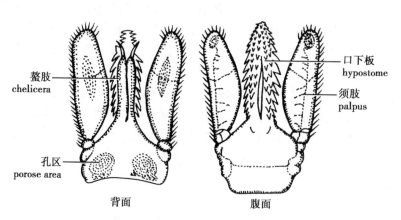

螯肢
chelicera

口下板
hypostome

须肢
palpus

孔区
porose area

背面

腹面

图4-2-1　全沟硬蜱雌虫假头

Fig. 4-2-1　Capitulum of female *Ixodes persulcatus*

状各异;末节短小,嵌生于第 3 节腹面亚前端的小凹陷内,其顶端有感觉毛。

躯体体表光滑,背面有盾板。雄蜱盾板覆盖整个背面;雌蜱、幼蜱和若蜱的盾板仅覆盖背面的前部。盾板上可有刻点或色斑。有些蜱属具眼 1 对,分别位于盾板前部两侧缘。有的蜱属在躯体后缘具方形的缘垛。躯体背面有各样的陷沟。躯体腹面有围绕生殖孔向后延伸的生殖沟。在肛门之前或之后有肛沟(图 4-2-2)。前者称前沟类硬蜱,如硬蜱属;后者称后沟类硬蜱,其他硬蜱均属于此类。雄蜱腹面可有骨板,其数目因蜱属而异。气门板宽阔,位于第四对足基节的后外侧,其形状因蜱种而异。足基节上通常有距刺,爪垫通常较发达(图 4-2-3)。

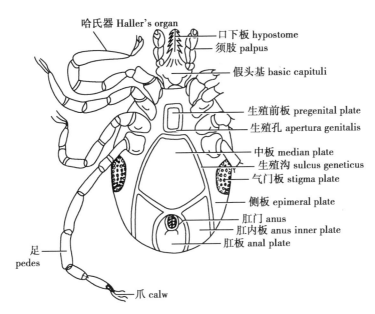

图 4-2-2　全沟硬蜱雄虫腹面
Fig. 4-2-2　Ventral views of male *Ixodes persulcatus*

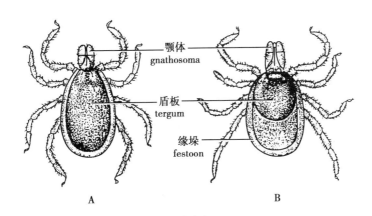

图 4-2-3　硬蜱成虫
A. 雄虫;B. 雌虫。
Fig. 4-2-3　adult of hard tick
A. male;B. female.

2. **软蜱**　假头位于躯体腹面前部,从背面看不见(图 4-2-4)。假头基较小,一般为方形。雌蜱假头基背面无孔区。口下板的逆齿不发达。须肢各节均为长圆柱形。躯体背腹面无大块骨板。体表呈皱纹状、颗粒状、乳突状或有盘窝形。大多数无眼,少数有 1~2 对眼点,位于第一、二对足基节的外侧。躯体腹面有生殖沟,肛门前后可有肛前沟、肛后中沟和肛后横沟。气门板小,位于第四对足基节的前

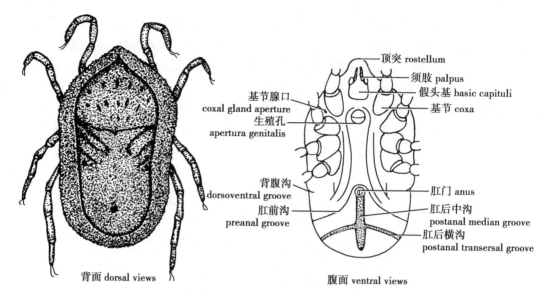

图 4-2-4 软蜱（乳突钝缘蜱）成虫
Fig. 4-2-4 adult of soft tick（*Ornithodoros papillipes*）

外侧。生殖孔位于腹面的前部,两性特征不明显。雌蜱呈横沟状,雄蜱为半月形。足基节无距刺,跗节爪垫退化或无。成虫和若虫的第一、二对足基节之间有基节腺的开口,基节液的分泌,有调节血淋巴水分和电解质的作用。

【生活史】

蜱类的发育过程有卵、幼虫、若虫和成虫 4 期(图 4-2-5)。卵呈球形或椭圆形,直径 0.5~1.0mm,淡黄色至褐色,常聚集成堆。在适宜条件下卵经 2~4 周孵出幼虫。幼虫饱食后经 1~4 周蜕皮变为若虫。硬蜱若虫仅 1 期,软蜱通常为 3~4 期,多者可达 5~8 期,因种类或生活条件不同而异。若虫饱食后经 1~4 周蜕皮变为成虫。在自然条件下,硬蜱完成生活史所需时间,可为数月,通常需要 1~2 年,甚至 3~7 年,因蜱种而异。当遇到不良环境产生滞育时,可使生活周期延长。如全沟硬蜱由 3 年延长至 4~5 年。多数软蜱完成生活史需 1 个月至 1 年,在不适宜条件下延长至 3~5 年或更长。硬蜱寿命为几个月至 1 年。吸血后寿命较短,雄蜱活月余;雌蜱产卵后 1~2 周内死亡。软蜱的成虫由于多次吸血和多次产卵,一般可活 5~6 年,有些种类可活十几年甚至二十年以上。蜱类在生活史发育过程中都需要吸血,因此多数蜱种在不同发育阶段需要更换宿主动物。

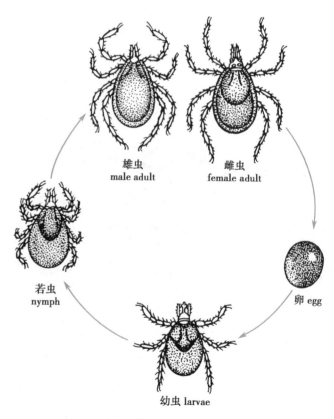

图 4-2-5 全沟硬蜱生活史
Fig. 4-2-5 Life cycle of *Ixodes persulcatus*

【生态】

1. 宿主和更换宿主的类型 宿主包括许多陆生哺乳动物和鸟类,少数爬行类和极少的两栖类。其中一些种类可侵袭人体。对宿主的专性程度因种类而异,有的仅限于 1 种宿主,有些种类限于某类群宿主,多数蜱种的宿主较广泛,如全沟硬蜱的宿主包括 200 多种哺乳动物和鸟类。蜱类在生活史中有更换宿主的现象,根据其更换宿主的次数可分为 4 种类型:①单宿主蜱:各发育期都寄生于同一宿主,雌虫饱血后落地产卵,宿主为大型哺乳动物,如微小扇头蜱;②二宿主蜱:幼虫与若虫寄生于同一宿主,而成虫寄生另一宿主,如囊形扇头蜱,残缘璃眼蜱;③三宿主蜱:幼虫、若虫、成虫分别寄生于 3 个宿主。如全沟硬蜱、草原革蜱和亚东璃眼蜱等。90% 以上的硬蜱为三宿主蜱。自卵孵化出后各发育期的虫体都需要吸血,更利于经期传播,提供了交叉感染和传播病毒的机会;④多宿主蜱:幼虫不更换宿主,各龄若虫及成虫需多次更换宿主。软蜱多为多宿主蜱。

2. 吸血习性 硬蜱幼虫和成虫发育期都需要 1 次饱血,多在白天侵袭宿主,每次吸饱血需时较长,通常幼虫、若虫和雌虫吸血时间分别约需 2~5d、3~8d 和 6~15d,饱食后体重增加 10~20 倍、20~100 倍和 50~250 倍,而雄虫增加为 1.5~2 倍。

软蜱幼虫吸血 1 次、各龄若虫均需多次吸血。有些种类的幼虫或 1 龄若虫不吸血,而成虫除少数蜱种不吸血外,也需多次吸血。多在夜间侵袭宿主。吸血所需时间因蜱种而异,幼虫为数分钟或数天;若虫和成虫为数分钟至 1 小时左右。饱食后雄虫体重增加为 2~3 倍,而幼虫、若虫及雌虫为 6~12 倍。

蜱在宿主的寄生部位常有一定的选择性,一般在皮肤较薄、不易被搔抓的部位。如全沟硬蜱寄生在人的颈部、耳后、腋窝、大腿内侧、会阴部和腹股沟等处。草原革蜱多寄生于牛的颈部肉垂处,绵羊的耳壳、颈部及臀部。波斯锐缘蜱多寄生在家禽翅下和腿腋部。

3. 交配和产卵 蜱类的聚集和交配的行为靠分泌的信息素来进行。多数后沟类雌性硬蜱在吸血时由盾窝腺释放的性信息素来吸引雄蜱。雌、雄性硬蜱和软蜱通过肛门排出聚集信息素,使蜱增加接触机会。硬蜱以哈氏器为感受器,而软蜱以须肢为感受器。

前沟类雄性硬蜱和软蜱,由于精子细胞在若虫已发育成熟,故雄蜱不需要吸血在栖息场所即可进行交配;而多数后沟类雄性硬蜱需吸血后,待精子发育成熟再在宿主体上进行交配。雄蜱一生可交配多次。

硬蜱一生只产卵一次,饱血后在 4~40d 内连续将卵全部产出,一般产卵数百至数千个,有些蜱种如亚东璃眼蜱可产卵 2 万个以上。软蜱一生产卵数次,每次产卵连续数日,每次可产卵 50~200 个,一生产卵数可由数百至千余个。蜱类除进行有性生殖外,某些硬蜱和软蜱有孤雌生殖现象。

4. 栖息与活动 蜱类栖息活动于各种不同自然生境,蜱种分布的不同与气候、地形、土壤、植被和宿主等有关。硬蜱栖息与活动因种类而异,如全沟硬蜱,栖息于低温高湿的针阔混交林带,多聚集在小路两旁的草尖及灌木枝叶的顶端等待宿主。蜱类昼夜活动的节律因蜱种不同而不同,通常晨昏活动较多,如全沟硬蜱以傍晚时活动较多;草原革蜱栖息在干旱的半荒漠草原地带,多攀登在草茎顶端等待宿主,整个白天均见活动;亚东璃眼蜱栖息在高温低湿的荒漠地带,多在地面活动,靠视觉主动寻觅宿主,整个白天均见活动;草原硬蜱栖息在洞穴内,在栖息场所寻觅宿主;而微小扇头蜱栖息在农耕地区的牲畜圈舍中,多爬上墙壁、木桩寻觅宿主。软蜱多生活在荒漠和半荒漠地带,如乳突钝缘蜱,通常栖息在中小型动物的洞穴、岩窟及住房的缝隙中;波斯锐缘蜱栖息于窝巢;拉合尔钝缘蜱栖息于畜舍等。软蜱多夜间活动。蜱的活动范围不大,一般为数十米。宿主的活动,特别是候鸟的季节迁移,对蜱类特别是软蜱的播散起着重要作用。

5. 季节消长与越冬 蜱在不同季节的活动,取决于其本身的发育类型以及自然条件。完成 1 代需时较短(2~3 个月)的种类,其发育周期的季节现象不明显,如微小扇头蜱成虫活动高峰为 5 月上旬、8 月上旬和 9 月中下旬。1 年 1 代的种类,其活动期是随着季节而变化,如草原革蜱和亚东璃眼蜱的活动高峰,成虫为 4~5 月,幼虫和若虫为 6~8 月。2 年发育 1 代的种类,其季节的表现为成虫和若虫同时间大量出现,如嗜群血蜱的活动高峰,成虫为 5~7 月,幼虫 6~7 月,若虫 7~8 月。3 年发育 1 代的种类,各活动期的大量出现在季节上是相似的,如全沟硬蜱各活动期从 4 月中旬开始出现,成虫 5月达高峰,幼、若虫活动为双峰型(6 月为主峰,9 月为次峰)。同一蜱种的季节消长也因其分布的地理纬度不同而有差异。软蜱中多数种类栖息在宿主的洞巢内,终年都可见活动。

当蜱遇到不良环境时出现滞育。其表现形式有:饥饿蜱不活动;成蜱在冬季叮咬在宿主体上不饱食;雌蜱在冬季饱食后到来年才产卵;秋季饱食的幼、若蜱延至来年春季继续发育;秋天产的卵到来年才孵化等。影响滞育的因素主要有光周期、温度等。

蜱多数在栖息场所越冬,硬蜱可在动物的洞穴、地表缝隙、土块下、枯枝落叶层中或宿主体表越冬。软蜱主要在宿主动物巢穴处越冬。越冬虫期因种类而异,有的各发育期均可越冬,如全沟硬蜱;有的以成虫越冬,如草原革蜱和亚东璃眼蜱;有的以若虫和成虫越冬,如长角血蜱;有的以幼虫和若虫越冬,如残缘璃眼蜱;有的以幼虫越冬,如微小扇头蜱。

【我国重要传病种类】

1. 全沟硬蜱(Ixodes persulcatus) 盾板褐色。躯体背面有缘褶。须肢细长圆筒状。假头基宽短,近五角形,腹面的耳状突钝齿状。肛沟在肛门之前呈倒 U 形,雌蜱第一对足基节具 1 细长内距,末端达到第二对足基前部 1/3,而雄蜱略超过第二对足基节的前缘(图 4-2-1、图 4-2-2)。分布于东北、华北、西北、西藏等地。

2. 草原革蜱(Dermacentor nuttalli) 盾板有珐琅样斑,有眼和缘垛;须肢宽短,假头基矩形,第一对足转节的背距短而圆钝。第四对足基节外距末端不超出该节后缘。分布于东北、华北、西北、西南等地区。

3. 亚东璃眼蜱(Hyalomma asiaticum kozlovi) 体型较大,盾板红褐色,有眼和缘垛,须肢长圆筒状,第 2 节显著伸长;足各关节呈淡色环带;盾板上刻点稀少。颈沟较深较长呈斜沟形,雄性盾板后中沟与后侧沟之间的刻点稠密。气门板呈烟斗状。分布于东北、华北和西北地区。

4. 乳突钝缘蜱(Ornithodoros papillipes) 躯体椭圆形,前端逐渐细窄,体缘圆钝,背面边缘有缘褶。体表呈颗粒状,前部及中部有几对盘窝。肛后横沟较直,与肛后中沟相交处几乎成直角(图 4-2-4)。分布于新疆。

【与疾病的关系】

蜱在叮咬吸血时,人多无痛感,叮咬部位可造成局部充血、水肿等急性炎症反应,还可引起继发性感染。某些硬蜱在吸血过程中,分泌的涎液含有神经毒素,可导致宿主运动性纤维的传导阻滞,引起上行性肌肉麻痹,导致瘫痪,称蜱瘫痪(tick paralysis)。严重者可导致呼吸衰竭而死亡。

蜱传播的疾病主要有:

1. 森林脑炎 又称蜱传脑炎(tick-borne encephalitis,TBE),是由蜱传脑炎病毒(Tick-borne encephalitis virus)引起的一种自然疫源性疾病,也是被我国列入法定职业病名单的为数不多的生物性因素引起的职业病。TBE 普遍高发于欧洲、西伯利亚、中国北部和日本等地,具有显著的地方性、季节性和自然疫源性特点。人类多因媒介蜱刺叮吸血获得感染,引起以中枢神经系统病变为主要特征的疾病。本病在我国主要分布于黑龙江、吉林、内蒙古、新疆,西藏和云南也有报道。我国北方传播媒介主要是全沟硬蜱,其次是森林革蜱、嗜群血蜱、日本血蜱等,云南传播媒介为卵形硬蜱。病毒在蜱体内可经期、经卵和经精细胞传递。所有患者均与森林作业有关,尤多见于采伐工人及采蕨菜者,以 20~30 岁青壮年居多。当前,预防 TBE 的主要方式是接种疫苗。我国先后于 1953 年,1967 年,2001年开发了三代疫苗。

2. 克里米亚-刚果出血热(Crimean-Congo hemorrhagic fever) 病原体是克里米亚-刚果出血热病毒,一种 RNA 病毒。传染源主要为绵羊和塔里木兔,其次是急性期患者和牧区家畜或野生动物。亚东璃眼蜱为主要传播媒介,病毒可经期和经卵传递。人类多因蜱刺叮吸血获得感染,也可因接触患者的血液、分泌物、排泄物获得感染。本病在我国首先发现,主要流行于新疆塔里木河流域和准噶尔盆地,故又称新疆出血热。此外在云南、青海、内蒙古、四川等地的家畜血清中曾检出抗体。

3. 北亚蜱媒斑疹伤寒(North-Asian tick-borne typhus) 是由西伯利亚立克次体(*Rickettsia sibirica*)引起的一种自然疫源性疾病,人因被感染的蜱叮咬或蜱粪便污染皮肤伤口而感染,临床以虫咬溃疡(初发病灶-焦痂)、局部淋巴结肿、发热、皮疹和剧烈头痛等为主要特征。小型啮齿动物(如鼠类)是主要的储存宿主,草原革蜱是内蒙古和新疆的主要传播媒介。此病分布于黑龙江、内蒙古、新疆、福建、广东和海南等地区。

4. Q热(Q fever) 是由贝氏柯克斯体(*Coxiella burnetii*)引起的一种自然疫源性疾病,几乎遍布全世界。羊、牛为主要传染源,主要经呼吸道感染。硬蜱和软蜱既可为传播媒介又可作为贮存宿主。自然感染的蜱有60余种,在我国曾发现微小扇头蜱、铃头血蜱和亚洲璃眼蜱有自然感染。病原体贝氏柯克斯体在蜱可经期、经卵传递。携带贝氏柯克斯体的蜱可通过刺叮吸血将病原体传播给宿主。我国广泛存在Q热自然疫源地,在内蒙古、四川、云南、甘肃、新疆、西藏及珠海等地区曾发生过暴发流行。贝氏柯克斯体因其毒力强,在外界环境中存活期长,易存储和易播散等特征,被世界卫生组织列为潜在的重要生物战剂和生物恐怖剂。

5. 埃立克体病(Ehrlichiosis) 是由α变形菌纲立克次体目(Rickettsiales)无形体科(Anaplasmataceae)的埃立克体属(Ehrlichia)细菌引起的人或动物的埃里克体病。不同种埃立克体的媒介和宿主有所不同。人单核细胞埃立克体病的病原体为查菲埃立克体(*E. chaffeensis*),主要的传病媒介为美洲钝眼蜱。病原在蜱体内可经期传递,但不能经卵传递。人获得感染主要通过蜱的刺叮吸血造成。临床上主要表现为发热,多伴有白细胞和血小板减少等血象的改变,严重感染可累及多种脏器并导致死亡。我国内蒙古、新疆、云南、福建、黑龙江、西藏等有蜱自然感染、人群血清检测抗体阳性的报告。

6. 发热伴血小板减少综合征 俗称"蜱咬病",是近年来我国首先报道的一种新发传染病。病原体为新布尼亚病毒,隶属布尼亚病毒科白蛉病毒属。该病主要经蜱虫叮咬传播,但接触急性期患者或患者尸体血液也可能被传染。临床上表现为起病急,异常发热,血小板减少,白细胞减少伴出血倾向,患者通常死于多器官衰竭。流行期为4~10月,流行高峰5~7月。近年在我国河南、湖北、山东、安徽、辽宁、江苏等省均有该病病例报道。人群普遍易感,在丘陵、山地、森林等地区生活、生产的居民和劳动者以及赴该类地区户外活动的旅游者感染风险较高。

7. 莱姆病(Lyme disease) 病原体是伯氏疏螺旋体(*Borrelia burgdorferi*)。硬蜱是重要的传播媒介和贮存宿主,在蜱体内螺旋体可经期和经卵传递。我国已从26种蜱中分离出莱姆病螺旋体,其中全沟硬蜱为我国北方主要传播媒介,粒形硬蜱、二棘血蜱、中华硬蜱等可能是南方地区重要媒介。蜱主要通过吸血把病原体传播给动物宿主。莱姆病病原体的动物宿主比较多,包括鼠、兔、蜥蜴、狼、鸟类等野生动物以及牛、羊、狗等家畜。我国已在黑线姬鼠、大林姬鼠、白腹巨鼠等野鼠及华南兔等多种野生动物体内分离到病原体。血清流行病学调查显示至少在30个省、自治区、直辖市的人群中存在伯氏疏螺旋体的感染。我国莱姆病疫区主要分布在东北部、西北部和华北部分地区,林区人群发病率高(1%~4%)。蜱咬和职业是人群莱姆病感染主要危险因素,成为林、牧、旅游等野外活动的重要健康问题。近年调查发现城市居民感染莱姆病的危险性在增加,这与家养宠物带蜱率、带菌率增加有关。

8. 蜱媒回归热(tick-born relapsing fever) 又称地方性回归热。病原体有两种,为波斯疏螺旋体(*Borrelia persica*)和拉氏疏螺旋体(*Borrelia latyschevi*)。螺旋体在蜱体内的涎腺、基节腺、卵巢等组织器官内繁殖。蜱体内的病原可经期或经卵传递。人获得感染是通过蜱叮咬或基节液污染受损皮肤而感染。新疆有该病流行,南疆有村镇和荒野2型,灰仓鼠、小家鼠、大耳猬为贮存宿主,乳突钝缘蜱为传播媒介。北疆只有荒野型,大耳猬、大沙鼠、红尾沙鼠、柽柳沙鼠为贮存宿主,特突钝缘蜱为传播媒介。

【防制原则】

1. 环境防制 草原地区采取牧场轮换和牧场隔离,清理禽畜圈舍,堵洞嵌缝以防蜱类孳生;捕杀野生啮齿动物。

2. 化学防制　蜱类栖息及越冬场所可喷洒倍硫磷、毒死蜱、顺式氯氰菊酯等,对家畜进行定期药浴杀蜱。在林区使用烟雾剂灭蜱。杀虫剂中加入蜱的性外激素与聚集激素可诱蜱而提高杀灭效果。

3. 生物防治　白僵菌、绿僵菌及烟曲霉菌等对蜱有致死作用。跳小蜂产卵于蜱体内,待发育为成虫致使蜱死亡。

4. 个人防护　进入有蜱活动地区要穿五紧服,扎紧裤脚、袖口和领口。外露部位要涂擦驱避剂(避蚊胺、避蚊酮、前胡挥发油),或将衣服用驱避剂浸泡。离开蜱活动地区时应仔细相互检查身体及衣物,勿将蜱带出疫区。

Summary

There are over 100 tick species reported in China, belonging to hard ticks or soft ticks. The body divide into gnathosoma and idiosoma. Except for stings, bites and harassments, they can reserve and transmit many pathogens. They can cause forest encephalitis, Xinjiang hemorrhagic fever, North-Asian tick-borne typhus, Q fever, ehrlichiosis, human granulocytic anaplasmosis, lyme disease, tick-borne relapsing fever and so on, making it the vector that responsible for most kinds of disease in all medical arthropods. Pathogens can be transmitted transovarially, or from generation to generation, or by stings and bites.

(吴家红)

第三节　恙　螨

恙螨(chigger mites)属于真螨目(Acariformes)、前气门亚目(Prostigmata)、恙螨总科(Trombiculoidea)中的恙螨科(Trombiculidae)、列螨科(Leeuwenhoekiidae)和无前螨科(Walchiidae)。恙螨仅幼虫营寄生生活,其他各期营自生生活。全世界已知约有3 000余种(亚种)。我国已记录有500余种(亚种)。

【形态】

1. 成虫　恙螨的成虫全身密布绒毛,体长1.0~2.0mm,外形呈"8"字形,通常为红色。若虫似成虫,体表绒毛相对稀疏,体长0.5~1.0mm。成虫和若虫均具4对足,足末端有1对爪。第一对足特别长,有触角作用。由于绝大多数恙螨种类都是从其寄生的宿主体上采得的幼虫,所以目前恙螨的分类仍以幼虫为准,具有实用意义。

2. 幼虫　恙螨幼虫大多椭圆形,多数为橙黄色、橘红、土黄色,少数呈乳白色。初孵出时体长约0.2mm,肉眼很难辨认,饱食后体长达0.5~1.0mm(图4-2-6)。颚体位于躯体前端,由螯肢及须肢各1对及颚基组成。螯肢的基节呈三角形,端节称螯肢爪,呈弯刀状,为穿刺构造。须肢圆锥形,分5节,第1节较小,第2节最大,第4节末端有爪,第5节着生在第4节腹面内侧缘呈拇指状。颚基在腹面向前延伸,其外侧形成一对螯盔(galea)。躯体背面前部有盾板,是重要的分类依据。盾板上通常有刚毛5根,中部有2个圆形的感器基(sensillary base),由此生出呈丝状、棒

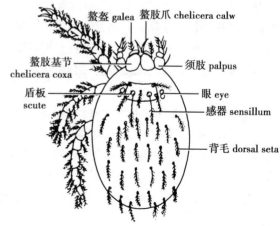

图4-2-6　地里纤恙螨幼虫
Fig. 4-2-6　*Larvae of Leptotrombidium deliense*

状或球杆状的感器(sensillum)。绝大多数有眼2对,位于盾板两侧,少数有眼1对或无眼。盾板后方的躯体上有横列的背毛,其排列的行数和数目等因种类而异。足3对,分为6或7节,如为7节则股节又分为基股节和端股节,跗节末端有2爪和1个爪状爪间突,足上多羽状毛。

【生活史】

恙螨发育过程有卵、前幼虫、幼虫、若蛹、若虫、成蛹和成虫7期(图4-2-7)。卵呈球形,淡黄色,直径约0.2mm,成堆产于土壤浅表缝隙中。经2~8d卵内幼虫挤破卵壳,逸出包有薄膜的前幼虫(prelarva)。经7~14d的发育,幼虫破膜而出,遇宿主即攀附寄生,经3~5d饱食后,坠落地面缝隙中,3~7d后静止不动形成若蛹(nymphochrysalis),蛹内若虫经10~16d发育成熟后,从蛹背逸出。若虫形态与成虫相似,经10~35d发育为成蛹(imagochrysalia),经7~15d蜕皮为成虫。雄虫性成熟后,产精包以细丝粘于地表,雌螨通过生殖吸盘摄取精包并在体内受精,经2~3周开始产卵于泥土表层缝隙中,一生产卵100~200粒,产卵后可活1个月左右。地里纤恙螨完成1代约需3个月,温带地区每年多为1代,少数为2代。小盾纤恙螨1代需9个月以上,每年繁殖1代。

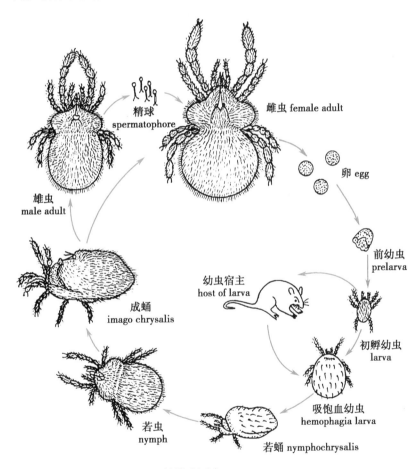

图4-2-7 恙螨生活史

Fig. 4-2-7 Life cycle of chigger mites

【生态】

1. 分布与孳生地 恙螨多分布在温暖潮湿地区。分布的地形有海岛、平原、丘陵和山区。恙螨孳生在隐蔽、潮湿、多草、多鼠等场所,以江河沿岸、溪边、山坡、山谷、森林边缘及荒芜田园等杂草丛生的地区为最多;也可见于村镇附近的农作物区、菜园、瓦砾堆、墙角等处。在北方和寒冷地带、高原和沙漠中发现有适合某些螨种生存的微小生活环境。

2. 宿主与食性 恙螨幼虫的宿主范围很广泛,包括哺乳类(主要是啮齿类和食虫类)、鸟类、爬行类和两栖类,有些种类也可侵袭人。多数种类的恙螨对宿主选择性不强。大多数恙螨幼虫寄生在宿主体表,多在皮薄而湿润处,如鼠的耳窝、会阴部,鸟类的腹股沟、翼腋下等。在人体则常寄生在腰、腋窝、腹股沟、阴部等处。成虫和若虫主要以土壤中的小节肢动物和昆虫卵为食,幼虫则以宿主被分解的组织和淋巴液为食。幼虫在宿主皮肤叮刺吸吮时,先以螯肢爪刺入皮肤,然后注入涎液,宿主组织受溶组织酶的作用,上皮细胞、胶原纤维及蛋白发生变性,出现凝固性坏死,在唾液周围形成一个环圈,继而往纵深发展形成一条小吸管通到幼虫口中,称为茎口(stylostome),被分解的组织和淋巴液,通过茎口进入幼虫消化道。幼虫只饱食1次,在刺吸过程中,一般不更换部位或转换宿主。

3. **活动**　恙螨幼虫活动范围很小,一般不超过1~2m,垂直距离10~20cm,常聚集在一起呈点状分布,称为螨岛(mite island)。幼虫喜群聚于草树叶、石头或地面物体尖端,有利于攀登宿主。幼虫在水中能生活10天以上,因此洪水及河水泛滥等可促使恙螨扩散。幼虫也可随宿主动物而扩散。恙螨的活动受温度、湿度、光照及气流等因素影响。多数种类需要温暖潮湿的环境。多数恙螨幼虫有向光性,但光线太强时幼虫反而停止活动。宿主行动时的气流可刺激恙螨幼虫。幼虫对宿主的呼吸、气味、体温和颜色等很敏感。

4. **季节消长**　恙螨的季节消长除其本身的生物学特点外,还受温、湿度和雨量的影响,各地区恙螨幼虫发现在宿主体表有季节消长规律,一般可分为3型:①夏季型:每年夏季出现一次高峰,如地里纤恙螨;②春秋型:有春秋两个季节高峰,如苍白纤恙螨;③秋冬型:出现在10月以后至次年2月,出现1个高峰,如小盾纤恙螨。夏季型和春秋型的恙螨多以若虫和成虫越冬,秋冬型无越冬现象。

【我国恙螨主要种类及分布】

1. **地里纤恙螨**(*Leptotrombidium deliense*)　幼虫躯体卵圆形,橘红色。眼红色,明显。盾板近似长方形,前缘和两侧缘微内凹,后缘微凸出而其中部微内凹。盾板上有羽状毛5根,包括前中毛1根,前侧毛和后侧毛各1对。感器丝状,近基部无棘,后半部有17~19个分支。感器基位于后侧毛孔的水平线略前方。以黄毛鼠、褐家鼠、黄胸鼠、社鼠、黑线姬鼠为主要宿主。主要分布在长江以南的大部分地区,是夏季型疫区的主要媒介螨种。

2. **小盾纤恙螨**(*Leptotrombidium scutellare*)　幼虫橘红色。眼红色,明显。盾板长方形,前缘稍内凹,后缘弧形并明显向后凸出。盾板刚毛5根,后侧毛孔的水平线与感器基在同一水平线上。感器丝状,近基部有小棘,端部分支较多。以黄毛鼠、黑线姬鼠、社鼠为主要宿主。在我国分布广泛,是长江以北大部分地区秋冬型疫区的主要媒介螨种。

【与疾病关系】

1. **恙螨皮炎**(trombiculosis)　恙螨幼虫刺叮皮肤时,分泌的唾液能溶解宿主皮下组织,造成局部凝固性坏死及其周围组织炎症性病变。人体被恙螨幼虫刺叮后,初觉皮肤剧痒难忍,被刺叮处出现红色丘疹,继而形成水疱、坏死和出血,之后形成黑褐色焦痂,焦痂脱落后形成浅表溃疡。

2. **恙虫病**(tsutsugamushi disease)　病原体是恙虫病东方体(*Orientia tsutsugamushi*),原称恙虫病立克次体(*Rickettsia tsutsugamushi*)。在我国,黑线姬鼠、黄毛鼠、黄胸鼠等是主要贮存宿主。目前已确认地里纤恙螨、小盾纤恙螨、微红纤恙螨、高湖纤恙螨、海岛纤恙螨、吉首纤恙螨6种恙螨为恙虫病的主要传播媒介,可经期、经卵和经精包传递。当前,恙虫病威胁全球超10亿人,是亚太地区较严重的公共卫生问题。我国分布广泛,至今全国31个省(自治区、直辖市,未包括港澳台地区)有本地病例报道。近年来南方地区病例数有明显上升趋势。临床主要表现为突然起病、发热、刺叮处有焦痂或溃疡、淋巴结肿大及皮疹。

3. **肾综合征出血热**(hemorrhagic fever with renal syndrome,HFRS)　病原体是汉坦病毒(*Hantavirus*)。在我国,黑线姬鼠是主要贮存宿主。小盾纤恙螨是黑线姬鼠体表的优势螨种,病原可经期、经卵传递。

【防制原则】

1. **环境防制**　灭鼠,堵塞鼠洞,填平坑洼,保持干燥,定期铲除住地杂草与灌丛。

2. **化学防制**　在人、鼠经常活动的地方及恙螨孳生地,可喷洒敌敌畏、倍硫磷、氯氰菊酯、溴氰菊酯和残杀威等。

3. 个人防护　避免在溪沟边草地上坐卧休息。野外工作时要扎紧衣裤口,外露皮肤可涂避蚊胺、避蚊酮、香茅油、玉桂油等,或将衣服用驱避剂浸泡。工作后及时换衣、洗澡可减少被叮咬机会。

Summary

Only the larva of chiggers is in parasitic realm, the other stages are free-living. The larva has a variety of hosts. Most larvae parasitize on the body surface, especially where with high humidity and thin skin, such as the waist, armpits, groin and pudendum, giving rise to tsutsugamushi disease and hemorrhagic fever with renal syndrome. Pathogens can transmitted transovarially, or from generation to generation, or by stings and bites.

(吴家红)

第四节　革　螨

革螨(gamasid mites)属于寄螨目、中气门亚目(Mesostigmat),我国记载的革螨已达到21科78属600多种。与医学有关的种类主要属皮刺螨总科(Dermanyssoidea)中的厉螨科(Laelaptidae)、巨刺螨科(Macronyssidae)和皮刺螨科(Dermanyssidae)。

【形态】

成虫卵圆形,黄色或褐色,表皮膜质,具骨化的板。体长一般为 0.2~0.5mm,大者可达 1.5~3.0mm(图 4-2-8)。虫体分颚体和躯体。颚体由颚基、螯肢及须肢组成,颚基形状具有分类意义。螯肢由螯杆和螯钳组成,雄螨螯钳演变为导精趾。口下板 1 对,呈三角形。须肢呈长棒状,因基部与颚基愈合,故仅见 5 节,末节内侧通常具一叉毛。躯体呈卵圆形或椭圆形,背面隆起,背板 1~2 块。背板上的刚毛数目和排列的毛序,因种而异。躯体腹面前缘的正中,通常有一个叉形的胸叉。雌螨腹面有多块骨化的板,从前至后分别为胸板、生殖板、腹板、肛板及足后板等,有些虫种的生殖板和腹板愈合为生殖腹板;雄螨通常愈合为 1 块全腹板。雌虫生殖孔位于胸板之后,呈横缝隙状,被生殖板遮盖;雄虫生殖孔位于全腹板前缘,呈漏斗状。气门 1 对,位于第三、四对足基节间的外侧,与向前延伸至第二对足基节的气门沟连接,气门及气门沟由气门板围绕。第一对足跗节背面亚末端有一个跗感器,司嗅觉。足跗节末端一般具 1 对爪和 1 个叶状爪垫。足各节上的距、刺、刚毛等具有分类意义。

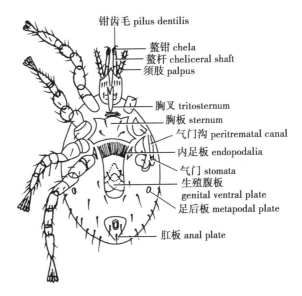

钳齿毛 pilus dentilis
螯钳 chela
螯杆 cheliceral shaft
须肢 palpus
胸叉 tritosternum
胸板 sternum
气门沟 peritrematal canal
内足板 endopodialia
气门 stomata
生殖腹板 genital ventral plate
足后板 metapodal plate
肛板 anal plate

图 4-2-8　格氏血厉螨雌虫腹面
Fig. 4-2-8　Ventral view of female *Haemolaelaps glasgowi*

【生活史】

革螨发育过程有卵、幼虫、第 1 若虫、第 2 若虫和成虫 5 期。卵椭圆形,乳白或淡黄色,直径 0.1~0.35mm。一般在产出 1~2d 孵出幼虫。幼虫白色,足 3 对,无气门,不摄食,在 24h 内蜕皮为第 1 若虫。第 1 若虫足 4 对,气门沟短,雌性吸血 2 次,雄性吸血 1 次,经 2~6d 蜕皮为第 2 若虫。第 2 若虫与成虫相似,但无生殖孔和生殖板,摄食后经 1~2d 蜕皮为成虫。完成生活史一般需 1~2 周(图 4-2-9)。交配时,雄螨用导精趾将精囊置于雌螨生殖孔内而使雌螨受精。革螨有卵生(oviparity)或卵胎生(ovoviviparity),有些种类行孤雌生殖。寄生型革螨一生产卵或子代几个、几十个,最多百余个。巢穴寄生型革螨寿命最长,如柏氏禽刺螨在 20~25℃,大部分可活 5~6 个月;体表寄生型革螨寿命较短,仅几天或几十天。

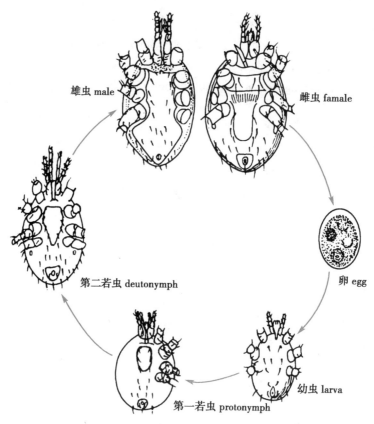

图 4-2-9　格氏血厉螨生活史
Fig. 4-2-9　Life cycle of *Haemolaelaps glasgowi*

【生态】

1. 生活习性　营自生生活的革螨栖息于枯枝烂叶下、草丛、土壤、巢穴和仓库贮品中。寄生性革螨的宿主包括小型哺乳类、鸟类和爬行类,其中以啮齿动物为常见,也可侵袭人。按寄生特性分为:①巢穴型:整个发育和繁殖过程都在宿主巢穴中进行,仅在取食时才与宿主接触,宿主广泛。兼性血食者如血厉螨属、真厉螨属、血革螨属的一些种类,可刺吸血液或食游离血,又可捕食小节肢动物及其他有机物;专性血食者如皮刺螨属、禽刺螨属。②毛栖型:长期寄生在宿主体表,较少离开宿主,对宿主有明显的选择性。兼性血食者如厉螨属的一些种类;专性血食者如赫刺螨属的种类。③腔道型:寄生于宿主鼻腔、呼吸道、肺、外耳道,对宿主选择严格,专性吸食者如鼻刺螨属、内刺螨属、肺刺螨属,以血液和体液等为食。

2. 食性　自生生活的革螨主要捕食小型节肢动物,也可以腐败的有机物质为食。寄生性革螨以刺吸宿主的血液和组织液为食。雌、雄虫、若虫均吸血,并可多次吸血。巢穴型革螨的吸血量较多,耐饥力较强(数月);毛栖型革螨一般吸血量较少,耐饥力差(数周);腔道型革螨耐饥力最差(仅数小时)。

3. 季节消长　大多数革螨整年活动,但有明显的繁殖高峰。其季节消长取决于宿主活动的季节变化,也与宿主巢穴内微小气候条件及宿主居留在巢穴的时间等有关。一般在 9 月以后数量逐渐增多,10~11 月可出现高峰,入冬后渐降,春夏季最少。如格氏血厉螨在秋冬季繁殖;柏氏禽刺螨在夏秋季大量繁殖。

【我国革螨主要种类及分布】

1. 格氏血厉螨（*Haemolaelaps glasgowi*）　雌螨背板几乎覆盖整个背部;胸板宽度大于长度,后缘内凹;生殖腹板较短;钳齿毛中部膨大,末端细长而弯曲(图 4-2-8)。属巢穴寄生型兼性血食螨类。宿主为多种啮齿类,以黑线姬鼠为主,也能刺吸人血。广布于全国各地。

2. 柏氏禽刺螨（*Ornithonyssus bacoti*）　雌螨背板狭长,在第二对足水平处最宽,以后逐渐狭窄,末端稍尖;背板中部刚毛较长,其末端达到下一刚毛的基部。胸板宽大于长。生殖板狭长,后端尖细(图 4-2-10)。属巢穴寄生型专性血食螨类。其宿主为褐家鼠、黄胸鼠、小家鼠等,也侵袭人。大多数省、区均有发现。

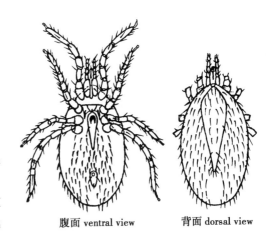

腹面 ventral view　　　背面 dorsal view

图 4-2-10　柏氏禽刺螨雌虫

Fig. 4-2-10　Female *Ornithonyssus bacoti*

【与疾病关系】

1. 革螨皮炎　革螨刺叮吸取血液或组织液引起革螨皮炎,局部出现丘疹,奇痒,红色丘疹及大片皮疹,少数病例伴有全身反应,可能与革螨叮咬过程中释放的代谢产物及分泌物引起的过敏反应有关,常由柏氏禽刺螨、囊禽刺螨或鸡皮刺螨所致。在动物饲养室、鸡窝、面粉厂、纱厂等处活动时易被革螨侵袭。

2. 肾综合征出血热　又称流行性出血热,病原体为汉坦病毒。目前已发现 24 个血清型的汉坦病毒,我国流行的汉坦病毒主要有两型,即汉滩病毒（Hanta virus,HTNV）和汉城病毒（Seoul virus,SEOV）。在疫区,主要宿主动物为鼠类啮齿动物。主要媒介是格氏血厉螨、厩真厉螨、柏氏禽刺螨等,可经卵传递。我国各地均有流行。临床主要表现为发热、出血倾向、肾损害。

3. 其他　革螨在森林脑炎、Q 热、立克次体痘、土拉弗氏菌病等疾病的疫源地,参与病原体的贮存与传播。

【防制原则】

1. 环境防制　保持室内清洁,清理禽舍和鸽巢,清除杂草,灭鼠。

2. 化学防制　有机磷杀虫剂杀螨效果较好,应定期进行地面药物喷洒;动物房和鼠洞用敌敌畏熏蒸。

3. 个人防护　涂擦驱避剂(如避蚊胺,邻苯二甲酸二甲酯等)于裸露部位,有 3~7h 驱避效果;亦可用浸泡驱避剂的布带系于手腕、踝关节,防止革螨侵袭。

Summary

There are over 600 species of *Gamasoidea* reported in China. The hosts of parasitic gamasid mites include small mammals, birds and reptiles. Among them, rodents are most common. They can also invade humans, causing gamasid dermatitis and hemorrhagic fever with renal syndrome. Pathogens can transmitted transovarially, or by stings and bites.

（吴家红）

第五节　疥　螨

疥螨（scabies mites）属真螨目、粉螨亚目（Acaridida）、疥螨科（Sarcoptidae）、疥螨属（Sarcoptes），是一种永久性寄生螨。寄生于人和哺乳动物的皮肤表皮角质层内。寄生于人体的疥螨为人疥螨（Sarcoptes scabiei）。

【形态】

成虫体近圆形,背面隆起,乳白色（图 4-2-11）。雌螨体长为 0.3~0.5mm,雄螨略小。螨体前端的颚体短小,螯肢钳状,尖端有小齿,适于啮食宿主皮肤的角质层组织。须肢分 3 节。无眼,无气门。体表遍布波状横纹。躯体背面有许多圆锥形皮棘及成对的粗刺和刚毛,其前部有盾板,雄螨背面后半部还有 1 对后侧盾板。腹面光滑,仅有少数刚毛。足短圆锥形,分前后两组。足的基节与腹壁融合成基节内突。前 2 对足跗节上有爪突,末端均有具长柄的吸垫（ambulacra）;后 2 对足的末端雌雄不同,雌螨均为长鬃,而雄螨的第 4 对足末端具长柄的吸垫。雌螨产卵孔呈横裂缝状,位于躯体腹面足体的中央,在躯体末端有 1 纵列的阴道。雄螨的外生殖器位于第 4 对足之间略后处。雄螨肛门位于躯体后缘正中,雌螨位于阴道的背侧。

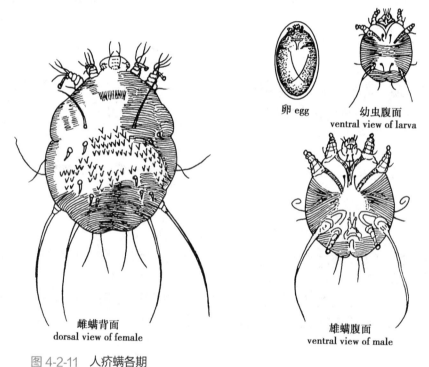

卵 egg

幼虫腹面
ventral view of larva

雌螨背面
dorsal view of female

雄螨腹面
ventral view of male

图 4-2-11　人疥螨各期

Fig. 4-2-11　Different developmental stages of *Sarcoptes scabiei*

【生活史】

疥螨的发育过程有卵、幼虫、前若虫、后若虫和成虫 5 期（图 4-2-12）。卵呈圆形或椭圆形,淡黄色,壳薄,大小约 0.08mm × 0.18mm,产出后经 3~5d 孵出幼虫。幼虫 3 对足,2 对在体前部,1 对在体后部,后 1 对足具长鬃。幼虫生活在原隧道中,经 3~4d 蜕皮为前若虫。前若虫形似成虫,雄性若虫只有 1 期,经 2~3d 蜕皮为雄螨;雌性有 2 个若虫期,前若虫经 2~3d 蜕皮为后若虫,该期的阴道已形成,可进行交配。后若虫再经 3~4d 蜕皮为雌螨。生活史一般需 10~14d。疥螨交配发生在雄性成虫和雌性后若虫之间,多于夜间在人体皮肤表面进行。雄螨大多在交配后不久即死亡;雌性后若虫在交配后20~30min 内钻入宿主皮内,蜕皮为雌螨,2~3d 后即在隧道内产卵。每次可产卵 2~3 粒,一生共可产卵

40~50 粒,雌螨寿命约 6~8 周。

【生态】

疥螨常寄生于人体皮肤较柔软嫩薄之处,常见于指间、手背、腕屈侧、肘窝、腋窝、脐周、腹股沟、阴囊、阴茎和乳房下等处;儿童全身均可被侵犯。

疥螨寄生在宿主表皮角质层的深处(图 4-2-13),以角质组织和淋巴液为食,并以螯肢和前两足跗节爪突挖掘,逐渐形成一条与皮肤平行的蜿蜒隧道。隧道长约 2~16mm。雌螨挖掘隧道的能力强,每天挖 0.5~5mm。雄螨与后若虫亦可单独挖掘,但能力较弱。前若虫与幼虫不能挖掘隧道,生活在雌螨所挖隧道中。交配受精后的雌螨最为活跃,每分钟可爬行 2.5cm,此时也是最易感染新宿主的时期。

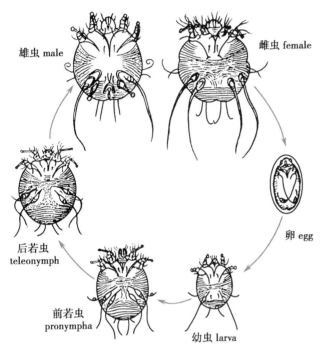

图 4-2-12　人疥螨生活史
Fig. 4-2-12　Life cycle of *Sarcoptes scabiei*

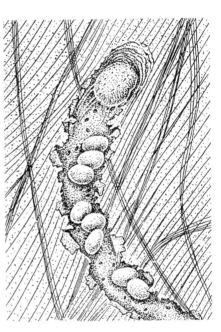

图 4-2-13　皮内隧道中的雌疥螨及卵
Fig. 4-2-13　Female and eggs of *Sarcoptes scabiei* in the intradermally tunnel

疥螨的扩散与环境的温、湿度有关。温度较低,湿度较高时寿命较长,而高温低湿则对其生存不利。在外界较湿润的条件下,有效扩散温度为 15~35℃,有效扩散时限为 1~6d,在此时间内活动正常并具感染能力。

【致病与诊断】

人疥螨引起的皮肤病,称为疥疮(scabies)。人疥螨对人体的损害主要是雌螨挖掘隧道时对角皮层的机械性刺激及其产生的排泄物、分泌物以及死亡虫体的崩解物引起的超敏反应。局部皮肤出现丘疹、水疱、脓疱、结节及隧道。多呈散在分布。丘疹呈淡红色,针头大小;水疱圆形,直径约 2~4mm;脓疱乳黄色;结节棕红色,多黄豆或绿豆大小;隧道呈浅灰色或浅黑色的弯曲细线。内有成虫、幼虫、虫卵、空卵壳及排出物等。雌虫常位于隧道盲端,呈针尖大小的灰白小点。隧道内可有细胞角化不全、棘细胞水肿、坏死,真皮乳头层水肿,浅、深层血管周围炎细胞浸润。隧道外可有鳞屑微翘,表皮常剥脱。疥螨寄生引起超敏反应,导致瘙痒,白天瘙痒较轻,夜晚加剧,睡后更甚,剧烈瘙痒是疥疮最突出的症状。由于剧痒、搔抓,可引起继发性感染。

当免疫力低下、严重的系统性疾病、重度糖尿病、白血病、长期应用免疫抑制剂的患者感染疥螨后可以引致挪威疥疮(Norwegian scabies),又名结痂性疥疮(crusted scabies)或角化性疥疮(scabies keratotic）。临床表现为泛发性厚层痂皮、裂纹、头发干枯及全身皮肤湿疹皮炎样反应，痂皮处发现大量疥螨成虫及虫卵，可确诊为挪威疥疮。

根据接触史及临床症状可作出初步诊断。检出疥螨，则可确诊。用消毒针尖挑破隧道的尽端，取出疥螨镜检；或用消毒的矿物油滴于皮肤患处，再用刀片轻刮局部，将刮取物镜检。也有采用解剖镜直接检查皮损部位，发现有隧道及其盲端的疥螨轮廓后，用手术刀尖端挑出疥螨。

【流行病学、预防与治疗】

疥疮流行广泛，世界性分布。疥疮多发生于学龄前儿童及卫生条件较差的家庭和集体住宿的人群中。其感染方式主要是通过直接接触，如与患者握手、同床睡眠等。特别是在夜间睡眠时，疥螨活动十分活跃，常在宿主皮肤表面爬行和交配，增加了传播机会。雌螨离开宿主后尚能生存数天，且仍可产卵、孵化，因此患者用过的衣被、鞋袜、枕巾也可间接传染。公共浴室的休息更衣间是重要的传播场所。

由于许多动物特别是很多宠物狗、猫等也可感染疥螨，偶然也可感染人体，但症状较轻。由于与人疥螨形态分类很难区别，但两者有很高的宿主特异性和较低的交叉感染性，分子生物学和系统发育研究显示，存在两个不同疥螨种即 *S. scabiei* var. *hominis* 和 *S. scabiei* var. *canis*，说明人类疥疮流行控制重点应放在人与人的传播。

预防工作主要是加强卫生宣教，注意个人卫生。避免与患者皮肤接触及使用患者的衣被。发现患者应及时治疗，患者的衣服煮沸或蒸气处理。治疗疥疮的常用药物有：外用硫磺软膏、苄氯菊酯、甲硝唑、N-乙基邻丁烯酸甲苯胺霜剂等及口服伊维菌素。

Summary

Scabies mite is a permanent parasite living in the corneous layer of the skin of humans and mammals. Most of the mites live in places where the skin is thin, causing scabies. Infection may be acquired by direct contacts. The definite diagnosis is accomplished by discovery of *Scabies mites*.

（胡立志）

第六节　蠕形螨

蠕形螨（demodicid mites）属真螨目、辐螨亚目、肉食螨总科（Cheyletoidea）、蠕形螨科（Demodicidae）、蠕形螨属（*Demodex*），是一类永久性寄生螨，寄生于人和多种哺乳动物的体表内，对宿主的特异性很强。已知约有 140 余种（亚种）。呈世界性分布，寄生于人体的主要有毛囊蠕形螨（*Demodex folliculorum*）和皮脂蠕形螨（*Demodex brevis*）。

【形态】

寄生于人体的两种蠕形螨形态基本相似，螨体细长呈蠕虫状，乳白色，半透明，体长 0.15~0.30mm，雌虫略大于雄虫。螨体前端的颚体宽短呈梯形，螯肢针状，须肢分 3 节，端节有倒生的须爪。足粗短呈芽突状，足基节与躯体愈合成基节板，其余各节均很短，呈套筒状。跗节上有 1 对锚叉形爪，每爪分 3 叉。雄螨的生殖孔位于足体背面前半部第 1、2 对背毛之间。雌螨的生殖孔位于腹面第 4 对足基节板之间的后方。末体细长如指状，体表有环形皮纹。毛囊蠕形螨较细长（0.29mm），末体约占虫体全长的 2/3 以上，末端较钝圆（图 4-2-14）；皮脂蠕形螨粗短（0.20mm），末体约占虫体全长的 1/2，末端略尖，呈锥状（图 4-2-14）。

【生活史】

寄生于人体的两种蠕形螨生活史相似，发育过程有卵、幼虫、前若虫、若虫和成虫 5 期（图 4-2-15）。雌虫产卵于毛囊或皮脂腺内，毛囊蠕形螨卵呈小蘑菇状，大小约 0.04mm × 0.10mm，皮脂蠕形螨卵呈椭

圆形,大小约 0.03mm×0.06mm。约经 60h
孵出幼虫,幼虫约经 36h 蜕皮为前若虫。幼
虫和前若虫有足 3 对,经 72h 发育蜕皮为若
虫。若虫形似成虫,唯有生殖器官尚未发育
成熟,不食不动,约经 2~3d 发育蜕皮为成
虫。经 5d 左右发育成熟,于毛囊口处交配
后,雌螨即进入毛囊或皮脂腺内产卵,雄螨
在交配后即死亡。完成一代生活史约需半
个月。雌螨寿命 4 个月以上。

【生态】

蠕形螨主要寄生于人体的鼻、鼻沟、额、
下颌、颊部、眼睑周围和外耳道,也可寄生于
头皮、颈、肩背、胸部、乳头、睫毛和肛门等
任何有毛囊和皮脂腺部位,刺吸毛囊上皮细
胞和腺细胞的内容物,也可取食皮脂腺分泌
物、角质蛋白和细胞代谢物等。毛囊蠕形
螨寄生于毛囊,以其颚体朝向毛囊底部,毛
囊蠕形螨多为群居,一个毛囊内一般为 3~6
个。皮脂蠕形螨常单个寄生于皮脂腺和毛
囊中。

蠕形螨对温度较敏感,发育最适宜的温
度为 37℃。其活动力随温度升高而增强,
毛囊及毛囊口扩张,皮脂变稀,有利于螨在
毛囊内及出入毛囊活动。蠕形螨昼夜均可
爬出皮肤表面,且以雌螨为主。毛囊蠕形
螨爬出高峰时间为 10~18 点,皮脂蠕形螨
为 20 点~次晨 2 点。蠕形螨生活力较强,对
温湿度、pH 和某些药物均有一定的抵抗力。
体外螨虫在高湿、4℃条件下,在液体石蜡介
质中比在细胞培养液和 50% 及 70% 甘油中
存活时间长;在高湿、液体石蜡中,15℃环境中
存活时间最长达 17d;在室温 25℃±2℃条件
下,55% 的虫体能存活 2d 以上,对酸性环境
的耐受力强于碱性环境,尤以皮脂蠕形螨为
明显。75% 酒精和 3% 来苏液 15min 可杀
死蠕形螨,日常用的肥皂不能杀死蠕形螨。

【致病与诊断】

绝大多数人体蠕形螨感染者无自觉症
状,或仅有轻微痒感或烧灼感。其危害程
度取决于虫种、感染度和人体的免疫力等因

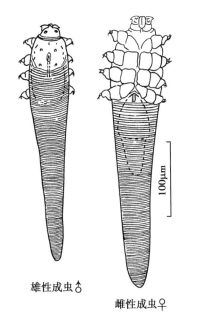
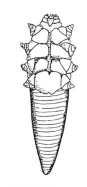

雄性成虫♂

雌性成虫♀

毛囊蠕形螨雌(含卵)雄成虫
females and *male Demodex folliculorum*

皮脂蠕形螨成虫
D.brevis adult

图 4-2-14 人体蠕形螨
Fig. 4-2-14 Demodicid mites

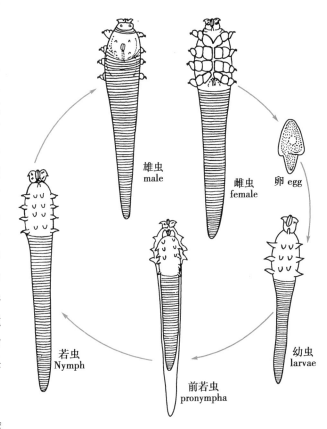

雄虫
male

雌虫
female

卵 egg

若虫
Nymph

前若虫
pronympha

幼虫
larvae

图 4-2-15 毛囊蠕形螨生活史
Fig. 4-2-15 Life cycle of *Demodex folliculorum*

素,并发细菌感染可加重症状,重者可引起蠕形螨病(demodicidosis)。

蠕形螨若虫、成虫刺吸毛囊上皮细胞和腺细胞的内容物,以宿主细胞内容物或组织崩解物为营养
来源;成虫具有坚硬的螯肢、须肢、带刺的四对足等,它们在皮肤内活动时对人体组织细胞造成机械性

NOTES

破坏,使毛囊、皮脂腺失去正常的结构和功能,破坏上皮细胞和腺细胞,引起毛囊扩张,上皮变性。严重感染时可引起角化过度或角化不全,棘细胞增生,真皮层毛细血管增生并扩张;虫体的机械刺激和其分泌物、代谢物及虫体本身引起化学性刺激可引起皮肤组织的免疫反应,导致宿主局部皮肤的非细菌性炎症反应。寄生在皮脂腺的螨还可引起皮脂腺分泌阻塞。此外虫体的代谢产物可引起超敏反应。临床上表现为面部皮肤潮红、丘疹、皮肤异常油腻,毛囊口显著扩大,表面粗糙,甚至凸凹不平,呈现典型蠕形螨性皮损。毛囊扩大及蠕形螨的进出活动,易带入化脓性细菌,从而继发毛囊炎或皮脂腺炎、疖肿等。在毛囊炎、脂溢性皮炎、痤疮、酒渣鼻、眼睑缘炎和外耳道瘙痒等疾病中,蠕形螨的寄生是病因或病因之一。

酒渣鼻患者皮损中蠕形螨感染率较面部湿疹等患者皮损中相应部位明显升高,颊部螨密度最高,前额及下颌部其次,螨计数在酒渣鼻丘疹脓疱期及红斑毛细血管扩张期中均明显升高。大量毛囊蠕形螨可能在酒渣鼻尤其是在丘疹脓疱鳞屑性及肉芽肿性酒渣鼻的发病机制中起作用。

常用的蠕形螨检查方法有 3 种:①透明胶带粘贴法:用透明胶带于晚上睡前,粘贴于面部的鼻、鼻沟、额、颧及颏部等处,至次晨取下贴于载玻片上镜检。检出率与胶带的黏性,粘贴的部位、面积和时间有关。②挤刮涂片法:通常采用痤疮压迫器刮取,或用手挤压,或用蘸水笔尖后端等器材刮取受检部位皮肤,将刮出物置于载玻片上,加 1 滴甘油、花生油或石蜡油,铺开,加盖玻片镜检。③挤粘结合法:在检查部位粘贴透明胶带后,再用拇指挤压胶带粘贴部位,取下胶带镜检。此法检出率较高。蠕形螨检出率夜间比白天高。

【流行预防和治疗】

蠕形螨感染较普遍,以毛囊蠕形螨较多见。国内人群感染率一般在 20% 以上,有的高达 97%。毛囊蠕形螨感染随年龄的增长感染机会增加,以 30~60 岁的感染率最高。检查方法、检查次数、取材部位、昼夜和环境因素均对检出率有影响。人体蠕形螨可通过直接或间接接触而传播。预防感染要早发现,正确诊断和治疗感染者,改善环境卫生条件,养成良好的卫生习惯,家庭中毛巾、枕巾、被褥、脸盆等专用并常烫煮消毒,减少传播机会。要尽量避免与患者接触,不用公共盥洗器具,严格消毒美容、按摩等公共场所中的用具,防止交叉感染传播。治疗药物较常用的有:口服甲硝唑、伊维菌素;外用甲硝唑霜、甲硝唑凝胶、伊维菌素搽剂、苯甲酸苄酯乳剂、二氯苯醚菊酯霜剂、硫化硒洗剂、硫磺软膏;桉叶油以及百部、丁香和花椒煎剂等均有疗效。

Summary

Demodex mite is a permanent parasite, which has a high degree of host specificity. Humans have two species, *D. folliculorum* and *D. brevis*, primarily living in the nose, nasal fossa, forehead, chin, cheek, external auditory canal and around the eyelids. Heavy infections may lead to demodicidosis.

(胡立志)

第七节　尘　螨

尘螨(dust mites)属于真螨目、粉螨亚目、粉螨总科(Acaroidea)、蚍螨科(Pyroglyphidae),已记录有 34 种。与人类过敏性等疾病密切相关的主要有屋尘螨(*Dermatophagoides pteronyssinus*)、粉尘螨(*D. farinae*)和埋内宇尘螨(*Euroglyphus maynei*)。

【形态】

成虫卵圆形,乳黄色,体长 0.17~0.50mm(图 4-2-16)。颚体有螯肢 1 对,须肢 1 对位于躯体前端。躯体表面有细密或粗皱的皮纹和少量刚毛。躯体背面前端有狭长的前盾板。雄螨体背后部还有 1 块

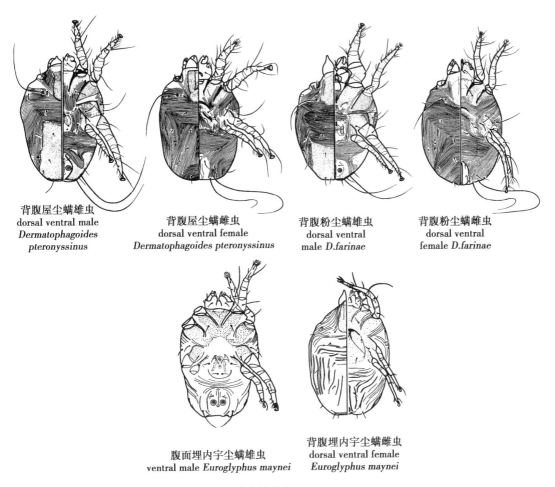

图 4-2-16　几种尘螨成虫
Fig. 4-2-16　Several species of dust mites

后盾板,其两侧有 1 对臀盾。躯体背面前侧有一对长鬃,尾端有 2 对长鬃。外生殖器位于腹面正中,雌性为产卵孔,雄性为阳茎,其两侧有 2 对生殖乳突,雌性具交合囊,位于躯体后端。肛门靠近腹面后端,呈纵行裂孔,雄性菱形肛区两侧有 1 对肛吸盘。腹部前、后部各有足 2 对,基节形成基节内突,跗节末端具爪和钟罩形爪垫各 1 个。

【生活史】
尘螨的生活史分卵、幼虫、第一期若虫、第二期若虫和成虫 5 期。卵长椭圆形,乳白色。卵经 8d 孵出幼虫。幼虫、第一期若虫和第二期若虫在发育过程中各经 5~12d 的静息期和 2~3d 的蜕皮期。蜕变的成虫 1~3d 内进行交配。雌虫一生产卵 20~40 粒,多的可达 200~300 粒。产卵期为一个月左右。在适宜条件下完成一代生活史需 20~30d。雄螨存活 60~80d,雌螨可长达 100~150d。

【生态】
尘螨分布广泛,营自生生活,以粉末性物质为食。屋尘螨主要孳生于卧室内的枕芯、被褥、床垫、地毯和沙发、地毯等家具中,甚至空调滤网灰尘中。屋尘螨以人体脱落的皮屑为主要食物来源,床铺上的温度、湿度以及食物来源均适宜屋尘螨的生长。特别是卧室通风较差,人员逗留时间较长,产热、产湿量高,皮屑量多,是尘螨生存的理想场所。粉尘螨在面粉厂、棉纺厂及食品、中药、动物饲料等仓库的地面大量孳生,居室内较少。埋内宇尘螨普遍存在于卧室、被褥、羊毛衣物等中。尘螨生长繁殖的适宜温度为 17~30℃,相对湿度 80% 左右,10℃以下发育和活动停止,相对湿度低于 33% 可导致成螨死亡。因此一般在 7、8、9 月份大量繁殖。由于各地的气温不同,因而尘螨的季节消长亦各不相同。尘螨主要通过携带散布。

【常见种类】

1. 屋尘螨（*Dermatophagoides pteronyssinus*） 体长圆形。雌螨体长 0.29~0.38mm，雄螨稍小。雌螨背部中央有纵行皮纹，第三对足较粗长，第四对足短小。雄螨后盾板长大于宽，第一、二对足等粗，基节内突不相接。

2. 粉尘螨（*D. farinae*） 体椭圆形。雌螨体长 0.37~0.44mm，雄螨稍小。雌螨背部中央有横行皮纹，末端拱形。第三、四对足均细长。雄螨后盾板短宽，第一对足粗壮，第一对基节内突相接，第四对足细短。

3. 埋内宇尘螨（*Euroglyphus maynei*） 体长 0.20~0.29mm。体前部三角形，后缘近方形，中央有凹陷，皮纹较粗，体毛较短小，仅雄螨末端有一对中等长毛。雌螨背面后部有一长方形角化区，第四对足比第三对足长。雄螨后盾板卵圆形，第四对足比第三对足短而细。

【与疾病关系】

尘螨性过敏：尘螨的排泄物、分泌物和死亡虫体的分解产物等是过敏原，粪粒的致敏性最强。尘螨变应原成分复杂，约有 30 余种，现已提纯出 16 类变应原，其中最主要的是尘螨第一组变应原（Der f1，Der p1）和第二组变应原（Der f2，Der p2）是研究得最多的主要变应原，屋尘螨 I 类变应原（Der p1）主要定位于螨的中肠组织及肠内容物。上述物质被分解为微小颗粒，通过铺床叠被、打扫房屋等活动，使尘埃飞扬，过敏体质者吸入后产生超敏反应。尘螨性过敏属于外源性超敏反应，患者往往有家族过敏史或个人过敏史。尘螨过敏临床表现有过敏性哮喘、过敏性鼻炎和过敏性皮炎。

1. 过敏性哮喘 属吸入型哮喘，初发往往在幼年时期，有婴儿湿疹史，或兼有慢性支气管炎史。起病急、反复发作。开始时干咳或连续打喷嚏，随后出现胸闷气急，不能平卧，严重时因缺氧而口唇、指端出现发绀。发作时往往症状较重而持续时间较短，并可突然消失。春秋季好发，秋季更易发作，常在睡后或晨起时发作，可能与环境中的尘螨数量增多有关。

2. 过敏性鼻炎 表现为鼻塞、清水鼻涕，连续喷嚏和鼻内奇痒，有的患者还兼有流泪、头痛。鼻涕中有较多嗜酸性粒细胞。检查时可见鼻黏膜苍白水肿。

3. 过敏性皮炎 多见于婴儿，表现为面部湿疹。成人多见于肘窝、腋窝、腘窝等皮肤细嫩处，表现为湿疹和苔藓样变。

【诊断】

可通过详细询问病史和免疫学诊断。询问病史如过敏史、发病季节、典型症状及生活在潮湿多尘的环境等。实验诊断常用的免疫诊断方法有皮内试验、皮肤挑刺试验、黏膜激发试验、酶联免疫吸附试验、螨特异性抗体 IgE、IgG 检测等。

【流行与治疗】

尘螨呈世界性分布，在国内分布也极为广泛。尘螨性过敏发病因素很多，通常与地区、职业、接触和遗传等因素有关。在我国很多地区变应性疾病中，尘螨变应原阳性率最高。屋尘螨、粉尘螨是最主要的致敏原。尘螨过敏在儿童中的发病率比成人为高，患者中约半数以上在 12 岁前发病。尘螨性哮喘好发于春秋两季，少数病例可终年发作。

防治原则主要是注意清洁卫生，经常清除室内尘埃，勤洗衣物，勤晒被褥床垫；卧室、仓库要保持通风、干燥、少尘。也可使用杀螨剂，如尼帕净、虫螨磷和苯甲酸苄酯等灭螨。总之，要控制尘螨繁殖，减少室内尘螨密度，控制尘螨孳生，降低过敏原量。

治疗主要是脱敏疗法，用粉尘螨变应原治疗哮喘有效率达 70% 以上，儿童可高达 80%。用于螨过敏性鼻炎有效率达 75% 以上。用于特应性皮炎可达 85% 以上。近年来，通过重组 DNA 技术产生的尘螨重组变应原或用标准化脱敏疫苗治疗，可提高疗效。

Summary

Dust mite is closely associated with allergic diseases in humans, including, *Dermatophagoides pteronyssinus*, *Dermatophagoides farinae* and *Euroglyphus maynei*. They are distributed widely and free-living. As well as the decomposition products of dead parasites, their secretions and excretions are allergens, causing exogenous hypersensitivity. The common clinical manifestations include allergic asthma, allergic rhinitis and allergic dermatitis.

（胡立志）

第八节 粉　　螨

粉螨属于真螨目（Acariformes），粉螨总科（Acaroidea）。人接触或误食粉螨后可引起过敏反应性疾病，如肺螨病（pulmonary acariasis）和肠螨病（intestinal acariasis）。在患者痰中检出的常见螨种有纳氏皱皮螨（*Suidasia nesbitti*）、椭圆食粉螨（*Aleuroglyphus ovatus*）和腐食酪螨（*Tyrophagus putrescentiae*）等。

【形态】

寄生于肺部螨虫的成虫的共同形态特点是：虫体呈椭圆形或卵圆形，大小在（240~400）μm×（150~220）μm，其腹面有4对足，背面具有或长或短的棕毛。虫体多为透明或半透明状；若虫体小于成虫，4对足，其体内生殖器官不成熟；幼虫较若虫小，具3对足（图 4-2-17）。

【生活史】

粉螨的生活史分卵、幼虫、第一期若虫、第二期若虫和成虫5期。感染途径和方式：肺螨病的感染途径主要是通过呼吸道直接吸入螨虫所致。因螨虫虫体极小而轻微，可在短期内悬浮于空气中，易被吸入肺内而感染。螨虫侵入人体肺脏以后，可在肺内存活，个别虫体还能发育、繁殖。肠螨的感染途径主要为孳生螨随污染的食物被吞入体内而感染，还可随环境中的飞尘吸入后被吞咽而感染人体。

【生态】

人体肺螨病的致病螨类广泛存在于人们的周围环境中，从患者痰内检出的螨类与患者周围环境中检出的螨种相一致。这些螨类通常孳生在各种植物体、粮食、食品、药材及室内尘埃中，有些螨类生存于含脂肪和蛋白质丰富的食物中，如腐食酪螨在蛋粉、乳粉、火腿、肉干、椰子、干酪、棉子粉、瓜子仁、杏仁、花生、稻谷、大米、小麦、面粉、糠和黄豆中均有发现，也有在砂糖、红枣、柿饼上发现。螨在自然界适应性非常强，食性也广，既可自由生活，又能在动物和人体上生存。家庭螨类主要分布在厨房尘土、橱柜和食品储藏室等处。在食堂的调味品中也发现多种螨类。

【常见种类】

目前已鉴定出肺螨病病原螨类5科12个属。其中粗脚粉螨、腐食酪螨、椭圆食粉螨、马六甲肉食

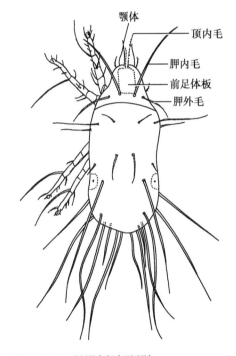

图 4-2-17　粉螨（腐食酪螨）
Fig. 4-2-17　*Tyrophagus putrescentiae*

颚体
顶内毛
胛内毛
前足体板
胛外毛

螨等在痰检中出现率最高,可能是致病的常见螨种。

【与疾病关系】

肺螨病系由螨经呼吸道直接吸入所致。螨类寄生引起的机械性损伤,发现螨被吸入呼吸道后,经逐级支气管到达肺实质寄生。寄生螨常以螯肢与足爪活动而致肺组织明显的机械性损伤。螨体或代谢抗原所引起的免疫病理反应。粉螨进入肠道后,其颚体、螯肢和足爪等均可对肠壁造成机械性刺激,螨还可侵入肠黏膜层或更深的肠组织中,引起炎症、坏死和溃疡;螨的分泌物、代谢物和死亡螨体的裂解物等,均是强烈变应原,可引起人体超敏反应,导致腹痛、腹泻、肛门烧灼感等消化系统症状。

人体肺螨病(human pulmonary acariasis)是螨寄生在肺组织及细支气管引起的一种疾病。粉尘螨、粗角粉螨、腐食酪螨、椭圆食粉螨、马六甲肉食螨等在痰中出现率较高,可能是致病的常见种类。痰中可以发现成螨、幼螨、卵,肺螨病的流行与工作、生活环境中存在着大量的螨有关,环境里螨的含量愈多,患病率愈高,若每立方米中草药、草堆等环境或粉尘中含螨 24 个以上,就有感染本病的可能性。这些螨在有机质丰富、温湿度适宜的条件下,会大量繁殖,是造成肺螨病流行的主要因素之一。

人体肠螨病(human intestinal acariasis)患者的临床症状主要表现为腹痛、腹泻、脓血便、腹部不适、乏力和精神不振等。肠螨病的发生与工作环境(储藏食物中的螨类孳生密度)和饮食习惯相关。

【诊断】

肺螨病与呼吸系统其他疾病有许多相似的症状,故易发生误诊。肺螨病常被误诊为肺门淋巴结核、并殖吸虫病、肺结核和肺部感染,误诊率约为 40%~70%。因此,对肺螨病的诊断应从临床学、流行病学、病原学以及免疫学等方面进行综合分析。

诊断时特别要注意以下几点:①患者具有呼吸道疾病的一般症状,如咳嗽、吐痰、胸闷、气喘等。经长期抗生素的治疗,症状时轻时重,经久不愈。②患者有螨接触史。从事粮食、中药材加工和贮藏的人群发病率较高。③X 线胸片显示肺门阴影增浓,纹理紊乱增粗,常有结节状阴影。④血清特异性抗体阳性,嗜酸性粒细胞明显增高。⑤痰液内检出螨类,是确诊本病的依据。

确诊主要依靠实验室检查从痰中找到螨虫(成虫、各阶段幼虫或虫卵,但以成虫多见)。具体步骤是:留取受检者 24h 痰液,加入等量 7.5% 氢氧化钠,然后置于 37℃温箱或水浴中消化 2h,之后以 1 000r/min 离心 5~10min,倾去上清液后取沉渣镜检,离心时注意速度不宜过快及时间不宜过长,否则虫体易遭破坏,不易辨认。胸部 X 线及血清学可作为辅助诊断。

肠螨病诊断主要通过粪检,采用饱和盐水漂浮法分离螨(成虫、各阶段幼虫或虫卵),制片鉴定。

【流行与治疗】

在对粮库、粮站、面粉厂、药材库、中药店、中药厂、烟厂、毛纺厂等单位工作人员以及其他职业的人群调查中,以从事粮食工作的人员感染率最高(20.59%~48.6%),其次是与中药材密切接触的人员(29.63%~37.04%),其他职业人员感染率较低(7.10%)。本病的感染率与职业有密切关系。另外,调查还发现感染率和患病率随着工龄的延长也随之增高。病原螨类生长环境与肺螨病患者的工作环境有一致性,工作在螨类密度高的环境中的人员发病率就高,反之则低。男、女间肺螨病的发病率无明显差异。南方公共食堂储藏调味品(胡椒粉、花生、蒜蓉、豆豉、蜜枣、杏仁、红砂糖、紫菜等)存在粉螨污染,已打开或食堂餐厅公用的调味品更易孳生螨,污染相对较为严重。

杀灭体内的病原螨类是最有效的防治方法。甲硝达唑的疗效较为满意。

对肺螨病的预防主要是防螨、灭螨。依据螨类的生境特点,防制原则主要是:①要保持仓库、房舍通风良好,降低湿度,保持清洁干燥,避免螨的孳生,减少室内螨的数量。②从事粮食、中药材工作或在粉尘浓度较高的场所工作的人员,应戴口罩,做好自身防护,防止螨类感染。③勤晒勤洗被褥、枕头、衣物。对可疑污染螨的衣物可用开水烫洗,亦可用杀螨剂浸渍衣物。④灭螨可采用价廉、低毒或对人无害的杀螨剂。

对肠螨病防制原则主要是:①控制工作环境螨的孳生。②对于食品特别是调味品用密封包装储藏,不宜存放时间过长。

Summary

Pulmonary acariasis is a disease caused by mites parasitizing in the lung via respiratory tract. Whereas intestinal acariasis is a digestive system disease characterized by gastrointestinal symptoms which is induced by some flour mites inhabiting in the intestinal wall or enteric cavity. Infection may be acquired by ingestion of contaminated food. Pay attention to the differential diagnoses of these two diseases.

思考题

1. 在我国,能传播森林脑炎的主要蜱类有哪些?

2. 请总结一下,哪些蜱类的生活史阶段需要更换宿主,哪些蜱类可经期、经卵传递病原体?

3. 简述疥螨的感染途径和方式。如何防治疥疮?

4. 蠕形螨寄生人体后可能引起哪些皮肤病变? 如何防治蠕形螨病?

5. 常用蠕形螨实验室检查方法有哪几种?

6. 简述尘螨能引起哪些过敏性疾病? 如何进行防治?

（胡立志）

第三章

昆 虫 纲

【学习要点】

1. 完全变态和不完全变态的定义。
2. 昆虫的生理生态与疾病的关系。
3. 昆虫的生理生态与防制的关系。

第一节 概 论

昆虫属于节肢动物门昆虫纲,是动物界种类最多、数量最大的一个类群,与人类生活密切相关,已知有 80 余万种,占整个动物界种类的近 80%。与医学有关的昆虫称医学昆虫,其中重要的类群有蚊、蝇、白蛉、蠓、蚋、虻、蚤、虱、臭虫和蜚蠊等。

【形态】

昆虫纲(Insecta)成虫体分头、胸、腹 3 部分,头部有复眼和触角各 1 对,胸部可有翅 1~2 对,足 3 对(图 4-3-1)。

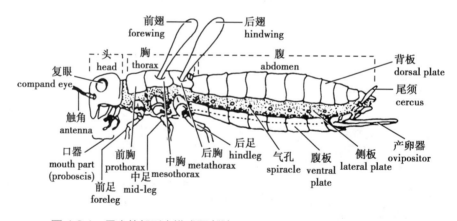

图 4-3-1 昆虫外部形态模式图(雌)

Fig. 4-3-1 Diagram of external morphology of insects(female)

1. 头部 是取食与感觉中心。有触角、触须各 1 对,为嗅觉和触觉感受器。触角分 15 节,基部第 1 节为柄节,第 2 节为梗节,第 3~15 节为鞭节。有复眼 1 对,由许多蜂房状小眼组成;有的种类还有单眼 2~3 个。口器由上唇、下唇、上颚、下颚及舌组成。上、下颚各 1 对,其端部通常具有若干细齿,为咀嚼或穿刺的利器;舌 1 片,其基部有唾液管的开口;下颚及下唇又各具分节的附肢,分别称为下颚须和下唇须。

医学昆虫的口器主要有咀嚼式、刺吸式和舐吸式 3 种类型。

(1)咀嚼式口器:原始的昆虫口器,上颚粗壮,具齿,是咬、嚼的利器,如蜚蠊的口器。

(2)刺吸式口器:各组件均细长,适于刺入宿主皮肤吸取体液,如蚊的口器。

(3)舐吸式口器:上下颚均退化;下唇发达,其下端有特别发达的唇瓣,适于吸取液态食物,如绝大部分蝇类的口器。

2. 胸部　是运动中心。分前胸、中胸和后胸3节,分别由背板与侧板构成。蚊、蝇等双翅目昆虫的中胸多发达,前、后胸退化,其中胸背板包括有盾板(盾片)、小盾片和后盾片。

各胸节的腹面均有足1对,分别称前足、中足和后足。足分基节、转节、股节、胫节和跗节5节。双翅目昆虫的跗节又可分为5小节,跗节末端有1对爪,中间为爪间突。多数昆虫的中胸及后胸的背侧各有翅1对,分别称前翅和后翅。双翅目昆虫仅有前翅,后翅退化为平衡棒。通常翅有6条纵脉,分支或不分支。翅脉的排列特征是昆虫分类的重要依据。

3. 腹部　是营养与生殖中心。通常由9~11节组成,第1腹节与胸部嵌合多不易见,中间2~7腹节可见,腹部最后数节演化为外生殖器,雌性为尾须、雄性为抱握器。腹内有消化、生殖和排泄器官。雄性外生殖器的形态构造因种而异,是昆虫分类的重要依据。

腹内有消化、生殖和排泄器官。昆虫消化系统包括前肠、中肠和后肠,其中中肠执行分泌、消化和营养吸收等主要功能。昆虫雌雄异体。雌性生殖器官有1对卵巢,卵巢由若干个卵小管组成,卵小管数目因种而异。两侧卵小管和输卵管相连,下接阴道开口于阴门。此外,还有1对副腺及数个受精囊亦通入阴道。雄性生殖器官有1对睾丸,各接输精管,有时部分输精管可膨大形成贮精囊。两条输精管合并为射精管,射精管末端与阳茎相接,围绕阳茎通常有复杂的抱器。

【 发育与变态 】

医学昆虫的变态可分为完全变态和不完全变态2种类型。

1. 完全变态(complete metamorphosis)　生活史经历卵、幼虫、蛹、成虫4个发育阶段,每个阶段形态和生活习性明显不同。这种变态方式称为完全变态,如蚊、蝇、白蛉、蚤等。

2. 不完全变态(incomplete metamorphosis)　生活史经历卵、若虫、成虫3个发育阶段,没有蛹这个发育阶段。若虫的形态特征和生活习性与成虫相似,只是形体较小,体色较淡,生殖器官尚未发育成熟。这种变态方式称为不完全变态,如虱、蜚蠊等。

昆虫的幼体(幼虫、若虫)破卵而出的过程称孵化(eclosion);幼虫发育为蛹的过程称化蛹(pupation);成虫蜕皮而出的过程,称羽化(emergence)。幼体发育过程中需要蜕皮,两次蜕皮之间的虫态称龄(instar),幼虫每蜕皮1次进入1个新龄期(stadium)。如蚊幼虫分4个龄期,自卵孵出后为1龄幼虫,蜕皮1次后为2龄幼虫,以此类推,蜕皮3次后为4龄幼虫。

昆虫的发育与变态受内分泌激素控制。脑神经分泌细胞在环境因子的影响下周期性分泌脑激素。脑激素可活化咽侧体,使之分泌保幼激素;亦可直接活化前胸腺,使之分泌蜕皮激素。保幼激素和蜕皮激素是直接调节昆虫生长、成熟的两类激素,两者协同作用,调节昆虫发育与变态。

【 医学昆虫分类 】

在昆虫纲中,与医学有关的有9个目,其中以双翅目、蚤目、虱目、蜚蠊目较为重要,尤其是双翅目。

1. 双翅目(Diptera)　有1对膜质前翅,适于飞翔,后翅特化为平衡棒;口器为刺吸式或舐吸式,上唇发达,其他部分不同程度地演化为适于吮吸液汁的附件;属完全变态类型,代表虫种有:蚊、蝇、白蛉、蠓、蚋、虻等。

2. 蚤目(Siphonaptera)　虫体侧扁,无翅,后足发达,适于跳跃,刺吸式口器;属完全变态类型,如蚤。

3. 虱目(Anoplura)　虫体背腹扁平,无翅,刺吸式口器,平时缩入头内,眼退化或消失;属不完全变态,如虱。

4. 蜚蠊目(Blattaria)　虫体中、大型,背腹扁平,有翅2对,前翅革质,后翅膜质,停息时呈折扇状,咀嚼式口器;属不完全变态类型,如蜚蠊。

5. 半翅目(Hemiptera)　虫体背腹扁平,刺吸式口器,喙折叠在头胸的腹面;属不完全变态类型。部分虫种有翅2对,前翅基部革质,端部膜质,后翅膜质,如锥蝽;部分虫种无翅,如臭虫。

6. 鳞翅目（Lepidoptera） 翅 2 对，膜质，有鳞片覆盖，虹吸式口器；属完全变态类型，如桑毛虫和松毛虫。

7. 鞘翅目（Coleoptera） 翅 2 对，前翅角质称鞘翅，后翅膜质，折叠在鞘翅下方；咀嚼式口器，俗称甲虫；属完全变态类型，如毒隐翅虫。

8. 膜翅目（Hymenoptera） 翅 2 对，膜质，后翅较小，部分虫种翅已退化；咀嚼式口器或嚼吸式口器，雌虫腹部末端通常有产卵器特化成的螫刺；属完全变态类型，如蜂和蚁。

9. 直翅目（Orthoptera） 翅 2 对或无翅，咀嚼式口器，复眼发达；属不完全变态类型，如草螽。

Summary

Insects are in the Class *Insecta*, Phylum *Arthropoda*. Some insects are connected with medicine, including mosquitoes, flies, sandflies, midges, black flies, horseflies, fleas, lice, bugs and cockroachs. The body is divided into 3 parts, head, thorax and abdomen. On the head, there is 1 pair of antennas and compound eyes, respectively. On the thorax, there are 3 pairs of legs, and usually with 1 or 2 pairs of wings. There is a process known as metamorphosis during their development, which can be divided into incomplete metamorphosis and complete metamorphosis, and is controlled by endocrine hormone. There are 9 orders related to medicine. Among them, the *Diptera*, *Siphonaptera*, *Anoplura* and *Blattaria* are of importance, especially the *Diptera*.

（沈　波）

第二节　蚊

蚊（mosquito）属于双翅目蚊科（Culicidae），是最重要的一类医学昆虫。目前全世界已知蚊的种类有 38 属 3 350 余种（亚种），我国已报告 18 属 370 余种（亚种），其中与人类疾病关系密切的属按蚊属（*Anopheles*）、库蚊属（*Culex*）和伊蚊属（*Aedes*）。

【形态与结构】

1. 外部形态 蚊为体长约 1.6~12.6mm 的小型昆虫，分头、胸、腹 3 部分，口器（喙）刺吸式、足细长，翅纵脉特殊，体表覆有鳞片，呈灰褐色、棕褐色或黑色（图 4-3-2）。

头部呈半球形，有复眼 1 对、触角 1 对、触须（下颚须）1 对、喙 1 支。触角 15 节，其上生有触角毛。雌蚊的触角上的轮状毛短而稀，雄蚊的轮状毛长而密，为雌雄的鉴别依据之一。蚊的触角和触须是重要的感知和嗅觉器官，与蚊寻找宿主、觅食和求偶有密切关系。

蚊喙为典型的刺吸式口器（图 4-3-3），由上内唇 1 个、上颚 1 对、舌 1 个，下颚 1 对组成的 6 根细长针状结构，包藏在鞘状下唇之内。上颚末端较宽呈手术刀状，用以切开皮肤；下颚末端较窄呈镰刀状，专司刺入皮肤；上内唇和舌及上颚组成食管；舌的中央有唾液管。雄蚊的上、下颚退化，不适于叮刺吸血。

胸部分前胸、中胸和后胸 3 节，中胸特别发达，有翅 1 对，后胸的 1 对翅已退化为平衡棒。蚊翅窄长，膜质，其上覆盖鳞片，鳞片的形态和分布是分类的依据。中胸、后胸各有气门 1 对。各胸节有细长足 1 对，分别称前足、中足和后足。足上常有鳞片形成的黑白斑点和环纹，为蚊种分类特征之一。

腹部分 11 节，第 1 节不易见，第 2~8 节明显可见，第 9~11 节演化为外生殖器。雌蚊有尾须 1 对；雄蚊为钳状抱器，构造复杂。有的蚊种腹节背面具有由淡色鳞片组成的横带、纵条或斑。雌蚊外生殖器和腹背部的斑纹是蚊种鉴别的重要依据。

2. 内部结构 成蚊具有消化、排泄、呼吸、循环、神经和生殖系统。其中与蚊媒病流行病学有关

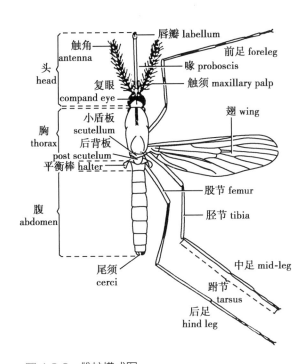

图 4-3-2　雌蚊模式图

Fig. 4-3-2　Diagram of a female adult mosquito

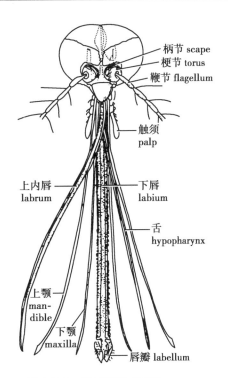

图 4-3-3　雌蚊刺吸式口器

Fig. 4-3-3　Piercing and sucking mouthparts of a female adult mosquito

的主要是雌蚊消化和生殖系统的有关结构(图 4-3-4)。

(1)消化系统:分为前肠、中肠和后肠。前肠有唾液腺 1 对,每个唾液腺分 3 叶,每叶内有 1 条不分支的唾液管,汇合成总唾液管通入舌内。唾液管能分泌和存储唾液。唾液含有多种成分,如有能阻止宿主血液凝结的抗凝素,破坏吸入的血细胞的溶血素和使破坏的血细胞凝集的凝集素。中肠通常称为胃,为消化与吸收食物处。前端狭窄,后端膨大,吸血后胃即膨大。胃能分泌多种消化脂肪和蛋白质的酶。

围食膜(peritrophic membrane)是少数几种昆虫所特有的结构。蚊围食膜是由中肠前端特殊细胞分泌形成连续的套筒管状膜,一般在吸血后 1h 开始形成,血餐后 12~18h 完全成型,围食膜可防止血红蛋白消化过程中所形成的锯齿状结晶体对中肠上皮细胞的机械性损伤。血餐中病原体,如微丝蚴、登革病毒等必须在围食膜未完全成型时穿过围食膜才能对蚊造成感染。

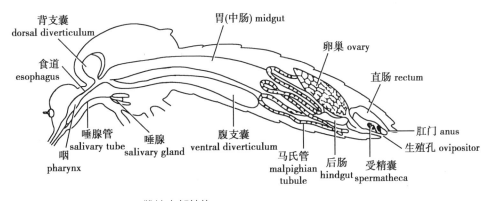

图 4-3-4　雌蚊内部结构

Fig. 4-3-4　Internal structures of a female adult mosquito

（2）生殖系统：雌蚊有卵巢1对。2条输卵管汇合成总输卵管前的膨大部称壶腹。总输卵管开口于生殖腔。受精囊（库蚊属和伊蚊属有3个，按蚊属只有1个）和副腺均开口于生殖腔。每对卵巢含有几十至几百个卵小管。卵小管顶端部分称原卵区或卵泡生发区，连接的为生长区，由2~3个发育程度不同的卵泡组成，每个卵泡含有1个卵母细胞和7个营养细胞。每产1次卵，卵小管便留下1个膨大部。

另外雌蚊卵巢表面有细丝微气管卷曲成球形小结，妊娠后卵巢膨大，微气管相应伸直，以此亦可鉴别经产蚊。

【生活史】

蚊为完全变态昆虫，生活史分卵、幼虫（孑孓）、蛹和成虫4个阶段（图4-3-5）。前3个阶段生活于水中，成虫陆生，可飞行。

1. 卵　雌蚊产卵于水中。蚊卵圆锥形或橄榄形，长不足1mm，单粒散产或成块状，部分蚊卵两侧有气囊，产后可浮在水面。28℃时卵约需2d可孵出幼虫。

2. 幼虫　分为4龄。初孵幼虫长约1.5mm，经3次蜕皮，成为4龄幼虫。幼虫身体分头、胸、腹3部分，周身长有毛或毛丛。头部近似半圆形而略扁，头壳由3块骨片构成，并长有一定排列和对称的毛，其位置和形态是鉴别蚊种的重要特征；胸部略呈方形，不分节；腹部细长，分为9节，第8节背面有气门或呼吸管。28℃约7~8d化蛹。

3. 蛹　侧面观呈逗点状，胸背两侧有1对呼吸管。蛹不进食，停息于水面，受惊扰即潜入水中。28℃2~3d羽化为成虫。

4. 成虫　羽化1~2d内即行交配。雄蚊交配几天后即死亡。雌蚊需吸血促进卵巢发育，然后产卵。雌蚊交配后可多次吸血产卵。雌蚊一般可存活20余天。

在适宜条件下，蚊完成1代生活史约需2周，通常1年可繁殖7~8代。

三属蚊的生活史各发育阶段的鉴别列于图4-3-5。

【生态与生理】

1. 孳生地　蚊产卵于水中，幼虫孵出后便孳生于该水体。按蚊、库蚊和伊蚊3属的成蚊产卵对水体有一定选择性。按蚊多产卵于面积较大的清水水体，如稻田、沼泽和灌溉沟渠等处；库蚊多产卵于污水水体，如污池、水沟和洼地积水；伊蚊多产卵于小型清水水体，如雨后积水的盆、罐、树洞等处。

2. 活动与栖性　蚊的栖性受到环境的影响，环境的变化有时会引起栖性的改变。成虫栖息场所因种而异，一般可分为以下3类：

（1）家栖型：雌蚊多在室内吸血，后在较为隐蔽处栖息，如嗜人按蚊、淡色库蚊和致倦库蚊。

（2）半家栖型：吸血时飞入人房和畜圈内，吸血后稍事停留，再飞出室外栖息，如中华按蚊等。

（3）野栖型：吸血和栖息均在室外及旷野，如大劣按蚊、白纹伊蚊等。

3. 食性　雄蚊不吸血，以植物汁液为食。雌蚊羽化后约2d开始吸食人或动物血液，每次可吸血约0.02ml。

蚊的嗜血习性与蚊媒病的传播密切相关。伊蚊白天吸血，按蚊和库蚊多在夜间吸血。嗜人按蚊、微小按蚊、大劣按蚊、淡色库蚊、致倦库蚊和白纹伊蚊偏嗜人血；中华按蚊和三带喙库蚊偏嗜家畜血兼吸人血。偏嗜人血的蚊种多为蚊媒病的重要媒介；兼吸人血的蚊种则可传播人兽共患疾病。

雌蚊必须吸血卵巢才能发育、产卵、繁衍后代。雌蚊一生可多次吸血，每次吸血至产卵的周期称生殖营养周期（gonotrophic cycle），所需的时间主要由胃血消化和卵巢发育的速度决定，通常为2~3d。雌蚊一生中会经历3~7次生殖营养周期，产卵总数几十个至几百个不等。根据生殖营养周期，结合卵小管膨大部的数量，可推测蚊的生理龄期，这在蚊媒病流行病学上具有重要意义。

4. 交配　雌雄成蚊羽化后1d即可进行交配，多数蚊交配时有群舞现象。群舞以雄蚊为主，从数个到数千个不等。光照节律和环境温度都会影响雄蚊的群舞和交配活动。多数蚊种在黄昏及黎明前后，选择水面、离地面数尺高的空旷地、树丛或建筑物上空等处进行群舞交配。群舞的雄蚊依靠分泌性信息素吸引飞入舞群的雌蚊进行交配。一般来说，雌蚊一生只交配1次，即可接受一生够用的精子。

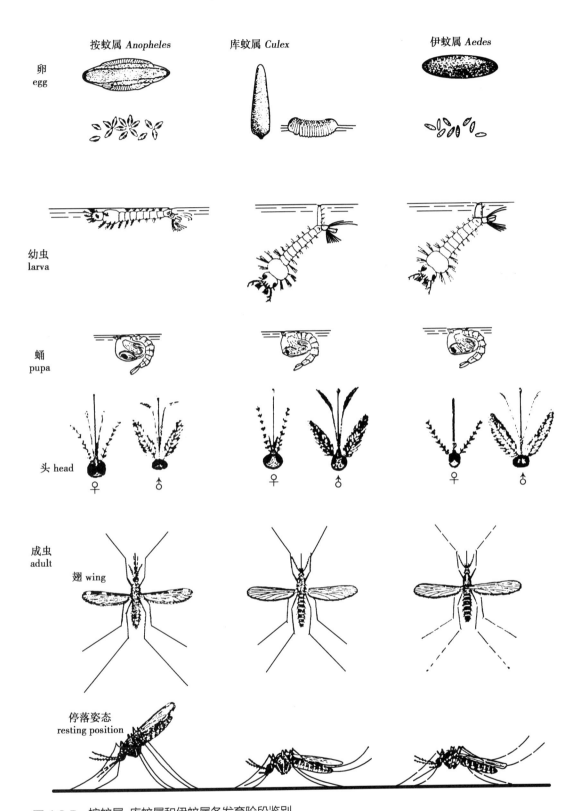

图 4-3-5　按蚊属、库蚊属和伊蚊属各发育阶段鉴别

Fig. 4-3-5　Differential characteristics of developmental stages of *Anopheles*, *Culex* and *Aedes mosquitoes*

5. 季节消长　蚊种群密度的季节性变化受温度、湿度和雨量等因素影响。不同蚊种、不同地区间存在差别。如中华按蚊,在长江中下游地区,3月初出现第1代幼虫,5月成蚊密度上升,7月达到高峰,9月以后下降;而在天气炎热的海南岛,中华按蚊的种群密度高峰是在3~4月份。

6. 越冬　是蚊对寒冬气候的一种生理适应反应。通常在外界温度低于10℃时,雌蚊栖息在阴暗潮湿的避风处,如地窖、树穴、畜圈等处,到次年春暖时复出,吸血产卵。大多数蚊种以成虫越冬,伊蚊可以卵越冬。在全年月均温10℃以上地区蚊无越冬现象,如福州以南地区。

【我国主要蚊种】

1. 中华按蚊(*Anopheles sinensis*)　成虫灰褐色,触须具4个白环,顶端2个宽;翅前缘具2个白斑,尖端白斑大,第5纵脉分支V5.2有1个白斑;后足跗节的第1~4节具狭的端白环;腹节侧膜在新鲜标本上可见1个T字形暗斑。是我国最常见的蚊种。我国除青海、新疆外,全国均有分布。

2. 嗜人按蚊(*An. anthropophagus*)　成蚊与中华按蚊相似,但触须较细,末端两白环常稍宽或相互连接;翅前缘基部均为暗色,尖端白斑小,V5.2无白斑或有但不明显。分布于我国东经100°以东,北纬22°~33°之间的广大山区和丘陵地带,包括河南和长江流域以南的15个省、自治区、直辖市。

3. 微小按蚊(*An. minimus*)　棕褐色小型蚊种。雌蚊触须有3个白环,翅前缘具4个白斑。分布于我国北纬33°以南16个省、自治区、直辖市的山区和丘陵地带。

4. 大劣按蚊(*An. dirus*)　灰褐色中型蚊种。雌蚊触须有4个白环,顶端白环最宽。翅前缘脉有6个白斑,第6纵脉有6个黑斑;各足股节和胫节都有白斑,后足胫节和第1跗节关节处有1个明显的宽白环。分布于我国海南、云南的山林地带。

5. 淡色库蚊(*Culex pipiens pallens*)**与致倦库蚊**(*Culex quinquefasciatus*)　为尖音库蚊(*Cx. pipiens*)的2个亚种。两者形态相似,主要特征是腹部背面有基白带。淡色库蚊基白带下缘平整,致倦库蚊基白带下缘呈弧形。在我国,北纬34°以北为淡色库蚊分布区,北纬32°以南为致倦库蚊分布区,北纬32°~34°为两者分布的中间区。

6. 三带喙库蚊(*Culex tritaeniorhynchus*)　棕褐色小型蚊种。喙中段有1宽阔白环,触须尖端为白色;各足跗节基部有1细窄的白环;腹节背面基部均有中间稍向下突出的淡黄色的狭带。除西藏、新疆外,全国各地均有分布。

7. 白纹伊蚊(*Aedes albopictus*)　黑色中小型蚊种,有银白色斑纹。在中胸盾片正中有1白色纵纹,自盾片前缘向后达盾片的2/3处。后足跗节第1~4节有基白环,末节全白。腹部背面2~6节有基白带。分布于我国南起海南、北至辽宁的20个省、自治区、直辖市,以北纬30°以南为常见。

8. 埃及伊蚊(*Aedes aegypti*)　深褐色中型蚊种,具银白色或白色斑纹。中胸背板两肩侧有1对由白宽弯鳞形成的长柄镰刀状斑,两白斑之间有1对金黄色纵线,形成一弦琴状斑纹。分布限于我国北纬22°以南的海南、广东、广西部分地区和中国台湾地区南部。

【与疾病的关系】

蚊除骚扰、叮刺吸血外,更严重的是传播疾病。在我国,蚊可传播疟疾、登革热(dengue fever)、流行性乙型脑炎(epidemic encephalitis B)和丝虫病(班氏丝虫病和马来丝虫病)。在国外,蚊还传播黄热病(yellow fever)、西尼罗热(west nile fever)、基孔肯雅热(Chikungunya fever)、寨卡病毒病(Zika virus disease)、东方马脑炎(eastern equine encephalitis, EEE)、西方马脑炎(western equine encephalitis, WEE)等多种病毒病和帝汶丝虫病及恶丝虫病。

1. 疟疾　是由蚊传播的世界性传染病,其病原体是疟原虫。在我国,疟疾也是长期危害人民健康的严重疾病之一。主要症状是周期性寒战、高热和出汗退热,引起贫血和脾大。已知全世界约有60种按蚊可传播人疟原虫,其中20余种在我国有分布。我国主要的传疟蚊种,在平原地区为中华按蚊,长江流域的局部山区和丘陵为嗜人按蚊,南方山区和热带雨林地带分别为微小按蚊和大劣按蚊。

2. 登革热　是由登革热病毒引起、由伊蚊传播的急性传染病。包括登革热和登革出血热(dengue hemorrhagic fever)。登革热症状相对较轻,为双相热,肌肉与关节疼痛、皮疹、血细胞减少和淋巴结肿大。登革出血热则症状严重,临床特征为高烧,出血倾向,肝大,部分患者常伴有循环衰竭。主要流行于我国广东、广西、福建和海南等地,主要传播媒介为埃及伊蚊和白纹伊蚊。蚊感染病毒可终身保持传染性。

3. 流行性乙型脑炎 病原体为乙型脑炎病毒,是蚊传人畜共患病。流行于夏秋季节,以高烧、意识障碍、抽搐等中枢神经系统症状为特征。流行性乙型脑炎在热带、亚热带、温带和中温带地区均有流行,其中以东南亚一带为主。传播媒介有三带喙库蚊、淡色库蚊、东乡伊蚊等。在我国,三带喙库蚊为主要传播媒介。乙型脑炎病毒可在蚊体内越冬,并可经卵传递至子代。

4. 丝虫病 班氏丝虫病和马来丝虫病的病原体分别是班氏丝虫和马来丝虫,由蚊传播。主要临床体征是肢体和生殖泌尿系统淋巴管炎、淋巴结炎、象皮肿(elephantiasis)、鞘膜积液(hydrocele)、乳糜尿(chyluria)等。全世界已知的媒介蚊有 65 种,其中 22 种在我国有分布。我国班氏丝虫病的主要传播媒介为淡色库蚊和致倦库蚊,其次为中华按蚊;马来丝虫病的主要传播媒介为中华按蚊和嗜人按蚊。丝虫病曾是危害我国人民健康的严重疾病之一,目前我国已基本消除。

【防制原则】

结合爱国卫生运动,根据当地的实际情况,采取以环境防制为主、选择性地辅以其他方法的综合防制措施。

1. 环境防制 控制和消除孳生地,疏通沟渠,填平洼地,翻盆倒罐,堵塞树洞、石穴,防止幼虫孳生。水稻地区可采用稻田间歇灌溉法消灭幼虫。

2. 物理与化学防制 根据城乡不同情况和蚊栖性不同,除可采用安装纱门、纱窗、悬挂蚊帐、燃点蚊香和涂擦驱蚊剂防蚊叮咬外,在蚊媒病流行地区,可分别采用杀虫剂室内喷洒、畜体喷洒或室外超低容量喷雾等方法毒杀成蚊。常用杀虫剂有倍硫磷、辛硫磷、杀螟松和溴氰菊酯等。

20 世纪 80 年代起,我国在蚊媒病流行区,使用以高效低毒、残效较长的菊酯类杀虫剂浸泡蚊帐,具有良好的防制效果。目前该方法已被世界卫生组织(WHO)推荐在多国疟疾流行区使用。

3. 生物防治 放养柳条鱼、鲤鱼、草鱼或非洲鲫鱼等捕食幼虫。苏云金杆菌(*Bacillus thuringiensis*)H-14、球形芽孢杆菌(*B. sphaericus*)和罗索线虫(*Romanomermis culicivorax*)等对常见蚊种幼虫均有较好的杀灭效果。昆虫辐照不育技术也是一种很有应用前景的蚊虫杀灭技术。

4. 遗传防制 近 10 多年来,利用分子生物学技术,对非洲主要疟疾媒介冈比亚按蚊(*An. gambiae*)等进行基因转化,培育对疟原虫不易感或传疟能力下降的新型转基因蚊并释放至自然界,取得了重要进展。此外沃尔巴克氏体(*Wolbachia*)细菌能够诱导蚊宿主产生胞质不相容性,并引起蚊宿主对病原体的抗性,利用沃尔巴克氏体进行蚊种群压制或区域性根除蚊媒成为可能,这类新型遗传防制策略可望将来在蚊媒防制中发挥巨大作用。

5. 法规防制 利用法律或条例规定等规范机场和港口的检疫,防止媒介蚊虫传入,并监督蚊虫防制以及强制性的灭蚊等。

Summary

Mosquito is the most important kind of medical insect, undergoing complete metamorphosis. There is various species of mosquitoes, and the most important disease-transmission species belong to the genus *Anopheles*, *Culex* and *Aedes*. In addition to harassment, stinging, bloodsucking, they are vectors of human diseases, such as malaria, dengue fever, filariasis and epidemic encephalitis B, contributing a main threat to human health. Integrated measures rely mainly on environment management while physical and chemical controls are subsidiary.

(沈 波)

第三节　蝇

蝇（fly）属双翅目，是一类重要的医学昆虫。目前全世界已知 34 000 余种,我国报告约 4 200 余种。与疾病关系密切的种类多属蝇科（Muscidae）、丽蝇科（Calliphoridae）、麻蝇科（Sarcophagidae）和狂蝇科（Oestridae）。

【形态】

成蝇体长一般 5~10mm,分头、胸、腹 3 部,呈暗灰、黑、黄褐、暗褐等色,全身被有鬃毛,许多种类带有金属光泽（图 4-3-6）。

1. **头部**　近半球形,复眼大,雌蝇两复眼间距较宽,雄蝇较窄。顶部有 3 个单眼,排成三角形。颜面中央有 1 对触角,分 3 节。大部分蝇类的口器为舐吸式（图 4-3-7）,由基喙、中喙和 1 对唇瓣组成。基喙上有 1 对触须,唇瓣腹面有对称排列的假气管,每 2 个假气管间有细小的口前齿,两唇瓣平时合拢,舐食时平贴于食物表面,是藏纳病菌污垢处。吸血蝇类的口器为刺吸式,其结构与舐吸式口器基本相似,不同的是下颚须细而短,中喙细长而坚硬,唇瓣小,假气管退化,但口前齿特别发达,借以刺破皮肤吸吮血液。

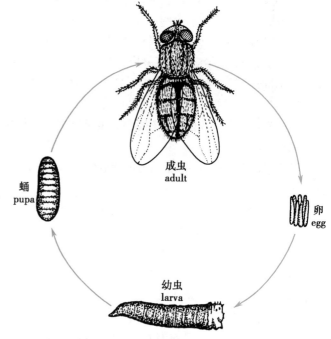

图 4-3-6　蝇生活史
Fig. 4-3-6　Life cycle of flies

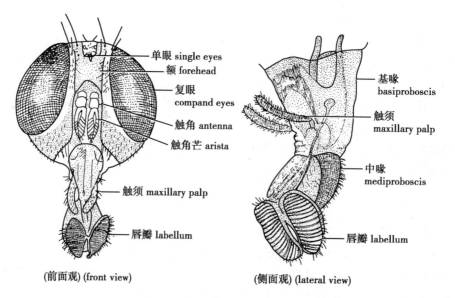

图 4-3-7　蝇头部
Fig. 4-3-7　Head of fly

2. **胸部**　前胸和后胸退化,中胸特别发达。中胸背板上的鬃毛和斑纹可作为分类依据。胸部有翅 2 对,后翅退化为平衡棒。腹面有足 3 对,跗节末端有爪和爪垫 1 对,中间有 1 个爪间突,足上密布细毛,可携带大量病原体（图 4-3-8）。

3. 腹部　分 9 节,一般仅见前 5 节,后 4 节演化为外生殖器。雄性外生殖器是近缘种鉴定的重要依据。

【生活史】

蝇为完全变态昆虫,除少数蝇类(如麻蝇)直接产幼虫外,生活史有卵、幼虫、蛹和成虫 4 个阶段(图 4-3-6)。

1. 卵　椭圆形或香蕉状,乳白色,长约 1mm,表面具雕刻状花纹,常数十至数百粒堆积成块。在夏季,卵产出后 1d 即可孵化。

2. 幼虫　俗称蛆。圆柱形,前尖后钝,无足无

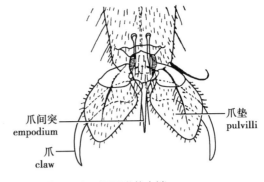

图 4-3-8　蝇足跗节末端
Fig. 4-3-8　Tip of tarsus of fly legs

眼,乳白色。幼虫分 3 龄,长 2~12mm,中腹部第 8 节后侧有气门 1 对。后气门为几丁质化的板状构造,各蝇种幼虫的后气门形状不同,是分类的重要依据(图 4-3-9)。在夏秋季,幼虫一般 4~8d 化蛹。

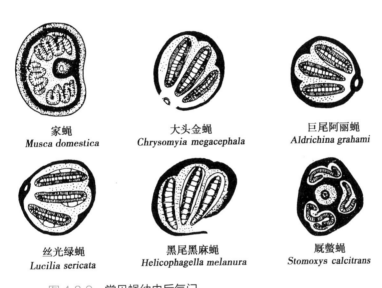

家蝇
Musca domestica

大头金蝇
Chrysomyia megacephala

巨尾阿丽蝇
Aldrichina grahami

丝光绿蝇
Lucilia sericata

黑尾黑麻蝇
Helicophagella melanura

厩螫蝇
Stomoxys calcitrans

图 4-3-9　常见蝇幼虫后气门
Fig. 4-3-9　Posterior spiracles of common fly larvae

3. 蛹　体外被有成熟幼虫表皮硬化而成的蛹壳,称围蛹。蝇蛹表面光滑,圆筒形,棕褐色至黑色,长约 5~8mm。在夏秋季,蛹一般 3~6d 羽化,如家蝇。

4. 成虫　羽化 1~2d 后进行交配,一般一生仅交配 1 次,数日后雌虫产卵。成蝇寿命随蝇种不同而异,一般为 1~2 个月。

蝇完成整个生活史所需时间与蝇种、温度、湿度和食物等因素有关。高温较适于蝇类的生长发育,如大头金蝇从卵发育至成虫的时间,在 32℃约需要 11d;25℃约需 13d;22℃左右需要 20d。蝇类一般每年可繁殖 7~8 代,在我国南方可达 10 多代。

【生态习性】

1. 孳生地　蝇幼虫以有机物为食,各种有机物丰富之处,都可成其孳生地。根据孳生地性质,常分为粪便型、垃圾型、植物质型和动物质型 4 类。蝇类的适应性较强,尤其是居住区内的蝇类,往往对孳生地的要求不太严格。

2. 活动与栖息　蝇类白天活动,夜间常停落于居室内的天花板、电线或悬空的绳索上。蝇类活动受温度的影响较大,如家蝇,30℃时最活跃,40℃以上或 10℃以下便濒于死亡。蝇多数具有趋光性,善飞翔。舍蝇每小时可飞行 6~8km,一般活动范围在 1~2km 内,有时可随车船等交通工具扩散。

NOTES

3. 食性　成蝇的食性分为3类:不食蝇类口器退化,不能取食,营寄生生活,如狂蝇;吸血蝇类以动物与人的血液为食;非吸血蝇类多为杂食性,腐败的动植物、人和动物的食物、排泄物、分泌物和脓血等均可为食。蝇在停落时,常用足刷身,致使病原体污染饮食。蝇取食频繁,且边吃、边吐、边排泄。以上习性在蝇机械性传播疾病方面具有重要意义。

4. 季节消长　蝇对气候有相对严格的选择性,不同蝇种常常表现为不同的季节分布。一般可将我国蝇类分为4类:春秋型,如巨尾阿丽蝇;夏型,如厩腐蝇、厩螯蝇;夏秋型,如大头金蝇、丝光绿蝇和尾黑麻蝇;秋型,如家蝇。其中夏秋型和秋型蝇类与肠道传染病的关系密切。

5. 越冬　大部分蝇类以蛹越冬,如金蝇、丽蝇、麻蝇;少数蝇类以幼虫或成虫越冬,前者如绿蝇,后者如腐蝇。家蝇幼虫、蛹或成虫均可越冬。越冬的幼虫多在孳生物底部;蛹在孳生地附近的表层土壤中;成虫蛰伏在隙缝、屋角、菜窖、地下室等温暖、隐蔽处。

【我国主要蝇种】

我国与医学有关的主要蝇种记述如下。

1. 家蝇(*Musca domestica*)　也称舍蝇。体长5~8mm,灰黑色,胸背有明显的4条黑色纵纹,翅第4纵纹末端强弯曲,腹部为橙黄色。呈全国性分布,与人畜关系最为密切。

2. 丝光绿蝇(*Lucilia sericata*)　体长5~10mm,触角黑色,颊部银白色,胸背鬃毛发达,虫体显铜绿色金属光泽。呈全国性分布。

3. 大头金蝇(*Chrysomyia megacephala*)　体长8~11mm,头大而红,俗称"红头蝇"。头间额正中有1直线印迹,复眼深红,颊部、触角、下颚须均橘黄色,虫体显蓝绿色金属光泽。分布于我国大部分地区。

4. 黑尾黑麻蝇(*Helicophagella melanura*)　大型蝇种,体长6~12mm,灰色,胸背有3条黑色纵纹,腹部有黑白相间的方块斑。呈全国性分布。

5. 巨尾阿丽蝇(*Aldrichina grahami*)　体躯肥大,体长5~12mm,颊灰黑色,中胸盾片前中央有3条黑色纵条,正中1条略宽,腹部显暗蓝色金属光泽,全身多毛。除新疆外,全国各地均有分布。

6. 厩腐蝇(*Muscina stabulans*)　体长6~9mm,两眼间额有1对鬃毛,触角芒长羽状,下颚须橙色,胸部黑色,后足股节至端部1/4~1/3呈黄棕色。呈全国性分布。

7. 厩螯蝇(*Stomoxys calcitrans*)　形似家蝇,体长5~8mm,刺吸式口器,头部间额正中有淡色纵条,腹部第3、4背板中部前半及两侧后缘各具1暗斑或梅花斑。主要分布于我国北方地区。

【与疾病的关系】

蝇不仅骚扰人们的工作与休息,更重要的是传播疾病和寄生引起蝇蛆病。

1. 传播疾病

（1）机械性传播:机械性传播是非吸血蝇传病的主要方式,也是蝇对人类危害的主要方面。据报道,蝇体可携带140多种病原体,从微小的病毒到较大的蠕虫卵。所传播的疾病有肠道传染病,如伤寒、霍乱、细菌性痢疾、阿米巴病、蠕虫病等;呼吸道传染病,如肺结核等;皮肤病,如雅司病;眼病,如沙眼、结膜炎等。

（2）生物性传播:在非洲,舌蝇(*Glossina*)可通过吸血传播锥虫病(trypanosomiasis),又称睡眠病。该病由于锥虫侵犯神经系统引起脑炎,随后出现嗜睡、昏睡以至昏迷,最后常因并发症而死亡。此外,冈田绕眼果蝇(*Amiota okadai*)可作为结膜吸吮线虫的中间宿主。

2. 蝇蛆病(myiasis)　蝇类幼虫寄生于组织和器官中,可引起蝇蛆病。临床上常以蝇蛆的寄生部位命名。目前国内报道的蝇蛆病,以眼蝇蛆病最多,其次是皮肤蝇蛆病。

（1）眼蝇蛆病:主要由狂蝇属种类的幼虫所引起,以羊狂蝇最常见。狂蝇蝇蛆多致结膜蝇蛆病。患者有眼内异物感、痒痛和流泪等症状。

（2）皮肤蝇蛆病:主要由皮蝇(*Hyperderma lineatum*)和牛皮蝇(*H. bovis*)幼虫引起。患者皮肤出现幼虫结节或匐行疹,移行部位可有胀痛感。

（3）口腔、耳、鼻咽蝇蛆病：多由腐食性或尸食性蝇类麻蝇和丽蝇的幼虫引起，常因相应器官分泌物异味所致。严重时可穿透、破坏软腭与硬腭、鼻中隔、咽骨，甚至引起鼻源性脑膜炎。

（4）胃肠蝇蛆病：多因家蝇、厕蝇、腐蝇、金蝇等属蝇种的卵或幼虫，随污染的食物或饮水进入胃肠而导致寄生。患者可有食欲缺乏、恶心、呕吐、腹疼、腹泻等症状，有时可吐出或从粪便排出蝇幼虫。

（5）泌尿生殖道蝇蛆病：由于偶然的机会，麻蝇、绿蝇、金蝇、厕蝇等属的幼虫进入泌尿生殖道，可引起尿道炎、膀胱炎或阴道炎等。

（6）创伤性蝇蛆病：由于创伤出血、伤口化脓所发出的气味引诱金蝇、绿蝇、丽蝇、亚麻蝇和污蝇等属蝇种产卵，幼虫寄生而致病。

蝇幼虫为蝇蛆病病原。通常去除蝇蛆后，清洗伤口，蝇蛆病即可痊愈。除局部或严重损伤脏器外，一般多无后遗症。

【防制原则】

结合爱国卫生运动，搞好环境卫生；根据蝇的生态和生活习性，清除蝇的孳生场所。

1. 环境防制　搞好环境卫生，及时清除粪便、垃圾等，加强粪便管理（堆肥、沼气池发酵等），在孳生地及其周围砸实地面，消除蝇孳生地。

2. 物理和化学防制　捞杀、烫杀灭蛆。人工扑打、粘蝇纸和诱蝇笼诱捕成虫。安装纱窗、纱门，食物加盖纱罩。用敌百虫、马拉硫磷、溴氰菊酯等药物杀灭成虫和蛆。

3. 生物防治　用蝇类天敌或致病微生物灭蝇，如：寄生蜂寄生灭蛹、苏云金杆菌 H-9 的代谢产物毒杀蝇蛆。

Summary

The fly is an important kind of medical insect, undergoing complete metamorphosis. There are over 4 200 species reported in China. Some flies in Muscidae, Calliphoridae, Sarcophagidae, and Oestridae are closely related to human health. Flies could transmit intestinal disease mechanically, including typhoid, cholera, bacterial dysentery, etc. They are also the biological transmitters of many pathogens leading to trypanosomiasis and so on. Parasitic larvae may cause myiasis. Eradication of breeding places, improvement of sanitation and fly control are ways to prevent these diseases.

（沈　波）

第四节　白　蛉

白蛉（sand fly）属双翅目巨蛉科，世界上已发现 600 余种，我国目前报告 40 余种（亚种），分属白蛉属（*Phlebotomus*）、司蛉属（*Sergentomyia*）和异蛉属（*Idiophlebotomus*）。

【形态】

白蛉是一类小型吸血昆虫，成虫长 1.5~4.0mm，体灰黄色，全身密布细毛，分头、胸、腹 3 部。头部具复眼 1 对，触角 1 对，触须 1 对和刺吸式口器。口器与口腔、咽相连。口腔形似烧瓶，后部常有口甲和色板，咽内有咽甲，其形状和结构可作为分类依据。胸背隆起，形似驼背，有翅及平衡棒各 1 对，翅狭长，停落时向后上方展开，足 3 对，细而长。腹部由 10 节组成，第 9~10 节转化为外生殖器。第 2~6腹节背板上着生毛依种类不同，或竖立或平卧，或皆而有。在腹部后端，雌蛉有尾须 1 对，腹内有受精囊；雄蛉有钳状的外生殖器。雌蛉的受精囊和雄蛉外生殖器均为白蛉的分类依据。

【生活史与生态】

白蛉的发育为完全变态，生活史有卵、幼虫、蛹、和成虫 4 个阶段（图 4-3-10）。前三个时期生活在

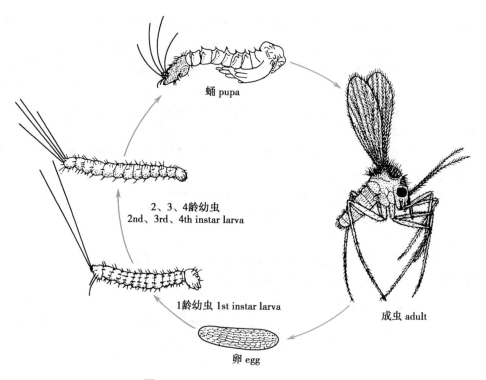

图 4-3-10　白蛉生活史
Fig. 4-3-10　Life cycle of sand flies

土层中。

卵在适宜条件下经 7~12d 孵出幼虫;幼虫分 4 龄,经 3 次蜕皮,入土化蛹;蛹经 6~10d 羽化为成蛉。白蛉羽化不久即可交配、吸血、产卵。白蛉活动主要在黄昏后至黎明前,成虫活动力弱,常在离孳生地不远处作跳跃式飞行。整个生活史约需 6~9 周。成蛉寿命 2~3 周,一般 1 年繁殖 1 代。

白蛉的幼虫在土壤中发育,选择土质疏松、湿度适宜、富含有机物质处为孳生地,如住房、窑洞的墙缝、畜圈、野外洞穴、土壤等。

白蛉的栖息场所因种而异,一般可分为以下 3 类:①家栖型:仅栖息于居民点,如平原地区的中华白蛉;②半家栖型:在居民点栖息,吸血后飞往野外,如我国西部山区及黄土高原的中华白蛉;③野栖型:栖息与活动于野外巢穴、山洞、石缝等场地,如吴氏白蛉。

雄蛉雌蛉均可吸食植物汁液,但雌蛉吸血后才能促进卵巢发育。白蛉属的蛉种主要吸取人和温血动物的血液,司蛉属的蛉种主要吸取变温动物的血液。家栖蛉种在室内吸血,野栖蛉种主要在野外吸血,夜间亦可飞入居民点吸血。在野外,一些蛉种白日亦可袭击人类。

白蛉全年出现的时间较短。如在广大平原地区,5 月中下旬开始出现,6 月中下旬种群密度达高峰,8 月中旬下降并很快消失,季节全长 3~3.5 个月。

白蛉多以 4 龄幼虫在不超过 10cm 深的孳生物底部土壤越冬。

【我国主要蛉种】

与医学有关的主要种类为中华白蛉和长管白蛉。

1. 中华白蛉(*Phlebotomus chinensis*)　成虫体长约 3.0~3.5mm,淡黄色,竖立毛类。口甲不发达,无色板。咽甲的前、中部有众多尖齿,基部有若干横脊。受精囊纺锤状,分节,囊管长度是囊体长度的 2.5 倍。雄蛉上抱器第 2 节有 5 根长毫,2 根位于顶端,3 根位于近中部,生殖丝长度约为注精器的 5 倍。该种在我国广泛分布于北纬 18°~42°,东经 102°~124° 地区,是黑热病的重要传播媒介。

2. 长管白蛉(*Ph. longiductus*)　外形似中华白蛉,两者主要区别在于该种的受精囊的囊管长度是囊体长度的 5.8 倍;生殖丝长度约为注精器的 10.6 倍。该种国内仅在新疆发现。

【与疾病的关系】

人初次被白蛉叮咬常出现痒疹甚至类似荨麻疹,伴随巨痒和超敏反应。多次叮咬后反应减轻。除了叮刺吸血,白蛉能传播利什曼病(leishmaniasis)、白蛉热(sandfly fever)和巴尔通体病(bartonellosis)等多种疾病。

在我国,白蛉传播内脏利什曼病,俗称黑热病(kala-azar),也有少数皮肤型病例的报告,病原是杜氏利什曼原虫(*Leishmania donovani*)。黑热病主要症状为不规则发热、贫血、肝脾大等,并易发肺炎等并发症,引起死亡。在我国广大流行区的主要媒介为中华白蛉指名亚种,而新疆为中华白蛉长管亚种以及吴氏白蛉(*Ph. wui*)和亚历山大白蛉(*Ph. alexandri*),内蒙古和甘肃部分地区为吴氏白蛉。20世纪60年代后我国已基本消灭黑热病。近年在川北和陇南山区,发现存在以中华白蛉为主要媒介的黑热病自然疫源地。

【防制原则】

白蛉的防制以控制成蛉为主,辅以环境改造以防止幼虫孳生。

1. 环境防制　对白蛉幼虫,可通过大规模开垦或有针对性的环境治理,消除幼虫的孳生环境。

2. 化学防制　成蛉体小,飞行能力弱,出现季节短,并且一般对杀虫剂敏感。对家栖蛉种,在以病舍为中心的15m半径范围内,采用溴氰菊酯等杀虫剂喷洒杀灭,可获良好效果。但对半家栖蛉种,因其种群的不断迁入,药物灭蛉的效果不佳。

3. 个人防护　合理使用蚊帐,野外活动时涂驱避剂,烟熏驱蛉等。

Summary

The sandfly is a holometabolic insect. There are approximately 40 species reported in China, belonging to *Phlebotomus*, *Sergentomyia* and *Idiophlebotomus*. Visceral leishmaniasis or Kala-azar is transmitted mainly by sand flies. Such measures as environmental management, chemical control and personal protection are effective.

（沈　波）

第五节　蠓

蠓(midge)属双翅目、长角亚目、蠓科(Ceratopogonidae)。世界已知蠓有6 000余种,其中吸血蠓有1 670余种,我国已知吸血蠓有细蠓属、铗蠓属蠛蠓亚属和库蠓属等3属410余种,其中重要的蠓种有台湾蠛蠓(*Lasiohelea taiwana*)、同体库蠓(*Culicoides homotomus*)、尖喙库蠓(*Culicoides oxystoma*)和北域细蠓(*Leptoconops borealis*)等。

【形态】

成虫体长1~6mm,褐色或黑色。头部近半球形,有1对发达的肾形复眼。雄蠓两眼邻接,雌蠓两眼邻接或分离。触角基部上方有1对不明显的单眼。口器(喙)刺吸式,常与头等长。触角1对,各分15节,各节上有轮毛,雄蠓比雌蠓多。胸部前、后胸退化,中胸发达。中胸背面分盾片、小盾片和后小盾片。中胸具翅1对,短宽,翅面常有明斑、暗斑和微毛,其大小、形状、位置等为分类依据。足细长。腹部分10节,第9~10节特化成尾器。雌蠓尾端有1对尾须,雄蠓尾端有钳状的外生殖器。

【生活史与生态】

蠓是完全变态昆虫,生活史有卵、幼虫、蛹和成虫4期(图4-3-11)。

1. 卵　长椭圆状,长约0.5mm。初产卵色灰白或淡红,经数小时渐变为浅褐色直至黑色。卵期在夏季为2.5~6d。少数种在夏秋季产滞育卵或越冬卵,卵期可延至6~10个月。

2. 幼虫　呈蠕虫状,分 4 龄,大小因龄期及蠓种不同而有较大差异,长度为 0.3~6.4mm。头部呈暗褐色,胸、腹部淡黄或灰白色。幼虫生活于湿润的疏松土壤或水中,以藻类、真菌、鞭毛虫等为食。在夏季幼虫期为 1~6 周,越冬的幼虫可长达数月。

3. 蛹　长度为 1.4~4mm。初生蛹为淡黄或橘黄色,1~2d 后渐变为暗褐至黑色。体分头、胸和腹部,头部有眼 1 对,前胸背侧面有呼吸管 1 对,胸、腹部生有结节。幼虫化蛹在水中、泥土浅表或草叶上,因种而异。在夏季蛹期为 4~6d,秋季可延长至 1 个月。

4. 成虫　雄蠓不吸血,以吸食植物汁液为食。吸血蠓类仅雌蠓吸血,吸血对象为人、家畜、家禽和野生动物等脊椎动物。不同种类雌蠓吸血有一

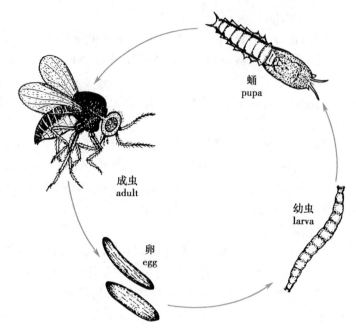

图 4-3-11　蠓生活史
Fig. 4-3-11　Life cycle of midges

定的倾向性,如台湾蠛蠓等嗜吸人血,同体库蠓和尖喙库蠓嗜吸牛、马、猪等家畜血,有的人畜血兼吸,有的嗜吸鸡、鸭、鹅等家禽血。蠛蠓和细蠓叮刺吸血活动在白昼,多数库蠓在黎明或黄昏群舞和刺叮吸血,少数种类夜间活动。饱食血液需 2~15min,吸血量约 0.05~0.56ml。

成虫多栖息于树林、竹林、草丛、岩洞、土壤缝隙和畜舍等避风、避光处。台湾蠛蠓以野栖型为主,同体库蠓和尖喙库蠓以家栖(畜舍)型为主,两者均存在半野栖型。蠓类具有一定的飞行力,一般活动范围限于孳生地附近 500m 内。多数蠓种交配有群舞现象。据我国重庆市观察资料,同体库蠓群舞和交配,从黎明至黄昏持续进行,黎明和黄昏出现 2 个群舞高峰。群舞中交配完成后,雌蠓离散寻觅血餐宿主,形成叮刺吸血活动高峰。雌蠓交配、吸血后寻找适宜隐蔽场所停息,经 2~3d 发育后在孳生地产卵。通常雌蠓一生产卵 2~4 次,一次产卵约 50~150 粒。

在适宜条件下,蠓完成 1 代生活史需时 1 个月左右。蠓的发育世代因蠓种和自然条件而异。高纬度地区蠓种每年 1 代,温带种每年 2 代,热带和亚热带种每年多代。雄虫交配后很快死亡,雌虫存活约 1 月。一般以幼虫或卵越冬。

【与疾病的关系】

蠓叮吸人血,被叮处常出现局部皮肤痒、痛、红肿或丘疹,常因瘙痒而致继发细菌感染,严重者可出现皮肤溃烂、下肢行动不便,甚至引起发热等全身症状。

蠓可传播多种虫媒病,目前已知蠓可携带 18 种人畜共患寄生虫,并可携带 20 多种与人畜有关的病毒。如在西印度群岛、非洲和拉丁美洲,蠓可传播欧氏曼森丝虫病、常现曼森丝虫病和链尾曼森丝虫病。在我国,蠓与人类疾病的关系尚不够了解。在福建和广东,曾从现场捕获的台湾蠛蠓体内分离出流行性乙型脑炎病毒,但该蠓是否可作为传播媒介,尚有待进一步证实。

【防制原则】

1. 环境防制　在人口聚居区,应搞好环境卫生,填平洼地水坑,消除孳生场所。在成蠓活动的人房、畜舍和居住区附近的幼虫孳生地,可用辛硫磷、杀螟松或溴氰菊酯等喷洒。针对入室叮刺的蠓种,门窗可安装孔径在 0.75mm 以下的纱窗,且可涂刷杀虫剂,防止蠓类侵入。

2. 个人防护　在吸血蠓活动区域作业的野外工作人员,应做好个人防护。可涂用避蚊胺(DETA)等驱避剂,或燃点艾草、树枝,以烟驱蠓。出现局部肿、痒时,可用 10% 氨水、碱水或用清凉油涂擦。

Summary

The midge is a holometabolic insect. There are over 400 species reported in China. Among them, *Lasiohelea taiwana* and *Culicoides homotomus* are of significance. Except for bloodsucking and causing allergic reaction, midges are the transmitter of about 20 species of pathogens to humans or animals. Personal protection and environmental management are the key to midge control.

（梁韶晖）

第六节 蚋

蚋属双翅目、长角亚目、蚋科（Simuliidae），俗称黑蝇（black fly）。全球已知 2 亚科 26 属 2 348 种（2 331 个现存种和 17 个化石种），我国已知 333 种。我国重要种类有斑布蚋［*Simulium*（*Byssodon*）*maculatum*（Meigen,1804）］、五条蚋［*Simulium*（*Simulium*）*quinquestriatum*（Shiraki,1935）］、双齿蚋［*Simulium*（*Simulium*）*bidentatum*（Shiraki,1935）］、黄毛纺蚋［*Simulium*（*Nevermannia*）*aureohirtum*（Brunetti,1911）］和后宽绳蚋［*Simulium*（*Gomphostilbia*）*metatarsale*（Brunetti,1911）］等。

【形态】

成虫为一类体长 1.2~5.5mm 的小型昆虫，通常呈棕黑色或黑色。头部近似圆球形，具复眼 1 对，雄蚋复眼较大，两复眼之间仅由额缝相隔几近相连；雌蚋的两复眼被额明显分开。口器刺吸式。胸部分前、中、后 3 胸节，中胸特别发达，中胸侧面有翅 1 对，翅宽阔，翅膜透明，有发达的纵脉。各胸节有足 1 对，足短而粗壮，某些类群的后足第 1 跗节内侧有 1 端突称跗突，第 2 跗节后缘有 1 深横沟称跗沟，是分类的重要依据。腹部 10~11 节，可见 9 节，后 2 节演化为外生殖器。雌雄蚋的尾器都不明显。

蚋是完全变态昆虫，卵、幼虫和蛹生活在流水中，成虫陆生（图 4-3-12）。

1. 卵 呈长卵形、圆角的三角形或蛤形，长约 0.15~0.46mm，初产卵乳白或淡黄色，逐渐变为棕黑色。通常 50~1 000 粒卵排列成形状各异的卵块，多见于被清净流水浸湿或部分浸没的植物茎、叶及其他物体表面。20~25℃时，经 3~4d 孵化。

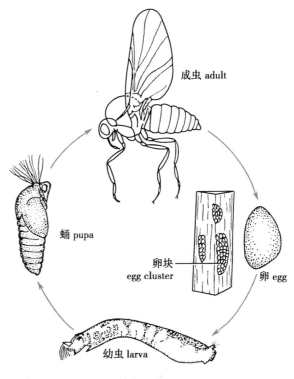

图 4-3-12 **蚋生活史**
Fig. 4-3-12 Life cycle of black fly

（图中标注：成虫 adult；蛹 pupa；卵块 egg cluster；卵 egg；幼虫 larva）

2. 幼虫 细长，淡灰或淡黄色，分为 6~9 龄，初孵幼虫长 0.5~1.0mm，成熟幼虫长约 3.5~10mm。头部前端有 1 对放射状排列的刚毛，称头扇，以此在水流中挥动，摄取藻、菌等微小生物为食，20℃时约 2~4 周化蛹。

3. 蛹 长约 1.5~5.5mm，形似成虫身体大部包裹于茧中，头、胸部和呼吸鳃伸展暴露于外，腹部末端粘于栖附处。蛹朝向下游，不食不动，体色由淡黄逐渐转为黑色。25~30℃时，约 2~10d 羽化。

4. 成虫 雄虫和极少数种类雌虫不吸血。绝大多数种类雌虫交配后开始吸血，一般嗜吸对象为哺乳畜类、鸟类和禽类,兼吸人血。吸血后卵巢发育成熟产卵,通常雌蚋一生产卵 2~5 次。

大多数种类成虫白天活动,栖息于水边草丛、灌木丛和孳生地的植物上,飞行距离为 2~10km。蚋一般可见于 3~11 月,6~7 月为季节高峰。

在适宜条件下,蚋完成 1 代生活史需时 2~3.5 个月。雄虫在交配后数天内死亡,雌虫寿命约 3~4 周,个别种类雌虫可活 3~4 个月。蚋以卵或幼虫在水下越冬。

【与疾病的关系】

蚋叮刺人一般无明显不适,但有时可产生皮肤或全身反应,称蚋病(simuliosis)。表现为痒、丘疹、荨麻疹、气喘,伴高热、白细胞增多、淋巴结炎、毒血症和过敏性休克。

蚋是盘尾丝虫病的唯一传播媒介,盘尾丝虫病在非洲的主要传播媒介为憎蚋(*S. damnosum*)嗜吸人血。病原体盘尾丝虫(*Onchocerca* spp.)寄生人体可导致失明(河盲症)和严重皮肤疾病。该病现分布于 31 个非洲国家、2 个拉丁美洲国家和也门。

此外,蚋还可传播欧氏曼森线虫病等。

【防制原则】

用杀虫剂喷洒畜舍、草丛、灌木丛等其他成虫。在幼虫栖息场所,施用苏云金芽孢杆菌并清理孳生地。野外作业人员,可涂用避蚊胺成分的驱避剂做好个人防护。

Summary

The blackfly is a holometabolic insect. There are over 200 species reported in China. Among them, *Simulium subvariegatum* and *Prosimulium hirtipes* are of importance. Their stings and bites may lead to cutaneous or systemic reactions, which are also vectors for the filarial parasitic nematode responsible for onchocerciasis and mansonellosis. Personal protection and environmental management are the key to blackfly control.

(梁韶晖)

第七节　虻

虻(tabanid fly)属双翅目虻科(Tabanidae),俗称牛虻。目前全球已知虻有 137 属 4 300 多种,我国已知 14 属 458 种,其中重要的吸血虻为广斑虻(*Chrysops vanderwulpi*)、江苏虻(*Tabanus kiangsuensis*)和华虻(*Tabanus. mandarmus*)等。

【形态】

成虫是一类体长 6~30mm 的中、大型昆虫,体呈棕黑、棕褐、黄绿等色,有金属光泽,体表多细毛。

头部宽大,等于或宽于胸部。1 对复眼大,活时常有金属闪光,具绿、红和紫色点,横带或 Z 形图案。两复眼间距,雌虻较宽,雄虻较窄。触角短,分 3 节,第 3 节端部有 2~7 个环节。绝大多数雌虫口器刺舐式,取食时刺破皮肤,由唇瓣内面的拟气管吸血;雄虫和少数雌虫口器退化。胸背突出,中胸特别发达。翅宽,透明或具色斑。足粗短。腹部可见 7 节,其颜色和斑纹是分类的依据,第 8~11 节演化为外生殖器。

【生活史与生态】

虻为完全变态昆虫,生活史有卵、幼虫、蛹和成虫 4 期(图 4-3-13)。

1. **卵**　呈纺锤形,长 1.5~2.5mm,初产时乳白色,随后颜色逐渐变深至黑色。通常 200~500 粒集成堆或形成块,多附在植物叶片上挂入水体或湿土、水道和岩石上,约 1 周孵化为幼虫。

2. **幼虫**　长圆筒形,两端呈锥状,黄白色。有 6~13 龄,龄期多少因种而异,1 龄幼虫大小

2~4mm,末龄幼虫 15~25mm,腹部第1~7节有疣状突起,尾部有长呼吸管和气门。幼虫以小型节肢动物、软体动物及其他有机物为食,通常数月至1年完成发育,移至土壤表面层蜕皮化蛹。

3. 蛹 似幼虫大小,可见明显的头胸部和腹部,黄棕、橙棕色,发育后变黑色。蛹不食,可上下运动,在适宜条件下一般 1~3 周羽化。

4. 成虫 雄虫不吸血,以植物汁液为食。雌虫吸血,主要刺吸牛、马、驴等大型畜类的血,有时叮咬其他动物和人,吸血量可达虫体体重的 1~4倍。多数种类白昼活动,栖息于草丛树木等植物上。虻飞行能力强,每小时可达 45~60km。

在热带,虻可全年活动;在我国北方,虻的活动季节为 5 月中旬至 8 月下旬,7 月为种群高峰期。雄虫在交配

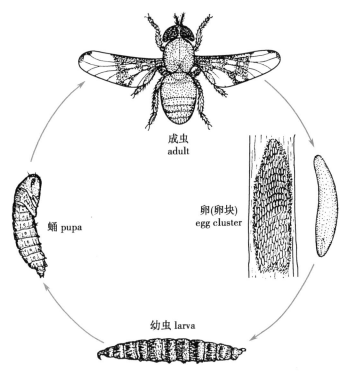

图 4-3-13 虻生活史
Fig. 4-3-13 Life cycle of tabanid flies

后数天内死亡。雌虫一生交配 1 次,产卵 3~6 次,雌虻可存活约 2 个月。虻以幼虫越冬,常见于堤岸10~25cm 深的石块下或冰层、土层中。

【与疾病的关系】

虻叮刺人引起疼痛和损伤,可继发感染,严重者伴有蜂窝组织炎,还可引起淋巴管炎、淋巴腺病和发热。

在我国,虻是多种家畜寄生虫病的传播媒介,还可传播炭疽病(anthracnose)、弗朗西斯菌病(Francis disease)等人兽共患疾病。在非洲,虻可传播罗阿丝虫病(loaiasis)。

【防制原则】

在虻多发地区,进行环境改造,消除虻孳生地或产卵场所,可取得明显的成效。亦可用杀虫剂喷洒杀灭幼虫和成虫,还可用引诱物捕杀成虫。野外作业时,可涂用驱避剂做好个人防护。

Summary

The horsefly is a holometabolic insect. There are over 440 species reported in China. Among them, *Chrysops vanderwulpi*, *Tabanus kiangsuensis* and *Tabanus mandarmus* are closely related to human health. Their stings and bites may cause pain and injury and may induce secondary infection. They are the transmitter of pathogens responsible for anthrax, loaiasis and so on. Personal protection and environmental management are essential to horsefly control.

(梁韶晖)

第八节　蚤

蚤（flea）属蚤目,目前全球已知 2 500 余种（亚种）,我国已知 650 余种（亚种）,其中一些种类寄生于恒温动物体表,是鼠疫等人畜共患病的传播媒介。

【形态】

蚤为小型昆虫,长约 3mm,体侧扁,深褐色,体表多棕毛。

1. 头部　侧面观略呈三角形,触角 1 对,位于头两侧的触角窝内,前有单眼 1 对或无,口器刺吸式,头部多刚毛,随着生部位而命名,如眼刚毛、颊刚毛等。一些种类颊部有坚硬的向后生长的黑色粗壮刺,排列成梳,称为颊栉,是蚤分类的重要依据。

2. 胸部　分为前胸、中胸、后胸 3 部。有些种类前胸背板后缘有粗壮的扁刺 1 排,称前胸栉。其有无是分类的依据。无翅。3 对足发达,尤其后足,跳跃高度达 1 尺余,为体长的 100~200 倍。

3. 腹部　由 11 节组成,第 1~7 节各有气门 1 对,第 8 节起特化为生殖器。雌蚤腹部末端钝圆,在 7~8 腹板内部有骨化较厚的受精囊,是重要的分类依据。第 8 节上的臀板（pygidium）为感觉器官。

【生活史与生态】

蚤为完全变态昆虫,生活史分卵、幼虫、蛹与成虫（图 4-3-14）。

1. 卵　雌虫交配后产卵,一般产在其宿主的巢穴内和宿主经常活动的地方。卵椭圆形,乳白并逐渐呈暗黄色,长 0.4~2mm,5~15d 孵出幼虫。

2. 幼虫　虫体细长,乳白色,无眼,无足,咀嚼式口器。幼虫有 3 龄,成熟幼虫体长约 4.5mm。幼虫生长在宿主巢穴内,惧光,少活动,以有机物为食,多种蚤幼虫嗜食成虫粪便中未消化的血。条件合适时 9~15d 化蛹。

3. 蛹　长椭圆形,外表常粘有尘土,已具有成虫的雏形。蛹期与温度有关,一般 2~3 周,长者可达 1 年。

4. 成虫　成虫吸血后进行交配,1~2d 内开始产卵。雌虫一生可产卵数百个。由卵发育为成虫一般约需 1 个月。蚤的寿命约 1~2 年。

蚤寄生于恒温动物。雌、雄蚤均吸血,并且边吸血边排便。该习性与疾病传播的关系密切。蚤类耐饥力强,10 个月不进食仍可存活。蚤类经常更换宿主,当宿主死后尸体变冷,蚤即离去另觅宿主。

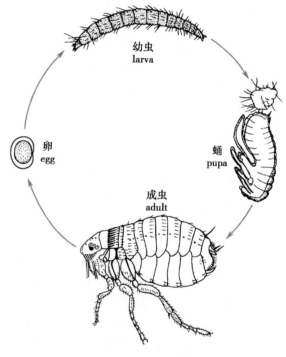

图 4-3-14　蚤生活史
Fig. 4-3-14　Life cycle of flea

蚤按其对宿主多少的选择可分为多宿主型、寡宿主型和单宿主型,其中多宿主型蚤在传播疾病方面尤为重要。如人蚤可寄生于 130 多种宿主。

蚤按寄生方式又可分为游离型、半固定型（固着型）和固定型。游离型蚤含巢蚤和毛蚤 2 个亚型,巢蚤栖息于动物洞巢内,待宿主归巢时才能吸血;毛蚤则在宿主体毛上,可随时吸血。巢蚤在保持疫源地、毛蚤在传播疾病方面分别具有重要的流行病学意义。半固定型（固着型）雌蚤口器固着在宿上皮下吸血,可长达数日。固定型的雌蚤可钻入宿主皮下营永久性寄生,如潜蚤（*Tunga*）。

【我国主要蚤种】

我国传病蚤有 10 余种,其中以印鼠客蚤(*Xenopsylla cheopis*)和人蚤(致痒蚤,*Pulex irritans*)最为重要。

1. 印鼠客蚤 眼刚毛在眼前方,有中胸侧板,受精囊呈 C 形。分布于欧洲、亚洲的气温凉爽地区和东非。是世界公认的家鼠鼠疫和人间鼠疫的最重要的传播媒介,也是鼠型斑疹伤寒的主要传播媒介。此外,它还是缩小膜壳绦虫和微小膜壳绦虫的中间宿主。我国除新疆、西藏和宁夏尚未发现外,其余各省、自治区均有发现。

2. 人蚤 眼刚毛在眼下方,中胸侧板无垂直的侧板杆,受精囊为葫芦形,头部膨大,尾部细长。是人体最常见的蚤种,可传播鼠疫,是犬复孔绦虫、缩小膜壳绦虫和微小膜壳绦虫的中间宿主。呈世界性分布,我国各省、自治区均有报告。

【与疾病的关系】

蚤对人的危害包括叮刺骚扰、传播疾病和寄生。

1. 叮刺骚扰 蚤叮刺吸血,可引起骚扰和刺激。轻者不久痒感即退;重者局部皮肤可出现丘疹、风疹,奇痒难受,精神烦躁,甚至彻夜难眠,如果瘙痒抓破皮肤,可引起继发感染。

2. 传播疾病 蚤可传播鼠疫,地方性斑疹伤寒。这是蚤对人类的主要危害。

鼠疫(plague)是危害人类的甲类传染病。鼠疫杆菌(*Yersinia pestis*)以啮齿动物为储存宿主,蚤为传播媒介,形成自然疫源地。一旦人进入疫源地,接触带菌动物或被疫蚤叮咬而发病,并迅速传播。主要临床表现为发热、严重毒血症症状、肺炎、出血倾向等,死亡率高。

蚤类吸入鼠疫杆菌后,细菌在蚤胃、肠内大量繁殖,很快形成菌栓堵塞食管。蚤再吸血时,血液不能入胃,携带鼠疫杆菌回流至宿主体内。蚤因饥饿频频吸血,致使传播更快更广。有时,鼠疫杆菌还可随粪便排出污染宿主伤口使宿主感染鼠疫。亚洲能传播鼠疫的蚤有 14 个属。因蚤能传播鼠疫,有时被用作生物武器,日本侵华期间曾在我国东北、华北等地投放感染了鼠疫杆菌的鼠和蚤,造成当地鼠疫流行。

地方性斑疹伤寒(endemic typhus)又称鼠型斑疹伤寒,是由莫氏立克次体(*Rickettsia mooseri*)引起的自然疫源性疾病。临床特征为急性发热、发疹,病程通常呈良性经过。主要由印鼠客蚤传播。本病广泛分布于全球热带和温带地区,我国诸多省市有报告。立克次体寄生于蚤胃与马氏管的上皮细胞内,随粪便排出,污染宿主伤口致病。立克次体在干燥粪便内可活存 40 天,环境适宜可存活 4 年以上。

此外,蚤可作为犬复孔绦虫、缩小膜壳绦虫和微小膜壳绦虫等的中间宿主。人因误食蚤类而感染。

3. 寄生 在中南美洲、非洲,钻潜蚤(*T. penetrans*)可侵入人皮下寄生,多见于人脚趾的柔软部分,引起剧烈痛痒以至继发感染。我国有 2 种潜蚤寄生在鼠类的报道,但至今尚未见寄生人体的报告。

【防制原则】

环境防制是根本性措施,可采用堵塞鼠洞、清扫禽畜棚圈等措施以清除蚤的孳生地。狗、猫等宠物要定期用药液灭蚤。采用拟除虫菊酯类药物等喷洒室内及禽畜棚圈,以杀灭蚤及其幼虫。在鼠疫流行时应采取紧急灭蚤措施,并加强个人防护,如外露皮肤涂擦避蚊胺等以避免被蚤叮刺、吸血。同时应捕杀或毒杀室内外的鼠类。

Summary

The flea is a holometabolic insect. There are approximately 640 species reported in China. Among them, *Pulex irritans* and *Xenopsylla cheopis* are intimately related to human health. As well as harassment and stings, they spread plague and murine typhus. Comprehensive measures should be carried out to flea control, including personal protection, eradication of breeding places and rat control.

（梁韶晖）

第九节　虱

虱（louse）属虱目，为哺乳动物和鸟类的体外永久性寄生虫。人体寄生的有人虱（*Pediculus humanus*）和耻阴虱（*Pthirus pubis*）2种。人虱又分为2个亚种：体虱（*P. h. corporis*）和头虱（*P. h. capitis*）。

【形态】

虱体小，无翅，背腹扁平，足末端有攫握器是其特征。

1. 人虱　人虱的2个亚种形态相似。两者皆灰黑或灰白色，体虱较头虱色淡。头部菱形，前端钝圆，有触角1对，复眼1对。口器刺吸式，由吸喙和口针组成，口针储于头内腹面的口针囊内，吸血时以吸喙固着皮肤，口针刺入，靠咽和食管泵的收缩将血吸入消化道。胸部3节愈合，有气门1对，足3对，足末端有坚硬弯曲的爪，与胫节末端的突起结合，形成攫握器，用以紧握宿主的毛发以及衣物纤维。腹部9节，仅见7节，第1~6节各有气门1对。雄虱末端钝圆呈V形，有交尾刺伸出，雌虱末端分两半呈W形。

2. 耻阴虱　体形短宽似蟹状，灰白色。胸腹相连难分，中后足有爪，腹部第3~5节融为1节，上有3对气门，第5~8节侧缘有腹侧突起4对，上有刚毛（图4-3-15）。

【生活史与生态】

虱为不完全变态昆虫，生活史分卵、若虫与成虫3个阶段（图4-3-16）。

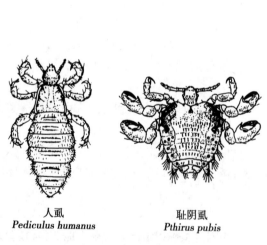

图4-3-15　人虱和耻阴虱成虫
Fig. 4-3-15　Adults of *Pediculus humanus* and *Pthirus pubis*

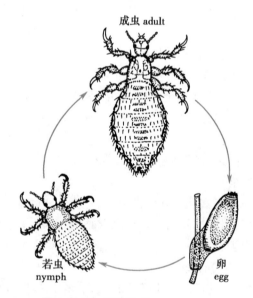

图4-3-16　虱生活史
Fig. 4-3-16　Life cycle of louse

卵椭圆形，长0.8mm，壳透明，一端有小盖，白色或灰白色。雌虫产卵时分泌胶液，使卵黏附在毛发或衣物纤维上。卵期约1周。若虫从卵盖钻出约2h即能吸血，若虫外形与成虫相似，体较小，尤以腹部较短。若虫分3龄，其发育时间人虱需8~9d，耻阴虱需27~34d。成虫羽化后12h即可交配，1~3d内即可产卵，人虱1天产卵6~10粒，一生可产卵50~300粒；耻阴虱一生产卵约50粒。完成生活史人虱需16~25d，耻阴虱需34~41d。

虱嗜聚于毛发或内衣缝隙。体虱在贴身内衣、裤腰、裤裆、衣领等缝隙;头虱多寄生于人耳后发根;耻阴虱多在阴毛处。

虱成虫、若虫均吸血,并且边吸血边排粪,该习性与疾病传播关系密切。虱耐饥力差,不吸血仅生存2~10d。

虱对温度敏感范围小,最适29~32℃,即正常人的体表温度。人劳动出汗、发热时或死亡后,虱即爬出更换宿主。春季天气较暖,稍活动易出汗,体表温度上升使虱爬出,经普通接触也可传染。故春季是虱易传播季节。

通常,体虱主要是通过共用衣服、被褥传播;头虱主要是直接传播;耻阴虱多通过性接触传播。

【与疾病的关系】

虱叮咬后,局部皮肤可出现瘙痒和丘疹,由于瘙痒有时可导致继发性感染,形成脓疱、溃疡等。寄生于睫毛上的耻阴虱多见于婴幼儿,可引起眼睑奇痒、睑缘充血等。

目前仅证实体虱能传播疾病,头虱虽在实验中感染成功,但无自然感染的报告,亦尚未能证明耻阴虱能传播疾病。体虱传播的疾病包括流行性斑疹伤寒(epidemic typhus)、回归热(relapsing fever)及战壕热(trench fever)。

1. **流行性斑疹伤寒**　人类急性传染病,症状重,死亡率高。病原体为普氏立克次氏体(*Rickettsia prowazekii*)。临床特征为持续高热、头痛、淤点样皮疹及中枢神经系统症状,病程约2~3周。该病流行季节是虱盛行的冬季和春季。立克次体在虱肠壁细胞内不断繁殖,使之破裂,病原体随虱粪排出或虱体被压碎后污染皮肤、伤口而使人感染。目前一般认为虱吸血不传播本病。人体感染是由于瘙痒碾破虱体及粪便搓入伤口所致。

2. **回归热**　急性发热性疾病。病原体为回归热螺旋体(*Borrelia recurrentis*)。临床特征为间歇热和全身疼痛,可多次复发。当虱吸患者血时,螺旋体进入虱中肠,一部分穿过中肠壁进入血腔繁殖。传播方式是压碎虱体后病原体污染皮肤、伤口而感染人。

3. **战壕热**　又称五日热,是体虱传播五日热立克次体(*R. quintana*)引起的急性发热性疾病,感染方式与症状和流行性斑疹伤寒相似,但症状较轻且病程较长。

随着人民生活水平的提高,我国目前已少有虱传疾病的报告。

【防制原则】

1. **个人防护**　虱的防制应以预防为主。首先应注意个人卫生,勤洗发、勤洗澡、勤换衣和被褥。预防耻阴虱在于洁身自好。

2. **化学及物理防制**　蒸煮衣服可杀体虱;剃毛发可去除头虱与耻阴虱。百部酊对头虱也有良好的杀灭效果。

Summary

The lice is a hemimetabolous insect. There are 2 species that parasitize in humans, *Pediculus humanus* and *Pthirus pubis*. For *P. humanus*, there is two subspecies, *P. h. capitis* and *P. h. corporis*. Their bites and stings may cause secondary infection. *P. h. corporis* can potentially pass *Rickettsia prowazeki* resulting in epidemic typhus. Therefore, integrated measures rely mainly on personal protection while physical and chemical controls are subsidiary.

(梁韶晖)

第十节　臭　虫

臭虫（bedbug）属半翅目臭虫科（Cimicidae）。目前已知 80 余种，其中仅温带臭虫（*Cimex lectularius*）和热带臭虫（*C. hemipterus*）嗜吸人血，与人类关系密切。

【形态】

臭虫是一类体长 4~5mm 的小型昆虫，雄虫略小于雌虫。成虫背腹扁平，椭圆形，红棕色，全身有短而粗壮的毛。

头部宽阔扁平，两侧有突出的复眼 1 对，无单眼。触角 1 对，分 4 节，能弯曲。口器刺吸式，较粗短，分 3 节。口器从头部的前下端发出，不吸血时通常弯向胸部腹面的纵沟内。

前胸明显，宽度约为长度的 3 倍，背板中部略隆起，前缘有不同程度的凹陷，头部即嵌在凹陷内。中胸细小，背板为三角形，其上附有 1 对椭圆形翅基。后胸背板大部分被翅基遮盖。在中、后足基部间有新月形臭腺孔 1 对。腹部宽阔，由 10 节组成，通常只能见到 8 节，后 2 节演化为外生殖器。雌虫腹部末端钝圆，有角质的生殖孔，第 5 节腹面后缘右侧有 1 个三角形凹陷，称柏氏器（organ of Berless），是精子的入口。

两种臭虫的主要区别是温带臭虫卵圆形，前胸前缘凹入较深，柏氏器呈管状，外观不明显；热带臭虫呈长椭圆形，前胸前缘凹入较浅，柏氏器呈块状，色深，较明显（图 4-3-17）。

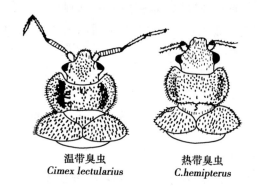

温带臭虫　　　热带臭虫
Cimex lectularius　*C. hemipterus*

图 4-3-17　温带臭虫和热带臭虫的头部和前胸
Fig. 4-3-17　Head and prothorax of *Cimex lectularius* and *C. hemipterus*

【生活史与生态】

臭虫为不完全变态昆虫，生活史有卵、若虫和成虫 3 期（图 4-3-18）。

1. 卵　长椭圆形，长约 1mm，黄白色，卵盖端向一侧倾斜，卵壳上有网状纹。常黏附在成虫活动和隐匿处，如家具、地板和墙壁的缝隙内。雌虫每次产卵约 2~8 粒，一生可产卵 75~200 粒，最多可达 540 粒。卵在 28~32℃时约 1 周孵化出若虫。

2. 若虫　外形似成虫，体较小，色浅，体毛短而稀少，无翅基，生殖器官尚未发育成熟。若虫分 5 龄，且需吸饱血后才能蜕皮进入下一龄期。若虫约 3~4 周发育为成虫。

臭虫有群居习性，白天匿藏在床板、褥垫、帐角、墙隙或墙纸的褶缝中，晚间活动，寻觅血源。臭虫爬行甚快，每分钟可爬行 1~2.1m，可在粗糙的墙面、天花板上爬行，但在光滑的玻璃或金属表面则不能爬行。温度对臭虫的活动影响很大，在 5℃ 以下停止活动，在 15~35℃ 范围内，其活动随温度的升高

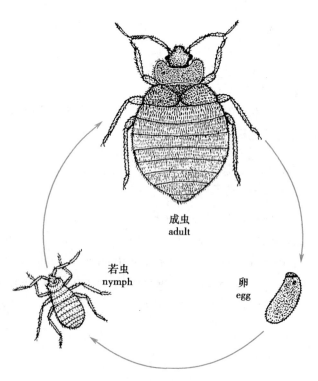

成虫
adult

若虫
nymph

卵
egg

图 4-3-18　臭虫生活史
Fig. 4-3-18　Life cycle of bedbug

而加剧。雌、雄成虫及若虫均吸血。除人血外,亦吸食鼠类、蝙蝠、麻雀和家畜血。臭虫耐饥力强,成虫可耐 6~7 个月,若虫也可耐 70 余天。因此,在长期无人居住的房屋内仍可有臭虫生存。

臭虫完成生活史约需 1~2 个月,在热带地区一般每年可繁殖 5~6 代,在温带地区为 3~4 代。成虫的寿命约 1 年。臭虫多以成虫或高龄若虫越冬。温带臭虫的耐寒性较强,分布遍及全国;热带臭虫的耐寒性较差,局限于我国南方的热带和亚热带地区。

【与疾病的关系】

臭虫对人的危害是吸血骚扰,影响睡眠。有的人被刺叮后,瘙痒难忍;有的出现丘疹、红肿,搔破后可造成继发性细菌感染。

据报告,在自然界臭虫体内检出贝氏立克次体、普氏立克次体、枯氏锥虫等病原体和乙型肝炎病毒表面抗原;用实验方法可使臭虫感染多种病原体。虽然许多学者推测臭虫可能为人类疾病的传播媒介,但迄今未能确认。

【防制原则】

搞好居室卫生,堵塞家具、褥垫、帐角、墙隙或墙纸的缝隙,消除臭虫孳生和栖息场所。可用倍硫磷、溴氰菊酯等药物杀灭臭虫,也可用开水烫杀。要注意杜绝外来虫源随衣物、行李或用具迁入室内。

Summary

The bug is a hemimetabolous insect. There are over 80 species, among which, *Cimex lectularius* and *Cimex hemipterus* are bloodsuckers. In addition to harassing and bloodsucking which affects our sleep, they are the potential transmitter responsible for some vector-borne diseases. Sanitation improvement, eradication of breeding places and insecticide are needed for prevention and control.

(梁韶晖)

第十一节　蜚　蠊

蜚蠊(cockroach)俗称蟑螂,属蜚蠊目,全球已知 5 000 余种,我国目记录 250 余种。

【形态】

蜚蠊成虫椭圆形,背腹扁平,虫体黄褐色或深褐色,体表具有油亮光泽,虫体大小因种而异,体长者可达 100mm,小者仅 2mm。室内常见者为 10~35mm。

1. **头部**　小且向下弯曲,活动自如,复眼大,有单眼 2 个,触角细长呈鞭状,可达百余节,口器咀嚼式。

2. **胸部**　前胸发达,背板椭圆形或略呈圆形,中、后胸较小。前翅革质,后翅膜质。少数种类无翅。翅的有无和大小、形状为分类的依据。足粗大多毛,基节扁平阔大,适于疾走。

3. **腹部**　扁阔,分为 10 节。第 6、7 节背面有臭腺开口;雌虫第 10 节背板上着生 1 对分节的尾须。尾须的节数、长短及形状是分类依据。雄虫的末腹板生有 1 对腹刺,雌虫无,据此可鉴别雌雄。雌虫的末腹板为分叶状构造,具有夹持卵鞘的作用。

【生活史与生态】

蜚蠊为不完全变态,生活史分卵、若虫和成虫 3 期(图 4-3-19)。

雌虫在产卵前先分泌 1 种物质形成坚硬的袋状卵鞘(卵荚),内含卵 16~48 粒。雌虫排出卵鞘后常夹于腹部末端,约 1 个月孵出若虫。若虫经 5~7 次蜕皮后羽化为成虫。每个龄期约 1 个月。

成虫羽化后即可交配,其后约 10d 开始产卵。1 只雌虫一生可产卵鞘数个或数十个不等。生活史一般需数月或 1 年以上。雌虫寿命约半年,雄虫寿命数周。

　　蜚蠊分布广,嗜群居。大多数种蜚蠊栖居野外,少数种栖息室内。室内种类多栖于温暖且与食物、水分靠近的场所,如碗橱、食品柜、灶墙等处的隙缝中和下水道沟槽内。蜚蠊白天隐匿在黑暗而隐蔽处,夜间出来觅食与交配。蜚蠊为杂食性昆虫,以人、畜排泄物及食物为食,嗜含糖和淀粉的食品。蜚蠊的臭腺能分泌一种气味特殊的棕黄色油状物质,具有驱避敌害的天然防御功能。该分泌物留于所经过之处,通常称之"蟑螂臭"。

　　蜚蠊的最适宜温度为22~30℃。在我国的大部分地区,蜚蠊通常始见于4月,7~9月达高峰,10月以后渐少直至消失。成虫、若虫或卵均可越冬。

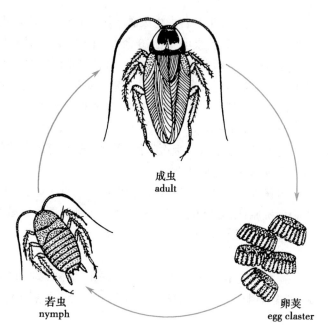

图4-3-19　蜚蠊生活史
Fig. 4-3-19　Life cycle of cockroach

【我国主要蜚蠊种】

　　我国室内常见的蜚蠊种有德国小蠊(*Blattella germanica*)、美洲大蠊(*Periplaneta americana*)、澳洲大蠊(*P. australasiae*)、黑胸大蠊(*P. fuliginosa*)、日本大蠊(*P. japonica*)、褐斑大蠊(*P. brunnea*)、东方蜚蠊(*Blatta orientalis*)和中华地鳖(*Eupolyphaga sinensis*)。其中以德国小蠊和美洲大蠊最为重要。

　　1. 德国小蠊　体长10~14mm,淡褐色。前胸背板上有2条黑色纵纹。卵鞘小而扁薄,内含卵20~40粒。是我国广泛分布的优势种,多见于车、船、飞机等交通工具内。

　　2. 美洲大蠊　体长约35~40mm,暗褐色。触角甚长,前胸背板边缘有淡黄色带纹,中间有褐色蝶形斑。卵鞘内含卵16粒。亦为我国广泛分布的优势种,多见于室内厨房、贮物间和卫生间等处。

【与疾病的关系】

　　蜚蠊能通过体表或体内(以肠道为主)携带细菌、病毒、原虫包囊和蠕虫卵等数十种病原体,可机械性地传播结核、伤寒、霍乱、细菌性痢疾、阿米巴痢疾、蓝氏贾第鞭毛虫病、肠道蠕虫病及脊髓灰质炎等多种疾病。

　　蜚蠊又可作为美丽筒线虫和缩小膜壳绦虫等寄生虫的中间宿主。

　　蜚蠊的体液和粪便可成为致敏原,引起过敏性哮喘。

【防制原则】

　　1. 环境防制　保持室内清洁卫生,妥善保藏食品,及时清除垃圾是防制蜚蠊的根本措施。

　　2. 物理防制　在蜚蠊的活动季节,集中力量杀灭。如人工清除柜、箱、橱等缝隙内的卵鞘、予以烫杀或焚烧;用诱捕器(盒)捕杀成虫等。

　　3. 化学防制　成虫主要采用化学药物杀灭。近年来,用溴氰菊酯类杀虫剂制成"蟑螂笔"在蜚蠊出入处涂划,或制成药片、药纸、药板等放置其活动场所,效果均较好,适于家庭使用。对旅馆、饭店和车、船等交通工具,通常采用喷洒(如二氯苯醚菊酯)加毒饵(如敌百虫)的防制系统可收到较显著的效果。据报告,蜚蠊对溴氰菊酯类杀虫剂易产生抗性,值得重视。

Summary

The cockroach is a hemimetabolous insect. There are 253 species reported in China. As well as being the intermediate host of such parasites as *Gongylonema pulchrum*, they are the transmitter of various pathogens resulting in tuberculosis, typhoid fever, cholera, etc. Moreover, their body fluid and feces, as allergens, may give rise to allergic asthma. Thence, it is advisable to improve sanitation and eradicate the breeding palaces as well as physical and chemical controls.

（梁韶晖）

思考题

1. 简述昆虫的形态特征。

2. 什么叫昆虫的变态？简述医学昆虫的变态类型。

3. 简述蚊的形态特征以及3属蚊的主要区别。

4. 蝇的哪些形态结构和生物学习性与传病有关？

5. 医学昆虫有哪些危害？各举例说明。

第五篇
寄生虫病实验诊断技术及抗寄生虫药物

第一章

寄生虫病实验诊断技术

【学习要点】
1. 常用的检查粪便或血液标本中寄生虫的病原学检测技术
2. 宏基因组检测技术

第一节　病原学诊断技术

一、粪便检查（Fecal examination）

粪便检查是诊断寄生虫病常用的病原学检查方法。欲取得准确的结果，粪便标本必须新鲜，送检时间自取得标本至检查为止一般不超过24h。若检查粪内的原虫滋养体，需立即送检，或暂保存于35~37℃温箱中待查。盛粪便的容器应洁净、干燥，并防止被其他物质污染，包括尿液及其他体液，以免影响检查结果。具体检查方法如下：

（一）直接涂片法

直接涂片法（direct smear method）用以检查蠕虫卵、原虫包囊或滋养体。该方法简便，如连续做3次涂片检查，可提高检出率。

1. 蠕虫卵检查　滴一滴生理盐水于洁净的载玻片上，用棉签棒或牙签挑取绿豆大小的粪便，自生理盐水滴中心向外作螺旋状涂抹，涂片厚度以透过玻片隐约可辨认书上的字迹为宜。加盖片后，用低倍镜或高倍镜检查蠕虫卵，应注意与粪便中的异物相鉴别。不同虫卵具有一定大小和形状，卵壳表面光滑整齐，色泽固定，卵内可见卵细胞或幼虫。

2. 原虫检查

（1）活滋养体检查：涂片方法同查蠕虫卵，涂片应较薄。检查时应注意保温以保持滋养体活力，温度愈接近体温，滋养体的活力愈强。

（2）包囊的碘液染色检查：涂片方法同上，但以一滴碘液代替生理盐水（碘液配方：含碘化钾4g，碘2g，蒸馏水定容至100ml）。若同时需检查活滋养体，可在玻片另一侧滴一滴生理盐水涂片，再加盖片于显微镜下检查。

（3）隐孢子虫卵囊染色检查：金胺-酚改良抗酸染色法是目前最佳检查方法，其次为金胺-酚染色法和改良抗酸染色法。对于新鲜粪便或经10% 甲醛溶液固定保存（4℃，1个月内）的含卵囊粪便，均可用这三种方法进行染色。染色过程为先用金胺-酚染色，再用改良抗酸染色法复染。具体染色步骤如下：

1）金胺-酚（auramine-phenol staining）染色法

① 染液配制：1g/L 金胺-酚染色液（第一液）：金胺 0.1g，石炭酸 5.0g，蒸馏水定容至 100ml；3% 盐酸酒精（第二液）：盐酸 3ml，95% 酒精定容至 100ml；5g/L 高锰酸钾液（第三液）：高锰酸钾 0.5g，蒸馏水定容至 100ml。

② 染色步骤：滴加第一液于晾干的粪膜上 10~15min，水洗；滴加第二液 1min，水洗；滴加第三液 1min，水洗；晾干后置荧光显微镜检查。

低倍荧光镜下,可见卵囊为一圆形小亮点,发出乳白色荧光。高倍镜下卵囊呈乳白或略带绿色,卵囊壁为一薄层,多数卵囊周围深染,中央淡染,呈环状;核深染,结构偏位;有些卵囊全部为深染。但有些标本可出现非特异的荧光颗粒,应注意鉴别。

2)改良抗酸(modified acid-fast staining)染色法

① 染色液配制:石炭酸复红染色液(第一液):碱性复红 4g,95% 酒精 20ml,石炭酸 8ml,蒸馏水 100ml;10% 硫酸溶液(第二液):硫酸 10ml,蒸馏水 90ml(边搅拌边将硫酸徐徐倾入水中);20g/L 孔雀绿液(第三液):20g/L 孔雀绿原液 1ml,蒸馏水 10ml。

② 染色步骤:滴加第一液于晾干的粪膜上 1.5~10min,水洗;滴加第二液 1~10min,水洗;滴加第三液 1min,水洗;晾干后置显微镜下观察。

经染色后,卵囊呈玫瑰红色,圆形或椭圆形,背景为绿色。若染色(1.5min)和脱色(2min)时间短,卵囊内子孢子边界不明显;若染色时间长(5~10min),脱色时间需相应延长,子孢子边界明显。卵囊内子孢子均染为玫瑰红色,子孢子呈月牙形,共 4 个。其他非特异颗粒常被染成蓝黑色,易与卵囊区分。

不具备荧光显微镜的实验室,亦可用本方法先染色,然后在光镜低、高倍下检查。如发现小红点再用油镜观察,可提高检出速度和准确性。

3)金胺-酚染色-改良抗酸复染法:即先用金胺-酚染色,再用改良抗酸染色法复染。镜下检查卵囊颜色同抗酸染色法所见,但非特异性颗粒被染成蓝黑色,两者颜色截然不同,极易鉴别,大大提高了检出率和准确性。使用该法可克服上述 2 种染色方法的缺点。

(二)改良加藤厚涂片法

改良加藤厚涂片法(modified Kato's thick smear technique)又称定量透明厚涂片法,是世界卫生组织推荐适用于定性与定量检查粪便中各种蠕虫卵的方法。

操作过程:将孔径为 80~100 目的尼龙绢覆盖于待检粪样上,用塑料刮片轻轻在尼龙绢上刮取透过绢孔的细粪,填入置于载玻片中央的商品化塑料定量板孔内(图 5-1-1A),填满、抹平粪样(约 41.7mg 粪量)后垂直向上移去定量板,覆以浸透有甘油-孔雀绿溶液(透明液)的玻璃纸片,接着将另一载玻片置于玻璃纸上垂直均匀用力压制,使粪便充分铺开,制成一厚薄均匀、直径约 2cm 圆形粪膜(图 5-1-1B)的加藤片。然后,置加藤片于 30~36℃温箱中约 0.5h 或 25℃约 1h 透明后镜检计数各种虫卵。

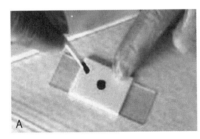
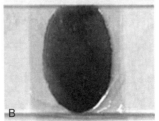

图 5-1-1 改良加藤厚涂片法
Fig. 5-1-1 Modified Kato's thick smear technique

一般一份粪样平行制作 3 张加藤片,将 3 张加藤片计数的虫卵总数乘以 8,再乘以粪便系数(成形粪便为 1,半成形粪便为 1.5,软便为 2,粥样粪为 3,水泻便为 4)即为每克粪便的虫卵数(eggs per gram,EPG)。目前,主要采用改良加藤法进行虫卵计数。

玻璃纸准备:将玻璃纸剪成大小约 26mm×35mm 的小片,浸于透明液(含纯甘油 100ml、水 100ml 和 3% 孔雀绿水溶液 1ml)中浸泡至少 24h,使玻璃纸软化并饱和吸收甘油和孔雀绿。

该法在操作过程中需要注意的是:①玻璃纸在覆盖粪样时,须抖掉其上多余的透明液。②压制粪膜时,须掌握粪膜的合适厚度,常以透过粪膜可看清书本字体为宜。粪膜太厚,须加长透明时间,否则虫卵仍被粪膜覆盖,难以查见;但若透明时间过长,虫卵易变形,难以辨认。检查钩虫卵时,透明时间宜控制在 30min 以内。③虫卵计数时,一般数上不数下,数左不数右。

　　(三)浓聚法(concentration method)

　　1. 沉淀法(sedimentation method)

　　(1)水洗自然沉淀法:该法适用于绝大多数蠕虫卵和某些原虫包囊的检查,因多数虫卵和包囊的比重大于水,沉于水底而富集,经水洗后,更易于镜检,但该法不适用于比重较轻的钩虫卵和贾第鞭毛虫包囊的检查;并且耗时长,操作繁琐。

　　具体操作方法:取粪便 20~30g 置于杯中,加适量清水将其搅拌成混悬液后经 40~60 目的金属筛或尼龙筛过滤并冲洗于沉淀杯中;过滤粪液在沉淀杯中静置 25min 后倾弃上清液,重新加满清水,再次沉淀 15~20min 后换水,反复沉淀换水 3~4 次后,倾弃上清液,取沉渣作涂片(一般涂 3~5 片)镜检。值得注意的是:检查血吸虫卵时,沉淀时间不宜过长,因卵内毛蚴易孵化,必要时可用 1.2% 盐水(具有抑制毛蚴孵化作用)代替清水。检查包囊时,则需延长沉淀时间和增加换水次数(图 5-1-2)。

　　(2)离心沉淀法(centrifugal sedimentation method):将上述滤去粗渣的粪液作 2 000r/min 离心 1~2min,弃上清液,加清水再离心沉淀,如此反复 3~4 次,最后离心弃上液,取沉渣镜检。该法较水洗沉淀法省时、省力,适用于临床检验。

　　(3)汞碘醛离心沉淀法(merthiolate-iodine-formaldehyde centrifugation sedimentation method,MIFC):该

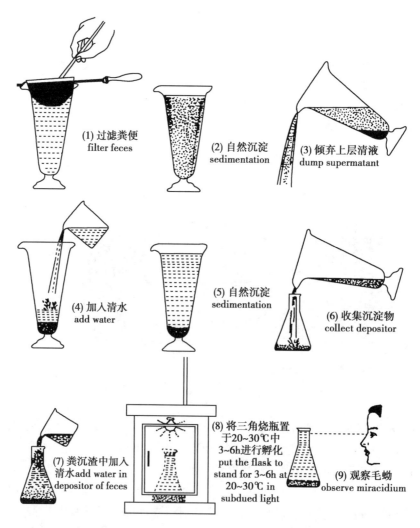

图 5-1-2　粪便沉淀及毛蚴孵化法

Fig. 5-1-2　Sedimentation of feces and miracidium hatching method

法既浓集,又可固定和染色,适用于原虫包囊、滋养体及蠕虫卵与幼虫的检查。若准确称取1g粪便,即可做蠕虫卵的定量检查。

取粪便1g,加10ml汞碘醛液,充分调匀,用2层脱脂纱布过滤,再加入乙醚4ml,摇2min,2 000r/min离心1~2min,自上而下即可分成乙醚、粪渣、汞碘醛及沉淀物4层。吸去上面3层,取沉渣镜检。

汞碘醛配制:

1)汞醛(MF)液:1/1 000硫柳汞酊200ml,40%甲醛25ml,甘油50ml,蒸馏水200ml。

2)卢戈液:碘5g,碘化钾10g,蒸馏水定容至100ml。

检查时取汞醛液9.4ml及5%卢戈液0.6ml混合,现配现用。混合液易变质,超过8h不应再用;碘液不宜存放超过1周。

(4)醛醚沉淀法(formalin-ether sedimentation):取粪便1~2g置于小容器内,加水10~20ml调匀,将粪便混悬液经2层纱布(或100目金属筛网)过滤,置于离心管中以2 000r/min的速度离心2min;留沉渣,加10ml水混匀,离心2min;去上清液,加10%甲醛7ml,5min后加乙醚3ml充分混匀,离心2min,即可见管内溶液被分为4层,取管底沉渣涂片镜检即可。

该法不仅浓集效果好,而且不影响包囊和虫卵的形态,易观察和鉴定。对于脂类含量较多的粪便,该法普查效果优于硫酸锌漂浮法;但对布氏嗜碘阿米巴包囊、贾第鞭毛虫包囊及微小膜壳绦虫卵等的检查效果较差。

2. 浮聚法(flotation method)　利用比虫卵比重大的液体,使虫卵漂浮富集于液体表面,并便于镜检。常用的方法有:

(1)饱和盐水浮聚法(Brine flotation method):用竹签挑取绿豆或黄豆粒大小的粪便置于青霉素瓶中,加入少量饱和盐水调匀,再加入饱和盐水溶液近瓶口,然后用吸管慢慢滴加饱和盐水溶液至接近溢出,但液面略高于瓶口,覆盖一载玻片于瓶口上。静置15min后,将载玻片迅速提起并翻转,加盖片镜检(图5-1-3)。该法用于检查钩虫卵的效果最好,也可检查其他线虫卵和微小膜壳绦虫卵,但不适于检查吸虫卵和原虫包囊。

饱和盐水配制:将食盐徐徐加入盛有沸水的容器内,不断搅动,直至食盐不再溶解为止。

(2)硫酸锌离心浮聚法(zinc sulfate centrifuge flotation method):取粪便约1g,加10~15倍的水,充分搅匀,按离心沉淀法过滤,反复离心3~4次(1 500~2 000转的速度),最后去上清液,在沉渣中加入

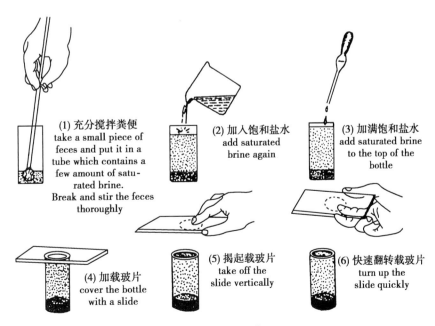

图5-1-3　饱和盐水浮聚法
Fig. 5-1-3　Brine flotation method

比重为 1.18 的硫酸锌溶液（33% 的溶液），搅匀后离心 1min，立即用金属环轻轻接触液面，蘸取表面的溶液置于载玻片上镜检；查包囊时加一滴碘液镜检。蘸取表面标本时，切勿搅动；离心后应立即取标本镜检，若放置超过 1h，会因包囊或虫卵变形而影响观察效果。该法适用于检查原虫包囊、球虫卵囊、线虫卵和微小膜壳绦虫卵等。

（3）蔗糖离心浮聚法（flotation method with sucrose solution）：该法适用于检查粪便中隐孢子虫卵囊。具体方法为：取粪便约 5g，加水 15~20ml，用 260 目尼龙袋或 4 层纱布过滤。取滤液离心 5~10min，弃上清液，加蔗糖溶液（蔗糖 500g，石炭酸 6.5ml，蒸馏水 320ml）再离心，然后如同饱和盐水浮聚法，取其表面液在高倍或油镜下镜检。隐孢子虫的卵囊无色透明，囊壁光滑，内含一小暗点和淡黄色的子孢子。其在漂浮液中浮力较大，常紧贴于盖片之下，但也易脱水变形，不易辨认，故应在 1h 内尽快镜检。漂浮液可用饱和硫酸锌溶液或饱和盐水替代。

常见蠕虫卵、包囊的比重见表 5-1-1。

表 5-1-1　常见蠕虫卵、包囊的比重

虫卵或包囊	比重	虫卵或包囊	比重
华支睾吸虫卵	1.170~1.190	蛲虫卵	1.105~1.115
姜片吸虫卵	1.190	受精蛔虫卵	1.110~1.130
肝片形吸虫卵	1.200	未受精蛔虫卵	1.210~1.230
日本血吸虫卵	1.200	毛圆线虫卵	1.115~1.130
带绦虫卵	1.140	溶组织内阿米巴包囊	1.060~1.070
微小膜壳绦虫卵	1.050	结肠内阿米巴包囊	1.070
钩虫卵	1.055~1.080	微小内蜒阿米巴包囊	1.065~1.070
鞭虫卵	1.150	蓝氏贾第鞭毛虫包囊	1.040~1.060

3. 尼龙绢袋浓集法（concentration method with nylon net bag）　分别取两种不同大小孔径的尼龙绢制成外袋（根据收集所需虫卵或包囊的大小而定，日本血吸虫卵常用 260 目尼龙绢）和内袋（一般用 60~80 目的尼龙绢）；将待检粪便置于内袋中，加水边冲洗、边用竹筷搅拌，使粗粪渣滞留于内袋中，而细粪渣与可能存在的蠕虫卵或原虫包囊滤入外袋；移去内袋，继续用水冲洗外袋内粪渣，并用压舌板轻刮外袋外侧，以加速水的滤过，直至滤出液变清，取袋内滤渣涂片镜检。若诊断血吸虫病，可取滤渣孵化毛蚴确诊。

该法不仅浓集效果好，而且快速、效率高。但若温度高时检查日本血吸虫卵，须防止毛蚴孵出。

（四）毛蚴孵化法

毛蚴孵化法（miracidium hatching method）是依据血吸虫成熟虫卵在适宜水质、温度和光照下可孵出毛蚴的特性而设计的一种诊断血吸虫病的病原学检查方法。具体操作方法：取粪便约 30g，先经尼龙绢筛集卵法收集含有虫卵的粪渣或经水洗沉淀后的粪便沉渣倒入三角烧瓶（即孵化瓶）内，加调节 pH 为 7.4 的洁净水（去氯水或井水）至瓶口；然后将其置于 25~30℃ 和光照条件下孵化约 4h 后开始观察；观察时将孵化瓶置于有黑色背景的光照条件下，肉眼或用放大镜在瓶颈上层液体中观察到白色点状并呈直线运动、碰壁后迅速折回的物体时则为血吸虫毛蚴，必要时可用吸管将其吸出滴于载玻片上镜检确认；若无发现毛蚴，可每隔 4~6h 观察一次直至观察 24h 为止（图 5-1-2）。

毛蚴促孵法：将上述粪便沉渣倒入孵化瓶内或吸水纸上置于 20~30℃ 温箱中过夜；检查前再加清水放置 2h 后即孵出毛蚴。该法孵出毛蚴的时间较一致，数量也较多。

（五）肛门拭子法

肛门拭子法（anal swab method）适用于蛲虫卵和带绦虫虫卵的检查。

1. 棉签拭子法（swab test on premises，STOP）　用洁净棉签在生理盐水中充分湿润并挤去多余水分后,在患者肛门周围皮肤反复擦拭,随后放棉签入盛有饱和盐水的试管中,用力搅动,迅速提起并在试管内壁挤干水分后弃去;再加饱和盐水至管口处,覆盖一载玻片使其接触液面,5min后取载玻片镜检。也可将擦拭肛门后的棉签放在盛生理盐水的试管中,经充分浸泡后取出,在试管内壁挤去水分后弃去;试管静置10min,或经离心后去上清液,取沉渣镜检。

2. 透明胶纸法(cellophane tape method) 预先将长约8cm、宽约2.5cm的透明胶纸粘贴于载玻片上,在一端做好标签。检查时,将贴标签一端的透明胶掀起至另一端约2cm处止,翻转透明胶至玻片另一面,使玻片另一端的两侧均为透明胶的胶面,分别粘肛门周围皮肤后翻回透明胶平贴于玻片上后镜检。

各种蠕虫每条成虫每日排卵数见表5-1-2。

表5-1-2　各种蠕虫每条成虫(或雌虫)每日排卵数*

虫名	产卵数/d/条(平均数)	虫名	产卵数/d/条(平均数)
华支睾吸虫	1 600~4 000(2 400)	牛带绦虫	97 000~124 000/孕节
姜片虫	15 000~48 000(25 000)	十二指肠钩虫	10 000~30 000(24 000)
卫氏并殖吸虫	10 000~20 000	美洲钩虫	5 000~10 000(9 000)
日本血吸虫	1 000~3 500	蛔虫	234 000~245 000(240 000)
猪带绦虫	30 000~50 000/孕节	鞭虫	1 000~7 000(2 000)

*来源于不同资料的数据可能不同。

(六)钩蚴培养法(culture method for hookworm larvae)

预先将滤纸剪成与试管(1cm×10cm)等宽但较试管稍长的T形纸条,用铅笔书写受检者姓名或编号于横条部分。取粪便约0.2~0.4g,均匀地涂抹在纸条前端2/3处,再将纸条插入已加有1ml冷开水的洁净试管内,保持无粪便的下端浸泡于水中,然后置20~30℃恒温箱培养3~5d。培养期间每天需沿管壁补充冷开水,以维持水量和湿度。培养3天后肉眼或用放大镜检查试管底部水中是否有作蛇形运动、透明的钩蚴孵出;如未见钩蚴,继续培养至第5天再观察。若气温太低,可将培养管放入30℃左右的温水中孵育数分钟后再行检查(图5-1-4)。

该法是根据钩虫卵内幼虫在适宜条件下可短时间内孵出的原理设计的,亦可用于分离人体肠道内各种阿米巴滋养体及人毛滴虫滋养体,且能提高检出率。但每管粪便量应为1.0g,适宜温度为25~30℃,培养时间为2~4d。临床上为了及时报告致病原虫,常于培养48h后镜检。

(七)淘虫检查法

有些肠道寄生虫有自然排出现象或服用驱虫药后虫体可随粪便排出,通过对排出的虫体进行检查或鉴定是诊断和考核驱虫疗效的依据,从粪便中可

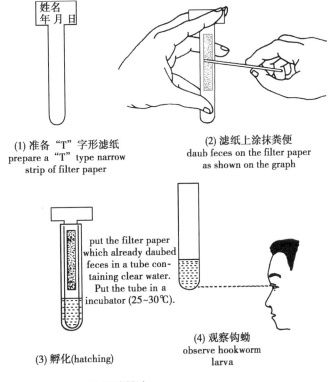

(1) 准备"T"字形滤纸
prepare a "T" type narrow strip of filter paper

(2) 滤纸上涂抹粪便
daub feces on the filter paper as shown on the graph

put the filter paper which already daubed feces in a tube containing clear water. Put the tube in a incubator (25~30℃).

(3) 孵化(hatching)

(4) 观察钩蚴
observe hookworm larva

图5-1-4　钩蚴培养法
Fig. 5-1-4　Culture method for hookworm larvae

以收集到自然或服药后排出的蛔虫与钩虫及其幼虫、雌蛲虫、带绦虫孕节、布氏姜片吸虫、3龄蝇蛆以及粉螨等。对大型蠕虫,用镊子或竹签拣出,注意不要挑破虫体,用清水洗净,再放入生理盐水中观察鉴别虫种。对小型蠕虫,应收集患者服药后24~72h内的全部粪便,加水搅拌,用40目筛或纱布滤出粪渣,经水反复冲洗后,倒在盛有清水的大型玻皿内进行检查。若纤维较多,为便于捡虫,可在玻皿中加美蓝溶液,使纤维等杂物染成蓝色,而寄生虫不着色,仍为灰白色,易于区分。若虫体混杂的粪渣较多时,可在玻皿下衬以黑纸,便于鉴别。还可将蠕虫分离出作固定、染色、分色和透明后镜检鉴定。

(八) 带绦虫孕节检查法

将绦虫节片用清水洗净,用有钝端针头的注射器从孕节末端正中或生殖孔,徐徐注射碳素墨水或卡红;然后置孕节于两张载玻片间轻轻压平,待子宫分支显现后计数分支数以鉴别虫种。

卡红染液配制:钾明矾饱和液100ml,卡红3g,冰醋酸10ml。混合液置于37℃温箱内过夜,过滤后即可使用。

二、血液检查

血液检查是诊断疟疾和丝虫病的基本方法。制作血膜用的载玻片需预先经含硫酸和重铬酸钾的混合液浸泡,并用自来水和蒸馏水冲洗干净,烘干后使用。采血针使用前必须消毒或用一次性针,一人一针,避免交叉感染。

1. 疟原虫检查

(1)采血与涂片

1)采血:用75%酒精棉球消毒耳垂或手指,待耳垂干燥后用左手拇指与示指捏紧耳垂上方,使下方皮肤绷紧,右手持取血针刺破皮肤,挤出血滴。厚、薄血膜可涂制在同一张玻片上(图5-1-5)。间日疟在发作后数小时采血,可查见红细胞内各期原虫。恶性疟在发作初期采血,可查见大量环状体,1周后可查见配子体。

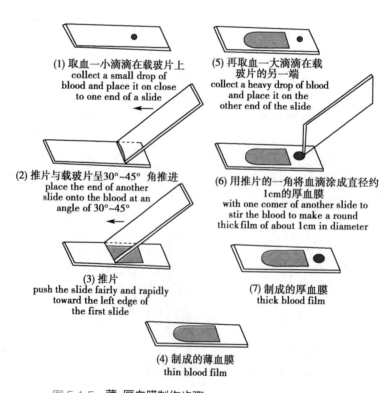

图5-1-5　薄、厚血膜制作步骤

Fig. 5-1-5　Preparation of thin and thick blood films

2）涂片：可涂制薄、厚两种血膜。

① 薄血膜制作：取一张边缘光滑洁净的载片作推片，用推片一端中部刮取约1~1.5μl血液置于载玻片1/2处，待血液沿推片端缘扩散约2cm时，自右向左将血液快速推成长约2.0~2.5cm、舌状的薄血膜。推片时，保持推片与载片间的夹角以30°左右为宜。合格的薄血膜，在显微镜下观察其上的血细胞应分布均匀、无重叠、无划痕。制作薄血膜的目的是方便观察疟原虫在红细胞内的形态。

② 厚血膜制作：用推片的左下角刮取火柴头大小（约4~5μl）的血液，置于薄血膜另一端，即近标签（右）端1/3处，并将血液自内向外作螺旋形涂开，使之形成直径约0.8~1cm、边缘整齐的血膜。制作厚血膜的目的是浓集病原体，便于快速查见病原。

（2）固定与染色

涂制好的血片需充分晾干，否则染色时易脱落。固定时用小玻棒蘸甲醇或无水酒精在薄血膜上轻轻抹过，但注意切勿将固定液带到厚血膜上，因厚血膜固定之前必须先溶血，可用滴管滴自来水或蒸馏水于厚血膜上，待血膜呈灰白色时，将水倒去，晾干。染色时缓冲液需现配现用。

常用的染色剂有吉姆萨染剂（Giemsa staining）瑞特染剂（Wright staining）。

1）吉姆萨染色法（Giemsa staining）：该法染色效果良好，血膜褪色较慢，保存时间较久，但染色时间较长。

① 染剂配制：将1g吉姆萨染剂粉置于研钵中（最好用玛瑙研钵），先加少量甘油研磨充分，再多次加甘油研磨，直至用完50ml甘油为止，最后倒入棕色玻瓶中。取50ml甲醇，分数次冲洗研钵，倒入玻瓶中，并塞紧瓶塞，充分摇动，置65℃温箱内24h或室温一周后过滤备用。

② 染色方法：用pH 7.0~7.2的磷酸缓冲液，稀释吉姆萨染剂，约15~20份缓冲液加1份吉姆萨染剂。用蜡笔划出染色范围，将稀释的吉姆萨染剂滴于已固定的薄、厚血膜上，室温下染色0.5h，再用上述缓冲液冲洗，晾干后镜检。

2）快速吉姆萨染色法：取1ml吉姆萨染剂，加5ml缓冲液，如前法染色5min，再用缓冲液冲洗，晾干后镜检。

3）瑞特染色法（Wright staining）：该法操作简便，适用于临床诊断；但甲醇蒸发快，如掌握不当染剂易沉淀在血片上；并较易褪色，保存时间不长，多用于临时性检验。

① 染剂配制：将0.1~0.5g瑞特染剂粉加入3ml甘油中充分研磨，然后再加少量甲醇，研磨后倒入瓶内，再分数次用甲醇冲洗钵中的甘油溶液，倒入瓶内，直至用完97ml为止。摇匀染剂，24h后过滤待用；一般1~2周后再过滤1次。

② 染色方法：瑞特染剂含甲醇，薄血膜不需预先固定；但厚血膜需先溶血，待血膜晾干后才能染色。染色前，先将已溶血的厚血膜和薄血膜一起用蜡笔划好染色范围，以防滴加染剂时外溢；然后滴染剂使覆盖全部厚、薄血膜上，30s~1min后用滴管加等量蒸馏水，轻轻摇动载玻片，使蒸馏水和染剂混合均匀，此时可见一层灿铜色浮膜，3~5min后用水缓慢从玻片一端冲洗（注意勿先倒去染液或直接对准血膜冲洗），晾干后镜检。

2. 微丝蚴检查

（1）新鲜血滴检查法：该法适用于流行区宣传教育。操作方法为：晚间9时到次日凌晨2时取血，将1滴血滴于载玻片中央，加盖片后在显微镜下检查。发现蛇形游动的幼虫即为微丝蚴，如为鉴定虫种则需溶血和染色观察其形态特征。

（2）厚血膜检查：厚血膜的制作、溶血、固定与吉姆萨染剂染色方法同疟原虫。但需取血3滴，也可用德氏苏木素染色法进行染色。该染液的配制方法如下：

取苏木素1g溶于10ml无水乙醇或95%乙醇中，加8%~10%的饱和硫酸铝铵100ml，倒入棕色瓶中，瓶口用两层纱布扎紧，阳光下暴晒氧化2~4周后过滤，加甘油25ml和甲醇25ml，用时稀释10倍。染色时将溶血后固定的厚血膜置于染剂中10~15min，在1%盐酸酒精中分色1~2min，蒸馏水洗涤数分钟，至血膜呈蓝色后再用1%伊红染色0.5~1min，水洗涤2~5min，晾干后镜检。

（3）活微丝蚴浓集法：取 15ml 离心管加半管蒸馏水，再加新采集的血液 10~12 滴，然后加生理盐水混匀，2 000r/min 离心 3min，取沉渣镜检。另一种方法是取静脉血 1ml，置于盛有 0.1ml 3.8% 枸橼酸钠的试管中，摇匀后加水 9ml，待红细胞溶解后离心 2min，去上清液后再加水离心，取沉渣镜检。

三、尿液与分泌物等的检查

（一）尿液

取 3~5ml 尿液于离心管中，2 000r/min 离心 3~5min，取沉渣镜检。如为乳糜尿需加等量乙醚并振荡（使脂肪溶解），离心后弃去脂肪层，取沉渣涂片镜检。尿液中可查见丝虫微丝蚴、阴道毛滴虫和埃及血吸虫卵等。

（二）痰液

在痰液中可查见的病原有并殖吸虫卵、溶组织内阿米巴滋养体、棘球蚴原头蚴、粪类圆线虫（幼虫和虫卵）、蛔蚴、钩蚴和尘螨等。

1. 并殖吸虫卵的检查　先取痰液作生理盐水直接涂片法镜检，若未查见虫卵，但查见夏科-莱登结晶，也提示有并殖吸虫感染；多次涂片检查为阴性者，应改用浓集法检查，可提高检出率。

浓集检查法：收集 24h 痰液于玻璃杯中，加等量 10% NaOH 溶液，用玻棒搅匀后置 37℃温箱消化数小时（痰液成稀液状）后，将其分装于数个离心管内，以 2 000r/min 离心 5~10min，弃上清，取沉渣涂片镜检。

2. 溶组织内阿米巴滋养体的检查　取新鲜痰液作直接涂片镜检，气温低时应注意保温，在高倍镜下发现伸出伪足并作定向运动的即为阿米巴滋养体。

3. 粪类圆线虫检查法　在痰液中可查见粪类圆线虫幼虫。取少量痰液作生理盐水直接涂片镜检，低倍镜下可见运动活跃的线形虫体，在高倍镜下可依据粪类圆线虫的幼虫、成虫和虫卵特点作出鉴定，当观察到的幼虫依据结构无法判定属何种线虫的幼虫时，可将虫体转入试管中添加蒸馏水，在室温条件下作用 12~24h 后再作涂片观察，看虫体活动是否仍然活跃。一般而言，粪类圆线虫幼虫易于在蒸馏水中持续存活。

4. 其他蠕虫幼虫及螨虫检查法　宜采用浓集检查法。

（三）十二指肠液和胆汁

用十二指肠引流管抽取十二指肠液或胆汁（包括胆总管、胆囊及肝胆管三部分胆汁），作直接涂片镜检；或者加生理盐水稀释作离心浓集后取沉渣镜检。若引流液过于黏稠，可先加 10%NaOH 消化后再离心。该法可检出蓝氏贾第鞭毛虫滋养体、华支睾吸虫卵、布氏姜片虫卵和肝片形吸虫卵，亦可查见棘球蚴囊砂。引流液中的蓝氏贾第鞭毛虫滋养体常附着在黏液小块上或聚集成絮片状。姜片虫卵与肝片形吸虫卵鉴别困难，但前者仅见于十二指肠液；而后者可出现于胆汁中。在急性阿米巴肝脓肿患者胆汁中偶可发现溶组织内阿米巴滋养体。

（四）脑脊液检查

取 2~3ml 抽取的脑脊液置于离心管中，2 000r/min 离心 5~10min，取沉渣涂片染色镜检。脑脊液中，可查见弓形虫滋养体、溶组织内阿米巴滋养体、并殖吸虫卵、日本血吸虫卵和广州管圆线虫幼虫等。

（五）胸、腹腔积液

取胸、腹腔积液涂片镜检，或将其与适量生理盐水稀释混匀后置于离心管中，2 000r/min 离心 5~10min，取沉渣涂片染色镜检。主要检查棘球蚴碎片或原头蚴，还可查到弓形虫滋养体、微丝蚴和并殖吸虫卵等。

（六）鞘膜积液

主要检查班氏微丝蚴。将待查者阴囊部皮肤经碘酒、酒精消毒后，用注射器穿刺抽取鞘膜积液作直接涂片镜检；也可加生理盐水稀释后离心浓集后取沉渣镜检。

（七）阴道分泌物

主要用于阴道毛滴虫的检查。

1. 直接涂片法 用无菌棉签在受检者阴道后穹窿、子宫颈及阴道壁上拭取分泌物,然后作生理盐水涂片镜检,可查见到活动的虫体。气温低时,应注意保温。

2. 悬滴法 先在一盖玻片周边涂一薄层凡士林,中间滴 1~2 滴生理盐水。将阴道分泌物涂于生理盐水中,小心翻转盖片并将其覆盖在一具凹孔载玻片的凹孔上,稍加压使两片粘合(液滴即悬于盖片之下),镜检。

3. 涂片染色法 将拭取的阴道分泌物涂于载玻片上,干燥后甲醇固定,瑞特或姬氏染色剂染色后镜检。

四、其他器官组织检查

（一）骨髓穿刺液

主要检查杜氏利什曼原虫无鞭毛体。一般常作髂骨(也可作棘突)穿刺,患者侧卧,暴露髂骨部位。根据患者年龄,选择 17~20 号带有针芯的干燥无菌穿刺针,从髂骨前上棘后约 1cm 处进针刺入皮下,竖起穿刺针,使其与水平线成 70°~80°,穿过皮下组织及骨膜后,即能感觉出针尖已触及骨表面,此时可以旋转式动作将针头慢慢地钻入骨内约 0.5~1.0cm,拔出针芯,接 2ml 消毒注射器,抽取骨髓液,立即拔出穿刺针。取少许骨髓液涂片,甲醇固定,采用同检查疟原虫的薄血膜染色法进行染色,油镜下检查。

（二）淋巴结穿刺液

1. 利什曼原虫的检查 检出率低于骨髓穿刺法,但方法简便、安全。对于已治疗的患者,因其淋巴结内原虫消失较慢,故具一定诊断价值。穿刺部位一般选腹股沟部淋巴结,先将局部皮肤消毒,用左手拇指和示指将一较大的淋巴结捏住,并向上提起,固定淋巴结于两手指之间。右手将一干燥无菌 6 号针头刺入淋巴结内,稍待片刻,拔出针头,不必抽吸针筒。将针头内少量淋巴结组织液滴于载玻片上,涂片、染色检查。

2. 丝虫成虫的检查 用注射器从可疑的淋巴结节中抽取成虫,或剖检摘除的结节查找成虫。

3. 弓形虫的检查 取淋巴结液直接涂片、染色镜检。

（三）肌肉组织

1. 旋毛虫幼虫的检查 外科手术从患者腓肠肌、肱或股二头肌取米粒大小肌肉一块,置于载玻片上,加 50% 甘油 1 滴,盖上另一载玻片,均匀压制肌肉组织使其铺展,低倍镜下观察。活检的肌肉组织必须立即检查,否则幼虫形态变得模糊,不易观察。

2. 并殖吸虫、裂头蚴、猪囊尾蚴、棘颚口线虫等的检查 外科手术摘取肌肉内可疑结节,剥除外层纤维被膜,置两张载玻片间压平、镜检。也可将组织固定、石蜡包埋切片染色观察虫体的组织学和宿主的组织病理学特征。不同虫种间既有各自的特征也有相似结构,应注意鉴别。

（四）皮肤及皮下组织

1. 囊尾蚴、裂头蚴、并殖吸虫、棘颚口线虫的检查 参见肌肉组织检查。

2. 皮肤利什曼原虫的检查 对皮肤出现结节或丘疹等疑似皮肤型黑热病患者,可选择病变明显处,局部消毒后,用灭菌注射针头,抽取患处组织液涂片;或用无菌的锋利小剪,剪取患处表面组织小片,以切面做涂片;也可用无菌手术刀在患处先切一小口,再刮取组织做涂片。以上涂片均可用瑞特或姬氏染液染色。如未查见原虫,可切取小丘疹或结节,甲醛溶液固定后,组织切片染色检查。

3. 疥螨的检查 参看第四篇第二章第五节相关内容。

4. 蠕形螨的检查 参看第四篇第二章第六节相关内容。

（五）肠黏膜活检组织

1. 直肠黏膜中日本血吸虫卵检查法 在患者排便后以双膝下跪俯卧姿势,采用直肠镜或肠镜从肛门插入直肠和乙状结肠交接段,当观察到肠黏膜上具有灰白色病变时(此病变常在9到12点处居多),用专用肠镜组织剪夹取部分(约米粒大肠黏膜)病变组织,置于两载玻片之间轻轻压平后镜检。肠黏膜内的虫卵可见各种类型。各型血吸虫卵鉴别要点见表5-1-3。

表 5-1-3　直肠黏膜内未染色血吸虫卵鉴别要点

活卵	近期变性卵	远期变性卵(含钙化卵)
淡黄至黄褐色	灰白至略黄色	灰褐色至棕红
卵壳较薄	卵壳薄或不均匀	卵壳厚而不均匀
轮廓清楚	轮廓清楚	轮廓不清楚
卵黄细胞或胚团或毛蚴	浅灰色或黑色小点或折光,均匀的颗粒或萎缩的毛蚴	两极可有密集的黑点,含网状结构或块状结构物

2. 乙状结肠内溶组织阿米巴检查法　采用乙状结肠镜或肠镜从患者乙状结肠处活检溃疡组织或自溃疡边缘或深层刮取溃疡组织置于载玻片上,加少量生理盐水,加盖片,轻轻压平,立即镜检,有时可见活动的滋养体;也可取出一小块病变黏膜组织固定、石蜡包埋切片,染色镜检。常用铁苏木素染色。

3. 乙状结肠内隐孢子虫检查法　用乙状结肠镜获取肠黏膜标本,压片固定、染色后镜检隐孢子虫卵囊。

4. 小肠内蓝氏贾第鞭毛虫检查法　用小肠窥镜钳取小肠活组织,将绒毛面组织涂抹于载玻片上,晾干后固定(甲醇)、染色(姬氏)、镜检;也可制成切片标本镜检。

五、培养法

为提高寄生虫检出的阳性率、减少漏检率,当常规方法检查为阴性时,可采用人工培养方法检查,如溶组织内阿米巴、杜氏利什曼原虫和阴道毛滴虫等。

(一)溶组织内阿米巴的培养

1. 常用培养基及制备

(1)营养琼脂双向培养基及制备:含固相与液相两部分。固相培养基配制方法为:1 000ml双蒸水中加牛肉浸膏3g、蛋白胨5g、琼脂15g、氯化钠8g,沸水浴中2~3h使其完全溶解,立即以5ml/管分装。若有残渣,须经4层纱布过滤除渣后再分装。加棉塞,高压灭菌(121℃、20min)后置成斜面,冷却后置于4℃备用。液相培养基含氯化钠8g、氯化钾0.2g、氯化钙0.2g、氯化镁0.01g、磷酸氢二钠2g、磷酸氢二钾0.3g、蒸馏水1 000ml。配制时,氯化钾和氯化钙各加少许蒸馏水后分装小瓶,高压灭菌消毒,冷却后再合并。培养前,每管固相培养基加液相培养基4.5ml、灭活小牛血清0.5ml、无菌米粉20mg(180℃烤箱消毒3次)以及青霉素与链霉素(终浓度均为100U/ml)混匀备用。

(2)洛克(Locke)液鸡蛋血清培养基及制备:先用1 000ml双蒸水溶解氯化钠9.0g、氯化钾0.4g、氯化钙0.2g、碳酸氢钠0.2g、葡萄糖2.5g,配制成洛克液,高压灭菌(121℃、15min)后备用。再洗净4个鸡蛋的蛋壳,用70%乙醇消毒,破壳将蛋清与蛋黄倾入装有70ml洛克液的烧瓶内,加玻璃珠充分混匀,以5ml/管分装于无菌试管中,斜置并加热至70℃保持1h,使之凝固为斜面;次日高压消毒20min。培养前每管加洛克液4.5ml、灭活马血清0.5ml、无菌米粉20mg,最后加入青霉素与链霉素,使其终浓度均为100U/ml,备用。

2. 培养方法　取0.5ml新鲜粪便直接接种于上述备用的试管内与培养基混匀,然后置于37℃温箱中培养,分别于24h、48h、72h后取培养液中的浑浊部分涂片镜检,查见虫体即可确诊。

(二)杜氏利什曼原虫的培养

1. 常用培养基及制备　3N培养基(Novy-Mac Neal-Nicolle culture medium)的制备:用900ml双

蒸水加热溶解 14g 琼脂与 6g 氯化钠,以 3~5ml/管分装,棉塞塞紧试管口,高压灭菌(121℃、20min)。随后当灭菌后的温度降至 48℃时,每支试管中加入 1/3 培养基体积的新鲜无菌去纤维蛋白兔血,斜置,使其冷却后成斜面。取 3 支试管,分别加入洛克液 0.2~0.3ml,用无菌的瓶塞塞紧试管口,置 37℃下孵育 24h,证明无菌后将 3N 培养基置于 4℃下保存备用。

2. 培养方法　将骨髓、淋巴结穿刺液或皮肤刮取物加入 3N 培养基中,同时加入青霉素与链霉素,使其最终浓度为 100U/ml,然后于 22~25℃下培养。2~3d 后取少许培养物涂片镜检是否有前鞭毛体出现,有时需 2~3 周才可能查见。若未查见,则需转种培养 1 个月后再检查。

(三) 阴道毛滴虫的培养

1. 常用培养基及制备　肝浸培养基的制备:将 15g 兔或牛的肝脏洗净研碎,加 100ml 蒸馏水充分混匀,置于 4℃下冷浸 24~48h。然后加热煮沸 30min,4 层纱布过滤,获清亮的肝浸液,补足至 100ml。然后加入蛋白胨 2.0g、麦芽糖 1.0g、氯化钠 0.5g、半胱氨酸盐酸盐 0.2g,溶解后调 pH 为 5.6~5.8,高压灭菌后置 4℃下备用。培养前,加灭活小牛血清与青霉素、链霉素。

2. 培养方法　取阴道分泌物接种于上述肝浸培养基中,于 37℃下培养 48h,然后涂片镜检。

六、动物接种法

当待检物中寄生虫含量过少时,常规检查往往得不到阳性结果,此时可用动物接种法检查,以提高检出率。即用该待检物去感染或接种疑似寄生虫的敏感动物,使寄生虫在该敏感动物体内快速地生长、繁殖,以获得阳性结果。

(一) 杜氏利什曼原虫的动物接种

取受检者骨髓、淋巴结穿刺液或皮肤刮取物,加适量生理盐水稀释后,取 0.5ml 注入仓鼠等敏感动物腹腔内,3~4 周后解剖小鼠,取肝、脾、淋巴结或骨髓涂片,染色镜检。

(二) 弓形虫的动物接种

取受检者的体液、脑脊液或淋巴结组织悬液 0.5~1ml,注入小鼠腹腔内,3 周后抽取小鼠腹腔积液涂片染色镜检。若为阴性,可摘取该动物的肝、脾、脑等器官组织研磨成匀浆,加 10 倍量的生理盐水稀释后,再进行一次或数次动物接种,镜检。

(董惠芬)

第二节　免疫学检测技术

病原学检查虽具有确诊寄生虫病的意义,但对于早期或隐性感染,以及某些病原体排出障碍的晚期寄生虫病患者常出现漏诊。此外,某些病原学检查方法属有创检查,患者依从性较差,且阳性率偏低。因此,合理选择免疫学检查方法作为重要的辅助诊断手段可弥补上述不足。近年来,随着免疫学及分子生物学技术的发展,寄生虫病免疫学检测技术的敏感性、特异性和重复性不断提高,使得该技术在寄生虫病临床诊断、疗效考核以及流行病学调查等方面的应用更加广泛。鉴于各种免疫学检测技术的基本原理在医学免疫学等相关教材中已有详细的专门介绍,故本节重点介绍与寄生虫病辅助诊断有关的各种免疫学检测方法。

一、免疫学检测的常规技术

(一) 皮内试验

皮内试验(intrademal test,ID)属速发型超敏反应。宿主在初次接受寄生虫抗原刺激后产生特异性抗体(IgE 或 IgG),致敏肥大细胞或嗜碱性粒细胞,当其再次与相应抗原结合后,可诱发已致敏细胞脱颗粒,释放促炎活性物质。患者局部皮肤在抗原注射后通常在 15~20min 内出现红肿,借此判断体内有无寄生虫特异性抗体存在。

皮内试验可用于多种蠕虫病,如肺吸虫病、血吸虫病、姜片虫病、猪囊虫病、包虫病等的辅助诊断或流行病学调查。本法操作简便、快速,尤其适用于现场应用,但假阳性率偏高。

(二)免疫扩散和免疫电泳

1. 免疫扩散(immunodiffusion) 抗原和抗体在琼脂凝胶中相遇,若两者比例合适,可在一定条件下形成肉眼可见的白色沉淀。本法包括单相和双相免疫扩散,双相免疫扩散法既可用已知抗原检测未知抗体,也可用已知抗体检测未知抗原。

2. 免疫电泳(immunoelectrophoresis) 本法是将免疫扩散与蛋白凝胶电泳相结合的技术。先将抗原在凝胶中电泳,之后加入相应抗体,抗原和抗体双相扩散后,在比例合适的位置产生肉眼可见的白色弧形沉淀线。

免疫扩散法和免疫电泳法除可用于某些寄生虫病的免疫诊断外,还可用于寄生虫抗原鉴定和免疫血清抗体滴度测定。

(三)间接红细胞凝集试验

间接红细胞凝集试验(indirect hemagglutination test,IHA)以红细胞作为可溶性抗原的载体并使之致敏,若待检样本中有该抗原的特异性抗体,则已致敏红细胞与相应抗体结合产生凝集反应。常用的红细胞为绵羊或 O 型人红细胞。

IHA 操作简便,敏感性和特异性均较好,既适用于寄生虫病的辅助诊断又可用于现场流行病学调查。可用于诊断疟疾、弓形虫病、阿米巴病、血吸虫病、猪囊虫病、旋毛虫病、肺吸虫病和肝吸虫病等。

(四)间接荧光抗体试验

间接荧光抗体试验(indirect fluorescent antibody test,IFA)又称间接免疫荧光试验(indirect immunofluorescence assay,IFA),是以荧光素标记的第二抗体间接反应或示踪多种类型的抗原抗体反应,既可以检测抗原又可以检测抗体。本法具有敏感性、特异性和重复性好等优点,但需要荧光显微镜等特殊设备,不适合现场应用。IFA 除可用于寄生虫病辅助诊断、流行病学调查和疫情监测外,还可用于组织中寄生虫抗原定位以及在细胞、亚细胞水平观察、鉴定抗原、抗体或免疫复合物。该法可用于诊断疟疾、血吸虫病、丝虫病、肺吸虫病、肝吸虫病、弓形虫病和包虫病等。

(五)对流免疫电泳试验

对流免疫电泳试验(counter immunoelectrophoresis,CIE)是以琼脂或琼脂糖凝胶为基质的一种快速、敏感的电泳技术。既可用已知抗原检测抗体,又可用已知抗体检测抗原,适用范围较广。以此法为基础改进的酶标记抗原对流免疫电泳和放射对流免疫电泳自显影技术,在一定程度上克服了电泳技术本身不够灵敏的缺点。该法可用于血吸虫病、肺吸虫病、阿米巴病、贾第虫病、锥虫病、包虫病、旋毛虫病等的辅助诊断和流行病学调查。

(六)酶联免疫吸附试验

酶联免疫吸附试验(enzyme-linked immunosorbent assay,ELISA)是先将抗原或抗体包被于固相载体上,加入待检样本孵育,使其中的抗体或抗原与已包被在固相载体上的相应抗原或抗体结合,再依次加入酶标二抗和酶的底物,酶和底物作用可产生颜色反应,可通过目测颜色深浅程度或用酶标仪测定吸光值判读结果。

此法可用于宿主多种体液、排泄物和分泌物中寄生虫抗体或抗原的检测,临床应用相当广泛,适用于多种寄生虫病的辅助诊断和流行病学调查。

(七)免疫酶染色试验

免疫酶染色试验(immunoenzyme staining test,IEST)是以含有寄生虫病原体的组织切片、印片或培养物涂片为固相抗原,当其与待检样本中的特异性抗体结合后,再加入酶标二抗,所形成的酶标记免疫复合物可与相应底物作用,呈现出肉眼或镜下可见的颜色反应。本法可用于血吸虫病、肺吸虫病、肝吸虫病、丝虫病、猪囊虫病以及弓形虫病等的辅助诊断和流行病学调查。

（八）免疫印迹试验

免疫印迹试验（immunoblotting test，IBT）即 Western blot 试验，是 SDS-PAGE 凝胶电泳、电转印以及固相酶免疫试验三项技术相结合的一种特殊分析检测技术。此法具有高度敏感性和特异性，可用于寄生虫抗原分析和寄生虫病的辅助诊断。

（九）酶联免疫斑点试验

酶联免疫斑点试验（enzyme-linked immunospot assay，ELISPOT）是在 ELISA 基础上发展起来的一种主要用于体外检测特异性抗原或细胞因子生成细胞的技术。其基本原理是利用已包被在特殊固相载体上的单克隆抗体捕获单细胞悬液中特异性抗原生成细胞或细胞因子分泌细胞，再以酶联斑点显色的方式呈现结果。本法具有易操作、敏感性和特异性高等优点。目前，该技术主要用于检测可分泌不同细胞因子的免疫细胞，也适用于研究寄生虫感染后宿主免疫细胞亚群的变化。

（十）免疫胶体金技术

免疫胶体金技术（immune colloidal gold technique）是以胶体金作为示踪标记物，通过带有颜色的胶体金颗粒来放大特异性抗原抗体反应，使反应结果在固相载体上直接显示出来，便于肉眼判读。该方法可用于检测待检样本中的抗原或抗体。近年来，该技术有取代传统的放射性标记、荧光标记、酶标记技术的趋势，其突出的优点包括：①样本和试剂用量小，样本量可低至 1~2μl；②无需放射性计数器、荧光显微镜、酶标仪等特殊仪器设备，更适合现场应用；③不引入放射性污染；④检测结果可长时间保存；⑤检测时间大幅缩短。由于胶体金标记过程中无共价键形成，属于一定离子强度下的物理吸附。因此，几乎所有大分子物质均可被标记，而且被标记大分子物质的活性并不发生明显改变。研究表明，胶体金免疫渗滤技术（immunogold filtration assay）的敏感性可达到 ELISA 检测方法的水平。目前，该技术作为一种常用的免疫标记技术，已开始用于寄生虫病诊断，如快速试纸法（dipstick assay）检测疟疾。

二、用于寄生虫病诊断的特殊免疫学检测技术

（一）弓形虫改良凝集试验

弓形虫改良凝集试验（modified agglutination test，MAT）是 Dubey JP 在直接凝集试验的基础上改良后的方法。这种检测方法不依赖于宿主的种属特异性，可广泛用于人和动物弓形虫感染的筛查。

1. 原理　待检血清中的弓形虫特异性 IgG 抗体与速殖子表面抗原发生交联反应，通过伊文思蓝染色，在反应孔底部形成放大镜下可见的絮状沉淀。

2. 步骤

（1）试剂和耗材

1）1×PBS 500ml；

2）Alkaline Buffer：7.02g 氯化钠，3.09g 硼酸，24ml 氢氧化钠（1mol/L），4gBSA（fraction V）溶解于1L 蒸馏水，调节 pH 至 8.3~8.4，4℃保存；

3）β-巯基乙醇；

4）伊文思蓝染液（2mg/ml）；

5）弓形虫抗原液（2×108 tachys/ml）；

6）阳性对照血清（实验室慢性感染小鼠血清）、阴性对照血清（胎牛血清）；

7）样本血清；

8）U 形底 96 孔板；

9）96 孔板普通胶黏膜；

10）37℃孵育箱；

11）加样槽。

（2）实验步骤

1）将待测样本,阳性对照和阴性对照样本放在冰上溶解。

2）所有样本按照一定比例(需摸索最适比例,一般1∶25)进行稀释,并置于1.5mlEP管中,标号对应编号。

3）将50μl待测样品稀释液和对照稀释液移至96孔板第一行孔中,做好标记。

4）在其余的孔中加入25μl 1×PBS。

5）倍比稀释样品:从第一行孔中取25μl样品稀释液到同列第二行的孔中,充分混匀后取25μl至同列第三行孔中,按照相同方法依次稀释至最后一行并弃去最后25μl。

6）制备抗原混合液:分别加入Alkaline Buffer 2.5ml、β-巯基乙醇35μl、伊文思蓝染液50μl、弓形虫抗原液150μl,充分混匀液体。

7）每孔中加入25μl抗原混合液,轻拍孔板侧壁使液体流至管底与样品稀释液充分混匀。

8）用96孔板普通胶黏膜封板。

9）置于37℃孵育箱中孵育过夜(约16h),再转移至4℃孵育4~6h。

10）判读结果。

3. 结果判读

阳性:孔底可见絮状沉淀物;

阴性:孔底可见蓝色小圆点。

首先看对照组,阴性对照组可以在孔底看见圆形的蓝色小圆点,而阳性对照组的孔底从弥散的絮状沉淀物随着稀释比例增高弥散程度逐渐变小,如果稀释滴度足够高,最终也会形成蓝色的小圆点。如果对照组的结果正常,说明实验操作没有错误,可以进行待测样本结果的判读。孔底形成蓝色小圆点为阴性,孔底形成絮状沉淀为阳性,记录结果转为阴性前的稀释比例则为样品阳性滴度。

如图5-1-6第一列,结果就是从阳性随着稀释比例逐渐转为阴性。

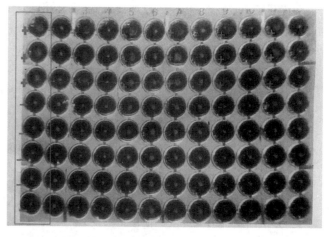

图5-1-6　弓形虫改良凝集试验

Fig. 5-1-6　Modified agglutination test for toxoplasmosis

（二）血吸虫环卵沉淀试验

1. 原理　血吸虫环卵沉淀试验(circum-oval precipitating test,COPT)是血吸虫病特有的免疫学诊断方法。血吸虫卵内毛蚴分泌的可溶性虫卵抗原经卵壳微孔渗出后可与待检血清中的血吸虫特异性抗体结合,在虫卵周边形成泡状、指状、片状或细长卷曲状的折光性免疫复合物沉淀,即为阳性反应。呈阳性反应的虫卵占全部虫卵的百分比称为环沉率。

2. 步骤　在洁净的载玻片中滴加待检血清2~3滴,用细针挑取适量新鲜血吸虫卵或干虫卵(约100~150个)与待检血清混匀,加盖片后用石蜡封片,37℃孵育48~72h,镜检观察结果。

3. 结果判读　观察100个虫卵,计算环沉率。环沉率≥5%者判为阳性(在血吸虫病传播控制或传播阻断地区,环沉率≥3%者也可判为阳性);1%~4%者判为弱阳性。环沉率的动态变化在治疗上具有一定的参考意义。

（三）旋毛虫环蚴沉淀试验

1. 原理　旋毛虫环蚴沉淀试验(circumlarval precipitating test,CPT)的原理是由于旋毛虫幼虫的表面抗原与患者血清中的抗体反应,在幼虫表面形成泡状或袋状沉淀物。

2. 步骤　取 50~100 条脱囊的旋毛虫活幼虫(空气自然干燥或冻干幼虫也可)置于 U 型皿中与适量待检血清混合,37℃孵育 24h 后置显微镜下观察。

3. 结果判读　如 1 条以上幼虫体表出现泡状或袋状沉淀物附着,即判为阳性反应。旋毛虫环蚴沉淀试验具有较高的敏感性和特异性,阳性率可高达 97% 以上,与常见的线虫(如蛔虫、钩虫、丝虫、鞭虫)无交叉反应。一般在感染后第 3 周末或出现症状后 10~20d 即可呈阳性反应。该方法操作简便,无需特殊设备,适合基层卫生单位应用。

(彭鸿娟)

第三节　分子生物学检测技术

新近发展的分子生物学诊断技术即基因和核酸诊断技术,在寄生虫病的诊断中显示了高度的敏感性和特异性,同时具有早期诊断和确定现症感染等优点。本项技术主要包括 DNA 探针(DNA probe)、聚合酶链反应(polymerase chain reaction,PCR)、实时定量 PCR(real-time PCR)、免疫 PCR、环介导等温扩增检测(loop-mediated isothermal amplification,LAMP)技术和生物芯片(biochip)技术等。

一、DNA 探针技术

DNA 探针(或称基因探针,DNA probe)是指用同位素、生物素、酶或其他半抗原标记的特定 DNA 片段。在其与 DNA 样本杂交过程中,借助上述标记物可探查出特异性或差异性 DNA。双链 DNA 的变性和复性特点是本技术的基础。经加热,或在强酸、强碱作用下,双链 DNA 氢键被破坏,双股链分离,变成单链(此即变性);而当条件缓慢变为中性或温度下降(50℃左右)时,氢键恢复,分开的两股单链又重新合为互补的双链结构(此即复性)。DNA 探针分子杂交就是将样本 DNA 分子经上述条件处理后,使其变性为单链状态,固定在载体硝酸纤维膜上,再与经小分子标记的 DNA 探针单链分子混合,在一定条件下使它们互补杂交结合。将未杂交的成分洗脱后,标记物显色,即可观察结果。

目前,DNA 探针已用于疟原虫、隐孢子虫、贾第鞭毛虫、锥虫、巴贝虫、弓形虫、丝虫、血吸虫、棘球蚴、猪带绦虫、肝片吸虫和猪囊虫等虫种的鉴定和相应寄生虫病的诊断。

二、聚合酶链反应

聚合酶链反应(polymerase chain reaction,PCR)是在引物介导下特异性扩增 DNA 的一种技术。它包括模板 DNA 热变性解链-引物与模板 DNA 退火—引物延伸 3 个步骤的循环过程。其基本原理是在实验条件下,根据温度的变化控制 DNA 解链和退火(引物与模板 DNA 结合),在引物启动和 DNA 聚合酶催化下,合成二引物特定区域内的 DNA 链。上述"解链—退火—延伸"3 个连续步骤为一个循环。经过 20~30 个循环反应,可使引物特定区段的 DNA 量增加至少 10^5 倍。

以上为基本 PCR 技术,根据扩增或检测目的的不同还可采用诸如 RT-PCR、巢式 PCR、复合 PCR、非对称 PCR 和免疫 PCR 等多种 PCR 技术。

PCR 具有特异性强、敏感性高、操作简便、快速、样品处理简单等优点,为检测低感染度患者或隐性感染者最敏感的工具,是现症感染的有力依据。目前,PCR 技术多用于寄生虫病的基因诊断,分子流行病学研究和种株鉴定、分析等领域。已应用检测的虫种包括利什曼原虫、疟原虫、弓形虫、阿米巴、巴贝虫、旋毛虫、锥虫、隐孢子虫、贾第鞭毛虫、猪带绦虫、丝虫和血吸虫等。

三、实时定量 PCR

实时定量 PCR(real-time PCR)是指在 PCR 指数扩增期间,通过连续监测荧光信号强弱的变化来即时测定特异性产物的量,并据此推断目的基因的初始量。该技术实现了 PCR 从定性到定量的飞跃,使得临床检验结果更具有精确性。目前实时定量 PCR 作为一个极有效的实验方法,已被广泛地应用于分子生物学研究的各个领域,在病原的临床检验诊断方面具有很好的应用前景和研究价值。

现以实时定量 PCR 在疟原虫诊断中的应用为例,阐述实时定量 PCR 检测病原的方法步骤。

（一）材料与试剂

1. T 载体连接试剂

2. JM109 感受态细胞

3. PCR 产物割胶纯化试剂

4. 上游特异性引物（原液浓度 10μmol/L,工作浓度为 0.2μmol/L）

5. 下游特异性引物（原液浓度 10μmol/L,工作浓度为 0.2μmol/L）

6. 荧光标记探针（原液浓度 10μmol/L,工作浓度为 0.1μmol/L）

7. 耐热 DNA 聚合酶（如 Taq 酶,5U/μl）

8. 10 × PCR 缓冲液（无 Mg^{2+}）

9. dNTP 贮备液（各 10mmol/L）

10. $MgCl_2$（25mmol/L）

11. 模板 DNA（20~50ng/μl）

12. 纯水或 ddH_2O

（二）缓冲液与培养基

1. 50 × Tris-乙酸（TAE）缓冲液

Tris	242g
冰乙酸	57.1ml
0.5mol/L EDTA（pH 8.0）	100ml
水	补足至 1L

2. 5 × Tris-硼酸（TBE）缓冲液

Tris	54g
硼酸	27.5g
0.5mol/L EDTA（pH 8.0）	20ml
水	补足至 1L

3. LB 培养基

胰蛋白胨	10g
酵母提取物	5g
NaCl	10g

加入 950ml 纯水溶解,定容至 1L,高压灭菌。

（三）操作步骤

1. 阳性定量标准品的制备

（1）常规 PCR 反应:恶性疟原虫种特异的 SSUrRNA 编码区进行扩增,产物经 2% 琼脂糖凝胶电泳,割胶后纯化扩增片段。

（2）重组质粒的构建:用 T 载体将纯化后的扩增产物进行连接反应,构建扩增产物的重组质粒。将重组质粒转化入 JM109 感受态细胞内,摇匀后提取质粒 DNA,1% 琼脂糖凝胶电泳筛选重组质粒。然后以 PCR 鉴定阳性重组子。

（3）阳性定量标准曲线的建立:将鉴定好的质粒,测 OD 值,计算出拷贝数,稀释成 10^8、10^7、10^6、10^5、10^4、10^3、10^2、10^1 拷贝数/μl 浓度梯度,加入 50μl 反应体系,在荧光定量扩增仪上进行扩增。反应结束后在计算机上得到标准曲线。

将一微量 PCR 薄壁离心管（0.2ml）置于冰浴中,向管中依次加入:

模板 DNA	2μl
10×PCR 缓冲液	5μl
dNTP 混合液	1μl
$MgCl_2$	10μl
特异性上游引物	1μl
特异性下游引物	1μl
荧光标记探针	0.5μl
Taq 聚合酶	0.5μl
ddH_2O	24.5μl
总体积	50μl

将离心管盖紧,短暂离心使反应成分混匀并集于管底。

按以下条件进行 PCR 反应:

(1) 94℃预变性 3min;

(2) 94℃变性 30s、合适的温度下(如 60℃)退火 45s(目的基因长度设计为 50~150bp),共 40 个循环。

2. 对荧光定量 PCR 仪进行设置(以 ABI7500 型 PCR 仪为例)

(1) 按对应顺序设置阴性质控品、阳性定量参考品以及未知标本,并在 Name 栏中设置样品名称。选中所有设置样品孔,选择探针模式设置,Reporter Dye:FAM;Quencher Dye:TAMRA;Passive Reference:NONE;Data Collection:60℃ 45s。

(2) 打开仪器窗口设置循环条件

94℃　3min,

94℃　30s → 60℃　45s → 40 个循环,

保存文件,运行。

(3) 结果分析:反应结束后保存检测数据文件。分析条件设置:根据分析后图像调节 Baseline 的 start 值、stop 值以及 Threshold 的 Value 值(可根据实际情况自行调整,start 值可以在 1~10、stop 值可以在 5~20、Value 值可以在 0.01~0.2 范围内选择),使 Std curve 窗口下的标准曲线图达到最佳,即 correlation 数值介于 -0.97~-1.0。在 Analysis 菜单下选择 Analyze 自动分析结果。到 Tray 窗口,记录未知标本数值 C,"C"表示样品的浓度或含量。

实时定量 PCR 为我们生物医学研究提供了较常规技术更简便和精确的方法,已成为当前医学研究各领域不可缺少的一项技术,在临床诊断学方面也应用广泛。应用于临床寄生虫检验中,较以往的方法而言,更加简便易行、准确,有很高的应用价值。

四、PCR-ELISA 技术

聚合酶链反应(PCR)技术自诞生以来,在各个领域都得到了广泛应用。传统检测 PCR 扩增产物的方法主要是琼脂糖凝胶电泳荧光显色法,以定性检测为主,只能进行粗略的半定量,易产生假阴性和假阳性结果。由于固相捕获技术的成熟和应用,尤其是酶联免疫吸附试验(ELISA)的应用,为核酸定量检测提供了新思路,应用固相捕获的 PCR 定量技术应运而生。PCR-ELISA 是一种在酶标板上对 PCR 产物进行的快速、非放射性检测的方法,其原理是在做 PCR 扩增时应用生物素(biotin)标记的引物,这样 PCR 扩增产物就可结合到亲和素(avidin)包被的酶标板上,再用地高辛标记的探针与 PCR 产物杂交,然后就利用抗地高辛抗体产生的酶联反应定量检测 PCR 产物。

试验方法

1. PCR 扩增　按基本 PCR 技术做 DNA 扩增,只是其中一条引物的 5' 端需用生物素或地高辛、荧光素等标记物标记。通常可在 DNA 合成仪上直接合成 5' 端带生物素标记的引物。

2. 地高辛标记的探针与 PCR 产物杂交　取 0.1μg 地高辛标记的 DNA 探针,稀释于 90μl 50mmol/L Tris-HCl(pH 8.3)+80mmol/L KCl 中。取 10μl PCR 产物加到管中,加热至 90℃,缓慢冷却至 67℃,离心 1s,置 52℃水浴保温 1h。

3. 将杂交产物固定到酶标板上

(1)可用商品供应的亲和素包被的酶标板,亦可用普通酶标板按常规方法包被亲和素。

(2)每孔加 100μl 封闭液(含 10mg/ml BSA,1mg/mL 鱼精 DNA 的 PBS),室温放置 1h,PBST 洗板 3~4 次。

(3)将地高辛探针杂交的 PCR 产物直接加到酶标孔中,室温孵育 1h,PBST 洗 3~4 次。

4. ELISA 检测

(1)将抗地高辛抗体稀释于 PBS 中,每孔 100μl,37℃孵育 30min~1h,PBST 洗 3~4 次。

(2)将酶标记二抗稀释于 PBS 中,每孔 100μl,37℃孵育 30min,PBST 洗 3~4 次。

(3)每孔加 100μl 酶底物,在颜色适合后,以 2mol/L H_2SO_4 终止反应。

(4)在酶标仪上测定 OD 值。

5. PCR-ELISA 的技术应用要点

(1)PCR 扩增:是 PCR-ELISA 反应的限速步骤,因此,PCR 扩增体系的优化至关重要。如果反应条件不合适,会导致引物二聚体增多,假阳性反应增加。

(2)避免污染:PCR-ELISA 在扩增之后又要进行 ELISA 反应,而 ELISA 的洗板过程,很容易产生污染引起假阳性。为减少污染,一定要严格分区隔离,以避免污染。同时,使用 dUTP 与 UNG 酶也可以在一定程度上减小污染的影响。

五、环介导等温扩增检测法

环介导等温扩增检测(loop-mediated isothermal amplification,LAMP)是一种新型核酸扩增技术,该法不需要长时间的温度扩增,只需在恒温条件下作用 1h,即可将极微量的核酸物质扩增至 10^9 的拷贝数,是一种经济、简便、灵敏、特异的核酸扩增方法。

1. LAMP 法的引物设计原理　引物设计是实现 LAMP 扩增的关键。LAMP 包括两条内引物:正向内引物(forward inner primer,FIP),反向内引物(backward inner primer,BIP)和两条外引物:正向外引物(forward outer primer,F3),反向外引物(backward outer primer,B3)。FIP 包括 F1c 区段(与靶基因 3' 末端 F1c 区段相同),TTTT 间隔和 F2 区段(与靶基因 3' 末端 F2c 区段完全互补);BIP 包括 B1c 区段(与靶基因 3' 末端 B1c 区段相同),TTTT 间隔和 B2 区段(与靶基因 3' 末端 B2c 区段完全互补);F3、B3 分别与靶基因 3' 末端 F3c 和 B3c 区段完全互补。在反应的初始阶段,4 条引物均在链置换酶的作用下参与核酸扩增反应,而在后续的反应过程中仅需两条内引物 FIP 与 BIP 即可完成扩增反应。

2. LAMP 法的反应原理　LAMP 法针对靶基因(DNA 或 cDNA)的 6 个区域,设计 4 种特异引物,利用一种链置换 DNA 聚合酶(Bst DNA polymerase)在恒温(65℃左右)中作用 1h,完成核酸扩增反应,反应结果可直接靠扩增副产物焦磷酸镁的沉淀浊度进行判断,亦可通过加入荧光染料,肉眼观察荧光的强弱来判断扩增结果。而对 LAMP 扩增产物进行琼脂糖凝胶电泳分析时,在紫外灯下可观察到典型的梯状条带,可通过不同梯形来区分特异性扩增与非特异性扩增。此外,扩增产物还可利用限制性内切酶进行消化来鉴定产物的结构和大小。

六、生物芯片技术

生物芯片技术是近年发展起来的分子生物学与微电子技术相结合的核酸分析检测技术,目前已被广泛应用于生命科学,也包括寄生虫学领域。

1. DNA 芯片(gene chip)　DNA 芯片技术又称基因芯片技术,实际上是指将许多特定的 DNA 片段有规律地紧密排列固定于单位面积的支撑物上,然后与待测的荧光标记样品进行杂交,杂交后用荧光检测系统等对芯片进行扫描,通过计算机系统对每一位点的荧光信号作出检测、比较和分析,从而迅速得出定性和定量的结果。该技术亦被称作 DNA 微阵列(DNA microarray)。基因芯片是基于标靶-探针互补杂交的原理而研制的。但需要注意的是,基因芯片技术中的探针是荧光标记的未知DNA,而标靶是固定在介质表面的已知 DNA 序列,这一点与传统的杂交技术刚好相反。根据载体上固定的 DNA 种类的不同,基因芯片可分为寡核苷酸芯片、cDNA 芯片和基因组芯片;而按照基因芯片的用途,可分为表达谱芯片、诊断芯片、指纹图谱芯片等。

DNA 芯片的突出特点在于快速、高效、敏感、经济、平行化、自动化等,与传统基因诊断技术相比,具有明显优势。目前在寄生虫学领域,DNA 芯片技术主要用于病原体的诊断、检测和基因分型。目前,线虫基因组芯片业已问世,针对弓形虫和绦虫等食源性寄生虫的基因芯片技术研究正在加快进行,研究结果将为食品检疫和卫生监督提供技术支撑。

2. 蛋白质芯片(protein chip) 蛋白质芯片技术本质上就是利用蛋白质之间的相互作用,对样本中存在的特定蛋白质进行检测。生物蛋白芯片技术是将位置及序列已知的大量蛋白、多肽分子、酶、抗原、抗体以预先设计的方式固定在尼龙膜、硝酸纤维素膜、玻璃、硅片或聚丙烯酰胺凝胶等载体上组成密集的分子排列,当荧光、免疫金等标记的靶分子与芯片上的探针分子结合后,通过激光共聚焦扫描或光耦合元件对标记信号的强度进行检测,从而判断样本中靶分子的数量以达到一次试验同时检测多种疾病或分析多种生物样品的目的。目前,寄生虫学领域的蛋白质芯片技术正处于研究之中。

七、宏基因组检测技术

宏基因组(metagenome)概念最早在 1998 年被学者提出。宏基因组学可以定义为"通过分析来自环境样本(即土壤、人类、动物、水)的测序基因组和/或转录组来研究整个生物群落",并且通常用于研究微生物群落。宏基因组学采用靶向扩增子或无差别的"猎枪"方法。宏基因组二代测序技术(metagenomics next-generation sequencing,mNGS)是借助二代测序平台快速测序获得样品中的核酸序列,并进一步与各个物种的基因组序列对比,从而得知样品中微生物的种类和比例的技术。NGS 在病原体鉴定方面的应用主要有 2 种形式,即 rRNA 基因测序和全基因组测序(whole genome sequencing,WGS)。rRNA 基因测序在临床上常用于细菌、真菌和寄生虫的鉴定,同时也是菌群分析的基础。WGS与 rRNA 基因测序相比,可获取的信息更加全面,适用于无法获得完整虫体的寄生虫鉴定。

目前,NGS 技术常规应用于临床寄生虫学检测仍存在很多实际问题:①寄生虫鉴定的准确度很大程度取决于分析的参考数据库的范围和完整性;②临床标本的复杂性,可能使病原体信息太少而导致数据丢失或病原体数据混杂在正常菌群中难以区分;③NGS 测序数据的解读至关重要,测序的长度、数量、质以及试剂可能的细菌等病原体污染,均可影响病原体识别,导致标本中细菌多样性估计过高;④目前尚未建立不同标本测序前处理和参数设置的统一规定,寄生虫 NGS 测序质量评估、质量控制体系亦尚在建立中。

Summary

Parasitologic laboratory examination technologies include pathogenic detection, immunology detection and molecular biology detection. Pathogenic examination technology including feces, blood, excreta and secretions examination, as well as other organ and tissue inspection methods, can confirm parasitic diseases, but it is often miss-diagnosis for early and recessive infections. Immunology and molecular biology detection are commonly used to be diagnostic tools at present. They are fast, simple and sensitive, and significantly improve the efficiency of laboratory examination of parasitic diseases. The molecular biological technologies carried out in the field of parasitology, including DNA probe, PCR, DNA chip, LAMP, protein chip and mNGS (metagenomics next-generation sequencing) etc.

思考题

1. 常用的粪便检查方法有哪些？在做粪便检查时，需要注意什么问题？

2. 对患者外周血液可作哪些实验室检测，从而为寄生虫病/感染提供诊断依据或辅助诊断依据？

3. 如何应用测序技术开展寄生虫病诊断？

（夏超明）

第二章

抗寄生虫药物

【学习要点】

    1. 常用的抗原虫药物。

    2. 常用的抗蠕虫药物。

    3. 青蒿素及其衍生物。

抗寄生虫药物是指能直接杀死或损伤寄生虫虫体的药物,包括抗原虫药物、抗蠕虫药物和抗寄生虫中草药三大类。

(特别说明:本书所列抗寄生虫药物,需要在医师指导下,遵医嘱使用。)

第一节　抗原虫药物

本节重点介绍抗疟药、抗阿米巴及抗滴虫药、抗黑热病等原虫药。

一、氯喹

氯喹(chloroquine)是 20 世纪 40 年代人工合成的重要抗疟疾药物,属于 4-氨基喹啉类衍生物。

【化学及药代动力学】

氯喹是 4-氨基喹啉类药物的衍生物,其磷酸盐可口服,盐酸盐可用作注射给药。由胃肠道吸收迅速而完全,约 3h 后血药浓度达峰值,之后迅速分布于组织中,并缓慢释放、代谢,从尿中排出。半衰期 3~5d,剂量加大,半衰期随之延长至数周。该药易通过胎盘屏障。

【抗疟作用及药理作用】

氯喹对间日疟原虫、卵形疟原虫、三日疟原虫及敏感恶性疟原虫的红细胞内期裂殖体有杀灭作用,能迅速控制症状。其特点是起效快、疗效高、作用持久。氯喹主要浓集于疟原虫感染的红细胞而发挥杀虫作用,但对红外期疟原虫无效。对除恶性疟原虫配子体外的其他疟原虫的配子体有温和的杀灭作用,有助于防止除恶性疟外的其他疟疾的传播。因不能杀灭肝细胞内原虫,故不能根治其感染。

高浓度氯喹可切断哺乳动物和原虫的 DNA 和 RNA 合成过程,可与 DNA 形成复合物,阻止其复制和 RNA 的转录,但这些效应不是氯喹抗疟作用的主要机制。氯喹抗疟作用主要是通过抑制疟原虫对血红蛋白的消化,作用于血红素的处置,减少疟原虫生存必需的氨基酸供应。研究表明氯喹在中性 pH 时不带电荷,能够自由进入疟原虫的溶酶体;疟原虫溶酶体的酸性 pH 环境可使氯喹发生质子化,不能再次穿出胞膜,从而浓集于疟原虫内,同时氯喹也能抑制血红素聚合酶活性,使有毒的血红素转化为疟色素受阻,因此,氯喹能够干扰疟原虫对血红蛋白的代谢和利用,达到抗疟目的。

【耐药性】

世界大部分地区的恶性疟原虫对氯喹产生了耐药性。氯喹耐药性与恶性疟原虫多药耐药基因的扩散或点突变密切相关,引起该基因的编码产物(多药耐药运载体 P-糖蛋白,一种转运 ATP 酶)表达增加,药物从疟原虫主动外排增多,减少了药物作用靶位的浓度,从而产生耐药性。研究证明,氯喹敏感株与耐药株疟原虫体内药物的积聚速度相同,但耐药株药物排泄速度是敏感株的 40~50 倍。氯喹对间日疟原虫的耐药也在世界很多地区出现。

【临床应用】

氯喹主要用于控制疟疾发作,也可用于阿米巴病的治疗,偶尔用于自身免疫性疾病的治疗。

1. 疟疾急性发作　目前主要用于间日疟的治疗。

目前国内通用的治疗方案一般采用氯喹+伯氨喹八日疗法。氯喹口服总剂量 1 200mg,服用 3 天,即第 1 天 600mg,顿服或分 2 次服;第 2、3 天各服 1 次,每次 300mg。伯氨喹口服总剂量 180mg,服用 8 天,即在服用氯喹的第 1 天起,同时服用伯氨喹,每天 1 次,每次 22.5mg,连服 8 天。

现在很少使用氯喹注射剂,如有必要可以采用 2.5mg/kg/次,每 4h 一次肌内注射;或 10mg/kg 的剂量静脉滴注,4h 滴完,继以 5mg/kg,2h 滴完;肌内注射和缓慢静滴每日总量不超过 25mg/kg。

2. 预防疟疾　在非耐氯喹疟疾流行区,氯喹是首选的理想预防药物,可在进入疫区前到离开疫区后 4 周期间,每周服药一次,每次 300mg 即可预防疟原虫感染。

3. 自身免疫性疾病　大剂量氯喹能抑制免疫反应,偶尔用于类风湿性关节炎、系统性红斑狼疮等自身免疫性疾病的治疗。

【不良反应与注意事项】

氯喹用于治疗疟疾时,不良反应较少,可有胃肠道症状、轻微头痛、瘙痒、厌食、精神症状、视力障碍及荨麻疹等。大剂量或快速静脉给药时,可导致低血压、心功能抑制等,给药剂量大于 5g 可致死。氯喹用于预防用途时,不良反应罕见。目前认为孕妇使用氯喹是安全的。

二、奎宁

奎宁(quinine)为奎尼丁的左旋体,是从金鸡纳树皮中提取的一种生物碱,用于治疗疟疾已有 300 年的历史。曾经被其他抗疟药所取代,但随着恶性疟原虫对氯喹和其他抗疟药耐药虫株的不断产生,奎宁又重新成为重要的抗疟药。

【化学及药代动力学】

奎宁口服易吸收,1~3h 血浆浓度达到峰值,红细胞内浓度为血浆浓度的 20%,脑脊液浓度为血浆浓度的 7%。80% 的药物在肝脏代谢,大多数由尿液排出。正常人服用奎宁后,药物半衰期为 7~12h,连续用药无蓄积性。疟疾患者服用奎宁后,药物的半衰期为 8~21h 之间。血浆药物浓度低于 2μg/ml 无治疗效果,超过 7μg/ml 会伴发严重的"金鸡纳反应",患者出现耳鸣、头痛、恶心、呕吐、腹痛、腹泻、视力和听力减退等症状。因奎宁治疗范围很窄,毒性较大,故该药主要用于耐氯喹或对多种药物耐药的恶性疟的治疗,尤其是脑型疟疾。

【抗疟作用和药理作用】

奎宁对各种疟原虫的红细胞内期裂殖体有杀灭作用,能控制症状,但疗效不及氯喹。对间日疟原虫和三日疟原虫配子体也有效,但对恶性疟原虫配子体和红细胞外期疟原虫无效。

奎宁抗疟机制和氯喹相似,与抑制血红素聚合酶、抑制疟原虫对血红蛋白的消化有关,但在疟原虫体内浓集不及氯喹。同时高浓度奎宁也可抑制很多酶促过程,通过氢键与 DNA 双链形成复合物从而阻碍双链的展开、转录及蛋白质合成,也可能是抗疟的原因之一。

【临床应用】

奎宁主要用于控制疟疾发作。

(1)口服:成人口服硫酸奎宁 0.3~0.6g/次,每天 3 次,疗程 5~7 天。

(2)肌内注射:0.25~0.5g/次,每 8h 一次。

(3)静脉滴注:10mg/kg/次,4h 滴完,以后每 8~12h 一次。

【不良反应与注意事项】

1. 金鸡纳反应　奎宁治疗过量时可引起一系列不良反应,称为金鸡纳反应,多见于重复给药时,停药可恢复。

2. 心血管反应　静脉给药会引起血栓性静脉炎。过量或静脉滴注过快可致严重低血压、室颤，甚至死亡。

3. 血液系统的影响　少数恶性疟患者，尤其是缺乏葡萄糖-6-磷酸脱氢酶的患者，可出现急性溶血，发生寒战、高烧、血红蛋白尿和急性肾衰竭，甚至死亡。较罕见的不良反应有粒细胞减少和血小板减少性紫癜等。

4. 低血糖　奎宁能刺激胰岛 β 细胞，可引起高胰岛素血症和低血糖。

因此，孕妇(对妊娠子宫有兴奋作用)或有耳鸣、视神经炎、重症肌无力患者及缺乏葡糖-6-磷酸脱氢酶的患者禁用。肾功能不全者，应监测血药浓度并及时调整剂量。

三、甲氟喹

甲氟喹(mefloquine)是由奎宁经过结构改造而获得的 4-喹啉-甲醇衍生物。

【化学及药代动力学】

甲氟喹肠外使用可发生局部严重的不良反应，故只用于口服。该药吸收良好，7~24h 达到血浆峰浓度，药物浓集于红细胞中，广泛分布至组织，可进入中枢。甲氟喹在肝中被清除，代谢产物主要随粪便缓慢排出。甲氟喹为长效制剂，半衰期约为 30d。

【抗疟作用和药理作用】

甲氟喹对恶性疟原虫和间日疟原虫的裂殖体有极强的杀灭作用，但对红细胞外期疟原虫和配子体无效。主要用于耐氯喹或对多种药物耐药的恶性疟的预防和治疗，与长效磺胺和乙胺嘧啶合用可增强疗效、延缓耐药性的发生。甲氟喹的作用机制不明，许多方面与氯喹相似，但不能嵌入疟原虫 DNA 中。研究还发现，甲氟喹可升高疟原虫食物泡中的 pH，也能与游离的血红素结合形成有毒复合物，损伤疟原虫的膜结构。

【临床应用】

1. 耐氯喹恶性疟的预防用药　用于症状抑制性预防，250mg/次，每周 1 次或 500mg/次，每 2 周 1 次，进入疫区前 1 周开始给药至离开后 4 周。

2. 耐氯喹恶性疟的治疗用药　一次服用甲氟喹 750mg。儿童用药 15~20mg/kg，一次顿服。

【不良反应与注意事项】

常见恶心、呕吐、腹痛、腹泻、焦虑、眩晕等。半数患者可出现神经精神症状，如头晕、头痛、视物模糊、耳鸣、失眠、烦躁、焦虑、抑郁、惊厥及精神失常。

故有精神病史患者禁用。大剂量可使动物致畸、影响发育，因此孕妇及 2 岁以下幼儿禁用。

四、青蒿素及其衍生物

青蒿素(artemisinin)是从黄花蒿及其变种大头黄花蒿中提取的一种倍半萜内酯类过氧化物，是我国科学家屠呦呦为代表的科研团队根据"青蒿截疟"的记载而发掘出的新型抗疟药，该药有效降低了疟疾死亡率，挽救了全球特别是发展中国家数百万人的生命，为全球疟疾防治作出了巨大贡献，屠呦呦因此于 2011 年获得拉斯克奖，于 2015 年获得诺贝尔生理学或医学奖。

青蒿素微溶于油和水，因此合成其类似物以增加溶解性。青蒿琥酯(artesunate)是青蒿素的水溶性衍生物，可经口、静脉、肌肉、直肠等多种途径给药；蒿甲醚(artemether)是青蒿素的脂溶性衍生物，可口服或肌内注射。双氢青蒿素是(dihydroartemisinin)为上述 3 种青蒿素及其衍生物的有效代谢产物，近年来将其发展为抗疟药，其治疗有效率为 100%，复发率约为 2%。

青蒿素及其衍生物吸收迅速并快速分解为活性代谢物双氢青蒿素，分布于各组织。药物作用机制不明确，可能是血红素或 Fe 催化青蒿素形成自由基破坏疟原虫表膜结构和线粒体结构，导致虫体死亡。该类药物对各种疟原虫的红内期裂殖体均有效，对氯喹耐药的恶性疟原虫株也有效，因可透过血脑屏障,对脑型疟疾的抢救也有较好效果,但半衰期短(4h),不能用于预防。对红外期无效,不能用于疟疾复发治疗。因有效药物浓度维持时间短,杀灭疟原虫不彻底,复发率高达30%,如延长用药至7天或与伯氨喹合用,可使复发率降至10%。

青蒿素用于控制疟疾的临床发作,也可用于耐氯喹的恶性疟治疗;首次口服1g,6~8h后0.5g,第2、3天,各服0.5g/d。

青蒿琥酯片剂用于治疗普通型疟疾,成人第1天100mg,每日服2次,第2~5天50mg/次。蒿甲醚用途同青蒿素,可肌内注射给药,每天一次,首剂300mg,第2、3天各再肌内注射150mg。临床上,青蒿素及其衍生物用于治疗恶性疟疾时,常采用复方制剂或与其他抗疟药联合用药;治疗重症疟疾常使用注射剂通过肌内注射或静脉给药。

不良反应均少见,少数患者出现轻度恶心、呕吐、腹泻等。动物实验发现有胚胎毒性,孕妇慎用。

五、伯氨喹

伯氨喹(primaquine)又名伯喹,是人工合成的8-氨基喹啉类衍生物,口服吸收良好,2h血浆浓度达高峰,分布广泛,而后几乎完全由尿中排出。在血浆中半衰期为3~6h。该药可杀灭间日疟原虫和卵形疟原虫的红细胞外期迟发性子孢子及血中的配子体,故能控制疟疾复发和防止疟疾传播。对恶性疟的原发性红外期也有高度杀灭活性。对红细胞内期无效,不能控制疟疾临床症状的发作。作用机制不清楚,可能是其损伤疟原虫线粒体以及代谢产物6-羟衍生物促进氧自由基生成或阻碍疟原虫电子传递而发挥作用。

伯氨喹可用于根治间日疟复发和阻断疟疾的传播,临床上治疗间日疟时常与氯喹或其他抗疟药联合使用,其中成人口服磷酸伯氨喹22.5mg,每日1次,连服8天。

治疗量不良反应少,可有头晕、恶心、呕吐、腹痛等,停药后可恢复。大剂量(60~240mg/d)时,可致高铁血红蛋白血症伴发绀。缺乏葡糖-6-磷酸脱氢酶(glucose 6-phosphatedehydrogenase,G-6PD)患者可出现急性血管内溶血,严重时可致急性肾衰竭。因此,有G-6PD缺陷家族史者禁用。

六、乙胺嘧啶

乙胺嘧啶(pyrimethamine),又名息疟定,为人工合成的非喹啉类抗疟药,是主要的病因性预防药物。

【化学及药代动力学】

乙胺嘧啶为2,4-2-氨基嘧啶,与抑菌药甲氧苄氨嘧啶(TMP)相似。胃肠道吸收缓慢而完全,4~6h血药浓度达峰值,主要分布于肾、肺、肝和脾等脏器,消除缓慢,半衰期为80~95h,服药一次有效血药浓度可维持约2周。代谢物从尿中排出。

【抗疟作用和药理作用】

乙胺嘧啶为二氢叶酸还原酶抑制剂(抗叶酸药)。它对疟原虫的二氢叶酸还原酶比对人的亲和力更强,故最终选择性抑制了虫体内二氢叶酸向四氢叶酸的转化。乙胺嘧啶为慢效的杀血液裂殖体药物,对四种疟原虫的敏感虫株均有效,常用于疟疾的病因性预防。但可产生抗药性,因此不使用单一药物进行恶性疟的预防给药(在疫区常与200mg/d氯胍联用)。

乙胺嘧啶还有抗弓形虫的作用,可用于治疗弓形虫病。

【临床应用】

1. 预防疟疾　在耐氯喹疟疾流行区,可用乙胺嘧啶25mg,每周1次,连服4周;或50mg,每周1次,连服2周。在氯喹耐药不是很普遍的地区,可作为甲氟喹的替代用药;在疫区居留时联用氯喹(0.5g/周)和氯胍(200mg/d)至离开后4周。

2. 急性弓形虫病　成人首剂为200mg,随后50mg/d口服;儿童1mg/(kg·d),分2次口服。治疗弓形虫病时需与亚叶酸、磺胺嘧啶或乙酰螺旋霉素联合用药,3周为1疗程,间隔1周再重复治疗。

【不良反应与注意事项】

治疗剂量毒性小,偶致皮疹、瘙痒等。长期或大剂量用于治疗弓形虫病时,常发生巨细胞性贫血、粒细胞减少、血小板减少和萎缩性舌炎等,及时停药或用甲酰四氢叶酸治疗可恢复,因此需要同时给予甲酰四氢叶酸防治。乙胺嘧啶过量急性中毒,表现为恶心、呕吐、发热、发绀和惊厥,甚至死亡。

肝肾功能不全患者慎用。动物实验发现乙胺嘧啶有致畸作用,故孕妇禁用。大剂量用于治疗弓形虫病时,应每周查一次血小板和白细胞计数。一旦发现皮疹、咽痛、紫癜或舌炎应立即停药。

七、甲硝唑

甲硝唑(metronidazole)又名甲硝达唑或灭滴灵,为人工合成的 5-硝基咪唑类化合物。同类药物还有替硝唑(tinidazole)和奥硝唑(ornidazole)等,药理作用与甲硝唑相似,除可抗厌氧菌外,可用于治疗阿米巴病、滴虫病、贾第虫病和结肠小袋纤毛虫病等。

【药代动力学】

口服能完全吸收并通过简单扩散到达各组织。口服或静脉内给药,细胞内浓度均可迅速接近细胞外水平。口服甲硝唑 1~3h 后可达到血浆峰浓度。分布广泛,渗入全身组织和体液,可通过胎盘和血脑屏障,脑脊液中药物也可达到有效浓度。药物及其代谢产物主要由尿中排出。

【药理作用】

甲硝唑的作用机制未明,可能是甲硝唑的甲基被还原后生成细胞毒性还原物,作用于细胞中大分子物质(DNA、蛋白质)或膜结构,抑制 DNA 合成,促进 DNA 降解,从而干扰病原体的生长、繁殖,最终导致细胞死亡。

【临床应用】

1. 阿米巴病　甲硝唑对肠内、肠外阿米巴滋养体有强大的杀灭作用,是治疗的首选药物。剂量可用 400mg/次,每天 3 次,连服 10 天为一疗程。

2. 滴虫病　甲硝唑也是治疗阴道毛滴虫感染的首选药物。400mg/次,每天 3 次,连用 1 周。必要时,4~6 周后开始第二个疗程。

3. 贾第虫病　治疗贾第虫病,治愈率达 90%。成人剂量为口服 400mg/次甲硝唑,每天 3 次,连续使用 5 天。儿童 5mg/kg/次,每天 3 次,连续使用 5 天。

4. 结肠小袋纤毛虫病　400mg/次,每天 3 次,5~10 天为一个疗程。

【不良反应与注意事项】

常见的不良反应有头痛、恶心、呕吐、口干和金属味感等。偶有腹痛、腹泻。少数患者出现荨麻疹、红斑、瘙痒和白细胞减少等。罕见眩晕、惊厥、共济失调和肢体感觉异常等神经系统症状。服药期间饮酒可出现恶心、呕吐、腹痛、腹泻和头痛,故用药期间禁酒。

急性中枢神经系统疾病患者禁用。本药有致癌、致突变作用,妊娠早期禁用。肝、肾疾病患者酌情减量。

八、葡萄糖酸锑钠

葡萄糖酸锑钠(sodium stibogluconate)又称斯锑黑克(stibii hexonas),是治疗黑热病的首选药物。口服吸收差,肌内注射吸收良好,不与红细胞结合,葡萄糖酸锑钠为五价锑化合物,部分在肝脏内转化为三价锑化合物,五价锑化合物在血浆浓度远高于三价锑化合物,但维持时间较短,较快由肾脏排出,80% 的药物于 6h 内由尿中排出,静脉注射相同量药物后 95% 以上由尿中排出,表明该药物在体内无明显代谢,无明显蓄积现象。但如肾功能受损,则可妨碍锑的排泄,可致中毒。

锑化合物被巨噬细胞通过选择性胞饮摄入,进入吞噬体,其中的利什曼原虫即被消灭。葡萄糖酸锑钠注射后,肝脾中含量最高,药物浓集于脾中,为杀灭利什曼原虫创造有利条件。已知锑剂可通过与巯基结合而起作用,但作用机制不详。

国产制剂为水溶液,每毫升含五价锑约 100mg。治疗总剂量为成人 90~130mg/kg,儿童 120~180mg/kg,均分 6 次给药,每天 1 次,静脉或肌内注射,6d 为 1 疗程。复发时再用此药 1~2 个疗程,间隔 10~14d。对于全身情况较差者,可每周注射 2 次,疗程 3 周或更长。

一般剂量反应轻微,最常见的是胃肠道反应、发热和皮疹;溶血性贫血、肝、肾、心脏毒性较少见。大剂量、长疗程可损害心肌,出现室性期前收缩、室性心动过速、室颤,甚至猝死。

九、喷他脒

喷他脒(pentamidine),又名戊烷脒,是一种芳香双脒类化合物,有羟乙磺酸盐和甲磺酸盐两种。临床用 β 羟乙磺酸盐,水溶性极不稳定,需在临注射前配制。该药口服不易吸收,注射后大部分药物分布于组织内,肝、脾、肾尤多,可保留数月,部分在体内代谢,部分原型由肾脏排出,也可通过胎盘,但不能随乳汁排泌。

喷他脒抗黑热病原虫的机制不清楚,体外研究发现喷他脒可能干扰黑热病原虫 DNA、RNA、磷脂和蛋白质的合成。该药在体内对黑热病的疗效不如葡萄糖酸锑钠,仅用于锑剂治疗无效、对锑剂过敏或在锑剂治疗中合并粒细胞缺乏症的黑热病患者。临用前配成 4% 水溶液,3~5mg/kg,1 次/d,肌内注射,10~15 天为 1 个疗程;静脉滴注,3~5mg/kg,与 5% 葡萄糖液混合后滴注,1 次/d,15~20 天为 1 个疗程。不良反应除在注射部位出现局部刺激反应(硬结、血肿、疼痛)外,可有头痛、心悸、胸痛、腹痛、恶心、呕吐、血压降低、脉搏加快、面部潮红和出汗等全身症状。还可诱发糖尿病,与剂量相关。因此,有高血压、低血压、糖尿病、营养不良、贫血,心、肝、肾功能不全者慎用。

(程彦斌)

第二节　抗蠕虫药物

本节介绍目前临床使用的抗蠕虫药物,包括抗线虫药物、抗吸虫药物和抗绦虫药物,重点介绍广谱、高效、低毒的阿苯达唑、甲苯达唑、吡喹酮等药物。

一、阿苯达唑

阿苯达唑(albendazole)又称丙硫咪唑,是一种广谱口服抗蠕虫药物,用于治疗肠道线虫感染,也可用于组织内线虫感染、包虫病和囊虫病的治疗。

【化学及药代动力学】

阿苯达唑的化学结构为苯并咪唑-氨基甲酸甲酯。

口服吸收率高,迅速在肝脏经过代谢,分解为阿苯达唑氧硫基(亚砜基)和少量的其他产物。大部分的氧硫基和血浆蛋白结合后分布到组织,包括胆汁和脑脊液,也可进入棘球蚴囊内。代谢产物主要从尿中排出,仅少量随粪便排出。如果将药物与脂肪膳食同服,其吸收率将比空腹服药高 4 倍多。

【抗蠕虫作用及药物作用】

阿苯达唑及阿苯达唑氧硫基可阻断对药敏感的寄生虫(幼虫及成虫)的葡萄糖摄取,耗竭其糖原储存,并抑制延胡索酸还原酶系统,减少了 ATP 的形成,致使虫体无法生存和繁殖,直至死亡。阿苯达唑还可引起虫体肠细胞内微管变性,并与其微管蛋白结合,造成细胞内运输堵塞,致使高尔基体内分泌颗粒积聚,胞质逐渐溶解,使细胞完全变性,引起虫体死亡。同时对其线虫卵也有杀灭作用。但阿苯达唑对一些动物具有致畸及胚胎毒性作用。

口服治疗量(5mg/kg)阿苯达唑对人体无毒性作用。

【临床应用】

阿苯达唑用于抗肠道内寄生虫时,最适合于空腹给药;若用于抗组织内寄生虫,最好与脂肪餐同时服用。

1. 蛔虫病、鞭虫病、钩虫及蛲虫感染 成人及2岁以上小孩的剂量都是单次口服400mg的药量。治疗蛲虫感染,该剂量须在2周内重复1次,其治愈率可达100%。对严重的蛔虫病或美洲钩虫病及鞭虫病可每天服用400mg阿苯达唑,连服2~3天。

2. 粪类圆线虫病 400mg/次,2次/d,共7~14天。

3. 棘球蚴病(包虫病) 国内采用的治疗方案多为:12~20mg/(kg·d)或800mg/d,分2次服用,4周为1疗程,间歇2周后再服下1个疗程,共需6~10个疗程,有效率达80%以上。国外通用的治疗方案是,每个疗程按每千克体重800mg的总量分量于餐中服用3个月。阿苯达唑和吡喹酮的联合应用可提高疗效。

4. 神经囊尾蚴病(神经囊虫病) 阿苯达唑是治疗神经囊虫病的首选药物。阿苯达唑优于吡喹酮的其他特点是:价廉,杀虫作用温和,安全。治疗方案为18~20mg/(kg·d),分2次服,10天为1个疗程,常需3~5个疗程,每个疗程间隔2周。

5. 华支睾吸虫病 使用的剂量为10mg/(kg·次),2次/d,疗程7天,治愈率达90%以上。

6. 其他感染 阿苯达唑是治疗皮肤幼虫移行症和肠毛细线虫病的首选药物,所用剂量为200~400mg/次,2次/d,前者疗程为3~5天,后者10天为1个疗程。使用400mg/次的阿苯达唑,2次/d,治疗颚口线虫病(疗程为21d)和旋毛虫病(疗程为15d)是有效的。

【不良反应与注意事项】

服用3天阿苯达唑几乎无明显不良反应,偶有轻度的、一过性上腹部疼痛、腹泻、头痛、恶心、头晕。长期服用阿苯达唑治疗包虫病,部分患者可出现轻度的、可复性的转氨酶升高、胃肠道症状、脱发、皮疹或瘙痒;个别患者发生骨髓机能抑制,引起白细胞降低。阿苯达唑对有些动物具有致畸作用和胚胎毒性。肝硬化患者禁用。

二、甲苯达唑

甲苯达唑(menbendazole)又称甲苯咪唑,是一种人工合成的苯并咪唑,具有抗蠕虫谱广,不良反应发生率低的特点。

【化学及药代动力学】

口服甲苯达唑后不足10%被吸收。被吸收的药物与血浆蛋白结合(>90%),并在肝脏转化为无活性的产物,大部分在24~48h内以原形或脱去羧基后的代谢产物从尿中排出,其半衰期为2~6h。另外,吸收的部分药物及其代谢产物可排入胆汁。如果将药物混合于含脂食物中服用,可提高其吸收率。

【抗蠕虫作用及药理作用】

甲苯达唑抗蠕虫的机制与阿苯达唑类似,即与虫体β-微管蛋白结合抑制微管聚集,从而抑制分泌颗粒转运和其他亚细胞运动;能够不可逆地阻断线虫对葡萄糖的摄取;并抑制延胡索酸还原酶系统,减少了ATP的形成,结果导致寄生虫麻痹,直至死亡。该药还可杀死钩虫、蛔虫及蛲虫的虫卵。

甲苯达唑对人体几乎无影响,至今未发现有致癌或致畸作用,然而该药对怀孕大鼠有胚胎毒性及致畸作用。

【临床应用】

甲苯达唑用于治疗旋毛虫病、包虫病及犬线虫病时,应当和含脂肪的食物一同服用,可增加药物的吸收量,提高疗效。

1. 蛲虫感染 服用100mg剂量1次,在第2周、第4周重复本剂量,儿童和成人所用剂量相同,其治愈率可达90%~100%。

2. 蛔虫、鞭虫、钩虫及毛圆线虫 不论成人或2岁以上儿童都用100mg剂量,2次/d,连服3天,在2~3周内重复治疗一次。

3. 包虫病　阿苯达唑是治疗包虫病的首选药物,甲苯达唑是替代药物。一种治疗方案是每天按50mg/kg剂量,分3次服用,连服3个月为1个疗程。

4. 其他寄生虫感染　甲苯达唑治疗旋毛虫病时,对寄生于肠道的旋毛虫成虫、移行中的幼虫及寄生于肌肉中的幼虫均有较好的杀虫效果。推荐的治疗方案为:开始每天服600mg,3天后增加到每天1 200~1 500mg,用此最大剂量10天,每天的药量应当分3次服用。

治疗绦虫病,可使用300mg的剂量,每天2次,连用3天。

【不良反应与注意事项】

治疗肠道线虫病,用小剂量的甲苯达唑几乎无不良反应,偶有恶心、呕吐、腹泻及腹痛;用大剂量甲苯达唑治疗包虫病,偶有皮肤瘙痒、皮疹、嗜酸性粒细胞增多、中性粒细胞减少、肌肉与骨骼疼痛、发热、囊肿部位急性疼痛。这些不良反应是由于囊液漏出或囊肿破裂而释放虫体抗原引起的。

甲苯达唑在有肝实质损害的患者体内代谢很缓慢,应当慎用。孕妇在妊娠前3个月禁用甲苯达唑,可用替代药物。使用大剂量甲苯达唑治疗包虫病,应当每周检查血象。

三、双羟萘酸噻嘧啶与双羟萘酸羟嘧啶

双羟萘酸噻嘧啶(pyrantel pamoate)简称噻嘧啶,是一种广谱的抗蠕虫药物,对蛲虫、蛔虫、东方圆线虫等感染有很好的治疗效果。对两种钩虫具有中等度疗效,但抗美洲钩虫效果不如十二指肠钩虫强。对鞭虫病无效。

双羟萘酸羟嘧啶(oxantel pamoate)简称酚嘧啶或羟嘧啶,是一种双羟萘酸噻嘧啶的衍生物,用于鞭虫病治疗。双羟萘酸噻嘧啶与双羟萘酸羟嘧啶两种药物的联合应用,使其具有广泛的抗蠕虫作用,市场上销售的复方噻嘧啶就是双羟萘酸噻嘧啶与酚嘧啶的等量混合制片,各含150mg,可提高对鞭虫感染的驱虫效果,尤其对蛔虫、钩虫、虫蛲、鞭虫的混合感染效果更好。

【化学及药代动力学】

双羟萘酸噻嘧啶是一种四氢嘧啶衍生物。该药很少从胃肠道吸收,其主要作用于肠道寄生虫。服药后1~3h,血药浓度达到峰值水平即50~130ng/ml。一半以上以原药方式从粪便中排出;大约7%以原形及代谢物的形式从尿中排出。

【抗蠕虫作用及药理作用】

噻嘧啶对该药敏感的肠道蠕虫,无论成虫或幼虫,均有作用,但对体内移行阶段的幼虫和虫卵无效。噻嘧啶是蠕虫去极化神经肌肉阻断剂,能引起乙酰胆碱的释放,同时该药能抑制胆碱酯酶,刺激神经节感受器,使蠕虫产生痉挛性麻痹,接着虫体从宿主肠道排出。

【临床应用】

标准剂量是11mg(碱基)/kg,最大量为1g,与食物同服或单独服用。

1. 蛲虫　噻嘧啶用单次剂量,在第2周和第4周再重复治疗,其治愈率超过95%。

2. 蛔虫　噻嘧啶用单次剂量治疗蛔虫感染,治愈率为85%~100%。如果治疗2周后,粪检虫卵仍阳性,应当重复治疗1次。

3. 钩虫和东方毛圆线虫　用单次剂量对十二指肠钩虫和毛圆线虫感染的治愈率超过90%,未治愈者,其体内虫荷也明显降低。三天疗法适用于中度或重度美洲钩虫的感染。在不知虫种时,也可用此药。

【不良反应与注意事项】

噻嘧啶的不良反应发生率低,仅4%~20%的患者可有不良反应发生,一般都轻微且呈一过性。这些反应包括恶心、呕吐、腹痛、腹泻、头晕、嗜睡、失眠、皮疹、发热及乏力。

使用噻嘧啶一般无禁忌证,但对肝功异常者要慎用,因为少数患者曾出现暂时性转氨酶升高。孕妇慎用。

四、哌嗪

哌嗪(piperazine)的盐类,是治疗蛔虫病的替代药物,服药 2 天,治愈率可超过 90%。哌嗪对钩虫感染、鞭虫病或圆线虫病无治疗作用。一般不主张用该药治疗蛲虫感染,因为治疗需要 7 天的疗程。

【化学及药代动力学】

哌嗪性质稳定,常与 6 个分子水形成水合物(约含 44% 碱基),具有活性。常制成枸橼酸盐、磷酸盐、脂肪酸盐及酒石酸盐等制剂。

哌嗪从胃肠道可快速吸收,服药 2~4h 达到最大血药水平。在体内大部分以原形药在 2~6h 从尿中排出,24h 排尽。

【抗蠕虫作用及药理作用】

口服治疗量哌嗪,几乎对宿主生理功能无影响。哌嗪在宿主体内可形成潜在的致癌物亚硝胺代谢产物,即 N-亚硝基哌嗪。

哌嗪引起蛔虫麻痹,这是由于哌嗪在蛔虫神经肌肉接头处可阻断乙酰胆碱的兴奋作用所致。哌嗪对哺乳动物具有相似的阻断作用(但很微弱)。当药物用于人体时,被麻痹的虫体不能附着于宿主肠壁,肠蠕动时虫体随粪便排出体外,达到驱虫效果。

【临床应用】

治疗蛔虫病,哌嗪(作为六水化合物)的剂量是口服 75mg/(kg·d),连用 2d,饭前或饭后服用。对于重度感染,应连续服药 3~4d 或一周后再重复治疗一次。由重度蛔虫感染引起的非手术性肠梗阻,在住院观察下,可试行通过一个肠导管灌服哌嗪糖浆进行驱虫治疗,解除梗阻。

【不良反应与注意事项】

哌嗪的治疗量和中毒量相距甚远。轻度的副作用偶有出现,包括恶心、呕吐、腹泻、腹部不适、头晕和头痛。有癫痫史的患者服药后可使癫痫加重。偶见皮疹、支气管痉挛或嗜睡。

哌嗪水合物不应用于肝、肾功能不全或有癫痫史、有慢性神经系统疾病的患者。哌嗪不能和酚噻嗪合用。有严重营养不良或贫血的患者慎用。该药在体内能转化亚硝胺,因此妊娠期妇女慎用或禁用。

五、左旋咪唑

左旋咪唑(levamisole)盐酸盐是一种半合成咪唑类衍生物,是左旋及右旋四咪唑的同分异构体。左旋咪唑清除蛔虫和毛圆线虫有很高的效果,对两种钩虫有中等程度的疗效。现在很少用左旋咪唑治疗肠道线虫的感染。

六、乙胺嗪

乙胺嗪(diethylcarbamazine citrate)又名海群生,是治疗班氏丝虫病、马来丝虫病、罗阿丝虫病和热带嗜酸性粒细胞增多症的有效药物。

【化学及药代动力学】

乙胺嗪是一种哌嗪衍生物,市售的乙胺嗪一般是乙胺嗪的枸橼酸盐,其中含 51% 的活性成分。该药从胃肠吸收迅速,1~2h,血浆药物浓度可达峰值。尿液呈酸性时,其血浆半衰期为 2~3h;若尿液呈碱性,其半衰期约为 10h。该药可迅速分布于除脂肪以外的所有组织,乙胺嗪主要以原形或 N-氧化合物形式(代谢产物)从尿中排出。

【抗蠕虫作用及药理作用】

乙胺嗪可使微丝蚴麻痹、不能运动而且改变其表面结构,使之对宿主防御系统的破坏作用更敏感。乙胺嗪对成虫的作用机制尚不清楚。

乙胺嗪在宿主体内、体外均表现有免疫抑制作用,但确切的作用机制还不清楚。动物实验表明该药无致畸作用。

【临床作用】

1. 班氏丝虫、马来丝虫、帝汶布鲁丝虫、罗阿丝虫　乙胺嗪是治疗这些寄生虫感染的首选药物，该药具有高效、低毒的特点。所有种类的微丝蚴都可被迅速杀死；乙胺嗪对丝虫的成虫也有较高的杀虫效果。

治疗这些寄生虫的感染，用量为 2mg/（kg·次），每天 3 次，连服 2 周。治疗班氏丝虫感染，为了降低死亡微丝蚴引起过敏反应的发生率，可在治疗的第 1 天服用单次剂量 2mg/kg；第二天服 2mg/kg 的剂量 2 次；第三天及以后每天服 3 次。治疗罗阿丝虫病（有脑病风险）或马来丝虫感染，可用相同的治疗方案，但从第一天开始服用的每次剂量应为 1mg/kg，5~6 天后逐渐增加。在乙胺嗪治疗的前 4~5 天，应服用抗组胺药物，以减少过敏反应的发生率。治疗结束后的几周内，应血检微丝蚴；3~4 周后可再重复一个疗程。完全治愈常需要多个疗程，甚至超过 1~2 年。

该药可作为预防用药使用，预防罗阿丝虫感染时，可每周服用 300mg，或每月连服 3 天，每天 300mg；预防班氏及马来丝虫病可每月服 50mg 乙胺嗪。

2. 热带嗜酸性粒细胞增多症　口服乙胺嗪 2mg/（kg·次），3 次/d，连服 7 天。

3. 群体治疗　乙胺嗪用于群体治疗，以减少班氏丝虫的传播，是乙胺嗪的一个重要疗法。将小剂量的药物加入食用盐内，其性质在烹调时是稳性的，每天服用这种药盐，无不良反应发生，而且具有杀灭丝虫的强大作用。在流行区，将乙胺嗪加入食盐中供居民食用，按每人每月盐 1 斤计，每人每日食药 50mg，此疗法称"海盐疗法"，连续食用半年，可获得较好的群体治疗效果。

【不良反应与注意事项】

1. 药物引起的反应　乙胺嗪本身引起的反应是轻度的和暂时的，多在用药后 2~4h 内出现。常见的反应有：头痛、身体不适、厌食及虚弱；恶心、呕吐、头昏和失眠较少发生。

2. 由死亡虫体引起的反应　由于死亡的成虫或微丝蚴释放抗原可使过敏体质的患者出现过敏反应。患者外周血中白细胞和嗜酸性粒细胞增加更加明显。

班氏丝虫的微丝蚴死亡后引起的反应发生率较高，但通常较轻，马来丝虫引起的反应较强烈，罗阿丝虫引起反应偶有严重者。不良反应包括发热、厌食、皮疹、头痛、胃肠道症状、咳嗽、胸痛及肌肉或关节疼痛。白细胞和嗜酸性粒细胞增多及蛋白尿也可发生。对班氏及马来丝虫感染，这些症状多发生于虫荷（微丝蚴）较高的患者。

使用乙胺嗪没有绝对的禁忌证，但杀虫后，特别是微丝蚴死亡后释放出大量异体蛋白而引起的过敏反应常需要同时对症治疗。

七、伊维菌素

伊维菌素（ivermectin）是治疗盘尾丝虫病及粪类圆线虫病的首选药物，也是治疗疥疮的替代药物。已经证明用伊维菌素治疗丝虫病的其他类型及皮肤幼虫移行症也是有效的。

【化学及药代动力学】

伊维菌素是一种半合成的大环内类酯，是阿维菌素 B1a 和 B1b 的混合物。它来源于土壤中的阿维链霉菌（Streptomyces avermitilis）。

人体口服伊维菌素，机体吸收迅速，4h 血药浓度达到峰值。该药在体内分布广泛，其分布体积可高达 50L。该药进入眼内速度明显缓慢，而且范围很小。药物的半衰期大约为 12h。伊维菌素及其代谢产物几乎全从粪便排出。

【抗蠕虫作用及药理作用】

伊维菌素对线虫及节肢动物（能引起它们死亡）的杀虫作用，是通过增强虫体神经突触前 γ-氨基丁酸的释放，并增强 GABA 与突触后的 GABA 受体结合，从而增强了 GABA 的作用，抑制了神经的信号传递，导致虫体麻痹。对盘尾丝虫病，依维菌素是杀灭微丝蚴的药物，同时影响微丝蚴的胚胎形成。伊维菌素对微丝蚴的作用机制,是通过网状内皮系统清除微丝蚴,还是直接杀死微丝蚴,目前尚未确知。

【临床应用】

1. 盘尾丝虫病 按150μg/kg的剂量空腹用水一次口服伊维菌素可治疗盘尾丝虫病。能有效控制症状且能防止疾病发展的最佳给药次数尚待确定。一种疗法为在12个月内,每隔3个月重复治疗1次;另一种疗法是每月重复治疗1次,共重复3次。此后,每隔12个月再重复治疗1次,直到成虫死亡,大约需要10年或10年以上的时间。角膜或前房有微丝蚴的患者,在第一次治疗时应配伍使用几天泼尼松,常用剂量为1mg/(kg·d),以避免眼部炎症反应。

WHO已不再推荐使用乙胺嗪治疗盘尾丝虫病。伊维菌素在降低微丝蚴数量方面和乙胺嗪有着同样的效果,但乙胺嗪常引起严重的全身和眼部反应,而伊维菌素则很少出现这些反应或反应很轻微。

2. 斑氏丝虫病 伊维菌素和乙胺嗪比较,两种药物在降低微丝蚴虫荷方面都表现出相同的效果,但伊维菌素的其他不良反应更少。伊维菌素不是强的杀成虫药物,而乙胺嗪对成虫有较强的杀伤作用。应用400μg/kg的伊维菌素加上6mg/kg的乙胺嗪联合治疗斑氏丝虫病,进行群体治疗可明显降低微丝蚴的数量,而且不良反应更少。

3. 粪类圆线虫病 伊维菌素是治疗粪类圆线虫病的首选药物,使用200μg/kg的单次剂量可达到80%以上的治愈率,重复治疗可进一步提高治愈率。

4. 其他寄生虫病 伊维菌素能降低马来丝虫和奥氏曼森线虫感染者体内的微丝蚴数量。伊维菌素对疥疮和皮肤幼虫移行症也是有效的。该药也能清除大部分蛔虫成虫。

【不良反应与注意事项】

伊维菌素的不良反应主要表现为Mazotti反应,常发生于口服单次剂量后的第1天,在第2天达到高峰。这种反应是由于杀死的微丝蚴引起,并非药物的毒性作用,严重程度与微丝蚴的虫荷有关。

Mazotti反应包括发热(偶尔呈周期性发热,间隔几天)、头痛、头晕、嗜睡、虚弱、皮疹、进行性皮肤瘙痒、腹泻、关节及肌肉疼痛、低血压、心动过速、淋巴结炎、淋巴管炎及全身水肿。虚弱或头晕的患者平卧可预防低血压。重复治疗可减少Mazotti反应,使用皮质类固醇对症治疗几天是必要的。

部分患者于治疗后几天内可出现角膜点状混浊。其他不常见的眼部病变(这些可与疾病本身表现同时出现)有眼睑水肿、前葡萄膜炎、结膜炎、角膜炎、视神经炎、脉络膜视网膜炎及脉络膜炎。

因为伊维菌素增强了γ-氨基丁酸(GABA)的活性,最好避免同时服用有相似作用的药物,例如巴比妥酸盐、苯二氮䓬类药物。伊维菌素不应当用于妊娠期。5岁以下儿童服用是否安全尚不确定。用药的母亲在服药期间及服末次药后的一周内禁止给婴儿哺乳。

伊维菌素不能通过血脑屏障,故对人体作用很小,但有血-脑屏障受损的患者不应当服用伊维菌素,例如脑膜炎和非洲睡眠病患者。对非流行区人员治疗时,首次服用伊维菌素后,最好在医院观察72h。对于合并有盘尾丝虫感染的艾滋病(AIDS)患者,使用伊维菌素治疗,药物的作用及不良反应不受疾病影响。

八、三苯双脒

三苯双脒(tribendimidine)是我国自主研制的一类驱肠道寄生虫新药。该药吸收较慢,且吸收速率与剂量大小无关;在体内的消除可能随剂量增大而加快。三苯双脒具有广谱、安全和驱虫快的特点,多种动物实验证实,本药对巴西日圆线虫、美洲钩虫、犬钩虫、鼠蛲虫等均有较好的驱虫效果。同时发现三苯双脒对节片戴文绦虫和楔形变带绦虫也有一定的作用。临床试验结果表明,顿服300mg和400mg三苯双脒肠溶片治疗人体两种钩虫感染,虫卵阴转率在85%以上,虫卵减少率在98%以上;300mg顿服治疗蛔虫感染,虫卵阴转率在97.43%以上;200mg顿服治疗蛲虫感染,虫卵阴转率在81.57%。服用后8~12h开始排虫,24~36h达到高峰。本药的不良反应均较轻、短暂,可见头痛、头晕、腹痛、腹泻等。

九、吡喹酮

吡喹酮（praziquantel），又名环吡异喹酮，吡喹酮是一种人工合成的异喹啉吡嗪衍生物。

【化学及药代动力学】

口服后约 80% 自消化道迅速吸收。口服治疗量吡喹酮后，1~3h 血中原药浓度达到峰值，其中约 80% 的药物与血清蛋白结合。脑脊液中吡喹酮浓度为血药浓度的 14%~20%。吡喹酮首次经肝脏时，大部分被迅速代谢成无活性的单羟基或羧基产物。该药的半衰期是 0.8~1.5h，全部代谢产物在 4~6h 被清除，主要通过肾（60%~80%）和胆汁（15%~35%）排出。

【抗蠕虫作用和药理作用】

吡喹酮在血浆中的浓度达到 0.3μg/ml 即具有治疗作用。吡喹酮在体外对所有蠕虫的作用是相同的，该药可提高细胞膜对 Ca^{2+} 的通透性，导致胞质 Ca^{2+} 明显减少，接着蠕虫的肌肉系统出现麻痹。虫体胞质空泡形成，并逐渐裂解，之后虫体死亡。

服用吡喹酮后，未见有该药对重要脏器造成显著损害的报道。严重肝功异常的患者，其血浆药物浓度升高。大量实验研究证明，吡喹酮无诱发突变、致癌、致畸及胚胎毒性作用。

【临床应用】

用于绦虫和吸虫感染的治疗。如果同一天服药超过一次，两次服药间隔不应少于 4h，但不能长于 6h。

1. **血吸虫病**　吡喹酮是治疗各类血吸虫病的有效药物，较多采用的方案为总剂量按 60mg/kg 计算，分 2 天服用；或 10mg/（kg·次），3 次/d，连续 2 天。

2. **肝吸虫病**　治疗剂量为 25mg/（kg·次），3 次/d，可连用 2 天，其治愈率可达 90%~100%。

3. **肺吸虫病**　治疗剂量为 25mg/kg/次，3 次/d，连用 2~3 天。对肺型肺吸虫病的治愈率为 89%~100%。

4. **绦虫病和裂头绦虫病**　单剂吡喹酮的量为 10mg/kg，对猪带绦虫和牛带绦虫感染的治愈率为 97%~100%。顿服 25mg/kg 的吡喹酮治疗阔节裂头绦虫感染，其治愈率与绦虫病的治愈率相似。

5. **神经囊尾蚴病**　应当在医院由神经科或感染科专家负责治疗。吡喹酮的每日剂量为 20mg/kg，分 3 次口服，连服 10 天为 1 个疗程。

6. **微小膜壳绦虫（短膜壳绦虫）**　常用 25mg/kg 顿服即可，必要时可重复治疗。

7. **包虫病**　吡喹酮能直接杀死棘球蚴囊内的原头蚴，可用于治疗包虫病，剂量为 30mg/（kg·d），连用 5 天为 1 个疗程。若同时与阿苯达唑联合用药，能提高阿苯达唑氧硫基（阿苯达唑的活性代谢产物）的血浆浓度，而增强疗效。吡喹酮也可作为一种辅助治疗手段与阿苯达唑同用于包虫病手术前后以防止棘球蚴破裂及其并发症。

8. **姜片吸虫病**　治疗剂量为 10~15mg/（kg·d），分 2 次口服，连用 1~2 天。

【不良反应与注意事项】

吡喹酮的不良反应（由药物直接引起）都很轻而且持续时间短，一般出现于服药后的几小时内，可持续数小时到一天时间。最多见的不良反应有头痛、头晕、嗜睡及乏力；其他的反应包括恶心、呕吐、腹痛、稀便、瘙痒、荨麻疹、关节痛、肌痛及低热。其中低热、瘙痒及皮疹（丘疹和荨麻疹）、有时可见嗜酸性粒细胞升高，可出现于开始治疗后的几天，这些可能是由于死亡虫体释放外源性蛋白质引起，并非药物的直接反应。不良反应的强度和发生的频率与药物剂量呈正相关。

治疗神经系统囊虫病，特别是脑组织内的囊虫病，由于死亡虫体周围的炎症反应，除了使原有症状加重外，还可出现新的神经系统症状，如患者出现头痛、假性脑膜炎、恶心、呕吐、精神失常及癫痫发作（常伴有脑脊液淋巴细胞增多）。这些症状出现于治疗期间或治疗完成后很短时间内，持续 48~72h，而且总是相当温和，用止痛药、止吐药、利尿剂或抗惊厥药可缓解。然而蛛网膜炎、高烧及颅内高压也可能发生,可给予地塞米松以减轻炎症反应。

吡喹酮重要禁忌证是眼囊虫病,寄生于眼部的虫体死亡崩解可引起难以恢复的损害。脊髓型囊虫病患者应慎用吡喹酮。在囊虫病流行区,用吡喹酮治疗囊虫病时,应当服药后在医院仔细观察患者的情况 48h。该药可用于肝功能有损害的患者,但必须降低用药量。

十、硫氯酚

硫氯酚(bithionol)全称硫双二氯酚,又名别丁(bitin),在 20 世纪 50 年代是治疗吸虫病的主要药物。目前是治疗胸肺型肺吸虫病的一种替代药物。使用该药 1 个疗程,肺吸虫病的治愈率超过 90%。治疗急性脑型肺吸虫病,使用几个疗程是必要的。硫氯酚抗卫氏肺吸虫的作用机制尚不清楚。

硫氯酚也可用于治疗姜片吸虫病及治疗绦虫病。治疗肺吸虫病和肝片吸虫病,硫氯酚的剂量为30~50mg/(kg·d),分 2~3 次饭后服用,隔天用药,1 个疗程为 10~15 个治疗日。治疗姜片吸虫病的剂量为 3g,晚间顿服。治疗绦虫病的剂量为 3g,空腹顿服。

该药的不良反应发生率可高达 40%,但一般都较轻,可恢复,偶有反应严重者须中断治疗。最常见的反应是腹泻和腹部痉挛,也可出现厌食、恶心、呕吐、头晕及头痛。

8 岁以下儿童应当慎用硫氯酚。如果肝功能和血液检查表明出现中毒性肝炎或白细胞减少,应当终止治疗。用该药治疗脑型肺吸虫病,如果患者神经症状恶化,要使用类固醇治疗。

(程彦斌)

第三节　抗寄生虫中草药

中草药是护佑中华民族生生不息的伟大宝藏,有许多中草药具有抗寄生虫的作用,从黄花蒿中提取的青蒿素成为闻名世界的抗疟药,我国科学家屠呦呦也因此荣获诺贝尔生理学或医学奖,因此继续挖掘中草药抗寄生虫作用,发挥其治疗作用显得尤为重要。

一、青蒿

青蒿为菊科植物黄花蒿(*Artemisia annua*)的地上部分,全国各地均有分布。我国东晋葛洪著的《肘后备急方》中就有"青蒿截疟"的记载。现代科研证明了青蒿对鼠疟原虫、猴疟原虫和人疟原虫均有显著的拮抗或杀灭作用,其主要作用成分是倍半萜酯过氧化物,即青蒿素。青蒿作为中药常用于控制疟疾症状,可单用(4.5~9g 研末冲服或煎服)或配桂心、黄芩和青黛等同用。

二、常山

常山为虎耳草科植物黄常山(*Dichroa febrifuga*)的根,是抗疟原虫中药,主要成分是常山碱乙(β-dichroine)。常山碱是喹唑啉的衍生物,其化学结构、作用与奎宁相似。常山对氯喹敏感株和抗氯喹株疟原虫的疗效相似,但对恶性疟原虫疗效较差。常山有良好的退热效果,但有复发快与呕吐的副作用,加用半夏、陈皮可减少呕吐。常用 3~10g 煎服。

三、鸦胆子

鸦胆子为苦木科植物鸦胆子(*Brucea javanica*)的成熟种子,具有抗疟原虫作用和抗阿米巴原虫作用,主要活性成分是生物碱和甙,用于治疗间日疟原虫和三日疟原虫,常单用 10~15 粒捣碎的鸦胆子仁装入胶囊或以龙眼肉包裹服用;用于治疗溶组织阿米巴引起的肠阿米巴病可同法单用,用量为10~30 粒鸦胆子仁,5~7 天为 1 疗程。不良反应以恶心、呕吐、腹痛、腹泻常见,大剂量可致血管扩张、血压下降、中枢神经抑制等。

四、白头翁

白头翁为毛茛科植物白头翁（*Pulsatilla chinensis*）的根,含有白头翁素和三萜类皂苷等。白头翁煎剂及其皂苷有明显的抗阿米巴作用,也能杀灭阴道毛滴虫。治疗肠阿米巴病时,成人剂量为15~30g煎服,鲜品用30~60g。

五、大蒜素

大蒜素（allicin）是从大蒜中分离出的一种有效成分,即三硫二丙烯,具有抗阿米巴原虫的作用,并可化学合成,已经证实对肠道感染的阿米巴和痢疾杆菌具有杀灭作用。合成制剂有胶丸和注射剂两种。成人每次 2~3 粒（20mg/粒）,每日 3 次;静脉注射 30ml/d~50ml/d。

六、使君子

使君子为使君子科植物使君子（*Quisqualis indica*）的种子,多用去壳后的种仁,生用或炒香用,主要活性成分为使君子酸钾。使君子具有驱除蛔虫、蛲虫的功效,治疗轻症感染,可单用本品 10~20g 炒香嚼服,重症者可与槟榔、苦楝皮配用煎服,效果较好。

七、苦楝皮

苦楝皮（meliae cortex）为楝科植物楝树（*Melia azedarach*）和川楝树（*M. toosendan*）的根皮和树皮,共同的活性成分是苦楝素、异川楝素,有驱蛔虫作用,常用煎剂驱虫。川楝素为驱虫的有效成分,可麻痹蛔虫成虫,使虫体不能附着肠壁而被驱出体外。一般无严重不良反应,但过量可发生周围神经炎、心律失常、血压下降,呼吸困难是严重反应。

八、槟榔

槟榔（areca）为棕榈科常绿乔木槟榔树（*Areca catechu*）的成熟种子,产于我国海南、台湾、云南、福建等地。是很有效的驱绦虫中药,对猪带绦虫、牛带绦虫、微小膜壳绦虫、阔节裂头绦虫和曼氏迭宫绦虫均有效,也对姜片吸虫有效。槟榔驱虫的有效成分是槟榔碱,它可对猪带绦虫的整个虫体都有较强麻痹作用,而对牛带绦虫的头节和未成熟节片产生麻痹作用,对中后段的妊娠节片则影响不大。南瓜子能麻痹牛带绦虫的妊娠节片,因此与南瓜子仁同用,治愈率可高达 95%。用法为取槟榔片 350g 加水煎煮 0.5h,过滤后水稀释到 1 000ml。成人一次用量 200~300ml。服药后用泻剂,虫体可缓慢排出。治疗剂量内不良反应少。

九、南瓜子

南瓜子为葫芦科植物南瓜（*Cucurbita moschata*）的种子,对绦虫的中段和后段节片具有麻痹、瘫痪作用,主要作用成分是南瓜子氨酸。单独使用驱虫效果不佳,与槟榔合用可提高驱虫效果,具体疗法为:新鲜南瓜籽仁 60~120g,炒熟（不能焦）研末,空腹服下,也可用生的或炒熟的南瓜子空腹嚼碎服下,2h 后服一剂（200~300ml）槟榔煎剂,0.5h 后服 30g 硫酸镁,约 3h 可见虫体排出。

Summary

Antiparasitic drugs refer to the drugs that can directly kill or damage parasites, including anti-protozoa drugs and anti-helminths parasitic drugs, some drugs derive from traditional Chineses medicines. Chloroquine can kill the erythrocytic schizonts of *Plasmodium vivax*, *Plasmodium ovale*, *Plasmodium malariae* and sensitive *Plasmodium falciparum*, and can quickly control symptoms. Artemisinin is a sesquiterpene lactone peroxide extracted from *Artemisia annua* and its variant *Artemisia macrocephala*. It can be used to control the clinical symptoms of malaria and also for the treatment of chloroquine resistant falciparum malaria. Metronidazole is used in the treatment of amoebiasis, trichomoniasis, giardiasis and balantidiasis. Anti-helminths parasitic drugs, including anti-nematode, anti-trematode and anti-tapeworm drugs, those drugs with broad-spectrum, high-efficiency and low toxicity, such as albendazole, mebendazole, praziquantel etc.

思考题

1. 常用的抗原虫药物有哪些?
2. 常用的抗蠕虫药物有哪些?
3. 结合青蒿素的发现,谈谈你对"中国医药学是一个伟大的宝库"的认识。

（程彦斌）

附　　录

附录 1　我国重要寄生虫发现及寄生虫学相关大事记

时间	人物	事件
1872—1878 年	Manson	在厦门一位阴囊象皮肿患者的鞘膜积液内发现微丝蚴
1873 年	Kerr	在广州确诊第 1 例姜片虫病患者
1877 年	Patrick manson	在厦门发现首例人体班氏吴策线虫病
1880 年	Patrick manson	在我国台湾发现首例人体卫氏并殖吸虫病；在厦门一福州籍患者痰中查见并殖吸虫卵
1881 年	Patrick manson	证实中国存在旋毛虫（厦门猪体）
1881 年	V. Gredler	将 P. Fuches 在汉口附近发现的钉螺定名为 *Oncomelania hupensis*，即湖北钉螺
1882 年	Patrick manson	首次在厦门一例男尸体内发现曼氏迭宫绦虫幼虫；在厦门发现首例人体曼氏迭宫绦虫（幼虫）病
1901 年	Maxwell	在华南发现首例人体十二指肠钩虫病
1901 年	Uthemann	在山东发现首例人体蛔虫病
1904 年	Marchand & Ledingham	发现第 1 例德国籍利什曼病患者，该患者由中国青岛回德国后发现的。此后，许多研究者相继进行了现场调查，初步确定了当时中国 18 省流行利什曼病
1905 年	Logan	在湖南发现首例人体日本裂体吸虫病
1905 年	Uthemann	在山东发现首例人体蛲虫病
1906 年	Stiles	在中国发现首例人体美洲钩虫病
1908 年	Whyte	在广东发现首例人体华支睾吸虫病
1908 年	Uthemann	在山东发现首例人体细粒棘球绦病
1908 年	Jefferys & Day	在上海发现首例人体粪类圆线虫病
1910 年	Houghton	在安徽发现首例人体牛带绦虫病
1910 年	Maxwell	在北京发现首例人体猪带绦虫病
1911 年	Ushijima	在台湾发现首例人体溶组织内阿米巴病
1917 年	Stuckey	在北京发现首例人体结膜吸吮线虫病
1920 年	陈方之、甘怀杰、姚永政、李赋京等	中国学者在湖北、湖南、江苏、浙江、福建、四川、广西、云南、广东等地开展了日本血吸虫病流行的小规模调查；对钉螺的地理分布、感染率、感染度以及生态习性进行了调查，并开展了灭螺试验
1920—1921 年	颜福庆	发表《萍乡煤矿工人之钩虫受染率及实施预防情形之报告》，显示我国寄生虫学工作者在此领域的崛起

续表

时间	人物	事件
1921 年	Nakagawa	在我国台湾的猪体内研究布氏姜片虫生活史获得成功
1924 年	李光勋	在江苏发现首例人体恶性疟原虫病
1924 年	李光勋	在江苏发现首例人体三日疟原虫病
1924 年	李光勋	在江苏发现首例人体间日疟原虫病
1926 年	Young & Hertig	发现杜氏利什曼原虫在中华白蛉及蒙古白蛉中发育良好,提出中华白蛉及蒙古白蛉可能为其传播媒介
1928 年	洪式闾	在杭州创办"热带病研究所",该所是中国第一家寄生虫研究机构
1930 年	胡正祥	从事利什曼病病理形态学和实验研究,证实白蛉为利什曼病的传播媒介
1930 年	应元岳	在浙江绍兴兰亭发现 2 例并殖吸虫病患者,最终确定中国存在并殖吸虫病,此后,对该病的流行病学、病原学及地理分布等开展了一系列调查研究,并发现了多个新种
1931 年	冯兰洲	证实中国存在马来丝虫和班氏丝虫两种丝虫
1931 年	陈心陶	发现怡乐村并殖吸虫,并阐明了怡乐村并殖吸虫生活史
1931 年	钟惠澜	通过自身感染确定了黑热病的潜伏期
1932 年	Faust	在上海发现人肠曼氏迭宫绦虫成虫
1932 年	冯兰洲	在厦门发现微小按蚊为恶性疟原虫的传播媒介
1933 年、1935 年	陈心陶	在广东家鼠和褐家鼠体内发现广州管圆线虫
1933 年	冯兰洲	在浙江发现首例人体马来布鲁线虫病
1934 年	冯兰洲	证实我国马来丝虫病的传播媒介为中华按蚊和常型曼蚊
1934 年	陈方之与李赋京	发表论文肯定了钉螺分布与血吸虫病分布的一致性以及钉螺分布与水系分布的关系
1934 年	—	中国动物学会成立,下设寄生虫学分会
1935 年	陈心陶	从果子狸肺中检出斯氏并殖吸虫(1958 年描述)
1935 年	姚永政与孙志戎	在苏北发现皮肤型黑热病
1936 年	姚永政等	证实盛行于中国西南各省山岭区域的所谓"瘴气"实际上就是恶性疟疾
1936 年	冯兰洲	在广西通过流行病学和蚊媒感染子孢子实验,进一步证实微小按蚊为恶性疟的传播媒介
1936 年	松田一彦	在辽宁发现首例人体阴道毛滴虫病
1936 年	孙志戎等	在中华白蛉体内发现自然感染的杜氏利什曼原虫前鞭毛体
1937 年、1939 年	秦耀庭(1937 年)和唐仲璋(1939 年)	分别在东北犬、猫和福建鼠体内发现旋毛虫
1938 年	唐仲璋	对日本血吸虫毛蚴和尾蚴的形态及其生物学特征进行了更详细的描述,纠正了此前国外学者的错误
1938—1945 年	洪式闾	现场调查发现重庆地区十二指肠钩虫和美洲钩虫混合感染严重,并开展了防治工作
1938—1940 年	吴征鉴(1938 年)、冯兰洲(1939 年)和钟惠澜(1938—1940)	相继证实犬利什曼原虫和人利什曼原虫不仅在形态上一致,而且在中华白蛉体内的发育状况也无甚差异。钟惠澜(1939 年)证明病犬是人类黑热病的重要传染源,并在国内首次用骨髓穿刺法检查黑热病病原体。此后(1940 年)钟惠澜还提出黑热病的获得性免疫可能是终生的,一经治愈不会发生再感染的观点

续表

时间	人物	事件
1940 年	小林英一	在海南发现首例人体"人小杆线虫"病
1940 年	姚永政、吴征鉴	总结了中国白蛉的地域分布,编制了白蛉种别检索表,而且初步证实中华白蛉可作为利什曼病的传播媒介
1944 年	Nomura 等	在台湾发现首例人体"广州管圆线虫"病
1945 年	毛守白	在四川发现首例人体"犬钩虫"病
1955 年	中国共产党中央委员会	设立中共中央防治血吸虫病领导小组
1956 年 1 月	毛泽东	主持制定了《全国农业发展纲要(草案)》,提出了消灭血吸虫病、血丝虫病、钩虫病等危害人民最严重的疾病和积极防治麻疹、赤痢、伤寒等疾病的任务; 2 月 27 日,在最高国务会议上再次号召:"全党动员,全民动员,消灭血吸虫病"; 非常关心第二次全国防治血吸虫病工作会议的内容,先后于 3 月 3 日、5 日和 7 日作了三次批示,查询会议的准备情况和会议的主要任务等
1958 年	—	我国宣布基本消灭黑热病。江西余江县报道消灭血吸虫病,毛泽东主席发表七律诗《送瘟神二首》
1964 年	谢天华	在江西发现首例人体"刚地弓形虫"病
1971 年 10 月 4 日	屠呦呦	从黄花蒿(也称臭蒿)中提取出青蒿素,屠呦呦在实验室中观察到这种提取物对疟原虫的抑制率达到了 100%。1972 年 3 月屠呦呦在南京召开的"523 项目"工作会议上报告了实验结果
1985 年	—	广东省和上海市宣布消灭血吸虫病
2004 年	世界卫生组织	正式将青蒿素复方药物列为 21 世纪治疗疟疾的首选药物
2007 年 5 月 9 日	世界卫生组织	批准认可《中国消除淋巴丝虫病国家报告》
2008 年	—	我国宣布在全国范围内消灭了丝虫病
2009 年 7 月	国家人类基因组南方研究中心	主持完成了日本血吸虫基因组测序和基因功能分析工作。该成果发表在 2009 年 7 月 16 日 Nature 杂志上
2010 年 5 月 19 日	国家 13 个部委	关于印发《中国消除疟疾行动计划(2010—2020 年)》的通知
2011 年 9 月 12 日	屠呦呦	有"美国诺贝尔奖"之称的拉斯克奖获奖名单揭晓,"因为发现青蒿素——一种用于治疗疟疾的药物,挽救了全球特别是发展中国家的数百万人的生命"而获得临床医学奖,这是迄今为止中国生物医学界获得的世界级最高奖项
2014 年	—	在境外务工人员中,我国发现首例输入性非洲锥虫病病例
2015 年 10 月 10 日,2016 年	屠呦呦	因为发现治疗疟疾的青蒿素,获得诺贝尔生理学或医学奖;2016 年,屠呦呦获得了国家最高科学技术奖
2016 年	中共中央、国务院	《"健康中国 2030"规划纲要》对寄生虫病防控提出了具体的目标:全国所有流行县达到消除血吸虫病标准;巩固全国消除疟疾成果;全国所有流行县基本控制包虫病等重点寄生虫病流行
2018 年 11 月 9 日	陈方之、李赋京、陈心陶、吴光、唐仲璋、苏德隆和毛守白	为纪念毛泽东主席《七律二首·送瘟神》发表 60 周年,中华预防医学会决定授予已故陈方之等 7 人"全国血防先驱",已故洪式闾等 41 人"全国血防先驱提名"
2021 年 6 月 30 日	—	世界卫生组织宣布中国消除疟疾

(吕志跃)

附录 2　医学寄生虫学专业词汇英文解释

第一篇

第一章　引言
Chapter 1　Introduction

Parasitology (寄生虫学): The scientific study of parasites and parasitism, is one of the most fascinating areas of biology. While it is entirely proper to classify many bacteria (细菌) and fungi (真菌) and all viruses as parasites. Parasitology has traditionally been limited to parasitic protozoa, helminthes, and arthropods, as well as those species of arthropods that serve as vectors (媒介) for parasites. Therefore, parasitology encompasses elements of protozoology (原虫学), helminthology (蠕虫学), and medical arthropodology (医学节肢动物学).

Medical parasitology or human parasitology: an important part of parasitology, which involves the medical parasites and medical arthropods including their morphology (形态学), life cycle (生活史), and the relationship with host and environment. The objective is to study the way to control parasitic diseases and vectors.

Neglected tropical diseases (NTDs, 被忽略的热带病): NTDs represent a group of chronic parasitic and bacterial infections such as hookworm infection, ascariasis, schistosomiasis, lymphatic filariasis, onchocerciasis, Chagas disease, leishmaniasis, and trachoma. The so-called " neglected" diseases form a group because they cause immense suffering and often life-long disabilities, these diseases rarely kill and therefore do not receive the attention and funding of high-mortality diseases; they are neglected in a second sense as well.

Food borne parasitic diseases (食源性寄生虫病): These are the parasitic diseases, which are infected due to eating raw or insufficient cooked food infected with parasite infective stage, such as clonorchiasis, trichinellosis.

第二章　寄生虫生物学
Chapter 2　Parasite biology

Symbiosis (共生): Symbiosis means " both members of different species living together". Any organism that spends a portion or all its life intimately associated with another living organism of a different species is known as a symbiont (or symbiote), and the relationship is designated as symbiosis. The term symbiosis, as used here, does not imply mutual or unilateral physiologic dependency; rather, it is used in its original sense (living together) without any reference to " benefit" or " damage" to the symbionts. The categories of symbiosis include commensalism, mutualism and parasitism.

Commensalism (共栖): The word was from Latin for " eating at same table", denoting an association which is beneficial to one partner and at least not disadvantageous to the other. The two partners can survive independently.

Mutualism (互利共生): Mutualism is an association in which the mutualist and the host depend on each other physiologically, and such an association is beneficial to both organisms (partners).

Parasitism (寄生): Parasitism is another type of symbiotic relationship between two organisms: a parasite (寄生虫), usually the smaller of the two, and a host (宿主), upon which the parasite is physiologically dependent. The relationship may be permanent, as in the case of tapeworms found in the vertebrate intestine, or temporary, as with female mosquitoes, leeches, and ticks, which feed intermittently on host blood. In other words, it is a symbiotic relationship in which one partner, the host, is to some degree injured through the activities of the other partner, the parasite.

Parasite (寄生虫): Its biological definition is an animal or plant which lives in or upon another organism (technically called its host) and draws its nourishment directly from it. By this definition all infectious agents, viruses, bacteria, fungi, protozoa, and helminths are parasites, but traditionally protozoa, helminthes and medical arthropods are studied in medical or human Parasitology. Therefore, the textbooks of parasitology today deal only with protozoa, helminthes and some arthropods.

Obligatory parasites (专性寄生虫) are physiologically dependent upon their hosts and usually cannot survive if kept isolated from them (e. g., *Toxoplasma gondii*弓形虫).

Facultative parasites (兼性寄生虫), on the other hand, are essentially free-living organisms that are capable of becoming parasitic if placed in a situation conductive to such a mode. An example of a facultative parasite is *Strongyloides stercoralis* (粪类圆线虫).

Accidental parasites (偶然寄生虫) are the parasites which attack an unusual host. Ectoparasites (体外寄生虫) are the parasites that live on the outer surface or in the superficial tissues of the host (e. g., lice).The infection by these parasites is called infestation (侵扰).

Endoparasites and ectoparasites (体内寄生虫和体外寄生虫): Parasites living within the host body are named as endoparasites, whereas those that are found on the surface of the body are called ectoparasites.

Definitive host (终宿主): The host in which harbors the adult or sexual reproduction stage of the parasite is called the definitive host.

Intermediate host (中间宿主): The hosts in which larval (or asexual if both sexual and asexual forms occur) stages of the parasites develop are called intermediate hosts.

Reservoir host (保虫宿主): Domestic or wild animals that harbor the same species of parasites as man are known as reservoir host. Such hosts ensure the continuity of the parasite's life cycle and act as additional sources of human infection.

Paratenic host or transport host (转续宿主): When a parasite enters the body of an abnormal host and do not undergo any development but continues to stay alive and be infective to a normal host, then the abnormal host is called a paratenic host, or a transport host.

Alternation of generation (世代交替): A reproduction mode of some protozoon and helminthic parasites, characterized by the alternation of generations with asexual and sexual reproduction in their life cycle.

Life cycle (生活史): Life cycle or life history means the whole process of the growing, development and reproduction of the parasite.

Vector (媒介): Parasitic infections may be carried from one host to another by means of arthropod vectors.

第三章　寄生虫与宿主关系
Chapter 3　Host-parasite interaction

Biological Détente (生物关系缓和): Détente (French for 'relaxation') is the easing of strained relations, especially in a political situation. So " Biological Détente" implies that the two species can adapt to each other.

第四章　寄生虫感染与免疫
Chapter 4　Parasitic infection and the immunity to the infection

Innate/native/natural immunity (先天/自然免疫): It is the immunity that is inherited instead of the immune type of the host defiance against a parasite. For example, haemoglobin-S thalassemia and glucose 6-phosphate dehydrogenase deficient erythrocytes are resistant against *Plasmodium falciparum*. Persons with Duffy-negative genes (Duffy-) are resistant to malaria, etc.

Sterilizing /complete immunity (消除性/完全免疫): The sterilizing or complete immunity may result in complete elimination of the parasite from the host and life long resistance against subsequent infection, which indicates the clinical cure of the disease of parasite.

Non-sterilizing/incomplete immunity (非消除性/不完全免疫): It is associated with the clinical recovery from the disease and the development of immunity to specific challenge with the parasites. The parasites always persist in the host, even though relatively at a lower level. This incomplete immunity is known as " premunition" when found in protozoal infection (malaria), and as " concomitant immunity" when found in helminthic infection (schistosomiasis).Once the parasites are eliminated completely, the immunity would disappear.

Immunoevasion (免疫逃避): It is a phenomenon, which many parasites survive and proliferate in immunologically competent host through the following mechanisms, which include: ①isolated from the location (toxoplasma, leishmania, cysticercus in eyes, etc.); ②antigenic disguise (entamoeba, schistosoma); ③antigenic variation (trypanosoma); ④antigenic mimicry (schistosoma); ⑤modification of host immune response.

第五章　寄生虫感染与寄生虫病临床特征
Chapter 5　The characteristics of parasitic infection and parasitosis

Carrier (带虫者): Carrier means a person who is infected with a certain parasite without displaying any clinical signs or symptoms but can serve as a source of parasitic infection.

Larva migrans (幼虫移行症): Larva migrans is a syndrome of the infection with a larval helminth, which invade/penetrate into un-suitable definitive hosts such as human but can develop into adult worm. The migration of the larva in human body can cause partial and general pathological changes, including cutanueous larva migrans (CLM, 皮肤幼虫移行症) and visceral larva migrans (VLM, 内脏幼虫移行症).

Ectopic parasitism (异位寄生): Some parasites may also inhabit in untypical location of their host, a situation called " ectopic" parasitism, which results in ectopic lesion.

Opportunistic parasite (机会性致病寄生虫): Some parasites, such as *Toxoplasma gondii*, *Cryptosporidium parvum*, *Pneumocystis carinii*, etc, only induce unapparent infection in the host with normal immune competency, but can lead to severe disease even death in the person suffered with AIDS or other immune deficiency conditions.

第六章　寄生虫病的流行与防治
Chapter 6　Epidemiology and the control of parasitosis

Source of infection (传染源): They refer to the parasite-infected persons (patients and carriers) and infected animals (reservoir hosts).

Route of transmission (传播途径): It is the whole process from the source of infection to susceptible host.

Infective stage (感染阶段): It is the stage which the parasite invades the host.

Portal of entry (侵入途径): It is the way which the parasite enters the human body.

Susceptible population (易感人群): They are the people who lack of immunity or immunocompromised to certain parasites.

Parasitic zoonoses (人兽共患寄生虫病): These are the parasitic infections, which are naturally transmitted among the vertebrate animals and humans.

Parasitosis (寄生虫病): is the clinical manifestation of the parasitic infection, which shows the active presence and reproduction of the parasite causing damage in the host. It may be mild, severe, fulminant and in some case may even cause death of the host.

Natural endemic focus (自然疫源地): Some forest and desert areas where the parasitic zoonoses can transmit among wild vertebrate, are called natural endemic foci.

第二篇 医学原虫学

第一章 原虫概论
Chapter 1 An introduction to medical protozoon

Protozoon (原虫): Protozoon is a group of simplest organisms of the animal kingdom, consisting of unicellular organisms that range in size from submicroscopic to microscopic; most are free living but some lead commensalistic, mutualistic, or parasitic existences.

Pseudopodium (伪足): Pseudopodium is a temporary cytoplasmic extrusion by means of which an amoeba or other amoeboid organism or cell moves about or engulfs food.

Flagellum (鞭毛): Flagellum is a long, mobile, whip-like projection from the free surface of a cell, serving as a locomotor organelle; it is composed of nine pairs of microtubules arrayed around central pair.

Cilia (纤毛): Cilium is a minute vibratile, hair-like process projecting from the free surface of a cell, which is composed of nine pairs of microtubules arrayed around a central pair. Cilia are extensions of basal bodies.

Trophozoite (滋养体): The active, motile, feeding stage of a protozoan organism is called trophozoite, which contrasts with the nonmotile encysted stage.

Cyst (包囊): Cyst is a nonmotile stage in the life cycle of certain parasites, during which they are enclosed within a protective wall.

Schizogony (裂体增殖): Schizogony is a form of asexual reproduction characteristic of certain sarcodines and sporozoa in which daughter cells are produced by multiple fission of the nucleus of the parasite (schizont) followed by segmentation of the cytoplasm to form separate masses around each smaller nucleus.

Conjugation (接合生殖): A form of asexual process seen in bacteria, ciliate protozoa, and certain fungi is called conjugation, in which nuclear material is exchanged during the temporary fusion of two cells (conjugants).

Gametogony (配子生殖): Gametogony is the development of merozoites of malarial plasmodia and other sporozoa into male and female gametes, which later fuse to form a zygote.

Vesicular nucleus (泡状核): The membrane of a vesicular nucleus stains deeply, while the central part is rather pale.

Compact nucleus (实质核): Compact nucleus has an inconspicuous nuclear membrane and minute chromatin granules through its substance.

Opportunistic protozoa (机会性原虫): Opportunistic protozoa is a group of protozoon that does not ordinarily cause disease but that, under certain circumstance (e. g. impaired immune responses resulting from other disease or drug treatment) becomes pathogenic.

第二章 寄生于腔道及其他腔道的原虫
Chapter 2 The protozoon living in lumen

Entamoeba histolytica (溶组织内阿米巴): A species that is the only distinct pathogen of the genus *Entamoeba* can cause amebic dysentery or extraintestinal abscess in man. In man, the organism, may penetrate the epithelial tissues of the colon, causing ulceration (amebic dysentery).In some cases, the organism may reach the liver by the portal bloodstream and produce abscesses (hepatic amebiasis); in a fraction of the these cases, it may then spread to other organs, such as the lungs, brain, kidney, or skin and frequently be fatal.

Amoebiasis (阿米巴病): Infection with *Entamoeba histolytica*, presentations of disease are seen with invasion of intestinal mucosa and /or dissemination to other organs, the most common being the liver. However, it is estimated that only a small proportion of infected individuals will have invasive disease beyond the lumen of the bowel. Also, organisms may be spontaneously eliminated with no disease manifestation.

Ameboma (阿米巴肿) or amebic granuloma (阿米巴性肉芽肿): An nodular, tumor-like focus of proliferative inflammation sometimes developing in chronic amebiasis, especially in the wall of the colon.

Amebic liver abscess (阿米巴性肝脓肿): The invaded *Entamoeba histolytica* and the infilltrated leucocytes in the liver can induce lytic necrosis of the tissue and the process will result in an abscess formation which may occur in patients with or without antecedent amebic dysentery. Amebic liver abscess is seen most often in young men and involves the right lobe of the liver more often than the left.

Amoebic colitis (阿米巴性结肠炎): When patients were infected with *Entamoeba histolytica*, the gradual onset of abdominal pain and watery stool containing mucus and blood were usually noted. Acute fulminant dysentery is a severe and life threatening form of intestinal amebiasis. The chronic form of intestinal amoebiasis is characterized by a prolonged course of intermittent diarrhea, abdominal pain, flatulence, and weight loss.

Acanthamoeba keratitis, AK (棘阿米巴性角膜炎): It is caused almost exclusively by *Acanthamoeba* species. The clinical course is usually protracted and the prognosis is variable. Recently, most patients with this disease have been found to be contact lens wearer. Since the cyst of *Acanthamoeba* is airborne, the solution and container of contact lenses are easily contaminated, but early diagnosis and treatment are common and the prognoses of the most patients are good.

Amoeba pores (阿米巴穿孔素): It is one of pathogenic factors of *Entamoeba histolytica*. Amoeba pores are a family of small proteins contained in cytoplasmic granules of the *E. histolytica* trophozoite, which is able to depolarize target cells by the insertion of these pore-forming proteins that form ion-channels in their lipid membranes.

Granulomatous amebic encephalitis, GAE (肉芽肿性阿米巴脑炎): It is caused by amebic organisms—*Acanthamoeba* species that live freely in the soil at the bottom of stagnant freshwater lakes, ponds, hot springs, and swimming pools. They often are in patients with low resistance (i. e., those who are debilitated, malnourished, immunosuppressed, or have AIDS) and these protozoa spread hematogenously. The portal of entry of Acanthamoeba remains uncertain, but it may be skin or respiratory system. The clinical course of GAE caused by *Acanthamoeba* species usually is subacute or chronic. The clinical presentation is that of a space-occupying lesion.

Primary amebic meningoencephalitis, PAM (原发性阿米巴性脑膜脑炎): It is caused by amebic organisms *Naegleria* species that live freely in the soil at the bottom of stagnant freshwater lakes, ponds, hot springs, and swimming pools. Human beings usually acquire *Naegleria fowleri* infection from swimming in contaminated water. Most patients infected with *Naegleria fowleri* are previously health children and young adolescents with a history of vigorous diving and underwater activity. These activities force the contaminated water to flow deep into the nose, thus making the infection possible, after invading the nasal epithelium, the parasite migrates along the olfactory nerve and pierces the cribriform plate to the brain. Finally cerebral edema may develop, causing patients to lapse into coma and succumb within a few hours or days, the mortality is higher than 95%.

Entamoeba dispar (迪斯帕内阿米巴): The species of nonpathogenic ameba, which is more common found in the large intestine of man, but is incapable of causing invasive disease. There are no consistent morphological differences between *E. histolytica* and *E. dispar*, the latter produces no intestinal symptoms and is not invasive in human. Recent studies confirming the differences between the two species include direct sequencing of the PCRamplified small-subunit (SSU) rRNA gene of E. dispar and the design of primers for rapid differentiation of it from *E. histolytica*, molecular biology of differences in some isoenzymes and DNA sequences unique to *E. histolytica*, etc.

Entamoeba hartmanni (哈门氏内阿米巴): This amoeba was morphologically similar to *E. histolytica* and also produced cysts with four nuclei but the size was smaller. It produces no intestinal symptoms and is not invasive in human. The antigenic and phylogenetic differences between *E. hartmanni* and *E. histolytica* were identified.

Entamoeba coli (结肠内阿米巴): It is worldwide in distribution, like *E. histolytica* it tends to be more common in the region warmer climates. This organism has been proven to be nonpathogenic in human, often confused with *E. histolytica*, but distinguished by nuclear details and by the number of nuclei and the form of chromatoidals in the cyst. Living trophozoites tend to be somewhat larger than those of *E. histolytica* and range 15 to 50μm. Motility has been described as sluggish with broad, short pseudopods. Early cysts usually contain a dense glycogen mass and may also contain chromatoidal bars which tend to be splinter shaped and irregular. The nuclei are usually readily observed; they vary in number from one to eight, the eight nuclei one is mature cyst.

Entamoeba gingivalis (齿龈内阿米巴): It was found in the oral cavity of man, and recovered from the soft tartar between the teeth. It has also been recovered from the tonsillar crypts and can multiply in bronchial mucus, thus appearing in sputum. Since morphologically it is very similar to *E. histolytica*, it is important to make the correct identification from a sputum specimen. It is frequently associated with poor oral hygiene and its resultant diseases. Although, these ameba were most often recovered from patients with pyorrhea alveolaris. *E. gingivalis* is still considered to be nonpathogenic. But it has been found in the oral cavities of HIV-1-infected patients with periodontal disease.

Endolimax nana (微小内蜓阿米巴): It is a kind of the small nonpathogenic ameba, also worldwide in distribution and is seen in most populations at least as frequently as *E. coli*. It has the same stages in the life cycle as does *E. histolytica* trophozoite, precyst, cyst. The trophozoite usually measures from 8 to 10μm. There is normally no peripheral chromatin on the nuclear membrane, and karyosome tends to be large, with either a central or eccentric location within the nucleus. Cysts usually measure 6 to 8μm. It is also found in the same areas of the world as the other ameba, that is, in regions of warm, moist climates and in other areas where there is a low standard of personal hygiene and poor sanitary conditions.

Iodamoeba butschlii (布氏嗜碘阿米巴): It is one of the nonpathogenic ameba and also worldwide in distribution. One of the most striking morphological features of this organism is the large glycogen vacuole which appears in the cyst and readily stains with iodine on the wet preparation smear. The trophozoites of *I. butschlii* and *E. nana* may be very similar and difficult to differentiate at the species level, even on the permanent stained smear.

Acanthamoeba castellanii (卡氏棘阿米巴): It is one kind of free living ameba belonging to genera *Acanthamoeba*. The most characteristic feature of this genus is the presence of spine-like pseudopods called acanthopodia. It causes granulomatous amebic encephalitis (GAE), primarily in immunosuppressed, chronically ill, or otherwise debilitated persons. The patients tend to have no relevant history involving exposure to recreational freshwater. It also cause amebic keratitis, corneal ulceration and skin ulcers.

Balamuthia mandrillaris (狒狒巴拉姆希阿米巴): It is a free-living, heterotrophic amoeba. Its life cycle consists of a cystic stage and a trophozoite stage, both of which are infectious, and both of which can be identified as inclusions in the brain tissue on microscopic examination of brain biopsies performed on infected individuals. It causes a condition known as granulomatous amoebic encephalitis (GAE), which is usually fatal. And it is also known to cause a variety of non-neurological symptoms, and often causes skin lesions. There are significant risks of contracting GAE in immunocompromised individuals.

Naegleria fowleri (福氏纳格里阿米巴): It is one kind of free-living ameba that present in soil, water and sewage. It has been implicated as the causative agent of the rapidly fatal primary amebic meningoencephalitis (PAM).Infection has been traced to swimming pools (including indoor chlorinated pools); entry is by the nasal mucosa, from which the ameba reach the meninges and brain through the cribriform plate and olfactory nerve. Cysts of *N. fowleri* are generally not seen in brain tissue. With extremely rare exceptions, the disease is rapidly fatal in humans.

Amastigote (无鞭毛体): Amastigote is one stage of the life cycle of *trypanosomes* or *Leishmania*, characterized by its ovoidal body containing a nucleus and a kinetoplast but no free flagellum.

Trypomastigote (锥鞭毛体): A developmental stage of *Trypanosomatid* protozoa. This stage has the typical trypanosome structure—namely, an elongate spindle-shaped body, a centrally located nucleus, a kinetoplast posterior to the nucleus, an undulating membrane arising from the kinetoplast and proceeding forward along the margin of the cell membrane, and a sing free flagellum at the anterior end.

Trichomonas vaginalis (阴道毛滴虫): *Trichomonas vaginalis* is a species with four flagella found in the vagina and male genital tract, usually transmitted by coitus.

Trichomoniasis (阴道毛滴虫病): An infection caused by *Trichomonas vaginalis* is termed trichomoniasis.

Trichomonas hominis (人毛滴虫): *Trichomonas hominis* is a species with five flagella that is one of the most common enteric flagellates seen in humans.

Trichomonas tenax (口腔毛滴虫): *Trichomonas tenax* is a common species with four anterior flagella found in the mouth of primates, including humans.

Giardia lamblia (蓝氏贾第鞭毛虫): *Giardia lamblia*, also called *G. intestinalis* and *G. duodenal*, is a species that may cause giardiasis in humans.

Giardiasis [蓝氏贾第鞭毛虫病 (贾第虫病)]: Giardiasis is a common infection of the small intestine with flagellated protozoan *Giardia lamblia*, which can be asymptomatic or cause clinical manifestations ranging from intermittent flatulence to chronic malabsorption and spread via contaminated food and water and by direct person-to-person contact.

Cryptosporidiosis (隐孢子虫病): An opportunistic infection caused by the intestinal parasites *Cryptosporidium* sp., very common parasites in animals. Transmission occurs through ingestion of food or water contaminated with animal feces. The parasites grow in the intestines and bile ducts and causes severe, chronic diarrhea, especially in people with AIDS. There are no standard treatments, but proposed treatments include paromomycin (humatin), azithromycin, letrazuril and various forms of concentrated cow and chicken antibodies.

Balantidium coli (结肠小袋纤毛虫): A very large parasitic ciliate, usually 50 to 80μm in length, reaching up to 200μm in pigs, found in the caecum or large intestine, swimming actively in the lumen; usually harmless in man but may invade and ulcerate the intestinal wall to produce colitis resembling amoebic dysentery.

Balantidiasis (结肠小袋纤毛虫病): Infection by protozoan parasites of the genus *Balantidium*. The presence of *Balantidium* in the large intestine leads to diarrhea, or dysentery, and occasionally ulceration.

Balantidial dysentery (结肠小袋纤毛虫痢疾): A type of colitis resembling in many respects of amoebic dysentery; caused by the parasitic ciliate, *Balantidium coli*.

Blastocystis hominis (人芽囊原虫): A species of parasitic protozoa found in the intestines of humans and other primates. It was classified as yeast in 1912. Over the years, questions arose about this designation. In 1967, many physiological and morphological characteristics of *B. hominis* were reported that fit a protozoan classification. Since that time, other papers have corroborated this work and the organism is now recognized as a protozoan parasite of humans causing intestinal disease with potentially disabling symptoms.

Blastocystis infections (人芽囊原虫感染): Infections with protozoa of the genus *Blastocystis*. The species *B. hominis* is responsible for most infections. Surveys have found that generally small numbers of these protozoa are examined in human stools submitted for parasitologic studies, with higher positivity rates and organism numbers being reported in AIDS patients and patients with other immunosuppressive diseases. Symptoms include abdominal pain, diarrhea, constipation, vomiting, and fatigue, etc.

第三章　寄生于血液和组织中的原虫
Chapter 3　The protozoon living in blood and tissue

Leishmaniasis (利什曼病): Infection by a species of *Leishmania*.

Kala-azar (黑热病): Disease caused by *Leishmania donovani*; also called Dumdum fever or visceral leishmaniasis.

Leishmania-Donovan body (利杜体): Amastigote in the Trypanosomatidae; also called as L-D body.

Amastigote (无鞭毛体): Form of Trypanosomatidae that lacks a long flagellum; also called a Leishmania-Donovan body (L-D body), as in *Leishmania*.

Kinetoplast (动基体): Conspicuous part of a mitochondrion in *Trypanosome*, usually found near the kinetosome.

Basal body (基体): Centriole form which an axoneme arises; also called a kinetosome or blepharoplast.

Promastigote (前鞭毛体): Form of Trypanosomatidae with the free flagellum anterior and the kinetoplast anterior to the nucleus, as in *Leishmania*.

African trypanosomiasis (非洲锥虫病): African trypanosomiasis is a human trypanosomiasis endemic in tsetse. y-infested areas of tropical Africa.

Trypanosome (锥虫): *Trypanosome* is a genus of protozoa composing hemoflagellates parasitic in invertebrates and vertebrates, including humans, some of which are pathogenic.

Trypomastigote (锥鞭毛体): A developmental stage of *Trypanosomatid* protozoa. This stage has the typical *trypanosome* structure—namely, an elongate spindle-shaped body, a centrally located nucleus, a kinetoplast posterior to the nucleus, an undulating membrane arising from the kinetoplast and proceeding forward along the margin of the cell membrane, and a sing free flagellum at the anterior end.

Malaria (疟疾): An infectious disease caused by *Plasmodium* parasites that are transmitted through the bite of an infected *Anopheles* mosquito; marked by paroxysms of chills and fever.

Maurer's dot (茂氏点): Irregular dots or clefts occasionally see in red blood cells infected with *Plasmodium falciparum*. Maurer's dots usually are bluish in color in Giemsa-stained smears and best demonstrated when the staining solution is used at pH 7.2~7.4.

Schüffner's dots (薛氏点): The fine stippling represented as tiny, red-staining dots that occur in the cytoplasm of red blood cells infected with either *Plasmodium vivax* or *P. ovale* following staining with Romanowsky-type stains.

Gametocyte (配子体): Sexual cell (macrogametocyte-female, microgametocyte-male) giving rise to gametes in apicomplexan protozoans.

Merozoite (裂殖子): Daughter cells resulting from schizogony (eg, malaria).

Parasitemia (虫血症): Presence of parasitic organisms in peripheral blood.

Malarial paroxysm (疟疾发作): Refers to the classical clinical symptoms of malaria infection consisting of chills, fever, and sweating. Malarial paroxysms occur at periodic intervals (48~72hours) depending on the species of malaria.

Plasmodium (疟原虫): Parasitic protozoan of the genus *Plasmodium* that causes malaria in humans.

Premunition (带虫免疫): A state of balance between host and infectious agent, as a bacterium or parasite, such that immune defense of the host is sufficient to resist further infection of the same or closely related pathogen but insufficient to destroy the agent in the host body, used especially in malaria.

Schizont (裂殖体): Cell undergoing schizogony by which merozoites are produced by nuclear division. Sometimes referred to as a segmenter.

Sporogony (孢子增殖): Asexual process of multiplication by repeated division of a zygote resulting in the formation of sporocysts (if present in the life cycle) and sporozoites. Typical in coccidians and other sporozoans.

Sporozoite (子孢子): Slender, spindle-shaped, motile infective stages in coccidian life cycles that are the result of sporogony.

Erythrocytic cycle (红细胞内期): The part of the life cycle of many of the blood protozoa (eg, malaria) that takes place inside red blood cells.

Exoerythrocytic cycle (红细胞外期): The part of the life cycle of malaria parasites that occurs in hepatic cells of the human host. Where exoerythrocytic schizogony results in production of merozoites which when released into the bloodstream initiate the erythrocytic cycle.

Hypnozoite (休眠子): Dormant exoerythrocytic stage developing from sporozoites of *Plasmodium vivax* and *P. ovale* occurring in liver parenchymal cells of mammalian host. Hypnozoites may persist for a few years or longer and are regarded as the source of relapses of malarial infection in these species.

Parasitophorous vacuole (纳虫空泡): A fluid-filled vacuole within a host cell surrounding developing intracellular apicomplexa protozoans. The membrane of the vacuole is derived from the host cell.

Exflagellation (出丝): Formation of flagella-like microgametes from the microgametocyte. In the genus *Plasmodium*, the process occurs in the digestive tract of the mosquito vector.

Zygote (合子): Cell resulting from the fusion of male and female gametes.

Ookinete (动合子): Motile zygote of malaria parasite that occurs in the stomach of the mosquito intermediate host and is produced from the fusion of male and female gametes.

Oocyst (卵囊): Encysted zygote in apicomplexa protozoans. An oocyst may (eg, *Toxoplasma*, *Cryptosporidium*) or may not (*Plasmodium* species) have a hard, resistant membrane about it. It undergoes sporogony to form sporozoites directly (eg, *Cryptosporidium*, *Plasmodium*) or sporocysts containing sporozoites (eg, *Isospora*, *Sarcocystis*).

Recrudescence (再燃): Reappearance of malaria arising from renewed activity of organisms surviving in the bloodstream or elsewhere; often seen with *Plasmodium malariae* infection.

Relapse (复发): Renewal of clinical activity in malaria or recurrence of parasitemia after a significant time free of symptoms and the presence of parasites in the bloodstream. Relapse in a characteristic of *Plasmodium vivax* and *P. ovale* infections in which hypnozoites present in the liver initiate a new bloodstream cycle.

Blackwater fever (黑水热): Passage of reddish to black urine due to intravascular hemolysis in patients infected with the malaria parasite, *Plasmodium falciparum*.

***Toxoplasma gondii* (刚地弓形虫):** A widespread sporozoan in the family Toxoplasmatidae that is an intracellular, nonhost-specific parasite living in a great variety of vertebrates. It develops its sexual cycle, leading to oocyst production, exclusively in cats and other felids; proliferative stages (tachyzoites) and tissue cysts (containing bradyzoites) develop in a wide variety of animal species that acquire the infection from ingestion of oocysts, tissue cysts from infected meat, or by transplacental transmission, leading to infection in uterus.

Toxoplasmosis (弓形虫病): Toxoplasmosis is a parasitic disease caused by the protozoan *Toxoplasma gondii*. The parasite infects most genera of warm-blooded animals, including humans, but the primary host is the felid (cat) family. Animals are infected by eating infected meat, by ingestion of feces of a cat that has itself recently been infected, or by transmission from mother to fetus.

Congenital toxoplasmosis (先天性弓形虫病): Congenital toxoplasmosis is a group of symptoms that occur when an unborn baby (fetus) is infected with the protozoan T*oxoplasma gondii*. The fetus can become infected with *Toxoplasma gondii* if the mother becomes infected with *Toxoplasma gondii* during the pregnancy. Infection early in pregnancy results in more severe problems than later infection.

Opportunistic pathogenesis (机会致病): Some kinds of parasites do not cause any symptoms and signs (in suppressive infection) in host as a whole, while the hosts immunity system works below the normal level, these parasites multiply quickly and cause some symptoms, even induce lethal damage to the host, these parasites are called opportunistic pathogens and the mechanism of the pathogenesis is called opportunistic pathogenesis.

Endodyogeny (内出芽生殖): A cell undergoes a simple internal budding and then two daughter cells are produced.

Tachyzoite (速殖子): The trophozoite of *toxoplasma* enters a host cell and begins to multiply, these rapidly dividing trophozoites in acute infections are called tachyzoites.

Pseudocyst (假包囊): An accumulation of tachyzoites of *Toxoplasma gondii* in a host cell is known as a pseudocyst.

Bradyzoite (缓殖子): As *Toxoplasma* infection becomes chronic, the zoites that affect brain, heart and skeletal muscles multiply much more slowly than in the acute phase, and a cystic wall is formed around them, these slowly multiplying zoites are now called bradyzoites.

Babesia (巴贝虫): It is a genus of protozoan apicomplexan piroplasms, which infection can cause babesiosis, is a malaria-like parasitic disease.

Sarcocystis (肉孢子虫): A genus of protozoa found in reptiles, birds, and mammals, including humans. This heteroxenous parasite produces muscle cysts in intermediate hosts such as domestic herbivores (cattle, sheep, pigs) and rodents. Final hosts are predators such as dogs, cats, and man.

Sarcocystosis (肉孢子虫病): Infection of the striated muscle of mammals by parasites of the genus *Sarcocystis*. Disease symptoms such as vomiting, diarrhoea, muscle weakness, and paralysis are produced by sarcocystin, a toxin produced by the organism.

Isospora belli (贝氏等孢球虫): A relatively rare species occurring in the small intestine of man, most common in the tropics but probably of worldwide distribution; most infections are subclinical, but sometimes they may cause mucous diarrhoea.

Microsporidia (微孢子虫): Common name for members of the protozoan in the phylum Microspora. It includes some 150 genera parasitizing all classes of vertebrates and many invertebrates, especially insects. Several genera, such as *Encephalitozoon*, *Enterocytozoon*, *Nosema*, *Pleistophora*, and *Septata* have been implicated in the infection of immunocompromised humans.

Microsporidiosis (微孢子虫病): An infection that causes diarrhoea and wasting in people with HIV. It results from the infection of host with two different species of *microsporidia*.

Cyclospora (环孢子虫): it is a genus of apicomplexan parasites. It includes the species *Cyclospora cayetanensis*, the causative agent.

第三篇　医学蠕虫学

第一章　吸虫概论
Chapter 1　An introduction to trematode

Helminth (蠕虫): The word " helminth" from the Greek, means " worm" and originally referred to intestinal worms, but is more usually interpreted it to include both parasitic and free-living species of roundworms, turbellarians, flukes, tapeworms and thorny-headed worm (phylum *Acanthocephala*).

Trematoda (吸虫纲): Exclusively parasitic organisms, definitive stage covered with a nonciliated integument, ciliated epithelium confined to larva hatched from egg, suckers usually present; digestive canal present except in sporocyst generation of the Digenea.

Digenetic trematode (复殖吸虫): Almost all species endoparasitic, organs of attachment consisting of one or more sucker, of which one is circumoral, excretory pores open posteriorly (single in definitive stage, double in larval stages); development complicated, with an alternation of three or more generations and an alternation of hosts, of which that harboring the intermediate stages is a mollusk; larva hatched from egg has ciliated epithelium.

Flame cell (焰细胞): The excretory system of all flatworm is based on flame cell or protonephridium. It is primarily an organ with osmoregulatory function. The cell is so named because it has a group of vibratile cilia that beat in unison and give the appearance of a candle flame. The pattern of distribution of flame cells within an individual is sometimes used for classification and identification.

Hermaphrodite (雌雄同体): The reproductive systems of digenetic trematode are normally hermaphrodite with the exception of *schistosoma*. All hermaphrodite individuals have both male and female reproductive systems.

Asexual reproduction (无性生殖): Asexual reproduction often occurs in the larval or sexually immature stages as either polyembryony or internal budding.

Sexual reproduction (有性生殖): Sexual reproduction involves reductional division in meiosis, resulting in a change from diploidy to haploidy, with a subsequent union of two cells to restore diploidy.

第二章　寄生于消化系统的吸虫
Chapter 2　The trematode living in digestive system

Clonorchis sinensis (华支睾吸虫): The Chinese liver fluke, it was found from the biliary passage of a Chinese in Calcutta, India in 1874 firstly. It can cause clonorchiasis. It invades the biliary passage of human and mammals.

Clonorchiasis (华支睾吸虫病): Disease of human and other mammals caused by *Clonorchis sinensis*. Acute clonorchiasis occurs one to three weeks after the ingestion of encysted metacercariae. There may be fever, diarrhea, abdominal pain and tenderness hepatomegaly, and mild jaundice. The white blood cell count is raised with marked eosinophilia. Heavy infection will lead the bile ducts to gradual enlarging and thickening. The obstruction of the biliary tract by the worm bodies can lead to bile retention, and fibrosis of the tract wall. In the late stage with complication, liver cirrhosis are usually present, liver function is interfered, and biliary tract cancer may be induced.

Fasciolopsis buski (布氏姜片虫): It is the largest intestinal fluke, which can cause fasciolopsiasis. In 1873, the first case of fasciolopsis was found in Guangzhou by Dr. Kerr. It invades the small intestine of human and pig etc.

Fasciolopsiasis (布氏姜片虫病): Disease of human and pigs caused by *Fasciolopsis buski*. Most of the infections are light and asymptomatic. In heavy infections, the main symptom is diarrhea with hunger pains, simulating peptic ulcer. In infected children the clinical manifestations such as weight loss, edema and anaemia are observed.

Fasciola hepatica (肝片形吸虫): It is a cosmopolitan spread fluke including many sheep and cattle raising countries of the world. It invades the biliary passage of human and other mammals (sheep, cattle, etc.).

Fascioliasis (肝片形吸虫病): Disease of human and mammals (sheep, cattle, etc.) caused by *Fasciola hepatica*. Infections may produce signs and symptoms of biliary obstruction and cholangitis. Fever, chills, pain, bleeding, and enlarged tender live and eosinophilia may appear.

第三章　寄生于血液和组织中的吸虫
Chapter 3　The trematode living in blood and tissue

Schistosome (血吸虫): Schistosome is a species of blood fluke, species of schistosomes with medical significance are *Schistosoma japonicum*, *S. haematobium*, *S. mansoni*, *S. intercalatum*, and *S. mekongi*.

Gynecophoral canal (抱雌沟): Gynecophoral canal is a longitudinal groove in the ventral surface of a male schistosome, in which the female worm is carried.

Oncomelania hupensis (湖北钉螺): A snail, which is the most important for *Schsistosma japonicum*, is the only intermediate snail host of *S. japonicum*.

Schistosomiasis (血吸虫病): Schistosomiasis is from an infection with blood flukes of the genus *Schistosoma*, which may cause chronic disease of the intestine, liver and genitourinary tract.

Schistosomulum (血吸虫童虫): Schistosomulum is a juvenile stage of a blood fluke, between a cercaria and an adult.

Soluble eggs antigen (SEA) (可溶性虫卵抗原): An antigen released from the mature schistosome egg.

Circumoval precipitin test (COPT) (环卵沉淀试验): A kind of immunodiagnosis techniques for the infection of schistosome, the precipitates appeared around the eggs which were incubated in immune serum.

Concomitant immunity (伴随免疫): Concomitant immunity is a resistance to reinfection or superinfection, conferred by a still existing infection, which does not destroy the organisms of the infection already present.

Trichobilharzia (毛毕吸虫属): Several species of bird schistosomes, they cause " swimmer's itch" when their cercariae attack anyone who gets them on their skin, *Trichobilharzia* and *Orientobilharzia* are the guilty parties.

Cercarial dermatitis (尾蚴性皮炎): A severe rash caused by several species in the genus *Schistosoma* when their cercariae penetrate the skin of a host.

Paragonimus (并殖吸虫): a species of trematodes, which have been reported to infect animals and humans. Among the more than 10 species reported to infect humans, the commonest is *Paragonimus westermani*.

Paragonimus westermani (卫氏并殖吸虫): the oriental lung fluke, which causes classical endemic haemoptysis (咯血) or pulmonary paragonimiasis in man, and it is also a parasite of carnivores.

Paragonimus skrjabini (斯氏狸殖吸虫): it is classified as a species in the genus *Paragonimus*, which causes larva migrans in man.

第四章　绦虫概述
Chapter 4　An introduction to cestode

Calcareous corpuscles (石灰小体): The tissues of most cestodes contain curious structures termed calcareous corpuscles, they are secreted in the cytoplasm of differentiated calcareous corpuscle cells, which are themselves destroyed in the process.

Metacestode (中续绦期): It is one of the development stages of the larva of tapeworm, which lives in the intermediate hosts.

第五章　寄生于消化道中的绦虫
Chapter 5　The cestode living in digestive tract

Spirometra mansoni (曼氏迭宫绦虫): a species of Pseudophyllidea cestode. Adult *Spirometra mansoni* inhabit the small intestine of feline, occasionally human.

Sparganosis (裂头蚴病): Sparganosis in human is a tissue infection caused by the diphyllobothroid larval stage (plerocercoid) of *Spirometra mansoni*.

Taenia solium (链状带绦虫): It is called the pork tapeworm, can cause the infection of *T. solium* taeniasis (猪带绦虫病), and its cysticercus (囊尾蚴) cause human cysticercosis (囊虫病).

Taenia saginata (牛带绦虫): It is called the beef tapeworm, is similar to *T. solium* in life cycle and morphology. It only causes *T. saginata* Taeniasis is in human, but cannot cause human cysticercosis.

Cysticercoid (似囊尾蚴): The solid larval stage of tapeworms containing an invaginated scolex that occurs in arthropod intermediate hosts (*Hymenolepis*, *Dipylidium* sp, etc).

Dipylidium caninum (犬复孔绦虫): A common parasite living in the small intestine of dogs and cats, occasionally infects humans but usually produces no obvious symptoms. Fleas are the intermediate hosts, and children in close contact with pets become infected on ingesting fleas harbouring the parasite.

Hymenolepis diminuta (缩小膜壳绦虫, 长膜壳绦虫): *H. diminuta* is a common parasite of rodents; human occasionally become infected on swallowing stored cereals contaminated with insectile pests--the intermediate hosts for this parasite. Symptoms of abdominal pain, diarrhoea, loss of appetite, and headache are obvious only in heavy infections of either species.

Hymenolepis nana (微小膜壳绦虫, 短膜壳绦虫): The dwarf tapeworm, H. nana, only 40mm on length, lives in the human intestine. *H. nana*, is one of the most common tapeworm parasites of humans, particularly in Asia. Fleas can be important vectors of this species, and children in close contact with flea-infested dogs are particularly prone to infection. Requires no intermediate host, and is most important when occurring in malnourished children, causing diarrhoea and abdominal pain in heavy infections.

Hymenolepis (膜壳绦虫): A genus of small widely distributed parasitic tapeworms. There are two main species, *H. nana*, and *H. diminuta*. They are the dwarf tapeworms.

第六章　寄生于组织中的绦虫
Chapter 6　The cestode living in tissue

Echinococcus (棘球绦虫): A genus of small parasitic tapeworms that a maximum length of only 8mm. Adult are found in the intestines of dogs, wolves, or jackals, If the eggs are swallowed by a human, who can act as an intermediate host, the resulting larvae penetrate the intestine and settle in the lungs, liver, or brain to form large cysts, usually 5~10cm in diameter (see HYDATID DISEASE).Two species causing this condition are *Echinococcus granulosus* and *Echinococcus multilocularis*.

Echinococcus granulosus (细粒棘球绦虫, 包生绦虫): Adult *Echinococcus granulosus*, a small cestode from the intestine of dogs. The adult usually consists of 3~4 segments, one immature, one mature and one gravid. To make up for lack of adult reproductive potential the hydatid cyst that forms in the intermediate host may be massive and contain millions of protoscolices.

Echinococcus multilocularis (多房棘球绦虫): The adult worms, *E. multilocularis*, are smaller than those of *E. granulosus*. Also, the eggs are Taenia-like and very resistant to cold. The cyst itself is composed of many irregular cavities with little or no fluid, rare or no free scolices, and often central necrosis and cavitation of the lesion. The human lesion is an example of persistent parasitic growth at a low level rather than active growth or malignancy.

Hydatid, alveolar; alveolar hydatid (泡球蚴): Type of hydatid cyst formed by *Echinococcus multilocularis*; budding is external, as well as internal, and there is no thick outer capsule.

Hydatid disease, hydatidosis, echinocecciasis, echinococcosis (包虫病, 包虫病): A condition resulting from the presence in the liver, lungs, or brain of hydatid cysts. The cysts of *E. granulosus* exert pressure as they grow and thereby damage surrounding tissues. The presence of hydatids in the brain may result in blindness and epilepsy, and the rupture of any cyst can cause severe allergic reactions including fever and urticaria. Treatment may necessitate surgical removal of the cysts. Spread of hydatid disease, particularly common in sheep-raising countries, can be prevented by the deworming of dogs.

Hydatid sand (棘球砂): Consists of scolices, daughter cysts, hooks, and calcareous corpuscles found in the fluid within the hydatid cyst of *Echinococcus granulosus*.

Hydatid, unilocular; unilocular hydatid (单房棘球蚴): Type of hydatid cyst formed by *Echinococcus granulosus*; single limiting membrane.

Protoscolex (原头蚴, 原头节): Juvenile scolex that buds off within a cestode cyst.

第七章　线虫概论
Chapter 7　An introduction to nematode

Nematode (线虫): It belongs to the Class Nematoda, which is a larger population of invertebrates. There are estimated 10 thousand species of the nematode. Most nematodes live in fresh-water, or sea-water, or soil freely (free living, e. g, *Caenorhabditis elegans*秀丽杆线虫), few are parasitic. Parasitic nematodes that infect humans have about 10 species, including *Ascaris lumbricoides* (蛔虫), hookworm (钩虫), filaria (丝虫) and *Trichinella spiralis* (旋毛虫).

Protocolo (原体腔): The nematode somatic musculature and the rest of the body wall enclose a fluid-filled cavity called Protocolo, which is derived embryonically from the blastocoel, rather than being a cavity within the endomesoderm.

Phasmid (尾感器): Near the posterior end of many nematodes (Class Rhabditina) is a bilateral pair of cuticle-lined organ called phasmids. Phasmids are similar in structure to amphids except that they have fewer neural endings and the gland, if present, is smaller.

Ecdysis, molting (蜕皮): The molting is a process in growth of body dimension of nematodes. The epidermis detaches from the basement membrane of the old cuticle and starts to secret a new one beginning with a cortical zone. The body escape from the old cuticle is facilitated by several enzymes, such as a collagenase-like enzyme.

Parasitic burden (虫荷): Many of the parasite-related processes in the human host can not be investigated experimentally, e. g. the production of eggs or larvae. The question " how many parasites live in a host" is then investigated by statistical models which allow estimating parameters from data. Parasitic burden usually reflects the severity of parasite infection.

Larva migrans (幼虫移行症): Some parasite larvae of animals, for which humans are incompatible hosts, often penetrate human skin. Since the larvae fail to develop into adults, such larvae may persist and migrate for some time, causing a skin condition called cutaneous larval migrans.

第八章　寄生于消化道的线虫
Chapter 8　The nematode living in digestive tract

Ascaris lumbricoides (似蚓蛔线虫): *Ascaris lumbricoides* is the large intestinal roundworm achieving a length of 15~35cm or more. Worldwide about 1 billion persons, almost one quarter of the world population are infected.

Ascaroside (蛔苷层): Glycoside found in Ascaris, made of the sugar ascarylose and a series of secondary mono-alcohol and diol alcohol.

Chitin (壳质层): High molecular weight polymer of N-acetyl glucosamine linked by 1, 4-β-glycosidic bonds.

Trichuris trichiura (毛首鞭形线虫): *Trichuris trichiura* is a species which is threadlike among most of their body, and then it abruptly become thick at the posterior end, reminiscent of a whip with a handle.

Opercular plug (盖塞): Lid like specialization of a parasite eggshell through which the larva escapes.

Enterobius vermicularis (蠕形住肠线虫): *Enterobius vermicularis* has a conspicuous muscular bulb on the posterior end of the esophagus, transmitting among institutionalized persons, such as in orphanages and mental hospitals.

Hookworm (钩虫): Hookworm live in the intestine of their host, attaching to the mucosa and feeding on blood and tissue fluids sucked from it.

Ground itch (地痒症): Skin rash caused by bacteria introduced by invasive hookworm larvae.

Eosinophilia (嗜酸性粒细胞增多症): Elevated eosinophil count in the circulating blood, commonly associated with chronic parasite infections.

Strongyloides stercoralis (粪类圆线虫): This is an unusual " parasite" that has both free-living and parasitic life cycles. In the parasitic life cycle, the filariform larvae growing in the soil after the rhabditiform larva stage infect the human host being by penetrating the skin (like hookworms).The larvae migrate to the lungs, via the circulatory system, penetrate the alveoli into the small bronchioles, and they are " coughed up" and swallowed. Once they return to the small intestine, the larvae will mature into parasitic females, which live in the mucosal epithelium of the human small intestine, while in the free-living life cycle, rhabditiform larvae grow directly into free-living adult worms.

Strongyloidiasis (粪类圆线虫病): Strongyloidiasis is induced by *Strongyloides stercoralis*. Clinical manifestations of this disease include gastrointestinal symptoms, pulmonary symptoms and cutaneous manifestations, in the case with hyperinfection, neurologic complication, neurologic complication, septicemia, even shock may be observed. Eosinophil count is higher in most cases.

Trichostrongylus orientalis (东方毛圆线虫): The worm normally inhabits in the digestive tract of various herbivorous (sheep, goats, or camels).Human may be infected accidentally by ingestion of vegetables contaminated with infective larvae.

Gongylonema pulchrum (美丽筒线虫): It is a common parasite, which mainly lives in mucosa tissue of esophagus and mouth cavity of ruminant animal. Human may be incidentally infected through ingestion of some kind of insects, vegetable or water containing or contaminated with infective larva or living juveniles of worm.

Anisakis (异尖线虫): Parasites of *Anisakes* genus are ascaridoid nematodes. Their adult stage lives in the gastrointestinal tracts (especially stomach) of marine mammals. People can be infected when they eat raw, pickled, or salted marine fish and squid containing infective larvae, and can result in gastric or intestinal anisakiasis.

第九章　寄生于血液和组织中的线虫
Chapter 9　The nematode living in blood and tissue

Filariasis (丝虫病): Filariasis is a disease caused by different kinds of filarial nematodes that inhabit the lymphatics and subcutaneous tissues, or pleura, peritoneal cavity of man.

Wuchereriasis (班氏丝虫病): Wuchereriasis is the disease caused by *Wuchereria bancrofti* which resides in lymphatic vessels and lymph nodes. This disease is widely distributed throughout the tropics and subtropics.

Microfilaraemia (微丝蚴血症): A clinical manifestation of a person infected by filaria, microfilaria produced by the adult worm can be observed in the peripheral circulating blood of the host.

Nocturnal periodicity (夜现周期性): The tendency that the number of microfilaria present in the peripheral circulating blood of the infected person is high during the night (sleeping time) but scanty or absent during daytime hours (working time).

Elephantiasis (象皮肿): In the advanced stage of lymphatic filariasis, due to the inflammation process induced by the worm and the secondary bacterial infection, there are tortuous lymphatic channels, proximally obstructed, fibrosed lymphnodes with obliterated lymph spaces and lymphedema with high protein content. Skin and the subcutaneous connective tissue are thickened. The appearance is just like the skin of an elephant and the disease is called elephantiasis.

Chyluria (乳糜尿): Patient's urine has an outward appearance of milk. It is caused by obstruction and breakage of lymphatic vessels in the kidney and abdomen region. It is observed mostly in wuchereriasis.

Occult filariasis (隐性丝虫病): It denotes a condition of host hypersensitivity to microfilarial antigens. Microfilariae are not detectable in the peripheral blood of the patient, but is proved to be present in the lung. Symptoms and signs such as chest pain, cough, tropical pulmonary eosinophilia (TPE) and less frequently arthritis in these patients are manifested which can be promptly relieved by anti-filaria treatment.

River blindness (河盲症): This is a kind of blindness caused by *Onchocerca volvulus* adult worm and microfilariae.

Loiasis (罗阿丝虫病): Loiasis is caused by the filarial nematode *Loa loa* which is transmitted to man by day-biting deer-fly, Chrysops. Human loiasis is confined to the rain-forest and swamp-forest areas of West Africa. It is especially common in Cameroon.

Trichinella spiralis (旋毛虫): This is a small parasitic nematode which can be found in many species of carnivores and omnivores. People are infected by *Trichinella spiralis* when they ingest raw or undercooked meat containing infective larvae (juveniles) of the worm. The larvae mature into adults in the host's small intestine in a few weeks, and then female worms produce larvae. The larvae enter the blood stream of the host, inhabit its muscles and develop into infective larvae.

Trichinosis (旋毛虫病): Trichinosis is the disease induced by *T. spiralis*. Human beings usually acquire the infection from eating raw or undercooked meat including those of wild and domestic animals.

Encysted larva (囊包幼虫): *T. spiralis* larvae are carried by the blood stream to striated muscles, penetrate individual fibers and then form cysts around the juveniles. The juveniles within cysts are called encysted larva.

Thelazia callipaeda (结膜吸吮线虫): A nematoda lives in eye conjunctival sac of the dog, the cat, and man transmitted by infected fly.

第十章　猪巨吻棘头虫
Chapter 10　*Macracanthorhynchus hirudinaecus*

Macracanthorhynchus hirudinaceus (猪巨吻棘头虫): This species is a common parasite of pigs. Human can also serve as a definitive host, but only a few such cases have been reported.

Leech (水蛭): Leech is a kind of camp free life, with a strong blood-sucking habits of aquatic annelid, which comes into contact with human skin sucking blood even can invade the human nose, throat, trachea, vagina, gastrointestinal tract and eye and other parts, leading to leech disease.

Gordius aquaticus (铁线虫): Adult of *Gordius* freely live in swamps, ponds and streams, the larvae of parasites in the arthropod body, people may contact with water or drinking unboiled water or eating insects, even that can be infected larvae invade the digestive tract, urinary tract, ear canal and eyes, etc., causing *Gordius* disease.

第四篇　医学节肢动物学

第一章　节肢动物概论
Chapter 1　An introduction to arthropod

Arbo-disease (虫媒病): Arbo-diseases are diseases caused by protozoan, bacteria, and viruses, which are transmitted from one living organism to another by an insect. Inside the body of the insect vector, the pathogen must undergo biological changes before its transmission.

Arthropoda (节肢动物门): A phylum of animals that have segmented body and legs and an exoskeleton.

Biological transmission (生物性传播): The transfer of a pathogen to a susceptible host by a vector, with the pathogen undergoing reproduction, developmental changes, or both in the vector.

Capitulum (假头): Anterior of two basic body regions of a mite or tick.

Metamorphosis (变态): The changes an insect goes through as it passes from the egg through the adult stage.

Complete metamorphosis (完全变态): Holometabolic development; the immatures (nymphs) do not closely resemble the adults and a pupal stage is present.

Incomplete metamorphosis (不完全变态): Hemimetabolic development; the immatures (nymphs) resemble the adults and a pupal stage is lacking.

***Demodex* (蠕形螨):** *Demodex* is an ectoparasite widely seen all over the world. *Demodex folliculorum* and *Demodex brevis* play an important role in the pathogenesis of certain skin diseases such as rosacea, eruptions resembling rosacea, pityriasis folliculorum, pigmentation, perioral dermatitis and blepharitis.

Exoskeleton (外骨骼): A skeleton on outside of the body.

Ecdysis, molt (蜕皮): The process of shedding an exoskeleton.

Ehrlichiosis (埃立克体病): Human ehrlichiosis is a disease caused by rickettsial type organisms that are transmitted in part by ticks. There are two forms of the disease caused by the *Ehrlichia* species: *E. chaffeensis* and *E. phagocytophilia*, which cause the human diseases, Human Monocytic Ehrlichiosis (HME) and Human Granulocytic Ehrlichiosis (HGE), respectively.

Haller's organ (哈氏器): Depression on the first tarsi of ticks, functions as olfactory and humidity receptor.

Lyme disease (莱姆病): Lyme borreliosis is an infection caused by spirochetes of the group *B. burgdorferi sensu lato*, which is generally transmitted by the symptomless bite of certain ticks of the species *Ixodes*.

Mechanical transmission (机械性传播): The transfer of a pathogen from an infectious source to a susceptible host by a vector without any reproduction or developmental changes in the pathogen.

第二章　蛛形纲
Chapter 2　Arachnida

Medical arthropod (医学节肢动物): Arthropods—which are responsible for transmitting a broad range of diseases—have infinitely varied behavioural patterns: blood feeding (by vectors and pests), inoculation of venomous toxins (envenomation by stinging by black flies, hymenopterans, ticks, scorpions or spiders), and passive transport of pathogens (anthrax, salmonellosis).

Medical entomology (医学昆虫学): Medical entomology is a key field that involves: ①communicable diseases, including parasitic (malaria, trypanosomosis, leishmaniosis, filariosis, etc.), bacterial (plague, typhus, Lyme disease, etc.) and viral (yellow fever, dengue, hemorrhagic fever, West Nile, etc.) forms; ②allergic phenomena; ③pests; ④envenomation protection.

Myiasis (蝇蛆病): The invasion and feeding on living tissues of humans or animals by dipterous (fly) larvae.

Norwegian scabies (挪威疥疮): Norwegian scabies is a rare variant of scabies caused by an abundant infestation of the mite, *Sarcoptes scabiei*, and is therefore highly contagious.

Parthenogenesis (孤雌生殖): Development of unfertilized egg into a new individual.

Ovoviviparity (卵胎生): The production of living young immediately following the hatching of the eggs within the female.

Scabies (疥疮): Disease caused by mites of genus *Sarcoptes*.

Tick borne encephalitis (TBE) (蜱传脑炎): Tick-borne encephalitis, or TBE, is a human viral infectious disease involving the central nervous system. TBE is caused by tick-borne encephalitis virus (TBEV), a member of the family Flaviviridae. Ticks act as both the vector and reservoir for TBEV.

Tsutsugamushi disease (恙虫病): Tsutsugamushi disease and scrub typhus are mite-borne acute febrile diseases caused by *Rickettsia tsutsugamushi* or *Rickettsia orientalis*, and are characterized by fever, rash, chills, headache, splenomegaly, and lymphadenopathy.

Vectors (媒介): Arthropods capable of transmitting pathogens are called vectors.

第三章　昆虫纲
Chapter 3　Insecta

Eclosion (孵化): The developmental process from egg to larva or nymph of insect is called as eclosion.

Emergence (羽化): The developmental process from pupa to adult is called as emergence in insects of complete metamorphosis.

Gonotrophic cycle (生殖营养周期): Some adults of insects, such as mosquito, take blood meals after emergence and lay eggs in about 2~3 days, and then take blood meals and lay eggs, again. The process from taking blood meal to laying eggs is called as gonotrophic cycle.

Pupation (化蛹): The developmental process from larva to pupa is called as pupation in insects of complete metamorphosis.

（何深一）

推荐阅读

［1］詹希美. 人体寄生虫学. 北京：人民卫生出版社，2005.

［2］詹希美. 人体寄生虫学. 2 版. 北京：人民卫生出版社，2010.

［3］吴忠道，诸欣平. 人体寄生虫学. 3 版. 北京：人民卫生出版社，2015.

［4］中山医学院. 人体寄生虫学. 北京：人民卫生出版社，1979.

［5］徐秉锟. 人体寄生虫学. 2 版. 北京：人民卫生出版社，1984.

［6］徐秉锟. 人体寄生虫学. 3 版. 北京：人民卫生出版社，1989.

［7］陈佩惠. 人体寄生虫学. 4 版. 北京：人民卫生出版社，1997.

［8］詹希美. 人体寄生虫学. 5 版. 北京：人民卫生出版社，2001.

［9］李雍龙. 人体寄生虫学. 6 版. 北京：人民卫生出版社，2004.

［10］李雍龙. 人体寄生虫学. 7 版. 北京：人民卫生出版社，2008.

［11］诸欣平，苏川. 人体寄生虫学. 8 版. 北京：人民卫生出版社，2013.

［12］诸欣平，苏川. 人体寄生虫学. 9 版. 北京：人民卫生出版社，2018.

［13］陈心陶. 医学寄生虫学. 北京：人民卫生出版社，1965.

［14］陈心陶. 中国动物志-扁形动物门-吸虫纲-复殖目（一）. 北京：科学出版社，1985.

［15］毛守白. 血吸虫生物学与血吸虫病的防治. 北京：人民卫生出版社，1991.

［16］赵慰先. 人体寄生虫学. 2 版. 北京：人民卫生出版社，1997.

［17］吴观陵. 人体寄生虫学. 4 版. 北京：人民卫生出版社，2013.

［18］汤林华，许隆祺，陈颖丹. 中国寄生虫病防治与研究. 北京：北京科学技术出版社，2012.

［19］许隆祺. 中国人体寄生虫分布与危害. 北京：人民卫生出版社，2000.

［20］彭文伟. 现代感染性疾病与传染病学. 北京：科学出版社，2000.

［21］余森海. 医学寄生虫学词汇. 北京：人民卫生出版社，2009.

［22］潘卫庆，汤林华. 分子寄生虫学. 上海：上海科学技术出版社，2004.

［23］余新炳，沈继龙. 现代病原生物学研究技术. 北京：人民卫生出版社，2011.

［24］李朝品，高兴政. 医学寄生虫图鉴. 北京：人民卫生出版社，2012.

［25］盛慧锋，杨频. 被忽视的热带病：全球影响与防治对策. 北京：人民卫生出版社，2011.

［26］吴忠道，汪世平. 临床寄生虫学检验. 4 版. 北京：中国医药科技出版社，2021

［27］JEREMY F. MANSON'S Tropical Diseases（曼氏热带病）. 23rd ed. 周晓农，主译. 上海：上海科学技术出版社，2020.

［28］瞿逢伊. 我国医学寄生虫学发展百年历史回顾与评述. 中国寄生虫学与寄生虫病杂志，2007，25（4）：259-273.

［29］HEINZ M. Animal Parasites-Diagnosis，Treatment，Prevention. Berlin：Springer. 2016.

［30］TRACEY J L. Immunity to parasitic Infection. New Jersey：Wiley-blackwell，2012.

［31］JOHN DT，PETRI JR WA. Markell and Voge's Medical Parasitology. Amsterdam：Elsevier Inc，2006.

［32］LARRY SR，JOHN J，JR S N. Foundations of Parasitology. 9th ed. New York：The McGraw Hill Companies，2013.

［33］HEINZ M，WU ZD，YE B. Treatment of Human Parasitosis in traditional Chinese Medicine. Berlin：Springer，2013.

中英文名词对照索引

常见人体寄生虫彩图

一、粪便中可查见的寄生虫

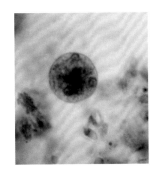

溶组织内阿米巴包囊
cyst of *Entamoeba histolytica*

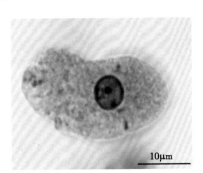

溶组织内阿米巴滋养体
trophozoite of *Entamoeba histolytica*

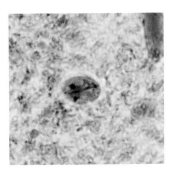

兰氏贾第鞭毛虫包囊
cyst of *Giardia lamblia*

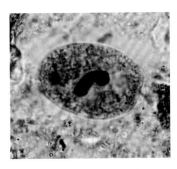

结肠小袋纤毛虫包囊
cyst of *Balantidium coli*

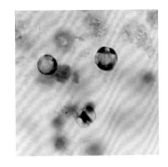

人芽囊原虫（空泡型）
cyst of *Blastocystis hominis*

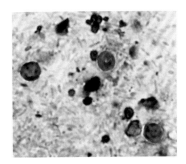

隐孢子虫卵囊
oocyst of *Cryptosporidium*

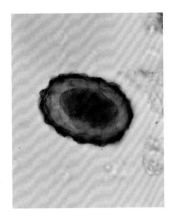

受精蛔虫卵
fertilized egg of *Ascaris lumbricoides*

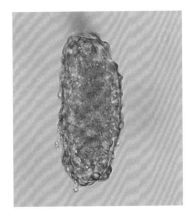

未受精蛔虫卵
unfertilized egg of *Ascaris lumbricoides*

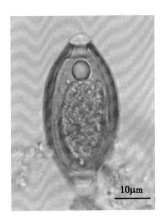

鞭虫虫卵
egg of *Trichuris trichiura*

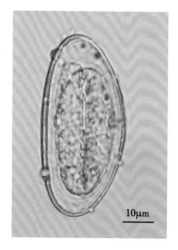

蛲虫虫卵
egg of *Enterobius vermicularis*

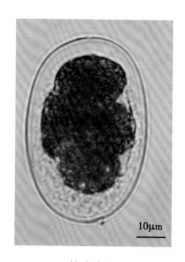

钩虫虫卵
egg of hookworm

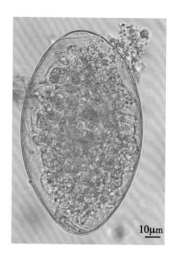

姜片吸虫虫卵
egg of *Fasciolopsis buski*

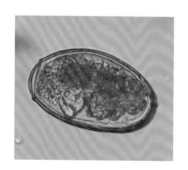

卫氏并殖吸虫虫卵
egg of *Paragonimus westermani*

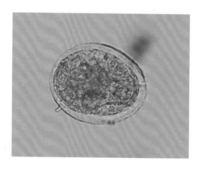

日本血吸虫虫卵
egg of *Schistosoma japonicum*

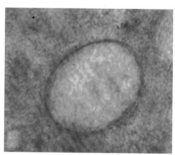

KATO 片中的日本血吸虫虫卵
egg of *S. japonicum* in Kato's
smear

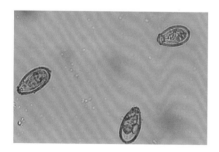

华支睾吸虫虫卵
egg of *Clonorchis sinensis*

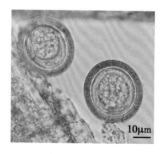

带绦虫虫卵
egg of *Taenia* spp

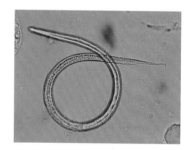

粪类圆线虫幼虫
larva of *Strongyloides
stercoralis*

二、外周血或骨髓中可查见的寄生虫

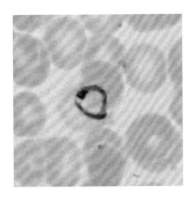

间日疟原虫滋养体（环状体）
trophozoite of *Plasmodium vivax*

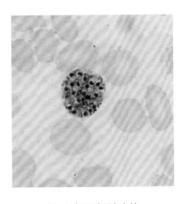

间日疟原虫裂殖体
schizont of *Plasmodium vivax*

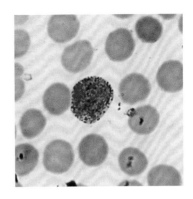

间日疟原虫雌配子体
female gametocyte of *P. vivax*

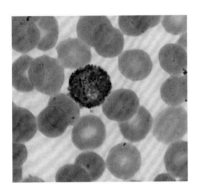

间日疟原虫雄配子体
male gametocyte of *P. vivax*

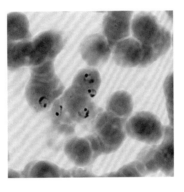

恶性疟原虫滋养体（环状体）
ring forms of *P. falciparum*

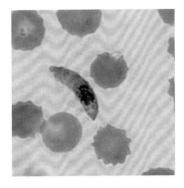

恶性疟原虫雌配子体
female gametocyte of *P. falciparum*

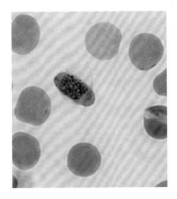

恶性疟原虫雄配子体
male gametocyte of *P. falciparum*

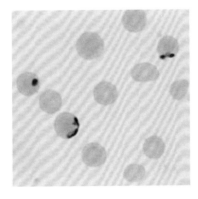

巴贝虫（在红细胞中）
Babesia at the periphery of red blood cell

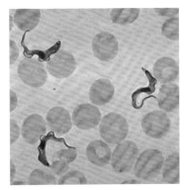

非洲锥虫（锥鞭毛体）
Trpanosoma brucei
（trypomastigote）

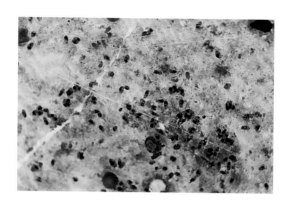

杜氏利什曼原虫无鞭毛体
amastigote of *L. donovani*

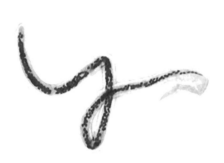

班氏丝虫微丝蚴
microfilaria of *Wuchereria bancrofti*

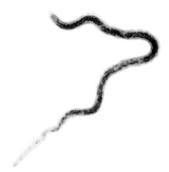

马来丝虫微丝蚴
microfilaria of *Brugia malayi*

三、细胞或组织中可查见的寄生虫

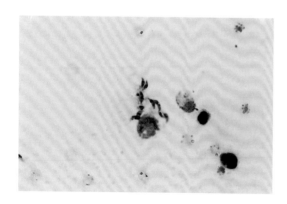

弓形虫滋养体
trophozoite of *Toxoplasma gondii*

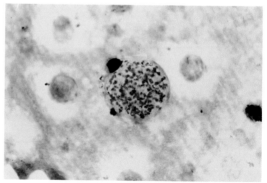

弓形虫包囊
cyst of *T. gondii*

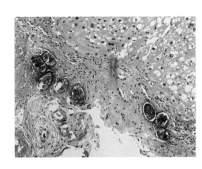

肝脏组织中的血吸虫虫卵（染色）
schistosoma eggs in liver tissue
（dyed）

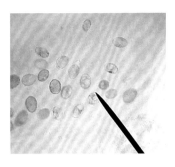

肝脏组织中的血吸虫虫卵
（未染色）
schistosoma eggs in liver
tissue（un-dyed）

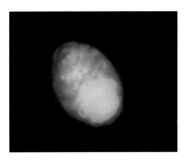

血吸虫虫卵（吖啶橙染色法）
schistosoma egg
（acridine orange staining）

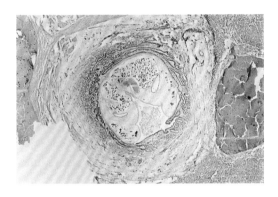

胆管中的华支睾吸虫成虫（病理切片）
Cross section of infected cat liver
（Shows adult worm inhabiting biliary
passages）

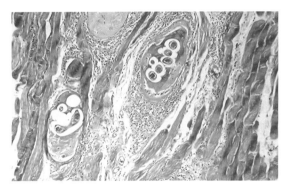

肌肉中的旋毛虫幼虫（幼虫包囊）
The encapsulated larva of *Trichinella spiralis* in
skeletal muscle

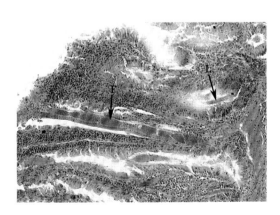

肠壁组织中的粪类圆线虫成虫
Adult worm of *Strongyloides stercoralis* in
intestinal mucous

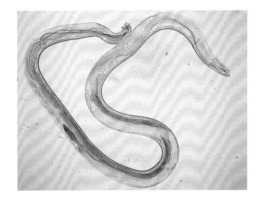

广州管圆线虫 5 期幼虫（鼠脑中）
V stage larva of *Angiostrongylus
cantonensis*（from rat's brain）

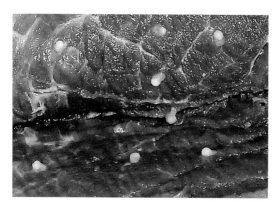

米猪肉（白色颗粒为猪囊尾蚴）
Pork with cysticercus of *Taenia solium*

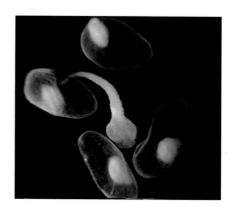

猪囊尾蚴
cysticercus of *Taenia solium*

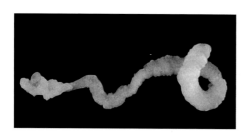

曼氏迭宫绦虫的裂头蚴
Sparganum of *Spirometra mansoni*

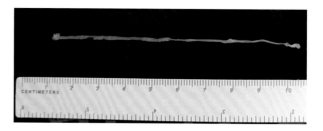

曼氏迭宫绦虫的裂头蚴（从脑脊液中取出）
Sparganum of *Spirometra mansoni*
（from patient's CSF）

四、在阴道分泌液中可以查见的寄生虫

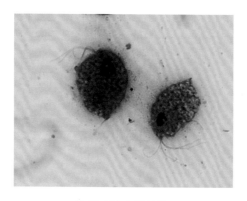

阴道毛滴虫滋养体
Trophozoite of *Trichomonas vaginalis*

五、肠镜或内窥镜下查见的寄生虫或感染

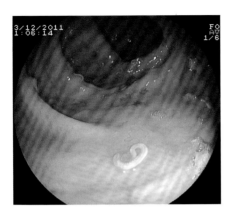

寄生在肠道的鞭虫（肠镜检查）
Adult worm of *Trichuris trichiura* in
intestinal lumen

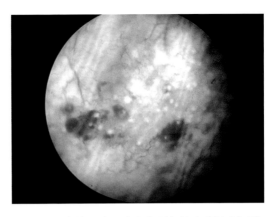

膀胱壁上由埃及血吸虫虫卵引起的肉芽肿（沙斑）
sandy patches caused by eggs of
Schistosoma haematobium in bladder
（gifted by Dr. Heinz Mehlhorn）

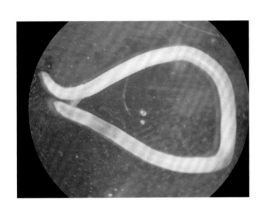

异尖线虫幼虫
Anisakis larvae

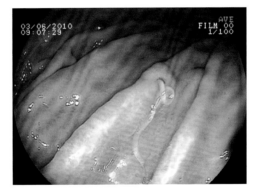

病人胃黏膜上的异尖线虫幼虫
Anisakis larvae in the patient's stomach